A CIÊNCIA DA DOR

FUNDAÇÃO EDITORA DA UNESP

Presidente do Conselho Curador
Mário Sérgio Vasconcelos

Diretor-Presidente
Jézio Hernani Bomfim Gutierre

Superintendente Administrativo e Financeiro
William de Souza Agostinho

Conselho Editorial Acadêmico
Danilo Rothberg
João Luís Cardoso Tápias Ceccantini
Luiz Fernando Ayerbe
Marcelo Takeshi Yamashita
Maria Cristina Pereira Lima
Milton Terumitsu Sogabe
Newton La Scala Júnior
Pedro Angelo Pagni
Renata Junqueira de Souza
Rosa Maria Feiteiro Cavalari

Editores-Adjuntos
Anderson Nobara
Leandro Rodrigues

PEDRO MING AZEVEDO

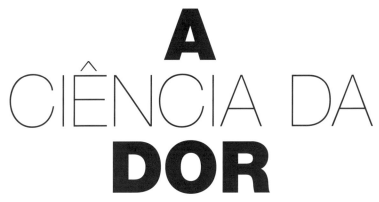

A CIÊNCIA DA DOR

SOBRE FIBROMIALGIA E OUTRAS SÍNDROMES DOLOROSAS

© 2018 Editora Unesp

Direitos de publicação reservados à:

Fundação Editora da UNESP (FEU)
Praça da Sé, 108
01001-900 – São Paulo – SP
Tel.: (0xx11) 3242-7171
Fax: (0xx11) 3242-7172
www.editoraunesp.com.br
www.livrariaunesp.com.br
feu@editora.unesp.br

Dados Internacionais de Catalogação na Publicação (CIP) de acordo com ISBD

A994c

Azevedo, Pedro Ming
    A ciência da dor: sobre fibromialgia e outras síndromes dolorosas / Pedro Ming Azevedo. São Paulo: Editora Unesp, 2018.

    Inclui bibliografia e apêndice.
    ISBN: 978-85-393-0742-5

    1. Ciências médicas. 2. Medicina. 3. Saúde. 4. Reumatologia. 5. Fibromialgia. 6. Incidência de doenças. 7. Prevenção de doenças. 8. Tratamento médico. I. Título.

2018-785   CDD 616.723
                                                              CDU 616.7

Elaborado por Vagner Rodolfo da Silva - CRB-8/9410

Índice para catálogo sistemático:
1. Medicina: Reumatologia 616.723
2. Medicina: Reumatologia 616.7

Editora afiliada:

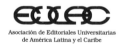
Asociación de Editoriales Universitarias
de América Latina y el Caribe

Associação Brasileira de
Editoras Universitárias

Sumário

Prefácio **9**
Adendo para os leitores fibromiálgicos **13**

Parte 1 – Fisiopatologia **15**

1   Não estamos sós **17**
    História **17**
    Epidemiologia **18**
    Impacto social **20**

2   Fibromialgia e síndromes de sensibilidade central **23**
    Sintomas na fibromialgia **26**
    Síndromes de sensibilidade central **26**

3   Diagnosticando fibromialgia **31**
    Diagnóstico de exclusão: quando ouvir barulho de cascos, pense em zebras **33**
    Dor local induzindo dor sistêmica **36**

4   O sono e a fibromialgia **41**
    Todos os fibromiálgicos dormem mal? **43**
    Todos os que dormem mal têm fibromialgia? **43**
    O sono e as diferenças entre os sexos **43**
    Modelos animais de privação de sono (e diferenças entre sexos) **44**
    Comparações entre fibromialgia e demais síndromes de sensibilidade central **45**
    Dói porque não dorme ou não dorme porque dói? **47**
    Por que o sono é ruim? **48**

5   A personalidade fibromiálgica e subgrupos na fibromialgia **51**
    Subgrupos na fibromialgia **52**
    Fibromiágico tipo 1 **54**
    Fibromiálgico tipo 2 **56**
    Catastrofização **57**
    Resumo esquemático de parte da fisiopatologia da fibromialgia **59**

6   Bases genéticas da fibromialgia **63**
    Bases genéticas da fibromialgia **65**
    Interação ambiente-genes **68**

7   A máquina chamada sistema nervoso **71**
    Anatomia básica **72**
    O desenvolvimento do sistema nervoso central **80**

8   Os circuitos neuroafetivos **85**
    Sistema límbico **85**
    Cérebro trino de MacLean **87**

9   Princípios funcionais de uma máquina genial   91
    Gerenciamento da homeostase   95

10 Mapas e a representação da realidade   99
    Sentimentos e emoções   103

11 Busca e vias descendentes inibitórias da dor   107
    Sistema motivacional de busca   107
    Vias descendentes inibitórias da dor   111

12 Sistema de recompensa   115
    Satisfação e saciedade   117
    Importância biológica do consumo hedonista   121

13 Neurofisiologia do estresse e relações com as síndromes de sensibilidade central   125
    Eixo hipotálamo-pituitária-adrenal   125
    Vasopressina (hormônio antidiurético)   127
    Hormônio do crescimento (GH)   128
    Estresse agudo *versus* crônico   130
    Eixo HPA e GH na fibromialgia e nos distúrbios de sensibilidade central   138
    Eixo HPA na depressão   142

14 Sistema imune e o estresse   145
    Sistema imune influenciando o sistema nervoso central – fibromialgia secundária   146
    Introdução à imunologia   146
    Estresse influenciando o sistema imune   148
    Alterações imunológicas na depressão   153
    Alterações imunológicas na fibromialgia   154

15 As diferentes formas dos "eus"   157
    Protoeu   157
    Eu nuclear   158
    Eu autobiográfico   158
    Self   159
    Teoria das relações de objeto   159
    O *self* na fibromialgia   161
    Insuficiência, eternamente   165
    A insuficiência do *self* na maternidade   166

16 Empatia na fibromialgia   169

17 Quando tudo dá errado   175
    O papel da depressão   175
    Eros e Tânatos   177
    O arco de Eros e a foice de Tânatos   181
    O *self* entre Eros e Tânatos   185
    Transtorno de estresse pós-traumático   186

18 Controle e confiança   193

19 Fibromialgia segundo a psicologia   201
    Neuroses   201
    Sigmund Freud   202
    Correlação evento-traços de personalidade   212

20 Síntese da proposta de fisiopatologia   215

Parte 2 – Tratamento   221

21 Tratamento medicamentoso   223
    Analgésicos   225
    Anti-inflamatórios   226
    Relaxantes musculares   227
    Calmantes   227
    Indutores do sono   228
    Antidepressivos e anticonvulsivantes   228
    Outras drogas   230
    Associação de drogas   230
    Limitações do tratamento medicamentoso   231

22 Princípios gerais no tratamento da fibromialgia   233
    Pontos essenciais das diretrizes mundiais   233
    Resposta ao tratamento padronizado   235

23 *Imprinting* de *self* e teoria da psicoeconomia   237
    Imprinting no *self*   238
    Relativa autonomia psicoeconômica   243
    Atividades de efeito social, individual e misto   244

24 *Imprinting* na neurofisiologia do estresse   247
    Terapia cognitiva   249
    Terapia de exposição   249

SUMÁRIO

25 *Imprinting* da sensibilidade à dor 255
  Controlar a dor controlando o estresse 255
  Abordagens medicamentosas ao *imprinting* do processamento da dor 256
  Abordagens NÃO medicamentosas ao *imprinting* do processamento da dor 257

26 Promoção do sono de boa qualidade 263
  Cenoura 263
  Chicote 264
  Higiene do sono 265
  Sonhar acordado 266
  Observar o corpo 267
  Outras condições clínicas ou ambientais que prejudicam o sono 267

27 Reintegração do corpo físico 271
  Negligência e abuso 271
  Ineficiência psicoeconômica 272
  Intervenção externa 273
  Risco real 274
  Medidas de reestruturação 275

28 Conduzindo uma transformação segura 279
  O novo deve surgir antes de o velho se desfazer 279
  Por que os fibromiálgicos não conseguem dizer "não" 280
  Desatar nós 282

29 Orientações ao paciente 285
  Reforço ao diagnóstico 285
  Fibromialgia é uma doença real 286
  Mecanismos envolvidos na fibromialgia 286
  Recomendações práticas 287

30 O papel do médico 289
  Médico do pronto-socorro 290
  Médico do atendimento ambulatorial 293

31 O papel do psicoterapeuta 299
  Confiança e maturidade 299
  Razões para a falha em proporcionar as mudanças necessárias 300
  Correção de aberrações cognitivas 301

Promoção da integração mente-corpo 302

32 Atividades físicas e técnicas diversas 305
  Exercícios físicos 306
  Terapias de movimentos meditativos 308
  Técnicas meditativas 309
  Outros 310

33 Fragmentos 315
  Isadora 315
  Soraia 318
  Marina 322
  Martin 324

Epílogo 329

Apêndices 333
  I Critérios para a classificação de fibromialgia de 1990 (Colégio Americano de Reumatologia) 335
  II Critérios e escala de gravidade de fibromialgia para estudos clínicos e epidemiológicos (Critérios ACR 2010 modificados) 337
  III Questionário de dor de McGill – Versão curta (português brasileiro) 339
  IV Questionário revisado sobre o impacto da fibromialgia (FIQR), português Brasileiro 341
  V Questionário genérico de avaliação de qualidade de vida SF-36 (Brasil SF-36) 345
  VI Características clínicas do leitor fibromiálgico 349

Referências 359

Prefácio

Eu já havia visto aquele padrão incontáveis vezes e talvez pudesse, inclusive, ter adivinhado o diagnóstico antes mesmo de ela entrar no consultório. Detalhes quase imperceptíveis: a desproporcional força dos trapézios e masseteres, uma postura levemente anteriorizada e elevada dos braços – consequência inevitável para aqueles que carregam o mundo nas costas. Seus olhos vivos, seu sorriso constante e sua postura ativa contrastavam com o relato que me fazia de dores e custosa resistência. Contou-me também que já havia estado inúmeras vezes nessa situação: ortopedistas, neurologistas, clínicos gerais, ginecologistas e reumatologistas. Talvez por isso tivesse optado por se queixar apenas da dor que mais a incomodava naquele momento. A "dor da vez" era em seus braços e irradiava para as mãos e cotovelos. Seu esposo, em um desabafo, aborrecido com mais essa dor, havia insistido para ela voltar a um reumatologista. "Não é normal isso! Há de ser algum tipo de reumatismo. Você precisa ver isso!"

Perguntas direcionadas dissolveram sua resistência para falar sobre suas outras dores. Na verdade, ela praticamente não tinha recordações de períodos em que estivesse livre delas. Na adolescência já as sentia e, certamente, haviam piorado após o nascimento do primeiro filho. Sua infância havia sido marcada por fortes, mas ocasionais dores de cabeça, presentes até hoje. A elas somavam-se dor no pescoço, dor nos ombros, dor entre as escápulas, dor lombar, dor nas partes superiores dos glúteos, dor nas coxas... Seu sono era muito ruim – "Claro, como dormir com tanta dor?". O alívio momentâneo das dores, proporcionado por analgésicos ou anti-inflamatórios, no entanto, nunca foi muito eficaz para sua melhora. E a "plaquinha", fornecida pelo ortodontista, era sistematicamente destruída durante a noite.

Trazia a tiracolo uma enorme sacola de exames: de sangue até cintilografia óssea, passando por tomografias e ressonâncias. Enquanto folheava os exames, pedi que ela resumisse o que eu encontraria ali. "Diversas ultrassonografias e ressonâncias apontaram tendinites e bursites. A ressonância da coluna mostrou bicos-de-papagaio e hérnia de disco, mas o ortopedista disse que isso não era nada. Alguns exames de sangue apontaram alterações algumas vezes, mas ao repeti-los já estavam normais." Foi um resumo perfeito. Ainda havia alguns exames que eu precisaria solicitar (a criatividade de reumatologistas para solicitar exames é quase infinita), mas ficaria sinceramente muito surpreso se eles me apontassem outro diagnóstico. O exame físico sugeriu epicondilite lateral em ambos os cotovelos e provável tendinite dos extensores dos braços, além de um corpo tenso e dolorido como um todo. Naquele momento, como de hábito, minha cabeça buscava frenética e angustiadamente a melhor abordagem para discutir, com aquela paciente, o diagnóstico, suas causas e a linha que seguiríamos para tratá-la. Entendo porque alguns médicos – provavelmente a maioria deles – prefeririam focar-se na epicondilite e tendinite da vez e, simplesmente, empurrar o problema para a frente.

Nesse momento, a consulta já passava de 45 minutos e, para dar o que essa paciente precisava, eu ainda teria de discutir assuntos profundos de ordem emocional de sua personalidade, além de prescrever medicações. Aliás, é o consultório médico o lugar adequado para se discutir "assuntos profundos de ordem emocional da personalidade" de pacientes? Diferentemente dos psicoterapeutas, não temos o treinamento necessário (o que é um grande absurdo, diga-se de passagem), não vemos os pacientes com tanta frequência e estamos em uma posição hierárquica, digamos, não terapêutica.

Na verdade, me arrependi todas as vezes que, na melhor das intenções, me dispus a dar a mão ao paciente e seguir com ele em uma incrível jornada até as profundezas de seu ser. É, sem dúvida, um momento intenso, catártico, transformador e de profunda entrega. Porém, enxugadas as lágrimas, o paciente está nu em espírito, frágil e sozinho. Nesse momento, procuro encaminhá-lo a um bom psicoterapeuta, para que a jornada da cura prossiga da forma mais eficiente possível, mas o paciente reluta. Afinal, o vínculo se estabelecera comigo e, assim, o papel de simples prescritor de drogas não era mais possível para mim.

Há poucos anos, li um artigo de revista no qual o autor se queixava do que chamava "relações videoclipes". Segundo ele, a "geração MTV" é capaz de enxergar o outro e por ele se interessar, não apenas por curtos períodos de tempo, como também em profundidades nanométricas e, ainda assim, somente se o outro estivesse pulando, piscando e se mexendo rapidamente o suficiente para gerar náuseas. Isso foi há alguns anos. O que ele diria hoje da geração Facebook? Trata-se de uma longa história, mas essas mudanças sociais estão afetando na mesma medida a velha interação médico-paciente, que passa a ficar mais perto de uma relação de consumo, um meio de sedução política, um jeito de ganhar dinheiro. Mais do que nunca, o médico está despreparado para lidar com um paciente complexo e com um ser humano profundo como o fibromiálgico, e essa incompetência fica clara (e assumida) em todas as publicações atuais sobre o assunto. Nos "Novos critérios para fibromialgia do Colégio Americano de Reumatologia: uma jornada de vinte anos" ["New American College of Rheumatology Criteria for Fibromyalgia: a Twenty-Year Journey", no original], publicado em 2010, esta instituição norte-americana escreveu:

> Os novos critérios do Colégio Americano de Reumatologia [do inglês American College of Rhemautology – ACR] não devem ser vistos como o endosso da legitimidade da existência da fibromialgia – o critério é neutro neste ponto. Existência e legitimidade são conceitos que contêm componentes existenciais, filosóficos e sociais, e que não estão resolvidos pela publicação destes critérios.[1]

O balde de água fria vai direto ao ponto: o ACR, certamente uma das principais referências mundiais em reumatologia, define que não é seu papel discutir assuntos existenciais, filosóficos ou sociais e, como consolo, oferece diagnósticos. As "diretrizes canadenses para o diagnóstico e manejo da síndrome fibromiálgica" ["2012 Canadian Guidelines for the Diagnosis and Management of Fibromyalgia Syndrome", no original], publicadas em 2012, reconhecem, pelo menos, a existência da "síndrome", seu aspecto multifacetário, a necessidade de uma abordagem multidisciplinar e o fato de que cada paciente é único e merecedor de uma abordagem individualizada. Ao mesmo tempo, o artigo reconhece o desconhecimento sobre as causas do problema, considera a síndrome "incurável" e sugere que a abordagem seja feita sobre os sintomas.[2] O "consenso brasileiro do tratamento da fibromialgia" ["Brazilian consensus on the treatment of fibromyalgia", no original], de 2010, segue o que propõe o título e se foca no tratamento. E acrescenta: "Embora seja uma doença reconhecida há muito tempo, a fibromialgia vem sendo seriamente pesquisada há apenas três décadas. Pouco ainda se conhece sobre sua etiologia e patogênese. Até o momento, não existem tratamentos que sejam considerados muito eficazes".[3]

Creio que podemos fazer melhor que isso. O ACR está correto no que se refere aos "componentes existenciais, filosóficos e sociais" da doença. Tratar adequadamente do assunto significa transitar entre esses mundos e enfrentar a terrível Babel. Além disso, a medicina luta desesperadamente contra seus próprios fantasmas no intuito de permanecer dentro do seleto grupo das ciências. O dicionário *New Oxford American Dictionary* define "ciência" como "atividade intelectual e prática que abrange o estudo sistemático da estrutura e do comportamento do mundo físico e natural por meio de observação e experiência". O que assusta aqui é "estudo sistemático". Estudo sistemático significa um processo no qual cada uma das variáveis é controlada e manipulada separadamente, de maneira repetitiva, com o intuito de excluir subjetividade e acaso e atingir verdades constantes e estáveis. Como fazer isso em uma condição que envolve "componentes existenciais, filosóficos e sociais"? Bom senso, senso comum, impressões individuais, obviedades subjetivas não são bem-vindos, e o cientista (ou médico) que se expressar conclamando mestres milenares estará se expondo ao ridículo.

O presente livro utiliza a ciência como base, segue um pouco mais adiante com a lógica e, finalmente, preenche os espaços vazios com ideias e conceitos sedimentados ao longo de nossa história. Sempre que evidências científicas existirem, é claro, elas serão devidamente ostentadas. Imagino, inclusive, ser mais provável que o leitor se incomode com o excesso delas, e não o contrário.

Entre todos os desafios com os quais me deparei ao escrever este livro, o maior foi o da linguagem. Diferentes leitores procuram diferentes linguagens e profundidades, e esta obra é um pouco esquizofrênica em relação ao público que tenta alcançar. Perseguindo um máximo efeito multiplicador, o público-alvo inicial são os profissionais da saúde que lidam com síndromes dolorosas persistentes. Essas patologias são idealmente tratadas de forma multidisciplinar, o que significa que deverei falar a médicos, psicólogos, fisioterapeutas, terapeutas ocupacionais, *personal trainers*, entre muitos outros especialistas. A formação, o interesse e a linguagem dos integrantes de cada um desses grupos de profissionais já são extremamente diversos, e a possibilidade de este livro ser lido por pacientes e seus familiares ainda deve ser considerada. As longas explicações de termos e conceitos corriqueiros para os médicos certamente aborrecerão muitos deles. Ao mesmo tempo, sei que a profusão de dados, experimentos e novos termos aborrecerá a muitos outros leitores.

> Na tentativa de agradar a gregos e troianos, optei por introduzir ao final de cada capítulo uma caixa de texto como esta, na qual as ideias recém-apresentadas estarão destacadas de forma resumida e mais intuitiva. Se a linguagem ou a profundidade do texto principal for um incômodo, sinta-se livre para pular trechos e abraçar a ideia geral contida nestes espaços.

Baseando-me em minhas experiências de consultório, discordo das enfáticas conclusões dos colegas autores das diretrizes: sabemos, sim, bastante sobre as causas dessas condições, e, ao menos para uma significante parcela desses pacientes, a "cura" pode ser alcançada. Entendam por "cura" não apenas as mudanças "existenciais, filosóficas e sociais", mas também as médicas e psicológicas que lhes possibilitarão uma vida mais completa, feliz e sem a dor disfuncional.

Boa sorte a todos nós!

Adendo para os leitores fibromiálgicos

Diante da desorientação da literatura e dos médicos sobre a condição com a qual você foi diagnosticado, e perante a ineficácia, em longo prazo, dos tratamentos convencionais, é absolutamente compreensível que esteja procurando o caminho por conta própria. Aliás, como você sempre fez. Isso é bom! Você verá, ao final do livro, que a ajuda proveniente de remédios e médicos é limitada, e que as mudanças mais importantes têm mesmo de vir de você. No entanto, é importante que sejam aqui colocados alguns "poréns".

Em primeiro lugar, repetindo o que foi dito há pouco, a linguagem escolhida para este livro não é primariamente direcionada a você. Uma versão voltada para o paciente é mandatória, e está sendo planejada para um futuro próximo, mas por enquanto vamos nos virar com esta aqui. Temo que detalhes fisiopatológicos e conceitos técnicos possam desfocar sua atenção das ideias que efetivamente devem ser assimiladas por você. Em alguns capítulos, esse risco é especialmente grande, e procurei indicá-lo já na sinopse, logo abaixo do título. Em todos os capítulos, mas nesses em especial, sugiro que você ponha foco nas ideias gerais (resumidas ao final do capítulo), e não no blá-blá-blá acadêmico.

Em segundo lugar, temo que alguns fibromiálgicos passem a duvidar do diagnóstico ao perceberem que muitos dos sintomas descritos aqui não correspondem aos seus, ao mesmo tempo que muitos de seus sintomas não estão descritos. Fibromialgia é uma condição complexa, causada por uma combinação diferente de fatores em cada paciente. Infinitas combinações são possíveis, e cada paciente é completamente diferente do outro. Se levássemos muito a sério essas descrições, jamais poderia ser escrito um livro que servisse a mais de uma única pessoa. Contudo, acredito que, além da dor e do cansaço, muitas outras coisas unam os fibromiálgicos e que, portanto, vale a pena escrever um livro sobre o tema. Você está convidado a concordar ou discordar disso quando chegar ao final do texto, pois erros são inerentes a qualquer generalização. Mesmo que você se reconheça em grande parte deste livro, certamente isso não acontecerá em algumas delas. Aproveite tudo aquilo que lhe faça sentido.

Em terceiro lugar, temo que o leitor fibromiálgico possa sentir-se eventualmente ultrajado ao ver algumas de suas características exageradas e estereotipadas. Estereótipos e caricaturas têm em comum a tendência de exagerar as características mais salientes, e o resultado final é inevitavelmente distorcido. Nenhum paciente real se encaixa perfeitamente em um determinado estereótipo. E todos, fibromiálgicos e não fibromiálgicos, possuem cada característica humana em algum grau. Isto não tira o mérito dos estereótipos, pois estes servem bem para otimizar o reconhecimento do personagem ou de algumas de suas características. Peço aos meus leitores fibromiálgicos que me perdoem por possíveis excessos. Eles foram cometidos com a melhor das intenções e, mesmo que não tenham servido para você, é possível que o façam para outros.

O quarto e último "porém" diz respeito à validade das informações contidas neste livro. O vácuo criado pela falta de compreensão sobre a doença ou de um tratamento eficaz tende a ser preenchido por uma avalanche de propostas, algumas cabíveis e outras mirabolantes. O que garante que esta obra não seja, ela própria, recheada de propostas mirabolantes? Adoraria poder responder que minha larga experiência no assunto ou o amplo embasamento teórico contido nas próximas páginas prestam-se a essas garantias, mas não posso. Conheço os vícios inerentes às opiniões pessoais, os limites do raciocínio lógico e os do conhecimento científico. Todo o conteúdo aqui apresentado é nada se na prática não servir para que os fibromiálgicos tenham uma vida melhor. A validação das ideias aqui contidas é absolutamente necessária, e eu o convido a ajudar a validá-las ou a refutá-las. Para tal, é preciso que você, leitor com o diagnóstico de fibromialgia firmado por médico, invista seu tempo em um estudo interventivo. No final do livro, você encontrará uma série de apêndices. O Apêndice I (os antigos critérios de 1990) é meramente informativo e não precisa ser respondido. O Apêndice II corresponde aos "Critérios diagnósticos de fibromialgia de 2010" elaborados pelo Colégio Americano de Reumatologia. O Apêndice III corresponde à versão curta do "Questionário de dor de McGill", um método amplamente aceito de avaliação de dores persistentes. O Apêndice IV diz respeito ao "Questionário sobre o impacto da fibromialgia", especialmente desenvolvido para avaliar a severidade da doença e sua influência sobre a capacidade funcional dos pacientes que se encontram nessa condição. O Apêndice V é a versão curta da "Pesquisa de 36 itens em saúde", usada para mensurar de forma genérica a qualidade de vida. Por fim, o Apêndice VI traz um questionário elaborado por mim que visa entender quem é você, por quantos tratamentos já passou e quais deles lhe fizeram algum sentido. Você, leitor fibromiálgico, está sendo convidado a responder a esses questionários ANTES de ler este livro e, seis meses depois de tê-lo lido, a enviá-los ao autor, com comentários que achar pelos Correios ou para o endereço eletrônico **contato@reumatologiaavancada.com.br**. Não há necessidade de colocar seu nome, apenas um endereço de e-mail. Todas as informações sobre você serão mantidas em sigilo. Formulários modificáveis desses mesmos questionários podem ser baixados do endereço <http://www.reumatologiaavancada.com.br/ciencia-da-dor/>. Preencher tantos questionários, sem dúvida, consome tempo e paciência, mas é uma forma de sua experiência servir para melhorar o entendimento que temos sobre a doença e, quem sabe, sobre a vida de muitos de seus semelhantes. Uma futura versão desta obra, melhorada e voltada especialmente para os pacientes, será elaborada a partir das respostas levantadas por esses questionários.

Parte 1
Fisiopatologia

Não estamos sós

1

Um pouco da história, da epidemiologia e do impacto da fibromialgia na sociedade. Capítulo de importância apenas relativa para pacientes, mas de fácil compreensão.

História

Como veremos mais adiante, quadros muito semelhantes à fibromialgia podem ser artificialmente desencadeados em camundongos, coelhos, macacos e outros mamíferos. Se esses pobres "voluntários compulsórios" de nossos experimentos, relativamente distantes (ou relativamente próximos) do ponto de vista evolutivo, são capazes de sentir as dores da fibromialgia, então é provável que essa síndrome tenha acompanhado nossa espécie desde seu início. No entanto, ela não havia recebido nenhuma atenção específica de nossos antepassados médicos antes do século XVIII. Descrições de dores musculares difusas podem ser encontradas na literatura daquele século, e o termo "reumatismo muscular" era às vezes utilizado para descrever doenças musculoesqueléticas dolorosas persistentes não deformantes. No século XIX, o termo "neurasthenia" era usado para descrever dor, fadiga mental e uma série de outros sintomas comuns ao que hoje é chamado fibromialgia. No início do século XX, o termo "fibrosite" foi cunhado por Sir William Gowers em "Lumbago: Its Lessons and Analogues".[4] "Fibrose" é um termo da patologia médica que se refere ao processo em que o tecido normal é substituído por um tecido cicatricial. O sufixo -ite refere-se a processos inflamatórios. Entretanto, nem cicatrização nem inflamação realmente ocorrem nesse distúrbio e, portanto, o nome "fibrosite" não é adequado. Todavia, o termo seguiu sendo usado até a sétima ou oitava década daquele século, quando a literatura médica começou a atribuir processos envolvendo o sistema nervoso central à etiologia da doença.[5] Em 1950, o dr. Wallace Graham introduziu o conceito de uma síndrome dolorosa ocorrendo na ausência de uma doença orgânica específica.[6] Entre 1965 e 1968, Eugene F. Traut escreveu artigos sobre o tema, incluindo sono ruim, fadiga, cefaleia, colite, ansiedade e pontos do corpo especialmente dolorosos à palpação, os pontos gatilhos (em inglês, *tender points*). Finalmente, em 1975, o termo "fibromialgia" foi introduzido por Hench.[7] "Fibro" continuava sendo tecnicamente inadequado, mas foi mantido da denominação original. "Algia" vem do grego αλγία, e quer dizer dor.[8] Em 1976, Smythe-Moldofsky pela primeira promoveu o sono ruim de simples sintoma a um papel causal e mostrou que os *tender points* auxiliavam no diagnóstico. Segundo sua proposta, dor difusa e mais de onze pontos dolorosos dos catorze descritos eram necessários para o diagnóstico. Estávamos um pouco mais próximos de uma classificação, mas até esse ponto não havia uma definição minimamente acurada da síndrome que permitisse a seleção de grupos de pacientes suficientemente homogêneos para a realização de estudos sistemáticos ou mesmo para que sua prevalência fosse estimada. Isso foi conquistado apenas em 1990, quando o Colégio Americano de Reumatologia publicou seu critério diagnóstico,[9] largamente utilizado e só recentemente modificado.[10] Esta última modificação procurou simplificar o diagnóstico e retirou a necessidade da pesquisa dos pontos gatilhos. Isso abriu a possibilidade para a validação de um método de pesquisa em massa, um questionário que evita a necessidade da presença física de um médico e que pode ser enviado pelo correio (*fibromyalgia research survey criteria*). Portanto, praticamente todo o conhecimento científico que temos da doença foi acumulado nestas últimas três a quatro décadas.

Epidemiologia

Em 1995, a primeira estimativa mais confiável da prevalência da fibromialgia foi publicada.[11] Wolfe e colaboradores pesquisaram a presença de dor localizada, dor generalizada ou ausência de dor em uma amostra (3006 pessoas) considerada estatisticamente representativa da cidade de Wichita (Kansas, Estados Unidos), e depois examinaram mais a fundo aquelas que referiram alguma dor. Os resultados apontaram que 2% daquela população, 3,4% das mulheres e 0,5% dos homens, poderiam ser classificados como portadores de fibromialgia. Os autores citaram também que a prevalência da doença crescia com a idade, atingindo um pico entre os 60 e 79 anos.

Outros estudos semelhantes foram realizados em outras populações e encontraram resultados parecidos,[12] portanto o trabalho de Wichita foi e continua sendo largamente utilizado como a principal referência quando se cita a prevalência da fibromialgia. No entanto, será que os achados dessa(s) cidade(s) em particular podem ser generalizados para o resto do mundo? A prevalência da doença é a mesma em todos os níveis sociais e em todas as culturas? O método utilizado é o mais acurado?

Recentemente, outro estudo epidemiológico foi realizado no condado de Olmsted (Minnesota, Estados Unidos).[13] Nele, a prevalência foi estimada de duas formas diferentes. Em primeiro lugar, os autores enviaram pelo correio os supracitados questionários diagnósticos de fibromialgia para uma grande amostra de habitantes da cidade, escolhidos por sorteio. Em segundo lugar, todos os prontuários dos serviços médicos da cidade foram revistos em busca do diagnóstico. De acordo com o primeiro método, 6,4% da população de Olmsted é portadora de fibromialgia. De acordo com o segundo método, essa quantidade cai para apenas 1,1%. Ambos os métodos podem ser criticados: apenas 27,6% dos questionários foram respondidos, e é de se esperar que aqueles que sofrem de dores persistentes tenham maior disponibilidade para responder questões sobre elas. Portanto esses 6,4% poderiam estar superestimados. De modo similar, há uma tendência dos médicos de não descreverem a fibromialgia em seus prontuários, ou porque sentem que não podem fazer nada por isso ou porque focam em "problemas mais concretos". O fato é que provavelmente esse 1,1% também seja irreal. De qualquer forma, o estudo aponta a possibilidade de que a prevalência da fibromialgia esteja subdiagnosticada e, portanto, seja bem maior do que a descrita.

A Europa ilustra bem o quanto o método de pesquisa influencia a resposta obtida. Na França, uma pesquisa realizada em 2008, com uma amostra de 1014 indivíduos maiores de 15 anos, que responderam a um questionário por telefone, identificou uma prevalência de 1,4% de fibromiálgicos em sua população.[14] Outra pesquisa realizada na Alemanha encontrou o código referente à fibromialgia (CID M79.7) em apenas 0,45% dos prontuários dos mais de 1,6 milhão de associados de uma empresa de seguro de saúde.[15] Enquanto isso, uma revisão sistemática de todos os artigos publicados até 2011 sobre fibromialgia envolvendo populações de países europeus estimou a prevalência de "dor persistente não resultante de outras comorbidades" entre 7,4% a 46% (média de 27%).[16]

No Brasil, um estudo realizado na cidade de Montes Claros (Minas Gerais), a fibromialgia foi a segunda doença reumática mais frequente, perdendo apenas para a osteoartrite (artrose). Segundo esse trabalho, a fibromialgia faz parte da vida de 2,5% da população, e o pico encontra-se entre pessoas na faixa de 35 a 44 anos de idade.[3] Outro estudo interrogou por telefone todos os (758) pacientes registrados no sistema público de saúde da cidade de Embu (São Paulo) quanto à presença de dor. Aqueles que responderam positivamente foram convidados para uma consulta na qual o diagnóstico foi mais profundamente avaliado. Fibromialgia estava presente em 4,4% dos indivíduos dessa população específica, de baixa renda. Percentual um pouco maior que o encontrado na maioria dos estudos.[17]

Pelo menos 10% da população em geral apresenta dor persistente generalizada não secundária a nenhuma doença ou anormalidade estrutural específica, mas nem todos preenchem os critérios para a síndrome.[18] Recentemente, um estudo reuniu os achados de todos os grandes estudos sobre a prevalência de fibromialgia na tentativa de estimar a prevalência mundial dessa condição segundo os critérios de 2010 do ACR. O número, segundo a pesquisa, foi de 2,7%, variando de 0,4% na Grécia a 9,3%, na Tunísia. A prevalência média nas Américas foi de 3,1%; na Europa, de 2,5%; e na Ásia, de 1,7%.[19]

Prevalência relativa à idade, sexo e condições sociais

O estudo de Embu levanta a seguinte questão: fibromialgia atinge de forma constante as diferentes camadas sociais da população? Diversos pequenos estudos e evidências indiretas efetivamente sugerem uma associação inversamente proporcional entre renda familiar e fibromialgia. O mesmo padrão foi sugerido por estudos que avaliaram nível educacional e prevalência da síndrome.[19] A impressão geral é que ela seria realmente mais prevalente nas camadas menos favorecidas.

Estudos baseados no critério do ACR de 1990 estimaram que fibromialgia seria de sete a nove vezes mais frequente em mulheres do que em homens.[20] Interessantemente, estudos mais recentes, baseados do critério do ACR de 2010, estimaram a razão mulheres-homens em apenas 3:1.[19] As razões dessa diferença não são claras, mas provavelmente envolvem o fato de a última versão dos critérios ser desenhada para o uso em forma de questionários, que dispensam o exame físico. Isto permite o deslocamento da população pesquisada dos centros médicos para a comunidade. Mais de 40% dos pacientes encaminhados para serviços terciários especializados em dor encaixam-se nos critérios de fibromialgia.[16]

Muitos estudos mostraram que a incidência de fibromialgia cresce com a idade, atingindo um pico na meia idade (30 a 50 anos). Outros observaram a continuidade dessa tendência mesmo após os 50 anos, pelo menos até aproximadamente a sétima década de vida,[19] quando começaria a decrescer.[21] Adolescentes e crianças não estão livres das dores difusas. Neles o diagnóstico leva o nome de "fibromialgia juvenil primária". Ela tipicamente se inicia após os 13 anos e tem seu pico aos 14, mas o início mais precoce é possível. A prevalência de fibromialgia em crianças foi 1,2%,[22] 1,4%[23] e 6,2%,[24] em três diferentes estudos. Entretanto, apenas cerca de 25% daquelas que inicialmente preencheram critérios para a síndrome ainda os preenchiam após um ano.[23,25] É difícil interpretar essa informação. Ela poderia significar um melhor prognóstico, mas esta não é a impressão dos especialistas. Alternativamente, o diagnóstico da síndrome nessa faixa etária seria mais difícil e menos confiável. Isso é facilmente compreendido quando mantemos em vista a dificuldade que as crianças têm de expressar dor, sentimentos e quantificar tempo. Isso compromete diretamente a confiabilidade dos questionários e do exame físico nos quais o diagnóstico é baseado.

Ao longo deste livro discutiremos mais a fundo as teorias que tentam explicar essa doença e como elas abraçam essas particularidades epidemiológicas.

Impacto social

Entre todas as causas de dor persistente abordadas na revisão europeia supracitada,[14] a fibromialgia foi associada à maior taxa de desemprego (6%),[26] aos requerimentos de benefícios por incapacidade (até 29,9%)[27] e ao maior número de faltas no trabalho.[26]

Em 2010, na Espanha, um estudo calculou os custos diretos e indiretos da fibromialgia.[28] Para isso, diversos centros de saúde acompanharam 232 pacientes com fibromialgia primária (sem outras doenças concomitantes) e 110 indivíduos não fibromiálgicos e sem outras doenças, pareados por idade e sexo. Durante os três meses de duração do estudo, foram registrados o uso do sistema de saúde, os tratamentos realizados, os gastos pessoais, a situação ocupacional e trabalhista, os dias de falta ao trabalho etc. Os pacientes fibromiálgicos gastaram em média 1.234,50 euros por mês (492,10 euros diretamente e 742,40 indiretamente), enquanto o grupo controle gastou uma média mensal de 193,80 euros (134,30 euros diretamente e 59,60 indiretamente). Subtraindo o gasto "normal" em saúde (o gasto do grupo controle) do montante gasto pelo fibromiálgico, chegamos à conclusão de que 1.040,70 euros por mês foram gastos por causa da doença (para cada indivíduo). A Espanha tinha, em 2012, uma população de 47,2 milhões de habitantes. Se considerarmos corretos os 2% de prevalência de fibromialgia, teríamos 944 mil fibromiálgicos. Se todos eles se comportassem da mesma forma que os 232 avaliados pelo estudo, a Espanha estaria gastando mensalmente 982.420.800 euros, quase 1 bilhão, com a doença.

Esses números não podem ser traduzidos diretamente para outros países. Cada uma das variáveis medidas diverge de país para país (custos e acessos às facilidades de saúde, valores e acesso aos benefícios, taxa de falta ao trabalho, custo do dia de trabalho etc.). Eles servem, entretanto, para dar uma boa ideia do tamanho do problema e de quanto nós precisamos de medidas efetivas para tratar e prevenir a condição. A incapacidade para o trabalho é alegada por 31% dos pacientes fibromiálgicos.[29] Certamente, não é sem interesse econômico que consensos e diretrizes de vários países, entre eles o Brasil, concluem que a condição não deve justificar afastamento do trabalho.[3]

É importante manter em mente que, para calcular o impacto social (e econômico) que a fibromialgia tem na sociedade, precisamos nos basear em dados epidemiológicos. Esses dados, por sua vez, baseiam-se em estudos que utilizaram os critérios do CAR de 1990 (e mais recentemente 2010), logo são totalmente dependentes da definição de fibromialgia adotada por essa instituição. Veremos a seguir que essa definição pode (e deve) ser relativizada e que, sob muitos pontos de vista, o que chamamos de "fibromialgia" na verdade abrange uma gama muito maior de condições e é responsável por um impacto social muito maior do que o relatado.

Resumo do Capítulo 30

História, epidemiologia e impacto da fibromialgia na sociedade

- A fibromialgia só passou a ser reconhecida pela medicina recentemente, então não temos como saber se sempre esteve presente ou se é uma "doença da modernidade".
- A proporção de pessoas que são afetadas pela fibromialgia varia em cada população e em cada estudo. Dois por cento é o número mais frequentemente abraçado.
- Podemos ser mais flexíveis sobre o que chamamos de "fibromialgia". Nesse caso, muito mais gente pode sofrer do problema. "Dor persistente não resultante de outras doenças" acomete de 7,4% a 46% das pessoas, segundo um estudo europeu.
- Fibromialgia é de sete a nove vezes mais frequente em mulheres do que em homens.
- É possível encontrá-la, mas com menos frequência em crianças. O diagnóstico, nelas, também é mais complicado. É mais prevalente após a adolescência.
- O pico da frequência varia entre estudos. A maioria o aponta próximo aos 60-70 anos de idade.
- Fibromialgia pode ser bastante debilitante, levando a faltas no trabalho, desemprego, exames e consultas médicas em excesso. Isto tem um gigantesco impacto financeiro e social em todos os países.

Fibromialgia e síndromes de sensibilidade central

2

Descrição do quadro clínico, definição da síndrome e apresentação do contínuo de síndromes de sensibilidade central. Capítulo importante e de fácil compreensão para pacientes.

Fátima tem 52 anos e refere "dor no corpo todo". Descreve a dor como sendo "na carne", não nas "juntas" (mas não consegue afirmar com certeza a ausência completa de dor nas articulações). Dói o dia inteiro, mas a dor é particularmente mais forte ao acordar ("parece que levei uma surra na noite anterior"). Sente uma discreta melhora ao longo do dia, mas no final da tarde a dor volta com toda a sua intensidade. Dorme muito mal. "A cabeça não para", diz. Todos os problemas da humanidade passam em sua mente, em especial os dos parentes próximos. "Não sei como meu marido consegue dormir. Parece que ele não se preocupa!" Acorda cansada, como se não tivesse dormido, e concorda quando sugiro o adjetivo "não reparador" para descrever seu sono. A sensação de cansaço e sonolência a acompanha por todo o dia.

Fátima refere também que, pela manhã, muitas vezes, suas mãos estão inchadas, outras vezes formigam ou ficam dormentes. Queixa-se ainda de uma frequente respiração difícil, sente-se como se houvesse um grande peso sobre o peito. Essa sensação desaparece após alguns minutos ou horas, mas tende a voltar ao longo do dia. Dores de cabeça são comuns, quase diárias. Quando pergunto sobre depressão ela suspira fundo e responde: "é possível".

Fátima é uma paciente fibromiálgica típica. Dor difusa que piora pela manhã e no final da tarde, rigidez no corpo e edema de mãos pela manhã, sono ruim, fadiga durante o dia, dormência e formigamentos ocasionais nos membros, sintomas respiratórios não explicáveis por alterações orgânicas nas vias aéreas, cefaleia frequente, (possível) depressão. Outra típica característica de Fátima é a tendência em se preocupar demais com os outros. "Demais" não em comparação à preocupação do esposo – isso pode até ser um parâmetro, mas não poderíamos afirmar que "anormal" é ela, não ele. A preocupação se torna excessiva quando afeta negativa e descontroladamente a vida de Fátima, não permitindo que ela relaxe ou durma. Tal característica tem sido desmembrada pela literatura como ansiedade e *catastrofização*. Apesar de catastrofização nunca ter sido expressamente definida, há um consenso geral de que o termo signifique uma tendência a atribuir significados exageradamente negativos a estímulos dolorosos e ambientais.[30] Fatos cotidianos na vida de outras pessoas têm um peso exagerado e negativo para Fátima. Aprofundaremos bastante esse tema um pouco mais adiante.

Ocorre, na fibromialgia, uma particularidade desafiadora: não existem exames laboratoriais que permitam confirmar o diagnóstico. Sendo o diagnóstico completamente clínico e subjetivo, médicos costumavam atribuir o rótulo fibromialgia a quadros substancialmente diferentes. Os critérios do ACR de 1990 tentaram organizar esse caos. Para isso, dezesseis centros médicos terciários nos Estados Unidos e Canadá compararam 293 pacientes, arbitrariamente chamados de "fibromiálgicos", com 265 controles, arbitrariamente chamados "normais", pareados por idade e sexo, determinando os sinais e sintomas que mais eficazmente diferenciariam a doença da ausência dela. O método é curioso, porque tenta gerar critérios objetivos a partir de participantes classificados como doentes ou normais de maneira absolutamente subjetiva. Apesar de útil, a manobra tem o efeito colateral de delimitar as fronteiras da doença de forma igualmente arbitraria. Se os critérios fossem frouxos demais, incluiriam muita gente "normal". Se fossem estreitos demais, deixariam de fora, muita gente "doente". E "estreito" ou "frouxo" seriam definidos tendo-se como parâmetro aqueles cabalísticos 293 pacientes. Os autores testaram nesses pacientes e controles as variáveis que haviam sido relatadas previamente como capazes de diferenciar *fibromialgia primária* de "normais". Entendam por fibromialgia primária aquela que ocorre em indivíduos que não apresentam outras doenças crônicas concomitantes, em especial as inflamatórias e outras capazes de provocar dor – quando presentes,

Tabela 1 – Comparação das principais variáveis clínicas nos pacientes com fibromialgia primária, secundária e controles[9]

Sintoma	Fibromialgia primária (N=158)	Fibromialgia secundária (N=135)	Controles (N=135)
Dor difusa	97,5%	97,8	71,1%
"Dor no corpo todo"	68,8%	64,8%	21,7%
> 15 pontos gatilhos	59,5%	51,1%	13,3%
Distúrbio de sono	75,6%	73,3%	31,1%
Fadiga	78,2%	85,2%	38,1%
Rigidez matinal	76,2%	78,0%	59,3%
Par estesia	67,1%	57,9%	32,3%
Ansiedade	44,9%	51,1%	21,6%
Dor de cabeça	54,3%	51,1%	30,5%
Síndrome do cólon irritável	35,7%	22,4%	13,3%

a fibromialgia é chamada de secundária. O grupo de 1990 compreendia 158 casos de fibromialgia primária e 135 de secundária. Os achados e suas respectivas frequências encontram-se resumidos na Tabela 1.

"Distúrbios do sono" foram caracterizados como sintomas se o paciente referisse acordar cansado ou não revigorado "frequentemente" ou "sempre". Se esse sintoma ocorresse "nunca" ou "raramente", o sintoma seria considerado ausente. O mesmo sistema foi utilizado para as demais variáveis. "Síndrome do cólon irritável" foi definida como presença de "alterações periódicas nos hábitos intestinais, com dor ou distensão abdominal baixa, usualmente aliviada ou agravada por movimentos intestinais" e ausência de sangue nas fezes. "Dor no corpo todo" é um parâmetro frouxo e permite, propositadamente, a subjetividade do paciente na resposta. Ao contrário, "dor difusa" requer a presença de dor em todos os seguintes seguimentos do corpo: lado esquerdo, lado direito, acima da cintura, abaixo da cintura e axial (coluna cervical, parte anterior do tórax ou dor lombar). É interessante destacar que 71,1% dos controles também apresentaram dor difusa. Isso provavelmente aconteceu em função do método de seleção desses participantes. Os controles escolhidos eram os próximos pacientes que aparecessem nos centros procurando auxilio em função de dor cervical, dor lombar, tendinite localizada ou sintomas relacionados a traumas. Outros diagnósticos reumatológicos como lúpus, artrite reumatoide ou similares só eram critérios de exclusão de participantes do grupo controle se considerados definitivos. Na dúvida, tais participantes eram incluídos. Ou seja, esses "normais" não eram tão normais assim. Isso certamente não agradou a todos, mas pode ser interessante no contexto de um estudo que visa parâmetros para não só separar fibromiálgicos de "normais", como também pacientes com outras condições médicas.

Foram avaliados 24 pontos específicos do corpo, os quais os autores acreditavam ser especialmente doloridos em pacientes fibromiálgicos. Para diminuir a subjetividade entre examinadores, os pontos eram comprimidos com um aparelho especial, chamado dolorímetro, que marca, com precisão, a pressão que estava sendo aplicada a cada ponto. Dezoito desses pontos foram considerados hiperálgicos ("algia" = dor) nos fibromiálgicos, ao ponto de, estatisticamente, ajudarem a diferenciar pacientes dos controles. Esses "pontos dolorosos" foram, inclusive, os fatores isolados mais eficientes para separar os dois grupos, o que garantiu a eles um lugar de destaque na história dessa doença.

Pacientes e controles também foram perguntados sobre fatores que pioravam ou melhoravam seus sintomas, como barulho, frio, calor, humidade, mudanças climáticas, sono ruim, ansiedade, estresse, fadiga. Efetivamente, 60% a 70% dos pacientes concordaram com a influência, em seus sintomas, da maioria desses fatores. Esse dado é instrutivo, mas não ajudou a separar casos de controles, uma vez que uma proporção semelhante de controles também apontou esses fatores como modificadores de seus sintomas.

Entre todos, os sintomas mais característicos do grupo fibromiálgico foram fadiga, distúrbios de sono e rigidez matinal, presentes em 73% a 85% dos pacientes.

Sintomas na fibromialgia

Além de dor difusa, fadiga, rigidez matinal e distúrbio de sono supracitados, outros sintomas são comumente referidos. Entre eles podemos citar: dormências, formigamentos, sensibilidades anormais na pele ou mucosas, disgeusia (aberrações no paladar), dor de cabeça (ver adiante), distúrbios cognitivos (ver adiante), distúrbios psiquiátricos (ver adiante), dores e distensões abdominais recorrentes, costocondrite (dor na parede anterior do peito), dor para urinar, urgência miccional, necessidade frequente de esvaziar a bexiga, olhos secos, palpitações, episódios recorrentes de falta de ar, dismenorreia (menstruação exageradamente dolorida), dor durante a relação sexual, disfunções sexuais, disfagia (dificuldades para deglutição), sudorese noturna e ganho de peso. Exceto por dor difusa por mais de três meses (definição de fibromialgia), na ausência de outra condição que explique a dor, nenhum outro sintoma é obrigatório para o diagnóstico da síndrome.

Distúrbios cognitivos estão presentes na maioria dos pacientes e são, frequentemente, referidos como *fibro fog* (nevoeiro, em inglês). Os pacientes descrevem, tipicamente, dificuldades com atenção, foco e na realização de atividades que exigem reações rápidas. Testes neuropsicológicos confirmam anormalidades diferentes das encontradas em doenças psiquiátricas, algumas delas associadas à fibromialgia, por exemplo, depressão.[31] Análises morfométricas realizadas por meio de ressonância magnética indicam, nos fibromiálgicos, uma diminuição significativa do volume da substância cinzenta total, além de um aumento de três vezes na perda normal dessa substância relativa ao envelhecimento.[32] O grau de perda foi proporcional ao tempo de doença. Essa perda, também reportada em outras condições associadas à dor persistente e ao estresse, não só foi mais importante exatamente nas regiões relacionadas ao processamento da dor e do estresse, mas também foi significativo em áreas relacionadas ao funcionamento cognitivo.[33]

Depressão e/ou ansiedade estão presentes em 30% a 50% dos fibromiálgicos, e 22% dos fibromiálgicos que têm depressão preenchem critérios para depressão maior.[34]

Mais de 50% dos pacientes fibromiálgicos apresentam dor de cabeça, incluindo as formas tensional e enxaquecosa.[35] O oposto também é verdadeiro, uma grande quantidade dos pacientes atendidos em centros terciários de tratamento de dores de cabeça preenchem critérios para fibromialgia.[19]

Síndromes de sensibilidade central

Outro dado de particular interesse: 31,5% dos pacientes fibromiálgicos apresentaram história de depressão, 26,3% urgência urinária e 40,6% dismenorreia. Dismenorreia traduz a queixa de dor excessiva durante o período menstrual. Urgência urinária pode ser descrita como um desconforto agudo na região da uretra e bexiga, que provoca a necessidade imediata de esvaziá-la, mesmo quando não está totalmente cheia e na ausência de infecção urinária. Esses sintomas são os principais componentes de outras síndromes clínicas específicas:

depressão essencial, síndrome da bexiga dolorosa e dismenorreia primária, respectivamente.

A associação entre fibromialgia, doenças inflamatórias ou outras condições dolorosas crônicas causadas por alterações estruturais (artrose, por exemplo) é clássica e leva o nome de *fibromialgia secundária*. O interessante sobre as condições descritas no parágrafo prévio é que elas, como a fibromialgia primária, também são descritas como não tendo uma causa estrutural conhecida. Muitas outras existem: síndrome do cólon irritável, dispepsia funcional, síndrome da fadiga crônica, disfunção temporomandibular miogênica, cefaleia tensional, enxaqueca, síndromes dolorosas regionais, lombalgia idiopática, síndrome das pernas inquietas, movimento de membros durante o sono, cistite intersticial, prostatite crônica idiopática, dor pélvica crônica, endometriose, sensibilidades químicas múltiplas, distúrbios pós-traumáticos, síndrome da guerra do Golfo, vulvodínea entre outras. Cada um desses termos tenta definir um conjunto de sintomas não só amplamente redundantes entre as síndromes, como também variáveis entre indivíduos. A associação entre fibromialgia e essas outras condições clínicas "sem causas orgânicas definidas" foi inicialmente descrita em 1981[36] e, posteriormente, confirmada por outros estudos (Tabela 2). O autor propôs um modelo no qual essas síndromes seriam, em parte, sobrepostas (Figura 1) e teriam, em comum, uma sensibilização prolongada do sistema nervoso central, por isso chamou-as coletivamente de *síndromes de sensibilidade central*.

Tabela 2 – Prevalência de fibromialgia em pacientes diagnosticados com outras "síndromes de sensibilidade central"[36,37]

SSC	Prevalência de fibromialgia (média)
Síndrome do cólon irritável	40,7%
Distúrbio temporomandibular	23,7%
Cefaleias (todos os tipos)	26,3%
- Cefaleia tensional	29,7%
- Enxaqueca	16,0%
- Cefaleia mista	38,2%
Cistite intersticial	15,4%
Síndrome da fadiga crônica	55,2%
Síndrome vulvovestibular	23,4%
Síndrome da guerra do Golfo	17,6%

Figura 1 – Síndromes de hipersensibilidade central. O termo compreende uma série de síndromes (conjunto de sintomas) que frequentemente se sobrepõe. Indivíduos portadores de uma síndrome apresentam sintomas tipicamente atribuídos a outras, com maior frequência do que a população em geral

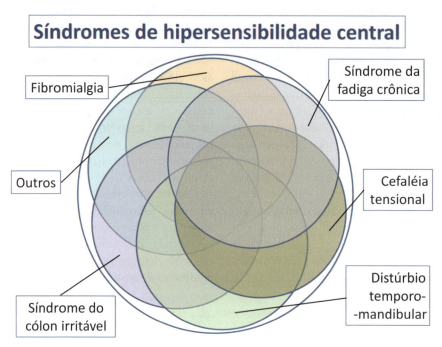

Se é verdade que todas essas síndromes compreendem um único *continuum* e são expressões diferentes de uma mesma condição, então os sintomas da fibromialgia são tão abrangentes quanto a soma de todas elas. Nesse caso, o que o ACR fez na criação de seus critérios foi apenas separar um subgrupo, cujos principais sintomas giram em torno da dor difusa.

Seguindo esse raciocínio, as palavras "doença" e "moléstia" costumam ser consideradas academicamente imprecisas ou erradas quando aplicadas ao contexto de fibromialgia. Esse mesmo preciosismo dá preferência a termos como "distúrbios de somatização", "sintomas sem explicação médica", "doenças sem causa orgânica", que passam conotação de condição benigna e de menor importância. Neste livro, assim como em grande parte da literatura médica, os termos doença, síndrome, condição, moléstia etc. são livremente utilizados como sinônimos. Entre eles, considero o mais adequado "síndrome", uma vez que fibromialgia é dor associada a uma série de outros sintomas (síndrome = conjunto de sintomas).

Resumo do Capítulo 2

Descrição do quadro clínico, definição da síndrome e apresentação do contínuo de síndromes de sensibilidade central.

- O diagnóstico de fibromialgia é completamente clínico: não existem exames laboratoriais que permitam confirmar o diagnóstico.
- Existe uma série de outras condições nas quais os pacientes apresentam sintomas importantes e exames laboratoriais normais. Essas condições são frequentemente associadas à fibromialgia e muitos autores acreditam que se trata de múltiplas expressões de uma mesma condição. Todas elas apresentam em comum uma sensibilidade exagerada do sistema nervoso, por isso o conjunto delas foi chamado de "síndromes de sensibilidade central".
- Na tentativa de definir melhor o que deve ser chamado de fibromialgia, o American College of Rhemautology (ACR; em português, Colégio Americano de Reumatologia) comparou os sintomas mais comuns em pacientes com esse diagnóstico com aqueles presentes em pacientes sem esse diagnóstico. Com isso, o ACR definiu fibromialgia como um conjunto de sintomas que giram em torno de dor difusa e deixou de fora outras condições da síndrome de sensibilidade central. Segundo esse critério, os principais sintomas da fibromialgia são: dor difusa e dor em onze dos dezoito "pontos gatilhos" (pontos no corpo especialmente doloridos à palpação).
- Outros sintomas são comuns (mas não obrigatórios) na fibromialgia, incluindo: piora dos sintomas pela manhã e à noite; rigidez do corpo pela manhã que melhora como o "uso"; distúrbios de sono; fadiga; edema das mãos – principalmente pela manhã; formigamento ou dormência nas mãos; preocupação demasiada com os problemas; ansiedade; dores de cabeça e sintomas gastrointestinais.

Diagnosticando fibromialgia   3

Descreve as dificuldades e a utilidade de definir um diagnóstico de fronteiras subjetivas. Dor local induzindo dor generalizada. Importante para pacientes. Dificuldade média.

Paulo tinha 41 anos e também me procurou por causa de dor generalizada. Tudo havia se iniciado cerca de quatro semanas antes: forte dor cervical nascida de uma noite maldormida. Há muitos anos, ele vinha sofrendo de refluxo gastroesofágico, condição na qual a válvula que separa o estômago do esôfago não funciona adequadamente, e o suco gástrico acaba queimando o esôfago, principalmente quando o paciente está deitado. Um ano antes, ele havia consultado um gastroenterologista e seguiu o tratamento: seis meses de tratamento clínico com pantoprazol (antiácido), elevação da cabeceira da cama e orientações dietéticas, mas tudo isso havia sido apenas moderadamente eficaz. Se ele comesse muito à noite, tomasse alguma bebida alcoólica ou estivesse passando por períodos especialmente estressantes, a montanha de travesseiros teria de ser resgatada. Frente ao fato de que o paciente era magro, o tratamento clínico não havia sido eficaz, a endoscopia não havia mostrado hérnia-hiatal (fatores modificáveis) e o paciente ainda experimentava sintomas intensos, o gastroenterologista propôs uma cirurgia de válvula para impedir o refluxo. Uma série de medos reais, mas também irreais, levaram Paulo a declinar da proposta e, desde então, vivia controlando o problema com o pantoprazol e as tais medidas clínicas.

Em uma dessas longas noites que passava sentado, Paulo deu um "mau jeito" no pescoço. A base de seu crânio e a porção superior do seu pescoço doíam com qualquer movimento brusco que fazia, o que o levou a "segurar" os movimentos do pescoço com a musculatura que, progressivamente, ficava ainda mais tensa e dolorida. As noites subsequentes foram ainda piores. Nenhuma posição era confortável, pequenos movimentos causavam dor, e o refluxo piorava a olhos vistos, apesar de fazer uso de pantoprazol e de ir para cama com a barriga completamente vazia. Um ortopedista de um pronto-socorro realizou um raio-x e atribuiu a dor inicial a um "começo de artrose" e as demais dores a contraturas musculares. Os anti-inflamatórios prescritos ajudaram bastante a aliviar a dor do pescoço, o que, entretanto, não se traduziu em um sono melhor. Ao longo das semanas foi ficando cada vez mais exausto, com todo o corpo dolorido, emocionalmente frágil e com grande dificuldade de se concentrar, lembrar coisas e, sobretudo, achar uma posição confortável que o permitisse trabalhar. Complicando um pouco mais a situação, ele relatava que, ao longo da vida, "colecionava" medicações às quais era intolerante: relaxantes musculares e pró--cinéticos (promotores de esvaziamento gástrico acelerado), e outras medicações que visam melhorar o sono ou o humor frequentemente o levavam a uma estranha "angústia", a uma necessidade de ficar se movimentando, a um sono agitado ou a um excesso de sonolência no dia seguinte.

Tripliquei a dose do pantoprazol, mantive o anti-inflamatório e associei uma ínfima dose de nortriptilina (¼ do menor comprimido). Essa última medicação pertence à classe dos antidepressivos, no entanto não era minha intenção (diretamente) melhorar seu humor com tal dose. Um dos "efeitos colaterais" dessa medicação é sono intenso, e esse era meu objetivo. Avisei-o que achar medicação e dose ideais poderia tomar algum tempo. Um quarto do comprimido poderia igualmente ser pouco ou muito para ele. Sugeri que ele iniciasse o esquema na sexta-feira e que me ligasse no sábado para juntos acertarmos a dose. Ele conhecia a medicação porque sua mãe havia sido diagnosticada com fibromialgia e havia tomado a mesma droga por um período. Apenas na quarta-feira tive notícias dele. No retorno, Paulo me contou que havia dormido bem com as medicações e havia acordado apenas uma vez – em função do refluxo –, mas que ajeitou os travesseiros e voltou a dormir imediatamente. Passou o dia seguinte levemente sonolento, mas bastante "lentificado". Tentou trabalhar, mas a cabeça nebulosa logo o convenceu a fazer outra coisa. Prevendo um dia "inútil", foi com a esposa e as crianças para a praia. Curiosamente, Paulo relatou que, em geral, passar o dia na praia era, para ele, tão ou mais cansativo do que um dia no trabalho. A casa fechada por semanas inteiras exigia faxinas e consertos. Na praia, as crianças clamavam por sua presença e participação nas brincadeiras que, por mais prazerosas que fossem, causavam cansaço. Durante a viagem e em outros momentos, sua esposa "iria emendar um problema no outro" de gente que ele conhece ou não conhece. Mesmo sabendo que "mulheres fazem isso", e a conversa não era um pedido de ajuda para nenhuma daqueles personagens, ele sempre saía angustiado dessas conversas e com aqueles problemas todos "ocupando sua memória RAM". Aquele final de semana, no entanto, havia sido diferente. Ele tinha a desculpa da dor e da medicação. Não pôde trabalhar, brincou um pouco com as crianças e não se sentiu culpado em dizer "Chega!", e sua esposa procurou poupá-lo de afazeres e de "problemas". Há muito tempo, reconhecia ele, não havia descansado tanto, se cuidado tanto e dormido tão bem. O sono era espontâneo e profundo, mesmo estando sentado na cama e tendo suspendido a nortriptilina na noite seguinte. Manteve o anti-inflamatório por apenas mais dois dias e me perguntava se deveria diminuir a dose do pantoprazol. Não sentia mais dores.

Esse caso é interessante por diversas razões, e voltaremos a ele ainda algumas vezes. Em primeiro lugar, esse paciente tem fibromialgia? Quando entrou pela primeira vez no meu consultório, ele apresentava todas as características descritas nos critérios do ACR de 1990 ou de 2010 (para detalhes, veja os critérios, no apêndice, ao final do livro): dor difusa, intensidade dos sintomas, sono ruim, sono não reparador, pontos gatilhos, sintomas cognitivos (dificuldade de concentração e memória)... Mesmo assim, tecnicamente falando, a resposta é não. Ambos os critérios requerem ao menos três meses de dor difusa, e a versão de 2010 expressa claramente a necessidade da ausência de outras causas que expliquem a dor. Esse último ponto nos leva a outra importante observação: fibromialgia é um diagnóstico de exclusão.

Diagnóstico de exclusão: quando ouvir barulho de cascos, pense em zebras

Apesar de ser uma condição capaz de imprimir extremo sofrimento, a fibromialgia é vista frequentemente, por leigos e médicos, como condição "benigna". Dependendo do significado que se atribua a tal palavra, essa visão pode estar correta. É verdade que a fibromialgia não ameaça diretamente a vida ou a integridade física de seus portadores. A falha em diagnosticar fibromialgia não é nada quando comparada à falha em diagnosticar outras condições mais graves que também podem cursar com dor difusa, como artrite reumatoide, lúpus ou câncer. O critério de 1990 do ACR afirma que a presença de outros diagnósticos não exclui a possibilidade de haver fibromialgia concomitantemente, e isso é mantido no critério de 2010. No entanto, ambos afirmam (e é de bom senso) que devemos excluir outras doenças que possam mimetizar a fibromialgia, antes de atribuir-lhe a causa das dores. A isso chamamos de "diagnóstico de exclusão". A lista de patologias capazes de mimetizar a fibromialgia (diagnósticos diferenciais) é infindável. A Tabela 3, a seguir, inclui uma ínfima parte delas.

Na prática, excluir outras causas e diagnosticar fibromialgia exige cuidadosa consulta médica, exame físico, exames laboratoriais e, frequentemente, o passar do tempo. Em ambulatórios de fibromialgia de todo o mundo, mesmo em centros hiperespecializados, uma parcela dos pacientes inicialmente diagnosticada com fibromialgia revelará, mais tarde, outras doenças. (Esse fato deixa sempre a pergunta: já teriam essas patologias acometido esses pacientes na época em que foram diagnosticados com fibromialgia ou foram elas desenvolvidas, por acaso, em um paciente fibromiálgico? Afinal, ter fibromialgia não garante proteção a outras doenças.) Cada consulta de um paciente fibromiálgico deve ser individualizada e atenta. Mesmo que o diagnóstico esteja fechado no prontuário, deve estar sempre aberto na cabeça do médico.

O caso de Paulo, acima descrito, é um bom exemplo de situações que escapam às fórmulas prontas e desafiam os amantes do literal. Em primeira análise, apresenta uma série de elementos que dificilmente podem estar interligados: mau jeito no pescoço, artrose, dor generalizada, refluxo, cansaço, dificuldade de memória e atenção. Como colocar

Tabela 3 – Alguns diagnósticos diferenciais de dor difusa e/ou fadiga. A tabela não é completa em absoluto, e tem intuito meramente ilustrativo

- Lesão por Esforço Repetitivo (LER) / Distúrbio Osteomuscular Relacionado ao Trabalho (DORT).
- Medicamentos
  o Estatinas / fibratos (contra colesterol e triglicérides)
  o Antimaláricos (contra alguns tipos de reumatismos)
- Distúrbios hormonais
  o Hipotireoidismo
  o Hiperparatireoidismo
  o Síndrome de Cushing
  o Síndrome de Addison
  o Diabetes melito
- Distúrbios neurológicos
  o Miastenia grave
  o Esclerose múltipla
- Câncer
- Distúrbios infecciosos
  o Hepatites (B, C)
  o Vírus da imunodeficiência humana (HIV)
  o Doença de Lyme / síndrome Baggio-Yoshinari
  o Tuberculose
- Distúrbios reumáticos
  o Artrite reumatoide
  o Lúpus eritematoso sistêmico
  o Síndrome de Sjögren
  o Espondilite anquilosante
  o Polimialgia reumática
  o Miopatias inflamatórias ou metabólicas
  o Síndromes dolorosas regionais

esses elementos linearmente, de forma a esclarecer relações causa-efeito? Existe uma relação causa-efeito? Uma tentativa simplista de organizar esse caso clínico, mantendo-se a linha unicista (que parte do princípio de que todos os elementos estão conectados), seria a seguinte: durante a noite, o refluxo levaria à dor epigástrica/retroesternal, que levaria a despertares e à necessidade de dormir sentado, que levariam a posturas viciosas, que levariam à sobrecarga de articulações (e outras estruturas osteomusculares) já fragilizadas pela artrose, que levaria ao "mau jeito" no pescoço. A dor no pescoço leva a uma tensão muscular constante na tentativa de "segurar o pescoço" e evitar a dor. Essa tensão ocorre durante o dia, mas também à noite, piorando ainda mais o sono. O sono de má qualidade leva à dificuldade de concentração, à memória ruim e a um corpo mais tenso, além de um humor deprimido e irritadiço. A necessidade de funcionar normalmente sob essas condições piora o estado emocional e leva o paciente a esforçar-se ao limite, tanto física quanto psicologicamente, causando uma piora nos sintomas físicos e psicológicos. Todo esse ciclo vicioso leva à escalada vertical dos sintomas e a tensão constante espalha a dor pelo corpo todo. A expectativa da dor, a previsão de mais uma noite terrível e interminável, levam-no a uma atenção exagerada sobre os sintomas, a conteúdos negativos do pensamento e à catastrofização.

Portanto, poderíamos incluir refluxo na lista de diagnósticos diferenciais de fibromialgia? De acordo com os critérios do ACR, e com o que certamente diria uma grande parcela dos reumatologistas, esse paciente não se enquadra ao diagnóstico de fibromialgia. Se assumirmos tal fato e usarmos o raciocínio unicista acima citado, está correto, sim, incluir refluxo como diagnóstico diferencial de fibromialgia. Na prática clínica, em consultório, temos a oportunidade de desvendar diversas outras situações extremamente sutis que seguem caminhos semelhantes, levando a síndromes indistinguíveis da fibromialgia. A título de ilustração, posso citar outro paciente, bastante alérgico, que ficava sufocado por asma e rinite sempre que aproximava a cabeça do colchão. Seu sono era péssimo, e ele passou a apresentar uma série de sintomas comuns à fibromialgia, incluindo dor difusa, totalmente revertidos com o tratamento dessas condições alérgicas.

Rinite, asma, apneia do sono, doença de um filho, ronco do marido, excesso de trabalho físico ou mental... Em nenhuma dessas ocasiões, exames laboratoriais ou critérios diagnósticos permitiriam encontrar a peça central que possibilitaria montar o quebra-cabeça. Na fibromialgia, a ausência de uma alteração laboratorial sinalizadora, a complexa natureza de sua fisiopatologia e o vasto número de diagnósticos diferenciais exige, como em poucas doenças, uma abordagem extremamente individual. Os critérios do ACR, segundo a mesma entidade, objetivam separar um grupo homogêneo o suficiente para a realização de estudos clínicos, e não de diagnóstico da doença de determinado paciente.

Deixando de lado, então, os critérios do ACR e buscando olhar mais profundamente para esse paciente, observamos o seguinte: seu refluxo não tem causa física conhecida e piora em situações de estresse. São características tipicamente encontradas na "dispepsia funcional", umas das síndromes de sensibilidade central recém-mencionadas. Sensibilidades químicas múltiplas, outra dessas síndromes, poderiam explicar sua longa lista de remédios não tolerados. Veremos a seguir que fibromialgia tende a ser mais comum em famílias de fibromiálgicos, e sua mãe havia recebido tal diagnóstico. A maneira incomum com que Paulo carregava nas costas os problemas de terceiros trazidos a ele por sua esposa e a excessiva culpa que sente ao botar limites nos filhos são muito semelhantes a alguns dos principais padrões psicológicos do fibromiálgico. Por fim, catastrofização e sono ruim são típicos da síndrome fibromiálgica. Será que todos nós desenvolveríamos dor generalizada em função de refluxo (ou de artrose no pescoço)? Retornamos à pergunta: esse paciente realmente não tem fibromialgia?

Se meu objetivo foi alcançado, o leitor, neste momento, já entendeu que o diagnóstico de fibromialgia depende totalmente de onde você quer colocar suas fronteiras. Como vimos no Capítulo I, pelo menos 10% da população em geral apresenta dor persistente generalizada não secundária a nenhuma doença ou anormalidade estrutural específica,[18] mas apenas em torno de 2,7% das pessoas preenchem critérios para ela.[19]

Para o médico, o importante é compreender quais as causas do sintoma do paciente e poder ajudá-lo. Por estranho que pareça, rotular o paciente pode ser mais da metade do tratamento. O típico paciente fibromiálgico peregrina, por anos, de médico em médico buscando as causas de seus sintomas e a certeza de que não há outras doenças por trás deles. Se o médico puder mostrar-lhe, claramente, que seus piores fantasmas são irreais e quais são os mecanismos que determinam seus sintomas, já será um grande alívio para ele. Para outros, por preconceito ou ignorância, ser rotulado de fibromiálgico é como ser chamado de louco, preguiçoso ou carente afetivo. Uma vez entendido o mecanismo que leva aos sintomas, o uso ou não do termo "fibromialgia" deve ser determinado pela praticidade dessa ação. O tratamento, como no caso de Paulo, independe do rótulo.

Dor local induzindo dor sistêmica

Durante a interpretação "unicista" do caso clínico acima citado, a conexão entre a dor local no pescoço e a dor generalizada foi um tanto quanto forçada e merece mais atenção. No texto, a tentativa de proteger a área dolorida no pescoço teria levado o paciente a tentar "segurar os movimentos do pescoço com a musculatura que, progressivamente, ficava tensa e dolorida". A mobilização do grupo muscular que fica em volta da região lesionada estaria por trás da transformação da dor local em uma dor regional. Além disso, o texto sugere que o próximo salto – da dor regional para a generalizada –, teria sido influenciado pelo sono ruim, mas não oferece maiores explicações. Isso realmente acontece? Por quais vias?

Um modelo de pesquisa em animais, que procura induzir fibromialgia em ratos, tem muito a dizer sobre tal assunto. Nele, cada animal recebe, sob anestesia, uma injeção de ácido lático em uma das panturrilhas, e esse procedimento é repetido cinco dias depois. Ácido lático é normalmente produzido nos músculos após atividade anaeróbica e não causa nenhum dano ao tecido. No entanto, o seu acúmulo, como o que ocorre após atividades físicas intensas, causa bastante dor. Após a segunda injeção, os ratinhos passam a apresentar, por duas semanas ou mais, hiperalgesia e alodínea em todo o corpo, além de hiperalgesia nas vísceras – de forma semelhante ao visto na síndrome do colo irritável.[38] **Hiperalgesia** é a exacerbação da dor em resposta a um estímulo normalmente doloroso. **Alodínea** é dor em resposta a um estímulo normalmente não doloroso. Uma enorme parcela dos fibromiálgicos e dos indivíduos diagnosticados com outras condições "funcionais" (sem causa orgânica) apresentam hiperalgesia e alodínea, além de hipersensibilidade a outros estímulos, como luz e barulho – a ponto de hiperalgesia e alodínea definirem as síndromes de sensibilidade central para muitos autores. Essas pessoas sofrem, fundamentalmente, de alterações no processamento central desses estímulos, e não de anormalidades restritas a uma determinada região onde a dor é sentida.[39] O fato de os ratinhos experimentarem hiperalgesia e alodínea no corpo todo, incluindo o lado oposto à injeção e as vísceras, deixa claro que os mecanismos envolvidos nesse processo passam pelo sistema nervoso central – o que pode ser demonstrado de várias formas. Primeiramente, a administração de um anticonvulsivante (antagonista do receptor de glutamato) no sistema nervoso central, antes da segunda injeção de ácido lático, inibiu o desenvolvimento da hiperalgesia e alodínea no experimento acima descrito. Da mesma forma, a injeção de um anestésico na medula espinhal, em uma posição que bloqueia a influência do cérebro sobre o corpo, também previne o resultado do experimento.[38]

Entender tal "diálogo" entre o sistema nervoso central e o periférico vai nos ajudar a compreender alguns dos mecanismos da fibromialgia. O fenômeno evidenciado por esse modelo animal de fibromialgia tem recebido três explicações principais. A primeira delas foi chamada de *windup* (do inglês, "conclusão", "término"). Esse termo reflete a excitabilidade crescente de alguns neurônios: após um estímulo doloroso, os neurônios ficam mais sensíveis, e o segundo estímulo é mais facilmente percebido. Isso ocorre em todos nós, mas é mais intenso nos pacientes fibromiálgicos. Uma evidência de que o fenômeno *windup* tem um papel no modelo animal citado é o fato de que a segunda injeção é necessária. Não importa quão forte seja o estímulo inicial, hiperalgesia e alodínea só vão ocorrer se um segundo estímulo for dado. O *windup* é um exemplo do que chamamos de neuroplasticidade e ocorre em diversos níveis do sistema nervoso, inclusive nas fibras nervosas periféricas tipo C, especializadas em transmitir dor, e na medula. Ele traduz mudanças neuronais que visam a adaptação às mudanças do meio externo ou interno. Nesse caso, ela é mediada, principalmente, pela expressão de receptores de um neurotransmissor na medula (aspartato). O estímulo doloroso na panturrilha ativa as fibras periféricas da dor, que ativam fibras da medula e levam o estímulo para o cérebro. Dor significa lesão ou risco de lesão. É interessante o corpo ficar alerta para novos eventos, que poderiam ocorrer em qualquer lugar do corpo, não necessariamente no mesmo. Portanto, a ativação repetida dos neurônios da via ascendente da dor, na medula, estimula a produção de mais receptores para neurotransmissores aumentando a sensibilidade dessa via.

A segunda explicação para o modelo animal supracitado é a atenção. Estar "alerta para novos eventos" ocorre tanto na periferia e na medula (*windup*) quanto nas áreas mais elevadas do cérebro. A dor é rapidamente trazida para todos os níveis de consciência, e o esforço em compreender e evitar novos eventos ocorre em todos os níveis. Principalmente após eventos repetidos, estaremos mais atentos a novas ocorrências, e atenção significa diminuir o ruído causado por outros estímulos e amplificar o estímulo em questão.

Ao mesmo tempo que "estar alerta para a dor" amplifica sua percepção em cada um de nós, esse fenômeno é ainda mais importante nos fibromiálgicos. Estudos de ressonância magnética funcional, realizados em indivíduos que sabiam que receberiam um estímulo doloroso, mostraram que os fibromiálgicos ativavam as áreas envolvidas no processamento da dor mais do que controles normais ou pacientes com artrite reumatoide.[40] Fatores afetivos influenciam o peso emocional que a dor assumirá e, portanto, influenciam toda a percepção da dor. É possível que tais fatores estejam por trás tanto da hiperalgesia e alodínea quanto dessa hiperativação das áreas envolvidas no processamento da dor à antecipação de um evento doloroso. Isso também é sugerido por estudos de neuroimagem, que evidenciam nesses pacientes uma ativação exacerbada em diversas áreas envolvidas no processamento afetivo (ínsula anterior, amígdala, córtice anterior cingulado) em resposta a estímulos dolorosos.[41-44]

Se o sistema periférico se comunica com o central pelas vias ascendentes, o contrário, pelas vias descendentes, também ocorre. Dentre elas convém destacar as *vias descendentes inibitórias da dor* (ver Capítulo 11), que agem sobre os neurônios da dor na medula espinhal, diminuindo sua ação. Esses mecanismos são responsáveis, entre outras coisas, pela intensa analgesia que experimentamos em situações de estresse agudo intenso. É o caso do policial que só percebe que foi baleado quando acaba o tiroteio ou do jogador de futebol que só sente a fratura quando o perigo de gol passou. No calor dos acontecimentos, não sentimos as lesões sofridas e só quando a situação se acalma é que nos damos conta dos prejuízos. Isso ocorre porque o sistema nervoso central inibe, na medula espinhal, os sinais de dor vindos da periferia. Nos ratos do experimento acima, esse mecanismo está (ao menos parcialmente) desligado. Neles, mesmo em situações de estresse, a dor ascende pela medula em vez de ser inibida. Isso pode ser interpretado como um esforço extra do sistema nervoso central no sentido de identificar e evitar novas lesões. O mesmo fenômeno, a diminuição da atividade da via descendente inibitória da dor, também é observado nos pacientes fibromiálgicos.[38]

É certo que outros mecanismos também estão implicados na hiperalgesia e alodínea experimentados nesses modelos animais e nos pacientes fibromiálgicos (e eles serão abordados ao longo deste livro), mas, por agora, o importante é destacar que dor repetida ou duradoura leva a maior percepção da dor como um todo. Esses mecanismos estão por trás da transformação da dor localizada na dor generalizada em Paulo e também em pacientes com dor localizada de origem mecânica, como aqueles que sofrem de artrose. Artrose é o desgaste da cartilagem das articulações (e as mudanças decorrentes desse desgaste). A velocidade com que isto acontece varia de pessoa a pessoa, mas quem viver o suficiente terá o problema. É um processo primariamente mecânico, há pouca participação do sistema imune e relativamente pouca inflamação (exceto quando as deformidades estão bastante avançadas). Mesmo sendo a artrose um processo localizado, esses pacientes estão mais sujeitos a desenvolver fibromialgia do que a população em geral. Esse fato apresenta óbvias implicações terapêuticas (a diminuição da ação das vias descendentes da dor tem que ser levada em conta ao se tratar pacientes com artrose ou outras patologias de dor localizada persistente) e também diagnósticas: ao se deparar com um quadro de "fibromialgia", o médico deve considerar dor localizada entre os possíveis desencadeantes do processo.

Resumo do Capítulo 3

O diagnóstico da fibromialgia, suas dificuldades e conveniências. Dor local induzindo dor generalizada.

- Diagnosticar fibromialgia exige a exclusão de todas as outras doenças que também podem causar sintomas semelhantes.
- É possível (e não raro) a fibromialgia coexistir com outras condições clínicas. Todas precisam ser diagnosticas e tratadas.
- Os itens acima implicam que o diagnóstico de fibromialgia exija cuidadosa consulta médica, cuidadoso exame físico e laboratoriais e, frequentemente, o passar do tempo.
- Dor localizada e diversas outras situações podem desencadear fibromialgia em qualquer um de nós, mas principalmente em indivíduos propensos. Tanto o médico quanto o paciente devem estar atentos a esses desencadeantes.
- O modo pelo qual a dor localizada contínua ou repetitiva pode levar à dor generalizada passa pelo desenvolvimento de uma sensibilidade exagerada à dor, ao toque, aos sons e à temperatura. Isto é chamado de "hipersensibilidade" e é uma característica central do fibromiálgico. Ela acontece na medula espinhal e no cérebro, não no corpo em si.
- A definição de fibromialgia é arbitrária e relativa. Esse diagnóstico só deve ser empregado se nos ajudar a compreender e modificar os sintomas e a diminuir o receio de doenças mais graves.

O sono e a fibromialgia

4

Descreve as relações entre o sono, a fibromialgia e as demais síndromes de sensibilidade central. Muito importante para pacientes. Dificuldade baixa.

Uma senhora de 55 anos, que vinha sentindo dor generalizada há aproximadamente dez anos, procurou um serviço de reumatologia. Ela já tinha o diagnóstico de fibromialgia e relatava que suas dores não respondiam de forma consistente ao uso de anti-inflamatórios, antidepressivos ou fisioterapia, prescritos no passado por diversos médicos que havia consultado. Ela se queixava também de cansaço intenso pela manhã, sonolência durante o dia e sono não reparador durante a noite, mesmo dormindo oito ou mais horas por dia. O resto de sua história clínica era pouco significante, exceto por obesidade, "pré-diabetes" e hipertensão arterial – que controlava com remédios – e roncos. Esse último elemento não foi referido espontaneamente, e poderia muito bem ter passado despercebido. A paciente, de fato, preenchia os critérios do ACR para fibromialgia. Entre os exames, havia uma polissonografia, na qual o sono é monitorado em relação a uma ampla gama de parâmetros biofisiológicos, incluindo ondas eletromagnéticas cerebrais, movimentos oculares involuntários, movimentos musculares, pressão arterial, movimentos respiratórios e oxigenação do sangue. Ele é feito para diagnosticar ou descartar um grande número de distúrbios do sono e, nessa paciente, de fato, diagnosticou uma importante apneia obstrutiva. Em função de particularidades anatômicas das vias aéreas, da obesidade e do passar dos anos, o palato dessa paciente, durante o sono, caia sobre sua faringe impedindo a livre passagem do ar. Em outras palavras, ela roncava muito e, com isso, não conseguia garantir uma oxigenação adequada do sangue. Não há estímulo mais forte do que a asfixia para levar ao despertar. Para evitar a sufocação, essa paciente, como todos os que sofrem de apneia grave, superficializava o sono. Grande parte dos pacientes não chega a se recordar desses "despertares", mesmo porque são frequentemente incompletos. Claro que uma noite de sono superficial, cheia de despertares e asfixias não é capaz de garantir a renovação, o relaxamento e os demais benefícios de uma noite bem-dormida. A paciente foi tratada com o uso de Cepap (do inglês *Continuos Positive Airway Pressure* [pressão positiva contínua em vias aéreas]), aparelho ligado em uma máscara especial que empurra o ar para dentro das vias aéreas impedindo a obstrução causada pela queda do palato. Semanas após o início do tratamento, todas as anomalias da polissonografia e todos os sintomas atribuídos à fibromialgia sumiram completamente e assim permaneceram até o momento em que este livro foi escrito (dois anos depois).[45]

Esse caso, muito menos raro do que a literatura poderia sugerir, ilustra dois fatos notáveis. Em primeiro lugar, muitas pessoas chamadas de fibromiálgicas têm, na verdade, apneia ou outro distúrbio do sono. Não há consenso sobre quais pacientes deveriam ser estudados nesse sentido com mais profundidade. Idealmente, todos deveriam sê-lo, mas isso levaria a gastos proibitivos e ao golpe de misericórdia em nosso já moribundo sistema de saúde. O tratamento da apneia do sono também é caro e dificilmente poderia ser custeado em grande escala. Na prática, a maioria dos médicos solicita uma polissonografia apenas quando há suspeita de um sono de má qualidade e o tratamento de um possível distúrbio do sono é acessível. Em segundo lugar, mas não menos importante, está a constatação de que o sono de má qualidade pode provocar dores difusas, fadiga e outros sintomas idênticos aos encontrados na fibromialgia. Naquela paciente, o sono ruim era causado pela apneia. Resolvida a apneia, o sono se reestabeleceu e os sintomas sumiram. Um pequeno, mas curioso estudo publicado em 2009 mostrou que os roncadores não são as únicas vítimas de sua sufocação: as dezessete esposas de portadores de apneia do sono estudadas no trabalho apresentaram índices de sensibilidade à dor, pontos gatilhos, estresse e qualidade de sono significantemente piores quando comparados aos resultados obtidos no caso de esposas de não roncadores (pareadas por idade e menopausa). E mais: esses parâmetros apresentaram correlação direta com o grau das alterações de sono encontradas nas polissonografias de seus esposos.[46]

Muitas mulheres desenvolvem fibromialgia durante a difícil fase em que seus bebês não as deixam dormir, e boa parte delas volta ao normal quando as noites lhes são devolvidas. Em estudo realizado há mais de 25 anos, voluntários normais foram privados das fases mais profundas do sono e desenvolveram muitas características da fibromialgia, incluindo dor muscular difusa, dor ao toque e fadiga.[46] Desde então, outros estudos semelhantes foram realizados e, principalmente aqueles baseados na privação total de sono ou de duas fases específicas dele (o sono "REM" e o "de ondas lentas"), também confirmaram as aberrações dolorosas desencadeadas em indivíduos normais.[48] Dois desses estudos documentaram a recuperação completa dos voluntários após algumas noites de sono de boa qualidade. Por último, praticamente todos os remédios que se mostraram eficazes na fibromialgia têm efeito também sobre a qualidade do sono.

Seria, então, a fibromialgia "apenas" um distúrbio de sono? Se isso for verdade, um sono ruim será condição *sine qua non* para o desenvolvimento dos sintomas. Esse fato leva à pergunta seguinte.

Todos os fibromiálgicos dormem mal?

"Sono não reparador" e fadiga (mas também rigidez no corpo e dificuldades de concentração e memória) são os sintomas mais comuns da fibromialgia, segundo um estudo norte-americano com mais de 2500 pacientes. Em outro, prospectivo e envolvendo quase quinhentos fibromiálgicos, 94,7% deles referiu persistente má qualidade do sono.[49] No estudo que deu origem aos critérios do ACR de 2010, sono não reparador foi o segundo fator mais importante para a diferenciação dos casos e controles, logo após a dor difusa (elemento central do diagnóstico da doença). Interessantemente, pacientes com fibromialgia em atividade relataram mais problemas de sono do que aqueles com fibromialgia apenas no passado. Isso poderia indicar que uma pessoa com tendências a desenvolver fibromialgia só apresenta sintomas (ou os apresenta mais intensamente) nas fases de sono piorado. A análise do diário de cerca de cinquenta pacientes com fibromialgia, acompanhadas prospectivamente por trinta dias, mostrou que os dias de maior dor eram precedidos das noites mais maldormidas.[50] Essa abordagem é interessante, pois nem sempre a relação temporal entre sono ruim e dor é espontaneamente observada pelos pacientes. A própria consciência da má qualidade do sono não é universal. Isso explicaria porque os estudos prospectivos e os que utilizam a polissonografia tendem a apresentar proporções de indivíduos com problemas de sono mais próximas dos 100%.

Todos os que dormem mal têm fibromialgia?

A consistência dos dados associando sono de má qualidade aos sintomas da fibromialgia levanta a questão acima. Existe algo diferente nos fibromiálgicos ou todos os que dormem mal vão desenvolver fibromialgia?

Em uma pesquisa de saúde de 2009, na qual 75 mil norte-americanos foram entrevistados, o sono ruim causava muito mais impacto na qualidade de vida dos fibromiálgicos do que naqueles que não sofriam dessa síndrome.[51] Da mesma forma, no estudo que deu origem aos critérios do ACR de 1990, fadiga e distúrbios do sono estão quase tão presentes no grupo controle quanto no grupo dos fibromiálgicos. Mas apesar de dormirem mal, os primeiros não desenvolveram fibromialgia.

É possível que qualquer pessoa venha a desenvolver sintomas semelhantes aos da fibromialgia se for sistematicamente privada de seu sono, mas a sensibilidade de cada indivíduo a essa tortura parece variar bastante.

O sono e as diferenças entre os sexos

Encontramos na discrepância entre a proporção de fibromiálgicos do sexo feminino e do sexo masculino um bom exemplo sobre como indivíduos podem ser afetados de forma diferente pela privação de sono. Se o sono tem toda essa influência sobre a dor generalizada, e existem de sete a nove fibromiálgicas para cada fibromiálgico, poderíamos concluir que elas têm um sono muito pior que o deles. Entretanto, uma análise combinada de todos os artigos sobre insônia, publicados até 2006, estimou que as mulheres sofrem desse mal apenas 1,41 vezes mais que os homens.[52] Tal desproporção pode ainda estar superestimada. Estudos baseados em polissonografia (e não em queixas) sugerem que, na verdade, elas dormem melhor do que eles. Em um deles, as mulheres caíram no sono mais rapidamente, tiveram maior eficiência em relação a ele – com mais tempo efetivo de sono e menos de vigília.[53] Aparentemente, as mulheres não têm um sono pior que o dos homens, mas são muito mais sensíveis às consequências de uma noite mal dormida. Essa diferença parece começar na puberdade, ser mais sensível aos ciclos menstruais e piorar na menopausa, evidenciando o papel dos hormônios femininos em tais características.[54]

Modelos animais de privação de sono (e diferenças entre sexos)

Maldades à parte, os modelos animais que tentam reproduzir fibromialgia em camundongos permitem importantes *insights* para a compreensão do problema e, por diversas vezes, serão mencionados ao longo deste livro. Um deles é baseado na privação de sono, que pode ser completa ou apenas na fase de ondas lentas. No experimento com privação completa, que durou quinze dias consecutivos, eram permitidas apenas três horas de sono por dia aos camundongos. Sempre que os pobres animais tentavam dormir ultrapassando esse número de horas, o chão se abria sob suas patas e eles caíam em um tanque de água.

Outro experimento ocorria da mesma forma, mas nele as ondas cerebrais eram monitoradas e o banho acontecia apenas quando eles estavam iniciando o sono de ondas lentas (outras fases do sono eram permitidas). Antes e depois de cada experimento, a sensibilidade dos camundongos à dor era testada colocando-os sobre uma plataforma quente. O tempo que os animais levavam para pular, retirar as patas ou lambê-las foi usado como medida indireta da sensibilidade à dor. Não existem modelos animais perfeitos, e o acima descrito é claramente limitado por não estar medindo dor generalizada, pontos gatilhos ou outro sintoma clássico da fibromialgia. Ainda assim é importante, porque essa hipersensibilidade térmica também ocorre nos fibromiálgicos (e é encontrada também em muitos outros diagnósticos compreendidos nas síndromes de sensibilidade central) e porque avalia a hipótese da hipersensibilidade à dor causada pela alteração do sono.

Em ambos os experimentos, os ratinhos ficaram muito mais sensíveis aos estímulos dolorosos após a privação de sono. Vinte e quatro horas de sono livre, depois dos quinze dias de tortura, ajudaram aqueles privados das ondas lentas a recuperar a sensibilidade normal, mas isso não ocorreu nos animais privados do sono total. Interessantemente, o efeito da privação de sono não foi igual entre os sexos. Fêmeas foram muito mais afetadas que os machos. Alguns hormônios foram dosados, e as fêmeas apresentaram baixas concentrações de estradiol (hormônio feminino) após o experimento, enquanto os machos apresentaram altas concentrações de cortisona.[55] A cortisona é um potente anti-inflamatório secretado pelas glândulas adrenais, capaz de promover analgesia e outros artifícios muito eficazes para ajudar a enfrentar situações de estresse agudo. É bastante plausível que essa produção exacerbada de cortisona seja um dos fatores que protegem os homens de desenvolver fibromialgia. A produção crônica de (ou uso crônico de medicamentos que contêm) cortisona tem, no entanto, consequências indesejadas: hipertensão, obesidade, propensão para infarto e derrame, entre outros. Portanto, as evidências acima sugerem que homens sentem menos dor após noites maldormidas, mas, em longo prazo, pagam um maior preço. A evolução desse experimento parece confirmar tal hipótese. Ratinhos submetidos ao mesmo protocolo, mas privados do sono por tempo mais longo, apresentaram o mesmo padrão, segundo o qual os ratos machos apresentaram mais hipertensão e ACTH (hormônio que estimula a produção de cortisona).[56]

Comparações entre fibromialgia e demais síndromes de sensibilidade central

Se homens e mulheres têm taxas semelhantes de distúrbios do sono, mas eles têm menos fibromialgia porque sentem menos dor, é de se esperar que a diferença de incidência entre os sexos diminua nas outras doenças que compõem a síndrome de sensibilidade central, nas quais a dor (generalizada) não é o pivô central do diagnóstico. Em algumas delas, a diferença, obviamente, não pode ser calculada, como na prostatite crônica idiopática ou síndrome vulvovestibular (mulheres não têm próstata e homens não têm vulva). Nas demais, no entanto, quando os dados estão disponíveis, a desproporção entre os sexos realmente despenca, mas permanece maior entre as mulheres (Tabela 4). É possível que, em outras síndromes, a cortisona também tenha um efeito protetor, mas tal explicação é bem simplista e certamente incompleta. Outros fatores hormonais, neurológicos, psicológicos e sociais influenciam diretamente tais síndromes e serão abordados ao longo deste livro.

Tabela 4 – Proporção entre os sexos em algumas das síndromes de sensibilidade central (SSC)

SSC	Proporção M/H	Ref.
Fibromialgia	9/1	20
Cistite intersticial	5/1	57
Síndrome da fadiga crônica	2,5/1	58
Síndrome do cólon irritável	2/1	59
Distúrbio temporomandibular	2/1	60
Enxaqueca	2/1	61
Sensibilidades químicas múltiplas	1,6/1	62
Lombalgia idiopática	1,3/1	63
Dispepsia funcional	1/1	64
Síndrome das pernas inquietas	1/1	65

M=mulheres, H=homens, Ref.= referência

Outra questão importante é o quanto o sono ruim também influencia as outras síndromes que compõe a síndrome de sensibilidade central. Dados sobre esse fato são muito mais escassos, e a comparação direta com os da fibromialgia é problemática, em função de variações nos métodos de pesquisa (uso ou não de polissonografia, definição usada para o diagnóstico de cada síndrome etc.). A Tabela 5, é uma tentativa aproximada de quantificar essa influência.

Um aspecto da tabela salta aos olhos: distúrbios de sono parecem, em geral, menos frequentes nessas outras síndromes do que na fibromialgia e, ao mesmo tempo, permanecem bastante prevalentes nelas. Aparentemente, essas outras condições também são suscetíveis aos efeitos de noites maldormidas, o que fala a favor de raízes fisiopatológicas em comum. A própria hipersensibilidade central, descrita em grande parte dessas síndromes, é diretamente influenciável pelo sono e se destaca como o grande candidato a ser o elo entre elas. Não está totalmente claro, até o momento, o que leva um portador dessa hipersensibilidade a expressar um ou outro determinado conjunto de sintomas. O pouco que se sabe sobre tais particularidades individuais será discutido ao longo deste livro. Por ora digamos, que a corrente quebra onde o elo é mais fraco. Cada um de nós tem, por diversas razões, seu calcanhar de Aquiles. O sono ruim causa mais sintomas gastrointestinais nos pacientes com síndrome do cólon irritável, porque eles têm um sistema digestivo particularmente sensível. O sono ruim causa mais dor de cabeça nos indivíduos com cefaleia tensional, porque eles têm uma maior tendência a contrair a musculatura do ombro e pescoço etc. Cada um desses diagnósticos apenas reúne pessoas nas quais uma resposta específica se sobressai em relação às demais, e todas elas estão associadas a uma sensibilidade exagerada do sistema nervoso central a fatores estressantes no ambiente em que o indivíduo está inserido. As respostas não são mutuamente excludentes. A maioria de nós expressa a tensão exagerada de mais de uma maneira e, portanto, não é estranho que essas diferentes síndromes frequentemente se sobreponham.

Tabela 5 – Prevalência aproximada de distúrbios do sono nas síndromes de sensibilidade central

Síndrome de sensibilidade central	Incidência aproximada de distúrbios de sono	Noite mal dormida piora os sintomas?	Ref.
Fibromialgia	80-95%	sim	20
Cistite intersticial	88%	sim	66
Síndrome do cólon irritável	74-88%	sim	67, 68
Síndrome da fadiga crônica	81%	sim	69
Dispepsia funcional	68%	sim	70
Sensibilidades químicas múltiplas	51-71%	?	71
Distúrbio temporomandibular	>50%	sim	72
Enxaqueca	20-50%	sim	54

Ref. = referência

Como vimos, privação de sono pode levar à dor generalizada (e diminuição da sensibilidade à dor) mesmo em pessoas "normais". O fato de os distúrbios de sono serem mais prevalentes na fibromialgia do que nas demais síndromes de sensibilidade central levanta a suspeita de que, ao escolher dor generalizada como elemento principal de seus critérios para fibromialgia, o ACR tenha, sem querer, escolhido também distúrbios de sono.

É importante lembrar aqui que a definição de fibromialgia é artificial e passível de flexibilização. Assim, se estendermos um pouco as fronteiras desse diagnóstico, estaremos incluindo mais pessoas com características das outras síndromes de sensibilidade central, nas quais o sono ruim é menos prevalente. Tendo isso sido discutido, devemos dar outra resposta à pergunta feita lá no início deste capítulo? "Todos os fibromiálgicos dormem mal?" A resposta correta seria: depende da definição de fibromialgia. Na definição do ACR, a maciça maioria dos fibromiálgicos tem distúrbio de sono.

Dói porque não dorme ou não dorme porque dói?

"Como dormir, se o corpo parece desmontar de tanta dor"? A pergunta é muito frequente em consultório e bastante pertinente também. Em outras doenças reumáticas, como artrose e artrite reumatoide, a dor tem origem bastante física e estrutural, e nelas o sono também é frequentemente ruim, portanto, "não dorme porque dói". Interessantemente, nessas doenças o sono ruim também piora a percepção da dor,[54] ou seja, mesmo a sequência óbvia sendo "não dorme porque dói", o inverso desempenha também um papel importante.

Na fibromialgia, o evento primário é mais nebuloso. Por um lado, *o sono ruim parece levar à dor*. Tratar o sono, em particular as fases de ondas lentas, quase sempre melhora a dor. Por outro lado, a dor torna-se mais um elemento importante na manutenção do ciclo vicioso, provocando uma maior sensibilidade central, como detalhado no caso de Paulo. Adicionalmente, tendinites, bursites e outras "ites" ocorrem com mais frequência nos fibromiálgicos do que na população em geral e são também causa importante de dor. Não está claro se eles sofrem mais com isso ou se sentem mais tais inflamações, o que levaria a uma maior procura de ajuda médica e a uma maior frequência de diagnóstico – provavelmente ambos. Sentem mais porque têm um limiar menor da percepção da dor e sofrem mais com isso porque vivem em constante tensão. Durante a noite, quando aquele tendão ou grupo muscular deveria estar relaxado, descansando, está em franco trabalho. De novo, por um lado, a dor das "ites" dificulta o sono, por outro, seriam facilitadas pela falta de sono.

Para a grande maioria dos pesquisadores da fibromialgia, o evento inicial é a já discutida hipersensibilidade central. Afinal, como vimos, nem todo mundo que tem insônia tem fibromialgia. Pacientes fibromiálgicos apresentam frequentemente uma hipersensibilidade global, não apenas à dor, como a som, temperatura, luz e odores fortes. Essa hipersensibilidade seria o evento primário que levaria ao sono ruim e à dor. O que torna tudo ainda um pouco mais difícil é que a fragmentação do sono de ondas lentas também leva a essa hipersensibilidade global em indivíduos não fibromiálgicos.[48] De novo o ciclo vicioso.

Em resumo: ambos acontecem. O sono ruim leva à dor, e vice-versa. O fato de existir uma pequena quantidade de fibromiálgicos que dormem bem leva-nos a crer que o evento inicial não seja o distúrbio de sono, o que, no entanto, não coloca a dor obrigatoriamente no papel causal. Isso pode até acontecer, como na fibromialgia secundária à artrose. Mas, ao mesmo tempo, apenas uma porção dos pacientes com artrose avançada vai desenvolver fibromialgia, o que indica a necessidade de outro(s) ingrediente(s) na receita. Aparentemente ambos, dor e sono ruim, são precedidos por outras características que levam à propensão para a fibromialgia. Quais seriam elas?

Por que o sono é ruim?

A chave para desvendar o quebra-cabeça é entender os mecanismos que levam ao sono ruim. Quando inquiridos, a resposta dos fibromiálgicos (que têm consciência de sua dificuldade de sono) é unânime: "Não durmo porque minha cabeça não desliga". Um turbilhão de coisas e problemas invade a cabeça do fibromiálgico assim que ele se deita. Mas isso também acontece com todos aqueles que não sofrem de fibromialgia. O que diferencia o fibromiálgico é sua incapacidade de se desvencilhar desses pensamentos e dormir. E caso durma, tem dificuldades para aprofundar o sono. E se aprofunda o sono, alguma coisa interrompe esse estágio, supeficializando sua consciência. Isso fica claro também nos estudos com polissonografia. Neles, os achados mais frequentes são o aumento do tempo até o início do sono, diminuição das fases de ondas lentas (sono profundo) e REM (sono leve), e a *intrusão de ondas alfa no sono de ondas delta*. Essa última alteração (sono alfa-delta) é considerada um estado de *hipervigilância*.[48] Essa última palavra é chave e traduz a dificuldade do fibromiálgico em "desligar a cabeça". É importante acrescentar, no entanto, que nenhuma dessas alterações polissonográficas são exclusivas do fibromiálgico. Elas são vistas também em diversos outros distúrbios do sono. Porque, então, a "hipervigilância"? Em outras palavras: Por que "a cabeça não desliga"? A resposta fica mais clara quando entendemos a personalidade do fibromiálgico.

Resumo do Capítulo 4

As relações entre sono, fibromialgia e demais síndromes de sensibilidade central.

- Existe uma forte relação entre sono ruim e dor generalizada. Sono ruim pode causar sintomas muito semelhantes aos da fibromialgia em pessoas comuns e desencadear crises em fibromiálgicos.
- A grande maioria dos fibromiálgicos tem sono inadequado, mas alguns deles não percebem.
- Homens e mulheres reagem de maneira diferente ao sono ruim. Em longo prazo, eles desenvolvem mais hipertensão, obesidade e risco para doenças cardiovasculares, enquanto elas sentem mais dor generalizada. Diferentes taxas de produção de cortisona (um dos principais hormônios de estresse) explicam em parte essas diferenças, as quais influenciam a maior propensão que as mulheres têm para desenvolver fibromialgia.
- Na fibromialgia, ocorre o que chamamos de hipersensibilidade central: uma sensibilidade exagerada do sistema nervoso a estímulos ambientais. Outras condições médicas também têm tal característica e, frequentemente, apresentam sintomas que se sobrepõem aos de fibromialgia. Juntas, tais condições são chamadas de "síndromes de hipersensibilidade central".
- Qualidade do sono também influencia os sintomas das outras doenças da síndrome de sensibilidade central, mas não tanto quanto influencia os da fibromialgia. Ao mesmo tempo, o sono ruim também é frequentemente referido pelos pacientes de tais síndromes, mas não tão frequentemente quanto pelos fibromiálgicos. O sono influencia a sensibilidade central a eventos estressantes, por isso influencia a todas essas condições. Mas a estreita relação entre sono e dor (mesmo em pessoas normais) pode explicar a especial relação entre distúrbios do sono e fibromialgia.
- Dói porque não dorme ou não dorme porque dói? Ambos acontecem. O sono ruim leva à dor, e a dor leva ao sono ruim. No entanto, nem todo mundo que tem dor vai desenvolver fibromialgia, assim como nem todo mundo que dorme mal o fará também. É necessário algo mais, e este "algo mais" parece ser um estado de alerta constante – a chamada "hipervigilância".

A personalidade fibromiálgica e subgrupos na fibromialgia

5

Descreve estereótipos da personalidade fibromiálgica, expõe a heterogeneidade dos indivíduos com tal diagnóstico, propõe subgrupos com objetivos didáticos e terapêuticos e esboça um modelo fisiopatológico para a fibromialgia. Capítulo muito importante e de fácil compreensão para pacientes.

Sônia tem 44 anos, é advogada em uma empresa e mãe de três filhos. Há muitos anos, procurou um reumatologista por dor generalizada com períodos de melhora e piora. Já veio com o diagnóstico de fibromialgia e um monte de outras informações que leu na internet. Conta sucintamente como os sintomas atrapalham sua vida, como odeia falar sobre isso, como quer apenas ficar boa para seguir trabalhando e cuidando de seus filhos. Seu sono é "normal", diz. Mas refere bruxismo (ranger dos dentes durante o sono) e conta que de noite mói a plaquinha que seu dentista lhe deu. Sônia é uma máquina de eficiência. No trabalho, invariavelmente centraliza os problemas e acaba resolvendo tudo sozinha. "Dá menos trabalho fazer do que ficar corrigindo o que os outros fazem", diz. Em casa não é diferente. Põe o café na mesa para os filhos pela manhã, controla as lições de casa e a evolução na escola, a aula de inglês, o futebol, o balé, as competições, a aula de música... Vive catando as coisas que seus filhos deixam fora de lugar. De novo, "dá menos trabalho fazer que, incessantemente, ficar mandando fazer". Controla a agenda e os compromissos sociais do marido, faz seu imposto de renda, renova seu armário e insiste para que ele faça seus *check-ups*. Seu pai faleceu quando ela tinha 34 anos e, desde então, sua mãe ficou quase que exclusivamente sob sua responsabilidade. Têm três irmãos, mas "eles não ligam". Sônia cuida das contas, da casa e da saúde da mãe. Em todas as suas consultas médicas, lá está ela. Se não ficar em cima, diz, "minha mãe não toma os remédios direito, não faz os exames e não vai aos médicos". Quanto mais ela faz, mais filhos, marido, mãe, colegas de trabalho etc. deixam-na fazer.

Aparecida tem 54 anos. É bancária, mas está afastada e em litígio trabalhista. Refere tendinite nos ombros e antebraços, para a qual "Já tomou de tudo e já fez de tudo", mas "nenhum médico ou tratamento resolve". Faltava frequentemente ao trabalho em função das dores, de consultas médicas e fisioterapias. Foi finalmente afastada e agora está tentando a aposentadoria por invalidez. Conta que o médico da perícia diz "você não tem nada", mas ela aponta, vitoriosa, uma ressonância e um ultrassom cujos diagnósticos são as referidas tendinites. "Eles querem que eu volte a trabalhar, doutor" – conta – "mas como trabalhar com essas dores?". Quando perguntada, refere que as dores não param nos braços e ombros. Estão por toda parte. Seu sono é "terrível", e as diversas medicações que toma "ajudam um pouco". O exame físico é impossível! Ela se encolhe e se contrai a qualquer toque. Pede para que eu pare, senão ficará toda dolorida. Sua filha, de 34 anos, está presente na consulta. Desde pequena tem acompanhado as desventuras de saúde da mãe. Ela não se lembra de nenhum período em que a mãe estivesse bem. Momentos, talvez, mas logo a doença voltava e a cinza rotina reinava. O assunto entre as duas é quase sempre a saúde e os problemas da mãe. Pergunto se sua mãe estava presente e bem na sua formatura. Não. No casamento estava presente, mas doente.

Subgrupos na fibromialgia

As diferenças entre os pacientes acima saltam aos olhos mais do que as semelhanças. Muitos especialistas acreditam que o que hoje chamamos de fibromialgia é heterogêneo demais para permitir uma única teoria fisiopatológica ou uma única abordagem terapêutica. Há mais de 25 anos tenta-se separar os fibromiálgicos em subgrupos, mas o consenso ainda não foi alcançado.

Em 1988, Turk e colaboradores submeteram 140 pacientes com diferentes tipos de dor persistente a um questionário composto de treze escalas desenhadas para medir a dor, a percepção do participante sobre a influência que a dor tem em sua vida e como ela afeta seu relacionamento com os entes próximos. Analisando estatisticamente os resultados, os pesquisadores dividiram os participantes em três grupos. O primeiro era caracterizado por dor intensa, baixo controle sobre a vida, altos níveis de sofrimento psicológico e baixos níveis de atividade. Essa última característica rendeu-lhes o rótulo de "disfuncionais". O segundo grupo se diferenciava dos demais apenas em função de uma forte percepção de que a família e demais pessoas significantes em sua vida não lhes davam apoio suficiente. Esse grupo foi rotulado como "conflitos interpessoais". O terceiro grupo se caracterizava por baixos níveis de dor, pouca influência da dor em sua vida, baixos níveis de sofrimento afetivo e altos níveis de atividade e controle sobre a própria vida. O grupo foi rotulado como "adaptados/minimizadores". Esse último rótulo foi empregado pela possibilidade de que eles estivessem simplesmente negando ou minimizando o impacto do problema.[73] O fato de os autores terem posteriormente validado sua classificação, ao mostrar que os diferentes grupos respondiam de forma diferente às várias possíveis abordagens terapêuticas,[74] não impediu que outros autores propusessem outras classificações.

Giesecke e colaboradores alegaram que Turk havia focado em fatores psicossociais e negligenciado fatores "neurobiológicos", como a alodínea e a hiperalgesia. Usando seis diferentes meios, que incluíam medidas de hiperalgesia, os autores chegaram a três outros subgrupos. O primeiro era caracterizado por níveis moderados de depressão, controle sobre a dor e "catastrofização" (o significado desse conceito será discutido logo em seguida), mas baixos níveis de sensibilidade ao toque. O segundo subgrupo era caracterizado por níveis elevados de depressão, "catastrofização" e dor ao toque, e pelo menor nível de controle sobre a dor. O terceiro grupo não apresentava depressão, possuía baixos índices de "catastrofização" e altos de controle sobre a dor.[75]

Na tentativa mais recente de emplacar uma subclassificação para a fibromialgia, Souza e colaboradores alegaram a dificuldade de se lidar com um grande número de escalas e questionários e propuseram o uso de um único e compreensivo instrumento – o questionário de impacto da fibromialgia (em inglês *Fibromyalgia Impact Questionnaire*, FIQ). O FIQ aborda aspectos psicológicos, físicos e demográficos, incluindo a avaliação clínica do nível de dor, índice não utilizado por seus predecessores. Com ele, os autores chegaram a dois subgrupos.[75] O grupo que chamaram de *fibromialgia tipo 1* apresentava altos índices de dor, fadiga e rigidez, mas baixos índices de ansiedade e depressão. O grupo chamado de *fibromialgia tipo 2* apresentava altos índices de dor, fadiga, rigidez, cansaço matinal, ansiedade, depressão e catastrofização, além de menor nível de controle sobre a dor. Hiperalgesia e alodínea estavam presentes em ambos os grupos.

Um estudo recente avaliou os subgrupos de Souza e colaboradores em relação à presença de sofrimento emocional. Os pacientes classificados como tipo 2 apresentaram altos níveis de tais distúrbios em todos os quesitos estudados (somatização, obsessão-compulsão, sensibilidade interpessoal, depressão, ansiedade, hostilidade, ansiedade fóbica, ideação paranoide e psicoticismo), enquanto os classificados como tipo 1 apresentaram-nos na mesma medida da população em geral.[77]

Em uma agressiva carta de resposta ao trabalho de Giesecke intitulada "Não se justifica a publicação de um estudo sobre subgrupos em pacientes fibromiálgicos", um reumatologista norte-americano (certamente representando muitos outros) escreveu:

> Os critérios de diagnóstico para a fibromialgia não transmitem percepção fisiopatológica e foram validados por meio de um argumento circular, no qual a prova em que se baseia a sua construção é feita como uma prova da sua veracidade. Reumatologistas pensantes já abandonaram esse conceito insustentável. No entanto, um estudo recentemente apresentado na revista *Arthritis & Reumatism* até cria subgrupos [!] com base em limiares de dor ao toque e fatores psicológicos. O fato de que isso faça pouco sentido sob um ponto de vista baseado em evidências médicas ou científicas não impediu sua publicação. Esse artigo [...] serve para encantar os litigantes e seus aliados e faz do diagnóstico uma indústria [...]. Além disso, em outro artigo publicado na mesma edição, Conte e colegas colocam descrição das aflições de crianças justamente dentro das síndromes dolorosas e então, sem justificativa, classificam-nas como fibromiálgicas. A etiqueta pode ser contraproducente para pessoas que são particularmente suscetíveis à sugestão e ao papel de doente.[78]

As preocupações do autor de tal carta são legítimas. Faltou-lhe, no entanto, reconhecer que a grande razão para não existir um diagnóstico "baseado em evidências médicas e científicas" é o fato de ser impossível determinar uma fisiopatologia única para uma condição que compreende diferentes situações. Cada situação tem sua fisiopatologia, e a subclassificação é uma tentativa de separá-las. Seria o equivalente a criticar a subclassificação de uma condição ampla, como "dor de garganta". "Dor de garganta" se refere a um sintoma, não a um diagnóstico. O termo é útil porque transmite em poucas palavras o que o paciente está sentindo, mas fala pouco sobre as possíveis causas e tratamentos para tal condição. No entanto, a subclassificação do termo em "faringite bacteriana", "faringite viral", "faringite por refluxo gastresofágico" etc. não é somente útil, como também é "médica e científica". Espera-se, portanto, que a subclassificação para a fibromialgia transmita os mecanismos que levam aos sintomas e, com isso, sugira possibilidades de tratamento. Ainda não há uma classificação ideal, mas todas acima descritas permitem *insights* sobre diferentes mecanismos que atuam na gênese dos sintomas. A classificação de Souza, por exemplo, parece selecionar um grupo no qual sofrimento emocional tem importante papel. Além disso, a classificação de Turk parece ser útil por diferenciar respostas ao tratamento – o que ainda não foi tentado com as demais classificações.

Mesmo que ainda não existam evidências suficientes para respaldar nenhuma subclassificação da fibromialgia, este livro vai adotar uma intermediária – às de Turk e Souza, talvez mais próxima da de Souza, na qual os *fibromiálgicos tipo 1* são caracterizados por serem funcionais (adaptados) e pela ausência de sofrimento emocional limitante, e os tipo *2 são caracterizados por* má adaptação, *catastrofização e presença de distúrbios emocionais limitantes. Os subtipos não devem ser vistos como diagnósticos, mas como extremos de um contínuo; extremos propositadamente caricaturados com o intuito de deixar claras algumas características específicas com implicações fisiopatológicas e terapêuticas.* A maioria dos fibromiálgicos, na vida real, não se encaixa perfeitamente nos estereótipos compreendidos por essa classificação ou oscilam entre eles em momentos diferentes da vida. Encaixar um indivíduo específico entre um estereótipo e outro não é fundamental. A única razão para introduzirmos essa classificação, baseada no legado dos pesquisadores prévios, mas largamente intuitiva, é que as óbvias diferenças entre esses dois tipos de fibromiálgicos exigem análises e abordagens tão distintas quanto eles. Esperamos justificar essa ação (e a necessidade de testá-la em ensaios clínicos) ao longo deste livro. Se há dificuldades para encaixar um indivíduo específico em um dos dois tipos de fibromialgia, ele provavelmente encontra-se próximo ao centro desse contínuo.

Fibromiágico tipo 1

O típico fibromiálgico tipo 1 carrega o mundo nas costas. Preocupa-se com tudo e com todos: se o filho vai mal na escola, se a filha perdeu o emprego, se o genro não dá bola para os problemas, se o cônjuge não se envolve...

Frequentemente, aflige-o a falta de compromisso e atenção com que as pessoas lidam com os problemas da vida. Prefere assumir as tarefas a deixá-las serem feitas com displicência e incompetência. Logo, todos os ambientes que frequenta passam a depender de sua eficiência para funcionar. É fácil entender por que um fibromiálgico tipo 1 não consegue dormir: quem vai tomar conta do mundo enquanto ele estiver "desligado"? Os problemas são enormes, pesados e cheios de consequências. Após um, logo vem outro. E o fibromiálgico tipo 1 passa a vida esperando as coisas melhorarem para relaxar, começar a se cuidar, ser feliz. Mas as coisas nunca melhoram o bastante. Estado de alerta contínuo. *Hipervigilância*.

"Ser feliz", para o fibromiálgico tipo 1, é um conceito obscuro. A sensação de um trabalho bem feito é prazerosa para qualquer ser humano, mas para o fibromiálgico tipo 1 é a única coisa capaz de aproximá-lo da felicidade, principalmente se reconhecido por outras pessoas. Esse reconhecimento se torna mais raro à medida que as pessoas vão se acostumando com aquela presença onipotente e eficiente. Contam com aquilo, não são mais surpreendidas, não demonstram mais reconhecimento. Nesse ponto, o fibromiálgico tipo 1 conforma-se com a sensação de ser fundamental para que tudo funcione a contento. Dá muito trabalho, mas ele não consegue evitar, é a única coisa que o nutre.

Prazer por prazer é quase impossível. Ler um livro é uma tarefa a ser cumprida. Deitar preguiçosamente sob o sol da tarde, inédito. Espreguiçar escandalosa e lentamente, um esforço artificial (o espreguiçar para o fibromiálgico tipo 1 passa a impressão de um espasmo generalizado rápido e contido). Receber carinho é praticamente impraticável, quase incômodo. Em poucos minutos, o jogo está invertido e o fibromiálgico tipo 1 está dando e não recebendo carinho. Sexo pode até ser bom, mas geralmente é "inoportuno": como pensar em sexo agora, com o mundo todo desabando?

Muitos fibromiálgicos tipo 1 são funcionários-padrão, cônjuges-padrão, mães (pais), filhas (os) etc. Fazem desse mundo um lugar melhor para se viver. Não há nada de muito errado em ser um fibromiálgico tipo 1. Mas existem efeitos colaterais: a dor, os dentes trincados e desgastados, as noites intermináveis etc. E ainda as consequências da centralização: os sistemas dependentes de um único pilar, as iniciativas alheias tolhidas, a diminuição da criatividade e da diversidade do grupo.

Existem forças conflitantes dentro do fibromiálgico tipo 1. Por um lado, tudo que ele quer é que as pessoas sejam compromissadas, engajadas e eficientes como ele. Por outro, a única coisa que o nutre é se destacar por essas características. Independentemente do que ele queira, o produto de suas ações perpetua a centralização, a dependência e a ineficiência de terceiros. O ser humano, ou melhor, a maioria dos animais sociais funciona por comparação. Todos querem se destacar. Se outro indivíduo consistentemente nos supera em uma função, sentimo-nos desmotivados e vamos em busca de outras maneiras de crescimento. Se formos continuamente superados em todas as funções, isso pode ter um efeito catastrófico sobre a autoestima. Podemos imaginar como essa dinâmica funciona em uma família cuja mãe é uma fibromiálgica tipo 1 típica, como a Sônia. Frente à inesgotável eficiência da mãe, os filhos e o esposo sentem-se inseguros e ineficientes e param de tentar atingir seus estelares parâmetros de qualidade e dedicação. Felizmente existem diversos outros ambientes onde eles podem desenvolver sua autoestima e provar seu valor. Em pouco tempo, eles percebem que sua mãe (ou esposa) é um ponto fora da curva e que no mundo existe espaço para seus talentos mortais. Por mais que os efeitos da supereficiência e onipotência do fibromiálgico tipo 1 sejam diluídos no contexto maior da vida, é importante repetir que o produto de suas ações perpetua a centralização e a ineficiência/descaso de terceiros, incluindo as dos filhos.

A maioria dos fibromiálgicos tipo 1, de uma forma ou de outra, já intuiu essa dinâmica e tentou mudá-la – ou tentou mudá-la apenas porque alcançou o limite de suas forças. Exceto por raríssimas exceções, o resultado é desfavorável. Em primeiro lugar, porque o primeiro a sentir as consequências da tentativa de mudança é o próprio fibromiálgico tipo 1. Ele é, de longe, o mais sensível aos trabalhos não feitos, aos prazos vencendo, às pessoas descuidando de si mesmas, à casa se deteriorando. Muito antes de os outros protestarem, eles desistem de desistir. Se, por determinação ou exaustão, a renúncia continua, filhos, cônjuges, mães e colegas de trabalho, acostumados com aquela eficiência e vendo ruir o único pilar que sustenta aquele sistema, protestam, esperneiam, rompem. No caso extremo, em que a postura é mantida, após o caos completo inicial, os sistemas começam a se reorganizar sem o fibromiálgico tipo 1. O que deveria ser a conquista de uma vida, torna-se a renúncia a ela. Sem sua única fonte de nutrição, o fibromiálgico tipo 1 se deprime, adoece ou volta voluntariamente para o padrão prévio. A simples renúncia ingênua não é uma opção. Veremos, ao longo deste livro, as opções plausíveis de sucesso.

Fibromiálgico tipo 2

Uma angústia frequente dos fibromiálgicos (*lato sensu*) é a disparidade entre seus sintomas e os resultados de exames. A fé, inicialmente depositada sobre suas queixas, vai sendo abalada após repetidas situações nas quais as evidências contrariam suas palavras. São diversas consultas emergenciais em função de dores e mal-estar incapacitantes, que resultam em calhamaços de exames com resultados negativos ou insignificantes, e em uma cara de desdém desrespeitoso de alguns médicos. Muitos desses médicos não entendem o que é a fibromialgia. Outros entendem, mas, impotentes, não gostam de tratá-la. Os acompanhantes começam a desconfiar dos reais motivos que originaram o pedido de ajuda e, frente ao pouco caso dos médicos, resultados negativos dos exames e anseio em viver a própria vida, afastam-se tanto quanto sua culpa lhe permite. A dor, a angústia e o mal-estar do fibromiálgico são reais, e dentro de tal contexto também há a urgência da situação. Isso não é diferente para o fibromiálgico tipo 2. Ele não está mentindo quando diz que é impossível trabalhar com aquele nível de dor, nem quando se refere ao desespero que está experimentando. Sente o descrédito dos que estão a sua volta e defende-se apontando os resultados positivos de alguns exames e a quantidade de remédios que toma.

O fibromiálgico tipo 2, que já era solitário em seu mundo cercado de dor e limitações, torna-se cada vez mais solitário com o descrédito e o afastamento de seus próximos. A solidão e a sensação de menos valia tornam tudo ainda mais cinza. Seu discurso, como o de todos nós, é baseado no universo em que vive. No seu caso, o conteúdo é irremediavelmente negativo e autorreferente, afastando ainda mais os que um dia estiveram ao seu lado. Nesse ponto, a única coisa que lhe traz de volta alguma atenção são seus gritos de ajuda. Quando um tratamento traz substancial melhora, ele tende a diminuí-la. Isso se deve em parte pela involuntária visão negativa, em parte por tantas esperanças não cumpridas no passado, mas também pelo medo de que aqueles que ainda estão em volta sumam assim que ele estiver melhor. Tudo com o que o fibromiálgico tipo 2 sonha na vida é curar-se, mas a doença é a única língua que sabe falar, é o único elo entre as pessoas e ele.

O mundo do fibromiálgico tipo 2 e suas preocupações giram em torno de suas dores e seus problemas. Ele é capaz de realizar coisas e cuidar dos outros, mas isso não se sustenta por muito tempo. Logo sua dor, suas limitações ou o simples medo de expandir empurram-no de volta para seu centro. Incapaz de expansões e de outros tipos de recompensas, ele se nutre (de migalhas) cuidando de si mesmo e captando a atenção e os cuidados dos outros. O fibromiálgico tipo 1 também se nutre, principalmente, captando a atenção dos outros, mas faz isso vivendo em função dos outros. Ele, paradoxalmente, anula-se ao mesmo tempo que se impõe como centro de tudo aquilo de que faz parte.

Catastrofização

Catastrofização é uma das "distorções cognitivas" que podem ser descritas como um padrão de pensamento exagerado ou irracional que perpetua e amplia os efeitos de um estado emocional, especialmente depressão e ansiedade. Diversas outras distorções cognitivas foram descritas e podem também estar presentes na fibromialgia (pensamentos "tudo ou nada", supergeneralizações, filtros mentais, desqualificação do positivo, o pulo para a conclusão, magnificação e minimização, raciocínio emocional, personalização etc.),[79] mas a catastrofização é uma das características centrais do fibromiálgico tipo 2 e merece destaque.

O termo "catastrofização" foi inicialmente cunhado para descrever um padrão cognitivo comum em depressão e ansiedade, que pode ser descrito como uma previsão irracional negativa de um evento futuro. Posteriormente, o termo passou a ser utilizado em relação à dor persistente, com o intuito de descrever a tendência a aumentar o valor de um estímulo doloroso (amplificação) e de se sentir desamparado e incapaz em um contexto de dor (desamparo), além da inabilidade em inibir pensamentos relativos a ela (ruminação) durante, antes ou depois do estímulo.[80]

A Figura 2 ilustra e exemplifica essas estruturas.

Figura 2 – Estrutura hierárquica dos fatores envolvidos na catastrofização da dor[80]

Catastrofização		
Amplificação	Ruminação	Desamparo
Eu penso se algo sério pode acontecer	Eu ansiosamente quero que a dor vá embora	Eu sinto que não consigo prosseguir
Eu fico com medo de que a dor vá piorar	Eu não consigo tirar a dor da minha cabeça	Eu sinto que não aguento mais.
Eu fico pensando em outras situações dolorosas	Eu fico pensando quanto dói.	Não há nada que eu possa fazer para reduzir a intensidade da dor
	Eu fico pensando o quanto eu quero que a dor pare	É terrível, e penso que nunca vai melhorar
		É horrível, e sinto que me domina

A catastrofização da dor possui muito em comum com aquela vista em distúrbios psicológicos como depressão e ansiedade e talvez também raiva e hostilidade.[75] Certamente, há uma via dupla de estímulos mútuos entre essas condições. Olhando a Figura 2, é fácil compreender, por exemplo, porque depressão favorece catastrofização e vice-versa. O mesmo raciocínio pode ser aplicado para cada um dos distúrbios psicológicos. Esses estados são, por definição, comuns na fibromialgia tipo 2 e menos importantes na tipo 1. Por essa razão, catastrofização é mais característica da tipo 2. A análise estatística de um estudo sobre fibromialgia, realizado em 2008, mostrou que o sono ruim prediz piora da dor, que prenuncia piora da capacidade produtiva, que por sua vez pode levar a maior depressão.[81]

Voluntários normais submetidos a estímulos dolorosos desenvolvem diferentes graus de catastrofização, uns mais, outros menos, mostrando que esse é um traço latente em todos nós e que necessita de um fator desencadeante para se manifestar. O fibromiálgico tipo 2 vive, na prática, constantemente nesse estado.

Estudos utilizando ressonância magnética funcional (exame que mostra quais áreas do cérebro estão ativadas em situações específicas) sugerem que a catastrofização está relacionada à ativação de três áreas do cérebro.[80] A primeira delas é a área do processamento afetivo da dor. Joseph Conrad escreveu em seu livro *No coração das trevas*: "Dor e prazer são emoções, não sensações". Neurocirurgiões do início do século XX deram a essa frase outro significado com as lobotomias frontais realizadas em pacientes terminais (geralmente câncer) com dor intratável. Após a cirurgia, os pacientes referiam que a dor continuava na mesma intensidade de antes, mas que agora não mais incomodavam. O fenômeno é chamado de dor assimbólica.[82] Dor é uma sensação igual a qualquer outra, como o toque, o calor ou o frio. O que confere significado ruim à dor são essas áreas que, em conjunto, são chamadas de sistema límbico. Elas estão superestimuladas na catastrofização.

As outras áreas que estavam superestimuladas nos estudos com ressonância funcional foram as de atenção à dor, o que ajuda a entender o fenômeno de amplificação, e a área relativa às *respostas motoras instintivas* (à dor). Isso é interessante porque fornece dicas de como a catastrofização pode levar à contração muscular instintiva constante, que por si só leva à característica dor ao toque e à mais dor.

Também é fácil compreender porque o fibromiálgico tipo 2 tem um sono ruim. Em primeiro lugar, porque depressão, ansiedade e os outros distúrbios psicológicos estão ligados a um sono ruim (inclusive com padrões polissonográficos muitas vezes indistinguíveis dos encontrados na fibromialgia). Em segundo lugar, porque a catastrofização tem efeitos diretos e indiretos na qualidade do sono. O medo de que a dor piore, de que algo sério esteja por trás da dor (amplificação) e os pensamentos reentrantes sobre o assunto (ruminação) inibem diretamente o sono. Esses medos, assim como o desamparo, alimentam a depressão, a ansiedade e os demais distúrbios psicológicos. Ao mesmo tempo, como vimos no capítulo anterior, o sono ruim causa mais dor, fechando dessa maneira o ciclo vicioso.

Resumo esquemático de parte da fisiopatologia da fibromialgia

A Figura 3 reúne de forma esquemática os conceitos discutidos até agora. Basicamente, o que chamamos de fibromialgia é um contínuo heterogêneo em que os estereótipos do fibromiálgico tipo 1 e tipo 2 ocupam os extremos. Unindo-os, existe o diagnóstico de fibromialgia, que não quer dizer mais do que "conjunto de sintomas em cujo centro encontra-se dor generalizada". Sono ruim persistente é causa de dor generalizada e bastante prevalente na fibromialgia, portanto divide com a dor o centro desse conjunto de sintomas. O fibromiálgico tipo 1 sente a constante necessidade de realizar e ser reconhecido, além deter um exacerbado senso de responsabilidade, o que o leva a um estado de hipervigilância e tensão contínua – os principais colaboradores para o sono ruim. O fibromiálgico tipo 2 ocupa um polo mais deprimido e ansioso, o que está ligado à catastrofização. Esses são grandes colaboradores para o sono ruim em cada subgrupo. O sono ruim leva à hipersensibilidade, que amplifica e distribui a dor. A própria dor leva à hipersensibilidade, que amplifica a dor comum e transforma em dor estímulos normalmente não dolorosos.

Hipersensibilidade é uma característica central da fibromialgia e ocupa também o centro do esquema junto com dor e sono ruim. A dor, a antecipação da dor (intrínseca à catastrofização) e a hipervigilância levam às respostas motoras instintivas, e essa ativação muscular constante leva a tendinites, bursites e

Figura 3 – Resumo esquemático da fisiopatologia da fibromialgia. No centro do esquema (e do diagnóstico) são encontrados dor e sono ruim. Os mecanismos que iniciam e perpetuam tais sintomas diferem de forma significante (mas não completa) nos subgrupos "tipo 1" e "tipo 2"

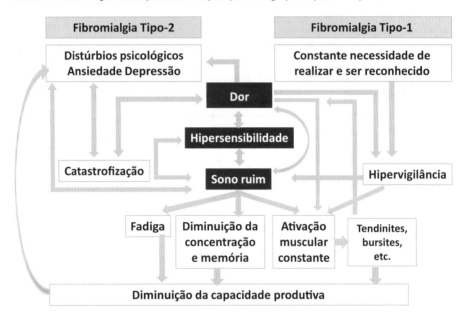

outras lesões comuns ao fibromiálgico, produzindo mais dor. Múltiplas alças de retroalimentação são vistas no esquema indicando os vários ciclos viciosos que perpetuam e amplificam os sintomas. Por exemplo, dor local leva à hipersensibilidade e vice-versa, dor local resulta em dor generalizada e vice-versa, dor constante ocasiona sono ruim e vice-versa, dor constante acaba em depressão e vice-versa, e à catastrofização segue-se o aumento da percepção da dor e vice-versa.

Ao mesmo tempo que esse esquema explica a maioria dos sintomas e os achados dos diversos estudos que abordaram o assunto, ele empurra para mais adiante o cerne da questão fibromiálgica. Saímos de "o que causa minhas dores?" e caímos no "por que sou assim?".

Resumo do Capítulo 5

São fornecidos exemplos típicos da personalidade do fibromiálgico; são expostas diferenças entre indivíduos com tal diagnóstico; são propostos subgrupos que auxiliam a compreensão e o tratamento da fibromialgia e um modelo explicando como se desenvolve a doença.

- Indivíduos de personalidades bastante distintas podem desenvolver fibromialgia.
- Separar os fibromiálgicos em subgrupos só é útil se ajudar a melhor compreender e/ou tratar a doença.
- Três trabalhos tentaram criar subgrupos, este livro une ideias de cada um deles e sugere dois subgrupos: fibromiálgicos tipo 1 e tipo 2.
- Esses subgrupos são as pontas de uma linha contínua, de forma que a maioria das pessoas não se encaixa exatamente em nenhum deles, mas em algum ponto no meio deles. É um evento comum a oscilação entre os dois papéis ao longo da vida de um fibromiálgico.
- Os fibromiálgicos tipo 1 são caracterizados principalmente por serem funcionais e, portanto, conseguirem estar no controle de sua vida, terem grande capacidade de trabalho e realização (apesar das dores) e sofrerem menos de depressão e de outros problemas emocionais. Hipervigilância é um fenômeno central nesse subgrupo.
- A hipervigilância é tanto um sintoma quanto a causa de outros sintomas. Pode ser definida como um estado de alerta contínuo, como se tudo estivesse o tempo todo por um fio e dependesse sempre do fibromiálgico.
- Os fibromiálgicos tipo 2 são caracterizados principalmente pela dificuldade de funcionar normalmente e controlar sua vida e seus sintomas. Sofrem mais de depressão e outros problemas emocionais. Catatrosfização é um fenômeno central nesse subgrupo.
- Catastrofização também é tanto um sintoma quanto a causa de outros sintomas. Pode ser definida como a visão demasiadamente negativa de um evento futuro ou de um estímulo doloroso (amplificação), a sensação de desamparo e incapacidade frente à dor (desamparo) e a inabilidade em inibir pensamentos relativos à dor (ruminação).
- Tanto catastrofização quanto hipervigilância são produtos da personalidade do fibromiálgico e estão associados à dificuldade de dormir e à hipersensibilidade, portanto também estão associados à dor generalizada e ao cansaço.

Bases genéticas da fibromialgia

6

Explica as interações entre o ambiente e os genes; expõe as bases das influências genéticas e ambientais sobre a personalidade, o comportamento e a fibromialgia. Moderadamente importante para pacientes, principalmente a primeira parte. Considere pular a parte técnica e ir direto ao resumo final.

Começamos pelos suspeitos de sempre: genes. Antes de qualquer coisa, é importante colocar que não há mais espaço para o antigo conceito, segundo o qual nós somos produtos exclusivos do DNA. Quando Watson e Crick descreveram a estrutura dessa molécula, sugeriram um modelo unidirecional no qual a informação saía do DNA e era traduzida em proteínas – logo, em características individuais –, nunca o contrário. O resultado desse dogma foi a crença de que genes seriam capazes de explicar tudo. Nos anos 1980 e 1990, foram descritos genes para altruísmo, preferência sexual, dentes ruins, "genes guerreiros" e um monte de outras coisas. Hoje sabemos que os genes estão, na verdade, em constante interação com outros genes e com múltiplos níveis do ambiente onde o indivíduo se encontra. Quais genes vão se ativar, o quanto, quando e se eles vão se ativar depende amplamente da história de cada um de nós e das circunstâncias às quais somos submetidos.

Por exemplo, um gene associado à capacidade de jogar bem basquete poderia ser, na verdade, um gene que colabora para a produção exacerbada do hormônio do crescimento. Mesmo que tal gene esteja presente, se o gene que produz o receptor para esse hormônio não for eficiente, o efeito final não será alcançado. Muitos outros genes estariam envolvidos no desenvolvimento da estatura, e outros tantos no desenvolvimento de habilidade motora, noção espacial, força muscular, resistência física etc. Portanto, genes interagem com outros genes, e raramente uma característica é determinada por variações de apenas um deles. Mesmo se todos os genes perfeitos para produzir um jogador de basquete estiverem presentes, de nada adiantará essa condição se faltar proteína na dieta do possível futuro jogador ou estímulo de seus pais, se sua preferência for por outro esporte ou se ele nascer no meio das savanas africanas. Hoje, quando um geneticista molecular descreve a descoberta de "um gene para longevidade", está usando uma linguagem inapropriada (porém mais fácil e marcante) para se referir a uma sequência no DNA que, se ativada em determinadas células durante o desenvolvimento de um indivíduo, em um determinado ambiente, aumenta a probabilidade de aquele indivíduo viver mais.

O ambiente e a história pessoal não influenciam apenas o desenvolvimento do corpo ou das habilidades, influencia diretamente a expressão dos genes. Esse conceito é chamado "epigenética", um termo cunhado em 1950, mas atualmente um dos campos mais aquecidos da biologia molecular. "Epi" vem do grego e quer dizer "fora", "em torno". Portanto, ao pé da letra, epigenética quer dizer "em torno da genética", e a disciplina estuda como o ambiente modifica a expressão dos genes no indivíduo e em seus descendentes. Gêmeos idênticos conceitualmente carregam o mesmo material genético, mas frequentemente não se assemelham tanto quando ficam mais velhos. Um estudo de 2005 observou tais diferenças e percebeu que os gêmeos que haviam passado menos tempo juntos eram os que apresentavam maiores diferenças fenotípicas. O mesmo estudo mostrou que essas diferenças estavam bastante ligadas a modificações no DNA, chamadas "metilações" e "acetilações das histonas". Conhecidas já algumas décadas, tais modificações são os mecanismos básicos pelos quais os fenômenos epigenéticos se expressam e traduzem as principais maneiras por meio das quais as células impedem a expressão de genes que não lhes são úteis. Portanto, o ambiente onde os irmãos cresceram determinou quais genes seriam ou não ativados naqueles indivíduos.[83]

Outros estudos, em ratos, ilustram ainda melhor como o ambiente influencia nossos comportamentos e nossos genes, e como isso pode ser passado para as gerações seguintes. Camundongos noruegueses fêmeas apresentam naturalmente diversidade no modo como cuidam de sua cria. Algumas lambem e agrupam frequentemente os seus filhotes, outras fazem isso apenas ocasionalmente. Já foi descrito que filhotes que crescem sob cuidados maternos mais intensos se tornam mais corajosos, exploradores, ávidos por novidades e emocionalmente menos reativos a situações de estresse. Ao mesmo tempo, fêmeas criadas por mães mais "cuidadosas" tendem a ser, elas mesmas, mais cuidadosas, e seus filhos também tendem a ser destemidos e resilientes. A primeira pergunta é: como são transmitidos esses traços de caráter? Geneticamente? Para responder a essa questão, os autores trocaram dois dos dez filhotes de mães "cuidadosas" e "displicentes" e observaram que os filhotes das ratas "displicentes" criados pelas "cuidadosas", tornavam-se tão "cuidadosos" e "arrojados" como seus irmãos. O oposto também foi verificado: os filhotes das ratas "cuidadosas" criados pelas ratas "displicentes" tornaram-se "displicentes" e "medrosos". Essa primeira fase do experimento prova que tais características não são transmitidas geneticamente.

Os autores foram ainda mais fundo nessa experiência. Sabe-se que a manipulação dos filhotes por mãos humanas deixa nos ratinhos um cheiro que inspira, nas mães, preocupação e cuidado. Uma vez que os filhotes são devolvidos ao ninho, as mães passam a lambê-los e agregá-los, provavelmente no intuito de tirar deles aquele cheiro e garantir que estejam bem. Em outras palavras, a manipulação dos filhotes induz, nas mães, um comportamento "cuidadoso". Na fase seguinte do experimento, os autores manipularam sistematicamente dois filhotes das ninhadas das mães "cuidadosas" e "displicentes" e observaram que a intervenção tornou os filhotes manipulados das mães "displicentes" em "cuidadosos" e "arrojados". Como os filhotes das mães "cuidadosas" se tornavam naturalmente "cuidadosos" e "arrojados", a manipulação não causou nenhum efeito extra neles.

Por fim, os autores procuraram desvendar por quais mecanismos fisiológicos essas diferenças de caráter se traduzem e, para isso, estudaram a expressão de genes sabidamente envolvidos na expressão de comportamentos emocionais em áreas específicas no cérebro dos ratos. Eles descobriram que filhotes de mães cuidadosas apresentam maior expressão de genes que codificam receptores para corticoides (principal hormônio do estresse) no hipocampo (entre outras coisas, área relacionada à memória e ao aprendizado, principalmente em situações de estresse), maior expressão de genes para benzodiazepínicos ("calmantes") na amígdala (área associada ao medo) e maior expressão dos genes codificadores de CRF (do inglês, *corticoid releasing factor* ou "fator de liberação de corticoide", o principal estimulante da liberação de corticoide) no hipotálamo (principal centro controlador do sistema endócrino). Os autores concluem que seus resultados apontam que *"o padrão de expressão de genes no cérebro é transmitido, ao longo das gerações, por comportamento"* e não simplesmente por herança genética. Isso se dá por meio de modificações epigenéticas no DNA semelhantes às acima descritas.[84,85]

Em suma, quanto mais aprendemos sobre o assunto mais observamos que as fronteiras entre as influências ambientais e genéticas são nebulosas e, talvez, até ilusórias. Feita tal ressalva, vamos ao que sabemos sobre as influências genéticas na fibromialgia.

Bases genéticas da fibromialgia

Parentes de fibromiálgicos têm uma probabilidade maior de desenvolver fibromialgia do que a população em geral. Tal fato foi evidenciado em quatro estudos. No mais recente, de 2004, parentes de primeiro grau de 78 fibromiálgicas foram submetidos a questionários e teste com "dolorímetro". Esse aparelho nada mais é do que um bastão, da grossura de um polegar, acoplado a um medidor de pressão. Seu uso garante que todos os examinados receberão a mesma pressão nos pontos a serem testados. Um total de 533 parentes de fibromiálgicos foi pesquisado, e seus dados foram comparados com os de 272 parentes de quarenta pacientes acometidos por outra doença reumática (artrite reumatoide). O estudo concluiu que fibromialgia é fortemente agregada a famílias e que a chance de um parente de primeiro grau de um paciente fibromiálgico também ter fibromialgia é 8,5 vezes maior do que os controles. Outros dois achados foram apresentados pelos autores: os parentes de fibromiálgicos exibiam significantemente mais dor à compressão (dolorímetro) do que os controles e apresentavam quase duas vezes mais depressão do que eles. Depressão é uma condição com significante influência genética e foi também, nesse trabalho, associada à fibromialgia. Os autores sugerem ainda que a maior sensibilidade à dor (evidenciada também em muitos dos parentes de fibromiálgicos que não sofriam da síndrome) poderia ser um dos fatores herdados, conferindo suscetibilidade.[86]

Estudos de agregação familiar, como esse que acabamos de descrever, não permite dizer se a "transmissão" da fibromialgia se dá por meio dos genes ou do ambiente. Fibromiálgicos e seus parentes vivem em ambientes semelhantes, muitas vezes nos mesmos espaços. Para diferenciar a influência dos dois fatores, o estudo ideal é a comparação entre gêmeos. Gêmeos idênticos (ou univitelinos) dividem praticamente os mesmos genes e os mesmos ambientes (inclusive intrauterino). Gêmeos não idênticos (dizigóticos) dividem os mesmos ambientes, mas apenas 50% dos genes (como quaisquer parentes de primeiro grau). Portanto, (teoricamente) o que diferencia os gêmeos idênticos dos dizigóticos são os genes, não o ambiente. Isso permite calcular quanto uma característica pode ser atribuída aos genes ou ao ambiente.

Dois estudos em gêmeos já foram publicados em fibromialgia. O primeiro estimou o peso genético da heritabilidade fibromiálgica em uma variável que vai de 48 a 54%,[87] e o segundo em 51%.[88] Traduzindo: cerca de 50% da "culpa" sobre o fato de um indivíduo ter fibromialgia poderia ser colocada nos genes, e os outros 50%, em sua história pessoal. Os mesmos dados podem ser lidos de outra forma: mesmo que um indivíduo tenha herdado os genes que facilitem (ou possibilitem) a evolução da fibromialgia, ele tem grandes chances de não desenvolver a síndrome se estiver em um ambiente favorável. Ou ainda, muitos indivíduos (que não possuem propensão genética) não vão desenvolver fibromialgia, mesmo que submetidos a um ambiente e uma história pessoal capaz de gerar tal condição.

As próximas perguntas seriam: quais são os genes e como eles agem. Ainda não chegamos lá, mas temos grandes suspeitos. O maior estudo sobre "genes candidatos" testou mais de 350 genes sabidamente envolvidos na regulação de humor, inflamação e processos neurais relativos à dor. Os genes foram testados em 496 fibromiálgicos e 348 controles (sem a síndrome), e os resultados iniciais foram conferidos em outro grande grupo independente. Juntas, essas coortes somaram 1004 pacientes fibromiálgicos e 3725 controles.

Quatro genes se destacaram nesses dois grupos, TAAR1, RGS4, CNR1 e GRIA4. O TAAR1 codifica um receptor para um grupo de neurotransmissores chamados de aminas "em traços". Elas têm esse nome porque juntas correspondem a menos de 1% do total de aminas do sistema nervoso central. A ativação desses receptores leva a um aumento da disponibilidade e da função de outro neurotransmissor: a *dopamina* (e possivelmente também a noradrenalina e a serotonina), e isso poderia diminuir a sensibilidade à dor. Um potente e antigo tipo de antidepressivo, os inibidores de monoamino-oxidase (IMAO), age exatamente aumentando a disponibilidade dessas aminas em traços. Polimorfismos associados a uma menor atividade do TAAR1 estariam, portanto, associados a maior sensibilidade à dor.

O RGS4 (regulador da proteína G sinalizadora – 4) tem o papel de "desarmar" diversas cascatas de sinalização intracelular. Em relação à dor, essa molécula é relevante por estar expressa em neurônios de locais classicamente envolvidos no processamento da dor (locus cerúleus, glânglio estriado terminal, corno dorsal da coluna vertebral) e por ser uma das três de sua classe envolvida no término da sinalização intracelular iniciada por receptores opioides do tipo μ. Portanto, o produto desse gene ajuda a modular a *percepção da dor* e pode estar envolvido no processo de tolerância aos opioides.

O CNR1 codifica um receptor para canabinoides (CB1) – substâncias presentes na maconha (*Cannabis*), mas também naturalmente produzidas no corpo. O papel dessa substância no cérebro vai ser detalhado mais adiante, mas antecipamos aqui que um medicamento análogo aos canabinoides, o Nabilone, mostrou-se eficaz em melhorar a dor e qualidade de vida em pacientes com fibromialgia.[89] Variações no gene CNR1 também já foram associadas a outras síndromes de sensibilidade central, como a síndrome do cólon irritável, enxaqueca e distúrbio pós-traumático.

O gene GRIA4 codifica um pedaço de um receptor para o glutamato, outro neurotransmissor implicado na potencialização de determinados circuitos cerebrais, e com isso age na aprendizagem e na memória. Os meios pelos quais uma variação nesse gene pode facilitar fibromialgia ainda são largamente especulativos. Existem evidências de que o receptor codificado pelo GRIA4 estaria implicado no transporte do sinal da dor para o sistema nervoso central (SNC), na *modulação da dor* que o SNC exerce sobre as estruturas inferiores e também na produção da hipersensibilidade das vísceras à dor.[90]

Outro jeito de investigar o papel de variações no DNA na gênese de condições é a "pesquisa de genoma inteiro" (em inglês Genome Wide Scan, GWS). Em vez de olhar para genes específicos, essa técnica marca pontos em todo o material genético e tenta associar as regiões marcadas, não genes específicos, ao problema. Uma vez determinadas as regiões associadas à característica fenotípica em questão, elas são mais profundamente estudadas. A vantagem desse método é poder "manter a cabeça aberta". Não são necessários preconceitos sobre quais genes poderiam influenciar aquela condição, os tais genes "candidatos". Isso é interessante também porque a própria definição de gene vem sendo fortemente abalada. As células humanas contêm cerca de cem mil proteínas diferentes, mas apenas cerca de vinte mil genes. Além disso, cerca de 95% do genoma humano não codifica proteínas. Portanto, esse olhar mais amplo permite surpresas e aprendizagem.

Foi realizado recentemente um estudo combinando pesquisa de genoma inteiro e de agregação familiar de fibromialgia. Por não ter um grupo controle, os resultados foram comparados com os dados epidemiológicos populacionais, que estimam em 2% a prevalência de fibromialgia. Segundo esses cálculos, um irmão de um fibromiálgico teria 13,6 mais chances de ter fibromialgia do que a população em geral, o que sugere uma "forte influência genética". Duas regiões do genoma estavam especialmente associadas à fibromialgia. A primeira contém o "gene transportador da serotonina" (SLC6A4), e a segunda, o gene para o "potencial transiente de receptor vaniloide-2" (TRPV2). Sabe-se que o SLC6A4 tem duas principais variantes. A mais curta delas resulta na redução da disponibilidade de serotonina no cérebro. Serotonina é um neurotransmissor fundamental na *fisiopatologia do sono*, e o aumento de sua concentração no sistema nervoso central é o principal objetivo da maioria dos *antidepressivos*, incluindo aqueles usados para tratar a fibromialgia. Além disso, uma das principais vias pelas quais o sistema nervoso central controla a intensidade do estímulo doloroso que vem do corpo (uma das vias descendentes inibitórias da dor referidas no Capítulo 3) é dependente de serotonina. Receptores para essa substância estão espalhados pelo sistema nervoso central e medula e causam diferentes efeitos sobre o processamento da dor segundo sua posição e seu tipo.[91]

Existe um volume crescente de evidências sobre o papel do TRPV2 mediando dor, mas os mecanismos ainda não são completamente compreendidos.[92] O gene codifica uma proteína na membrana de terminais nervosos que disparam em temperaturas extremas (baixa ou superiores a 52ºC) sinalizando perigo de lesão.

Interação ambiente-genes

Está bastante claro que tanto genes quanto ambiente (e história individual) influenciam no desenvolvimento da fibromialgia e das demais síndromes de sensibilidade central. Que essas síndromes compartilham muitos dos fatores genéticos e ambientais é cada vez mais aceito. Como cada fator genético e ambiental influenciam (e diferenciam) cada uma dessas síndromes é a questão central do problema e também a de um estudo em gêmeos publicado em 2006. Nesse estudo, os 31.318 gêmeos cadastrados no registro nacional sueco responderam, por telefone, questionários padronizados para a pesquisa de quatro síndromes de sensibilidade central (fibromialgia, síndrome da fadiga crônica, síndrome do cólon irritável e cefaleia recorrente) e duas síndromes psiquiátricas (depressão maior e distúrbio da ansiedade generalizada). O desenho de tal estudo permite inferências sobre a influência dos genes e do ambiente em cada uma das síndromes, tanto separada como conjuntamente. O resultado é matematicamente comparado a diferentes modelos de interação gene/ambiente, e o que melhor se encaixou nesse conjunto, em ambos os sexos, está representado na Figura 4. Em tais resultados, vemos que essas doenças não puderam ser explicadas a partir de um único fator de suscetibilidade. Dois são necessários, cada um alimentado por fatores genéticos e ambientais próprios e independentes. O segundo deles, não o primeiro, influencia as doenças psiquiátricas (ansiedade e depressão). Lembrando que tais condições são, por definição, mais típicas da fibromialgia tipo 2, aquela caracterizada por má adaptação, catastrofização e presença de distúrbios emocionais limitantes. Talvez se possa inferir que esse seja um de seus canais de desenvolvimento. Os números junto às setas indicam em que proporção, aproximadamente, cada fator influencia aquela característica. Vemos que o fator de suscetibilidade 1 é

Figura 4 – O modelo de *interação genes/ambiente* que melhor se encaixou nos resultados da pesquisa em quatro síndromes de sensibilidade central e duas síndromes psiquiátricas

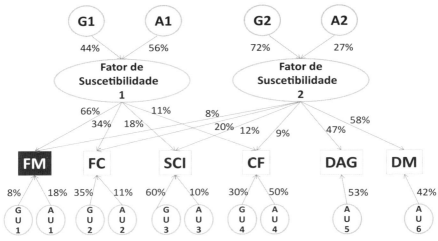

G= influência genética (indica quanto gêmeos idênticos são mais parecidos do que os não idênticos); A= influência ambiental compartilhada (corresponde aos fatores no ambiente daquela família que, teoricamente, contribuem tanto nos monozigóticos quanto nos dizigóticos). GU= influência genética única (genes influenciando exclusivamente aquela doença); AU= influência ambiental única (influências ambientais não compartilhadas entre os gêmeos e que contribuem para suas dessemelhanças. Nesse índice, estão também inclusos erros do método). FM= fibromialgia; FC= fadiga crônica; SCI= síndrome do cólon irritável; CF= cefaleia; DAG= distúrbio da ansiedade generalizada; DM= depressão maior.

Adaptado de Kato, K. et al. A population-based twin study of functional somatic syndromes. *Psychol. Med.*, v.39, n.3, 2009, p.497-505.

ligeiramente mais ambiental, enquanto o 2 é predominantemente genético. Cada doença é também influenciada por fatores genéticos e ambientais únicos para ela (GU e AU).

Apesar de as seis condições estarem efetivamente relacionadas, a análise da proximidade fisiopatológica dessas diferentes síndromes mostrou maior associação entre fibromialgia e síndrome da fadiga crônica e entre depressão maior e distúrbio de ansiedade generalizada. A associação entre as outras condições foi considerada "moderada".[93] Tal fato pode ser considerado mais uma evidência da necessidade de separar a fibromialgia em dois grupos: um deles mais influenciado pelos fatores de suscetibilidade 1 e outro mais influenciado pelos fatores de suscetibilidade 2. A ligação da fibromialgia tipo 2 com depressão sugere que esse grupo seja mais influenciado pelos fatores 2. Se isso for verdadeiro, poderíamos especular que o desenvolvimento da fibromialgia tipo 2 está sob maior influência genética do que o desenvolvimento da tipo 1 (72% *versus* 44%, respectivamente). E que os fatores genéticos e ambientais que influenciam cada uma podem também influenciar a outra, mas em menor escala.

Esse estudo traz grande *insight* sobre as relações entre as diversas síndromes de sensibilidade central e o peso que fatores genéticos e ambientais exercem na sua gênese. Para ir adiante e propor mecanismos a fim de se evitar ou modificar a história dessas pessoas, precisamos entender como tais fatores agem.

Discutimos suscintamente ideias sobre como variações genéticas poderiam influenciar os circuitos cerebrais, que por sua vez influenciam a sensibilidade à dor, a percepção da dor, a inibição da dor pelo sistema nervoso central, o sono e o humor. O próximo passo seria discutir como o ambiente e a história pessoal de cada um pode influenciar esses mesmos sistemas. Começaremos discutindo superficialmente como eles funcionam.

Resumo do Capítulo 6

Explica como os genes e o ambiente onde nós vivemos e somos criados podem influenciar o que somos, e também o desenvolvimento da fibromialgia.

- Os genes que herdamos influenciam diretamente muitas de nossas características, inclusive neurológicas, psicológicas e comportamentais.
- Como fomos criados, as experiências individuais e os ambientes em que vivemos são fatores que também influenciam tais características e, ao mesmo tempo, a atividade dos próprios genes.
- Pode-se atribuir não mais do que 50% da "culpa" da fibromialgia aos genes.
- Alguns genes que parecem influenciar o desenvolvimento da fibromialgia, mesmo estando presentes, não resultarão na manifestação da doença se o ambiente for favorável. Ao mesmo tempo, mesmo que os genes não estejam presentes, é possível desenvolver fibromialgia se o ambiente (e a história pessoal) for desfavorável.

A máquina chamada sistema nervoso

7

Descreve como o sistema nervoso interage com os diversos sistemas do corpo; esboça as bases da anatomia do sistema nervoso e a maneira como se dá sua maturação; e fornece as bases para a compreensão de como o ambiente e a história pessoal influenciam a estrutura e o funcionamento do sistema nervoso central modificando a propensão à fibromialgia. Pacientes não devem perder tempo com a "Anatomia básica", mas devem ler "O desenvolvimento do sistema nervoso central" e o resumo final.

"A intenção é forjar a psicologia como uma ciência natural, ou seja, representando os processos psíquicos como estados mensuráveis de partículas materiais específicas e, dessa forma, fazê-los acessíveis e livres de contradição... Os neurônios hão de ser tomados como partículas materiais."

Sigmund Freud, *Projeto para uma psicologia científica*, 1895.

O número de neurônios no córtex humano é próximo a 10 bilhões (10^{10}), e o número de conexões que cada um deles faz foi estimado em 10 trilhões (10^{13}).[93] Portanto, o número aproximado de conexões em um cérebro humano é superior a 10^{23}. O sonho de Freud de transformar a psicologia em uma ciência exata por meio do registro de "partículas individuais" está muito longe de ser alcançado, se é que algum dia o será. Essa virtualmente infinita complexidade do sistema nervoso humano levou o jovem médico Freud a afastar-se da neurologia e da neurofisiologia e ir para campos menos exatos e mais intuitivos, e continua fazendo inimigos eternos entre os atuais estudantes de psicologia e medicina. No entanto, psicólogos (em suas diversas linhas), neurofisiologistas, neuroanatomistas, neurologistas, radiologistas, neurofilósofos, sociobiólogos, psicólogos evolutivos, psiquiatras, biólogos, etologistas, matemáticos e tantos outros, cada um tateando o elefante a partir do pedaço mais próximo de si, foram capazes de desenhar modelos funcionais do sistema nervoso que, se ainda não permitem cálculos exatos, pelo menos conferem imensos lampejos sobre seu funcionamento e também oferecem opções de abordagens para os desvios desse computador central. Mesmo que grande parte do público deste livro não esteja amplamente familiarizado e confortável com detalhes neurofisiológicos do sistema nervoso central, alguns de seus aspectos precisam ser discutidos se quisermos entender e modificar o que somos. Para tanto, teremos de adentrar em conceitos às vezes "pouco amigáveis", que serão simplificados e digeridos ao máximo nos próximos trechos deste livro. Os efeitos colaterais da simplificação desse conjunto de sistemas hipercomplexos é o inevitável afastamento da realidade. Isto deve ser levado em conta, mas não diminui o mérito dos modelos aqui propostos. Como qualquer outra verdade, eles servem ao seu propósito, sem a pretensão de serem infinitos. Isso vai de acordo com a terceira regra para a busca científica do conhecimento de René Descartes, considerado o "pai da filosofia moderna": "pensar em maneira ordenada, iniciando com as coisas mais simples e fáceis de entender e, gradualmente, buscando o conhecimento mais complexo, mesmo tratando como se ordenados fossem materiais que não necessariamente o são".

A segunda regra de Descartes, "Dividir ao máximo os sistemas em suas unidades mais simples", por mais útil que seja, leva a um viés indesejado: a fragmentação artificial de nossa visão de mundo (e de nós mesmos). Estamos acostumados a pensar no corpo humano em termos de sistemas isolados: osteomuscular, circulatório, imune, digestivo, respiratório, linfático, reprodutor, endócrino, nervoso. O fato é que as fronteiras de cada um deles são absolutamente artificiais. Com muita razão, os críticos dessa abordagem dizem que isso é tão bom quanto assistir a um filme um pixel por vez. Como veremos, substâncias secretadas pelo sistema digestivo podem causar crises de pânico, depressão pode causar colapso do sistema imune, hormônios secretados pelo sistema endócrino controlam o humor, ao mesmo tempo que é controlado pelo sistema nervoso central... Esses exemplos estão entre uma infinidade de outros, cada um com suas múltiplas alças de interação mútua. Corremos muito pouco risco de estarmos exagerando se dissermos que, virtualmente, qualquer coisa que acontece em um local (ou sistema) do corpo afeta direta ou indiretamente todos os outros. Em algumas outras condições, isto fica tão palpável (literalmente) quanto na fibromialgia.

Anatomia básica

Uma vez apresentadas as relativizações dos "sistemas" acima, o sistema nervoso é classicamente dividido em central e periférico. Esses, por sua vez, também sofrem outras subdivisões (Tabela 6).

Sistema nervoso periférico

O sistema nervoso periférico compreende os gânglios nervosos e nervos externos ao cérebro e medula espinhal. Ele é subdividido em sistema nervoso somático e autônomo.

O sistema nervoso periférico somático executa o controle voluntário dos movimentos do corpo por meio do sistema musculoesquelético. *O sistema nervoso periférico autônomo* participa do controle e da execução das funções do corpo que acontecem independentemente de nossa vontade ou controle, como as atividades viscerais (ritmo cardíaco e respiratório, digestão, salivação, transpiração, dilatação pupilar, excitação sexual, entre outros). Boa parte desses processos pode ser influenciada por nossa vontade e pelo sistema nervoso somático como a respiração e o piscar de olhos;

Tabela 6 – Sistema nervoso e suas subdivisões (simplificado)

Sistema Nervoso				
Central	Cérebro		Medula espinhal	
		Mielencéfalo	Tronco cerebral	Bulbo (medula oblonga)
		Metencéfalo		Ponte
				Cerebelo
		Mesencéfalo		Tectum
				Tegmentum
				Pedúnculos do cerebelo
				Núcleos de nervos
				Fascículos
		Diencéfalo		Tálamo
				Subtálamo
				Hipotálamo
				Epitálamo
		Glânglios da Base		Substância negra
				Globo pálido
				Corpo estriado
		Córtex		Arquicórtex
				Paleocórtex
				Neocórtex
Periférico	Autônomo			Simpático
				Parassimpático
	Somático			
	Entérico			

outra parte necessita obrigatoriamente de ambos os controles, como deglutição, micção e defecação. O sistema nervoso autônomo é, por sua vez, subdividido em *sistema nervoso simpático e parassimpático*. Esses sistemas operam de maneira independente em algumas funções do sistema nervoso autônomo (quando frequentemente têm papéis opostos) e cooperativamente em outras. Em geral, o sistema nervoso simpático executa funções que exigem respostas rápidas e mobilizações abruptas de sistemas, enquanto o parassimpático age geralmente de forma mais vagarosa e no sentido de desacelerar sistemas, mas existem exceções para tal generalização.

As fronteiras de cada um desses sistemas são frequentemente nebulosas. A pele, por exemplo, tem a mesma origem embrionária do sistema nervoso (neuroectoderma), divide com ele a característica de ter uma densidade maior de células e é, sem dúvida, uma das principais formas de interação entre o ambiente externo e o sistema nervoso. As vísceras do sistema gastrointestinal possuem um "sistema nervoso" próprio, o **sistema nervoso entérico**, incluído no que se entende por sistema nervoso periférico por alguns especialistas. Esse sistema nervoso entérico consiste em uma malha de centenas de milhões de neurônios (mais ou menos 1% do número de neurônios no cérebro) localizados ao longo das vísceras e tem a função de comandar suas funções e reflexos coordenados. Em modelos animais ou em lesões traumáticas acidentais em humanos, o sistema nervoso entérico pode ser separado do sistema nervoso central sem perder muitas de suas características – uma amostra de sua grande autonomia. Na prática, entretanto, ele recebe considerável influência direta (inervação do sistema nervoso autônomo) e indireta (hormônios e neurotransmissores trafegando via sistema circulatório) do sistema nervoso central. Entender isso torna mais fácil compreender os sintomas gastrointestinais da fibromialgia, síndrome do cólon irritável e seus semelhantes.

Sistema nervoso central

O sistema nervoso central tem como principal função integrar as informações vindas e coordenar as atividades de todas as partes do corpo. Representa a maior porção do sistema nervoso (em humanos) e consiste, por definição, no cérebro e na medula espinhal. Grosseiramente falando, o tecido nervoso que fica dentro da caixa craniana é chamado de cérebro. Assim, a **medula espinhal** começa na altura da parte posteroinferior do crânio (osso occipital) e se estende por dentro do canal vertebral da coluna até mais ou menos entre as primeira e segunda vértebras lombares (desse ponto para baixo, encontramos, dentro do canal vertebral, um feixe de nervos chamados de calda equina). A principal função da medula espinhal é a transmissão de informação entre o cérebro e o resto do corpo e vice-versa, mas ela também possui circuitos neurais internos que controlam, independentemente dessa transmissão, uma série de reflexos, alguns deles de considerável complexidade e capazes de gerar padrões motores.

O desafio didático realmente se inicia com a descrição do *cérebro*. Primeiramente, em função de sua complexidade, em segundo lugar, em função de uma enorme redundância, sobreposições e variações de nomes e termos. Outro problema é que, frequentemente, as estruturas funcionais não respeitam as fronteiras anatômicas. Regiões reguladoras de uma função específica podem estar dispersas por todo o cérebro. Espero que a confusão de nomes e termos não seja um impeditivo para a continuidade da leitura: introduzir o leitor à(s) anatomia(s) básica(s) do sistema nervoso central é importante para que possamos falar a mesma língua, mas não é necessário conhecimento profundo do tema. Os termos mais importantes serão destacados e reexplicados sistematicamente.

Isso posto, existem quatro principais maneiras de subdividir o cérebro: segundo as origens embrionárias das diferentes estruturas (embriologia), segundo sua anatomia macroscópica, segundo agrupamentos funcionais (anatomia funcional) e segundo a idade evolutiva de cada estrutura (filogenia). Segundo a embriologia, o tubo neural do feto é geralmente subdividido em cinco partes: o mielencéfalo, o metencéfalo, o mesencéfalo, o diencéfalo e o telencéfalo (Tabela 6). O mielencéfalo (embrionário) dá origem à medula oblonga (ou bulbo) no indivíduo completamente formado. O metencéfalo dá origem à ponte e ao cerebelo (entre outras estruturas). O mesencéfalo dá origem ao cérebro intermédio, que possui uma série de estruturas cujas funções serão detalhadas adiante. O diencéfalo dá origem ao tálamo, subtálamo, epitálamo e hipotálamo. O telencéfalo dá origem aos gânglios da base e ao córtex. Todas essas importantes estruturas também serão detalhadas mais adiante.

Segundo a anatomia macroscópica, o cérebro seria dividido em três partes: o cérebro posterior, o intermédio e o anterior (em inglês *hindbrain*, *midbrain* e *forebrain*) (Figura 5). O **cérebro posterior** inclui a medula oblonga, a ponte e o cerebelo e é formado pelo mielencéfalo e metencéfalo embrionário. A medula oblonga e a ponte são responsáveis por muitos dos comportamentos automáticos que nos mantém vivos, como respiração, regulação dos batimentos cardíacos, deglutição, pressão sanguínea. A ponte também executa papéis importantes no controle das expressões faciais e na ativação das partes superiores do cérebro, ajudando a controlar o sono e a vigília. Ela ainda recebe informações sobre movimentos e orientações do corpo no espaço. O cerebelo recebe as informações, codifica-as e as memoriza, auxiliando a execução de movimentos finos e criando as aptidões motoras.

O **cérebro intermédio** abriga o tectum (corpo quadrigeminado), o tegmentum, os pedúnculos cerebrais e o aqueduto cerebral. Há aqui uma série de núcleos (centros de processamento de dados) e fascículos ("avenidas" de transmissão de dados) implicados em muitas de nossas ações e na regulação do comportamento. Uma de suas estruturas centrais é a **substância nigra**, que recebeu esse nome por ser escura quando visualizada em cadáveres. Essa coloração é secundária a uma abundância de dopamina. A dopamina é essencial para o controle de movimentos, e é essa a região mais comprometida na doença de Parkinson. Além disso, a dopamina é o principal "neurotransmissor de busca" e como tal é necessária em processos de aprendizagem e está envolvida em comportamentos compulsivos e de vício. O tectum participa do processamento de informações auditivas, visuais e do controle de movimentos oculares.

A soma do cérebro posterior e intermédio é definida como **tronco cerebral**. Este livro usará tal conceito sempre que possível, apenas a título de simplificação. Assim, o tronco cerebral inicia-se na medula espinhal e segue superiormente até o cérebro anterior. Apesar de relativamente pequeno, é extremamente importante, porque possui os núcleos da maioria dos nervos da face e do pescoço; porque, por ele, passam as principais "avenidas" (fascículos) dos sistemas sensitivo (incluindo tato fino, tato grosseiro, vibração, propriocepção, dor, temperatura e coceira) e motor; porque nele estão os centros nervosos que coordenam diversas funções autonômicas; e também pelo fato de ele possuir mecanismos de regulação de todas as estruturas superiores (anatomicamente) a ele, promovendo os estados de consciência e ajudando a determinar os ciclos de sono e vigília. Portanto, tal estrutura está diretamente envolvida nas funções mais básicas de um ser vivo, como pulso, pressão, respiração, sentidos, movimento, alimentação, sono e vigília. Quando

A CIÊNCIA DA DOR

Figura 5 – Divisões do cérebro segundo a anatomia macroscópica

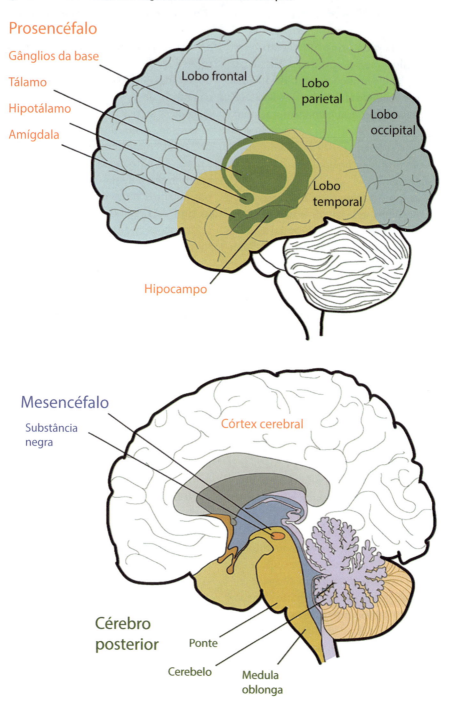

o cérebro de animais é seccionado abaixo do tronco cerebral, o animal invariavelmente morre incapaz de manter essas atividades vitais. Secções logo acima dele produzem animais em estado vegetativo com algumas respostas reflexas, mas sem nenhum outro tipo de interação com o meio ambiente ou flexibilidade de comportamento.

Tudo que está acima do tronco cerebral é chamado de **cérebro anterior**, ou *prosencéfalo*. A porção dele, derivada do diencéfalo embrionário é algumas vezes chamada de "porção posterior do cérebro anterior". Tal termo é frequentemente substituído pelo nome da porção embrionária que dará origem a essa estrutura: o *diencéfalo*. Seguirei, também a título de simplificação, essa tendência. O *diencéfalo* situa-se acima do tronco cerebral e abaixo do córtex. É formado por quatro componentes: o tálamo, o subtálamo, o hipotálamo e o epitálamo. O *tálamo* é uma estrutura com a forma aproximada de lâmpada, com cerca de cinco a seis centímetros, estrategicamente localizado no centro, entre o tronco cerebral (onde chega a grande maioria dos estímulos neurossensoriais) e o córtex (onde as informações são processadas). Essa posição condiz com sua principal função: servir de estação relé para os estímulos vindos do ambiente em seu caminho para o córtex. Quase todos os sinais ascendentes (à exceção do olfato) que vão para o córtex fazem sinapse nos núcleos do tálamo, onde são reorganizados e/ou controlados. Mais ainda, (virtualmente) todas as informações processadas pelo córtex descem para o tálamo e são ali redistribuídas, inclusive para o córtex novamente. Outras funções atribuídas ao tálamo são o auxílio no controle dos estados de sono e vigília, atenção, memória e consciência motora. Na verdade, essa pequena peça da máquina tem um papel fundamental sobre todo o funcionamento do cérebro, da consciência e de como entendemos o mundo a nossa volta, o que torna especialmente interessante a compreensão de quais são suas "influências". Como veremos, o tálamo está anatômica e funcionalmente conectado ao que chamamos de sistema límbico, o centro das emoções no cérebro. Isso implica importantes descobertas: 1) provavelmente não há nenhum sentimento que não seja seguido de um pensamento, e poucos pensamentos não desencadeiam sentimentos; 2) todo o funcionamento do sistema nervoso é amplamente influenciado pela afetividade e está hierarquicamente submetido a ela.

O hipotálamo tem o tamanho aproximado de uma amêndoa e se localiza abaixo do tálamo (Figura 5). Apesar de ter origem diencefálica e estar anatomicamente acima do tronco cerebral, é funcionalmente mais próximo ao tronco cerebral e, por muitos autores, incluído nesse conjunto de estruturas.[95] O hipotálamo deve ser considerado a principal região encefálica promotora da *homeostase*, isto é, o que permite ao organismo manter o equilíbrio a despeito das variações externas. É o hipotálamo que controla a temperatura corporal, o balanço de água no corpo, o ritmo do metabolismo, o apetite, o controle do estoque de alimentos, ciclos circadianos, todo o sistema nervoso periférico autônomo, entre outras atividades. Além de ser o principal meio de integração entre o sistema nervoso central e autonômico, também o é entre o central e o endócrino. A **hipófise** e o hipotálamo são estruturas intimamente relacionadas anatômica e funcionalmente. Quase toda a secreção hipofisária é controlada pelo hipotálamo e recebe informações oriundas da periferia e das outras partes do sistema nervoso central (que vão desde dor até pensamentos e sentimentos) e se adapta às necessidades momentâneas, inibindo ou estimulando a secreção dos hormônios hipofisários. A secreção hipofisária, por sua vez, é o principal modo de regulação das principais glândulas produtoras de hormônios, entre elas a tireoide, as adrenais, as gônadas. Como o tálamo (talvez mais do que ele), o hipotálamo faz parte e está intimamente conectado ao resto do sistema límbico. Esse acúmulo de funções ilustra os mecanismos pelos quais as experiências afetivas influenciam os hormônios e metabolismo.

O telencéfalo embrionário dá origem aos gânglios da base, ao bulbo olfatório e ao córtex. Ele é a maior e a mais alta (anatomicamente falando) porção do sistema nervoso central em humanos.

Os gânglios da base são um grupo de núcleos situados na base do telencéfalo e fortemente conectados a estruturas tanto do diencéfalo quanto do córtex (Figura 5). O termo é definido mais de modo funcional do que anatômico. O subtálamo, como vimos, é anatomicamente ligado ao diencéfalo, mas a maior parte dele é funcionalmente ligada aos gânglios da base; a substância nigra é anatomicamente ligada ao cérebro intermédio, embora funcionalmente seja também classificada entre os gânglios da base. Além do subtálamo e da substância nigra, outros dois núcleos compõem o cerne dos gânglios da base: o globo pálido e o corpo estriado. Veremos adiante que essas estruturas são evolutivamente bastante primitivas, além de serem a essência do que é chamado "o cérebro reptiliano". Em uma visão histórica e didaticamente útil, estão localizados ali planos de ação para uma série de movimentos e comportamentos instintivos.[94] Em uma visão mais moderna, esses "planos de ações" não estariam exatamente ali alojados. Em vez disso, os gânglios da base ativamente escolheriam, entre as diversas possibilidades de uma determinada situação, as ações motoras e comportamentais instintivas mais adequadas a serem seguidas. Essa "seleção de comportamentos" é influenciada por outras partes do cérebro, tanto "superiores" quanto "inferiores". Tal influência permite, por exemplo, que um jogador de pôquer esconda suas emoções dos adversários. A labilidade emocional e a desintegração cognitiva observadas em doenças como Parkinson e Huntington, nas quais essa região é progressivamente destruída, mostram que as funções dos gânglios da base vão além das motoras e comportamentais.

Os gânglios da base, os prosencéfalos basais, as amígdalas (ver adiante) e o diencéfalo (tálamo e subtálamo) contêm uma série de núcleos profundos e alojados logo abaixo do córtex que agem em sinergia. Núcleos são estruturas neurais em cuja arquitetura está contido certo *know-how* ou "saber-fazer", conhecimentos sobre como agir ou o que fazer quando certas mensagens tornam aquele núcleo ativo.[95]

O córtex consiste em uma camada de tecido neural de dois a três centímetros de espessura que se dobra intensamente sobre si mesma de forma a criar a maior área possível dentro do volume em que está contido. O resultado disso é a figura retorcida que todos temos em mente quando pensamos em cérebro. Ele envolve superior, lateral e posteriormente quase todas as outras estruturas do sistema nervoso central, do cérebro intermédio para cima, e é dividido ao meio, o que forma os hemisférios direito e esquerdo.

O córtex não é totalmente uniforme e também pode ser subdividido. A parte mais externa dele, o *neocórtex*, é (nos mamíferos superiores) composto de seis camadas neuronais, o que ilustra sua complexidade e capacidade de processamento de dados. Ele é o principal sítio envolvido na geração de pensamento, linguagem, raciocínio espacial e comandos motores voluntários. A percepção sensorial inicia-se nas estruturas "inferiores", mas aqui um significado cognitivo é atribuído a cada estímulo. Em humanos, cerca de 90% do córtex é formado pelo neocórtex. Em tal nível de complexidade, essa poderosa ferramenta foi inaugurada apenas recentemente, em termos evolutivos, junto ao surgimento dos mamíferos (daí o prefixo "neo", novo). Até o momento, não é conhecido nenhum animal de outra classe equipado com um tecido cortical de seis camadas.

Os outros 10% do córtex humano é formado por um número menor de camadas e encontram-se anatomicamente mais profundos e próximos do diencéfalo. O *paleocórtex* é estratificado em cinco camadas e o arquicórtex em três. Como veremos mais detalhadamente a seguir, algumas teorias propõem que tanto o número de camadas quanto a posição mais superior e periférica sejam inversamente proporcionais à idade evolutiva das estruturas. Assim, o *arquicórtex* seria evolutivamente mais antigo que o paleocórtex, que por sua vez seria mais antigo que o neocórtex ("paleo", do grego, quer dizer antigo; "arqui", também do grego, quer dizer primeiro). As estruturas formadas pelos paleocórtex e arquicórtex são essenciais para o processamento dos estímulos do olfato, da memória e também das emoções. Ambas são parte importante do sistema límbico e ilustram como a afetividade modula e seleciona as memórias que serão guardadas.

Além dessa subdivisão do córtex, baseada na idade evolutiva dos tecidos (filogenia), outras duas são frequentemente usadas. Anatomicamente, o córtex é formado por duas metades, os hemisférios, uma de cada lado, separadas pela fissura longitudinal, mas ligados profundamente por um espesso aglomerado de fibras nervosas chamado corpo caloso. A superfície possui divisórias naturais que individualizam setores nomeados como lobos temporais, occipitais, parietais e frontais (um em cada hemisfério) (Figura 5). Profundamente, essa estrutura abriga ainda o córtex cingulado, visível apenas na superfície interna de cada hemisfério. Funcionalmente, o córtex é apresentado em três partes: sensória, motora e associativas. As áreas sensórias recebem e processam as informações recebidas pelos sentidos. As áreas motoras processam os comandos para os movimentos voluntários. As áreas associativas produzem um sentido conceitual para as experiências vividas, permitem uma interação mais adequada e flexível com o mundo a nossa volta e suportam o pensamento abstrato e a linguagem.

Abaixo dos lobos temporais e parietais, de cada lado, encontram-se os córtex insulares ou ínsulas. Essas regiões, anatomicamente incluídas às vezes nos domínios do lobo temporal, são bastante peculiares por uma série de razões. Em primeiro lugar, enquanto parte delas é formada pelo neocórtex, com suas características seis camadas neurais, outra parte carece de duas dessas camadas e assemelha-se às estruturas mais profundas e evolutivamente antigas. Isso pode ser visto como uma dica sobre as funções dessas estruturas: ao córtex insular são atribuídas tanto atuações mais típicas de áreas profundas (homeostase, percepção do estado do corpo físico, emoções) quanto de áreas superficiais (controle motor, cognição). O mais importante é que a junção de percepção do estado do corpo físico, emoções e cognição leva ao início do que chamamos de "eu", a experiência subjetiva de existir como um indivíduo. Tal assunto, além de ser extremamente importante e atual, está intimamente relacionado à psicopatologia de diversas condições, inclusive à fibromialgia, e será, portanto, mais profundamente abordado no próximo capítulo.

Outra estrutura incluída nos lobos temporais que será bastante referida ao longo do livro é o hipocampo. O **hipocampo** (Figura 5) é uma estrutura alongada (muitas vezes descrita como tendo o formato de um cavalo marinho) que se situa na base dos lobos temporais e é especialmente importante por reagir às emoções e ser fundamental para a formação da memória. Ele está em íntima ligação anatômica e funcional com a **amígdala** (Figura 5), um núcleo situado na extremidade interna e medial do hipocampo e, consequentemente, do lobo temporal. As amígdalas (uma em cada hemisfério) são estruturas capazes de reagir a certos estímulos e desencadear as reações emocionais a que chamamos de medo. O lobo frontal possui uma região com propriedades semelhantes, o córtex pré-frontal ventromedial, associado à compaixão.[95]

O desenvolvimento do sistema nervoso central

Entre as diversas sensações provocadas pelo contato com um bebê recém-nascido, uma das mais frequentes é o assombro frente a sua fragilidade e dependência. Mesmo pais mais experimentes sentem frequentemente receio e insegurança ao segurar aquele pequeno ser incapaz de levar o alimento até a própria boca, conter a saliva dentro dela, expressar-se ou mesmo segurar ereta a própria cabeça. Tal dependência vai sendo gradativamente alterada, mas permanece muito significante até, pelo menos, a adolescência. Se levarmos em conta que o humano primitivo tinha uma expectativa de vida próxima a 40 ou 50 anos, isso significa que passávamos cerca de ¼ da vida aprendendo elementos básicos de sobrevivência. Vejamos a comparação com outros animais: répteis e peixes, na maioria das vezes (com exceções notáveis), não gozam de nenhuma ajuda ou proteção dos pais, já nascem equipados com um conjunto de instintos e capacidades que lhes permitem buscar a homeostase. Outros mamíferos, como os cavalos, por exemplo, já estão correndo, pulando e brincando em torno dos pais poucas horas após o nascimento. Mesmo que se considere uma criança de 12 anos um adulto, isso não mudaria o raciocínio. Os seres humanos continuam a ser, de longe, aqueles com a menor velocidade de maturação do sistema nervoso central e com a maior proporção da vida vivida com o sistema nervoso imaturo. Por que nossa espécie passa tanto tempo imatura? Por que nascemos tão "inacabados"?

Ingenuidade pensar que se trata de um "erro". Nenhum erro de tais dimensões mantém-se imutável ao longo de centenas de milhares de anos, em todas as subpopulações da nossa espécie. Por trás dessa aparente desvantagem, há uma enorme vantagem – a plasticidade cerebral. Esse termo se refere à capacidade do sistema nervoso central de se modificar para se adaptar às necessidades específicas de cada meio ambiente e será abordado, novamente, mais adiante. Enquanto peixes, répteis, cavalos e outros animais são selecionados por sua velocidade, força, resistência e outras características físicas, os seres humanos dominaram o planeta em função da sua inventividade e capacidade de adaptação aos mais diversos ambientes. Ao "optar" pela estratégia de nascer com um sistema nervoso tão imaturo, o *homo sapiens* trocou a pronta habilidade instintiva, em grande parte estática e imutável, pela custosa habilidade adquirida com a experiência – uma página em branco com infinitas possibilidades. Esse cérebro imaturo completa sua formação sob intensa influência ambiental e, portanto, constrói suas ferramentas em função do que se faz necessário. As crianças de hoje crescem tocando telas e clicando em *links*. Seu sistema nervoso se desenvolve sob esse estímulo contínuo. Nós, nascidos há apenas algumas décadas, não conseguimos esconder o assombro frente à facilidade com que a nova geração domina tais máquinas. Outros animais apresentam capacidade de aprendizado e diversidade de comportamento ínfimos, quando comparados aos de nossa espécie. Dificilmente, veremos tamanha diferença de habilidades entre gerações tão próximas em outras espécies.

Essa imaturidade, no entanto, não é anatomicamente universal. É lógico que áreas indispensáveis para a regulação básica da homeostase como respiração, batimentos cardíacos, regulação da pressão arterial, representação da dor, fome, frio e outras características vitais têm de estar formadas antes do nascimento. Todo o sistema – o nervoso periférico, a medula espinhal, o tronco cerebral, o hipotálamo (e outras estruturas subcorticais) – está pronto já no nascimento e sofre muito pouca modificação durante a vida. As estruturas "plásticas", imaturas e moldáveis correspondem principalmente às áreas telencefálicas corticais.

O processo de maturação também não é constante ao longo da vida. De forma geral, quanto mais jovem somos mais rápido se dá o processo de maturação, que logo após a puberdade está em sua maior parte completo. No entanto, diferentes aspectos do funcionamento neuronal são maturados em tempos diferentes. Alguns deles só podem ser modificados até um período específico – "período crítico" –, outros permanecem plásticos por toda a vida. Para a psicologia e a biologia do desenvolvimento, o período crítico é aquele no qual um organismo tem a possibilidade de desenvolver uma determinada habilidade. Se o organismo não recebe os estímulos apropriados durante essa fase, o desenvolvimento de tal habilidade será difícil ou até mesmo impossível. Isso é notório no desenvolvimento do sistema nervoso sensorial. A visão binocular, por exemplo, tem dos três aos oito primeiros meses de vida o período crítico de desenvolvimento. Crianças com problemas em uma das vistas, nessa fase, nunca vão aprender a usar as duas (e perderão o senso de profundidade), mesmo que o defeito seja posteriormente resolvido. Crianças que cresceram cegas, nunca aprenderão a enxergar mesmo se uma cirurgia lhes devolva a capacidade física de ver. Nelas, os córtices normalmente associados à visão estão associados a outras funções. Períodos críticos também foram identificados para o sistema auditivo e vestibular.

Outras características mais complexas, como a linguagem, também parecem ter períodos críticos. O tentilhão, um passarinho comum da África, Europa e Ásia deve ouvir um canto adulto antes de sua maturidade sexual ou nunca aprenderá corretamente as canções altamente complexas de sua espécie. De forma semelhante, crianças privadas, na primeira infância, de estímulos linguísticos (raros casos de crianças criadas por animais, vítimas de abuso infantil e crianças surdas) são largamente incapazes de desenvolver a linguagem falada após a adolescência. Uma vez aprendida a primeira língua (uma vez formadas, em seu devido tempo, as áreas corticais fundamentais para a linguagem), aprender a segunda língua não está submetido a um período crítico absoluto e permanece possível por toda a vida, apesar de uma maior facilidade dos jovens também nesse quesito.

Cada página escrita nesse "caderno em branco" inicial deixa menos páginas em brancos a ser preenchidas. Ao escrevermos nossa história, ampliamos nossas habilidades, mas perdemos a capacidade de mudança. Após a adolescência, a estrutura do que somos está em grande parte formada. Certos aspectos dela ainda podem ser modificados, mas outros não. A esses aspectos, que não podem mais ser modificados após seu período crítico, é dado o nome de *imprinting*, que poderia ser traduzido em português por "impressão" ou "gravação". A forma mais conhecida de *imprinting*, amplamente difundida no início do século XX por Konrad Lorenz, é o *"imprinting* familiar". Lorenz demonstrou que gansos criados em incubadoras acolheriam como mãe a primeira coisa que se movesse na frente de seus olhos nas primeiras treze a dezesseis horas de vida. Esse período é a janela onde esse tipo de identidade é formado em tais animais. Modos semelhantes de *imprinting* certamente influenciam o desenvolvimento de nossa espécie, mas são menos claros pela impossibilidade de se realizar experimentos em humanos e pela maior complexidade do sistema nervoso e da cultura.

Um tipo de *imprinting*, chamado de "sexual reverso", foi descrito pelo antropólogo Edvard Westermarck em seu livro *A história do casamento humano* (1891). Ele observou que crianças que passam seus primeiros anos de vida em grande proximidade doméstica se tornam insensíveis a uma posterior atração sexual mútua. Esse fenômeno já foi descrito em diversas culturas e não acontece apenas entre irmãos geneticamente semelhantes. Em alguns *kibutzim* (fazendas coletivas) israelenses, por exemplo, crianças foram criadas em pares baseados por idade e não por relação biológica. Um estudo de casamentos entre essas pessoas revelou que dos quase 3 mil casamentos que ocorreram, apenas catorze foram entre pessoas pareadas nesse sistema, e nenhum deles envolveu casais que passaram os primeiros seis anos de vida juntos (sugerindo que o período crítico para o *imprinting* sexual negativo em humanos seja os primeiros seis anos).

Está cada vez mais claro que diversos *imprintings* ocorrem antes do nascimento. Existem diversas evidências de que desequilíbrios hormonais ou privações nutricionais durante a gestação de mamíferos podem levar a alterações permanentes de comportamento após o nascimento e até a vida adulta – como sugerido por experimentos nos quais hormônios sexuais foram administrados em fêmeas de macacos prenhas.

Muitas das estruturas que compõem o sistema nervoso e que foram brevemente descritas ao longo deste capítulo serão frequentemente evocadas ao longo do livro. Mais do que ensinar anatomia, este capítulo pretendia colocá-las em perspectiva, de forma a permitir os próximos passos: ligar corpo, mente, ambiente e história pessoal e explicar porque somos o que somos. A caminhada já começou quando discutimos "funções pontes" de diversas estruturas, em especial aquelas que ligam emoções e pensamentos a sistemas endócrino e imune, quando esboçamos as estruturas responsáveis pela formação das imagens que temos de nós mesmos e quando descrevemos como estímulos no momento adequado (ou a falta deles) podem influenciar o desenvolvimento do sistema nervoso central, em alguns casos de maneira definitiva. No próximo capítulo, aprofundaremos as bases neurais das emoções.

Resumo do Capítulo 7

Menciona como o sistema nervoso interage com os diversos sistemas do corpo; esboça as bases da anatomia do sistema nervoso e de como se dá sua maturação; fornece as bases para a compreensão de como o ambiente e a história pessoal influenciam a estrutura e o funcionamento do sistema nervoso central.

- A divisão do corpo em sistemas auxilia sua compreensão, mas é artificial e imprecisa. Na realidade, o que acontece em qualquer parte ou sistema do corpo repercute no todo de maneira direta ou indireta.
- O sistema nervoso pode ser dividido em central (medula espinhal e cérebro) e periférico (nervos e gânglios nervosos do corpo).
- O sistema nervoso periférico liga, numa via de dupla comunicação, o corpo ao sistema nervoso central.
- O sistema nervoso central controla ou influencia o funcionamento de praticamente todas as funções do corpo, incluindo os hormônios, o metabolismo e a imunidade. Estruturas especialmente importantes na comunicação entre esses sistemas são o hipotálamo e a hipófise.
- Diversas estruturas do sistema nervoso estão envolvidas na geração de sentimentos e/ou na reação a elas.
- Os bebês humanos nascem com um sistema nervoso muito mais imaturo do que o de outras espécies. Porque maturamos o sistema nervoso dentro do ambiente em que vamos viver, por um lado possuímos maior capacidade de nos adaptar a ele, mas, por outro lado, somos especialmente vulneráveis a situações que atrapalham esse desenvolvimento. Problemas da infância (ou gestação) podem levar a características que repercutem por toda a vida.

Os circuitos neuroafetivos

8

Discute a origem neuronal das emoções e as tentativas históricas de delimitar os circuitos nos quais elas são geradas. Moderadamente importante para pacientes. Dificuldade mediana. Pular para o resumo não compromete a compreensão das principais ideias do livro.

Em 1937, James Papez, um neuroanatomista da Universidade de Cornell, Estados Unidos, intrigado com os sintomas da doença raiva, iniciou a delimitação dos circuitos envolvidos na gênese das emoções. Essa enfermidade é provocada por um vírus transmitido pela mordida de um animal infectado (97% das vezes, um cachorro). O vírus lentamente ascende ao sistema nervoso central por meio dos nervos do sistema nervoso periférico e, meses após a mordida, os primeiros sintomas começam a aparecer: febre, fraqueza, dor de cabeça, dores agudas pelo corpo, movimentos incontroláveis e violentos. O que chamou a atenção de Papez, no entanto, foram os sintomas afetivos da doença. Dias após os primeiros sintomas, o paciente experimenta confusão, uma excitação incontrolável (que em muitos momentos se expressa como fúria – daí o nome da doença), depressão, hidrofobia (medo de água), manias e, por fim, uma intensa letargia que precede a morte. Papez percebeu que uma causa completamente orgânica, uma encefalite viral, era capaz de provocar o descontrole completo de emoções e estados de espírito, e concluiu que a origem disso seriam circuitos neurológicos. A necropsia de pacientes falecidos por causa da doença apontava que o vírus tinha uma particular predileção por uma área específica do arquicórtex – o *hipocampo*. Papez prosseguiu suas investigações provocando, nessa mesma área e em áreas adjacentes, lesões experimentais em animais. Ele sugeriu, então, uma série de áreas que estariam associadas à gênese das emoções – chamadas de "circuitos de Papez". Apenas algumas das áreas desse circuito sobreviveram ao tempo como componentes essenciais do "sistema executivo emocional", mas suas ideias provaram-se fundamentalmente corretas.[94]

Sistema límbico

Em 1949, Paul MacLean avançou sobre as ideias de Papez e ajudou a firmar o conceito de *sistema límbico* como circuitos que precisam ser investigados se quisermos entender a afetividade. Apesar de muitos neurocientistas modernos discordarem de que existe um "sistema límbico" como entidade anatômica ou funcionalmente distinta (em última análise, todo sistema nervoso, ou mesmo todo o corpo físico está envolvido na afetividade), todos concordam que as áreas apontadas por MacLean são efetivamente substratos essenciais da afetividade.[94] O neocórtex é, sem dúvida, poderosamente movido por emoções e pode racionalmente tentar entendê-las e influenciá-las, mas, até onde se sabe, não pode gerá-las sem a ajuda das estruturas subcorticais. Além disso, emoções não podem ser desencadeadas por meio do estímulo elétrico ou químico sobre áreas neocorticais.[94]

O termo "límbico" vem do latim *limbus*, que poderia ser traduzido por "fronteira" ou "borda". O conceito foi criado, em 1850, pelo médico e cirurgião francês Pierre Paul Broca e descreve a área que se localiza em volta do corpo caloso, fronteiriça entre o córtex e o diencéfalo.[96]

Como mencionado, muitos neurocientistas atuais refutam o uso do termo "sistema límbico". Isso é compreensível por uma série de razões. Em primeiro lugar, porque muitas versões anatômicas do termo – não só diferentes, mas também contraditórias – foram criadas ao longo da história na neurociência. Portanto, é difícil dizer o que um autor está querendo dizer quando se refere ao sistema límbico. Em segundo lugar, porque muitas dessas versões foram baseadas em conceitos ultrapassados e errados. Em terceiro lugar, porque as áreas envolvidas na geração de emoções não executam apenas essas funções. As mesmas estruturas que sinalizam o estado presente do organismo (interopercepção e propriocepção), por exemplo, integram sentimentos e emoções. O termo seria, portanto, inadequado ao passar uma ideia de estruturas separadas com uma função emocional. Por último, como veremos mais adiante, existem sentimentos e emoções de diferentes graus de complexidade, o que envolve o uso de diferentes partes do cérebro. Portanto, delimitar o sistema límbico depende de onde queremos colocar as fronteiras dessas outras definições.

A despeito dessas questões, leigos e cientistas usam cada vez mais o termo "sistema límbico", provavelmente, em função da confusão e rápida variação de definições nesse campo. Usam como quem diz: "seja lá quais forem as estruturas que geram sentimentos e emoções ou como elas funcionam, estou me referindo a elas". Optei por abraçar essa definição, no mínimo deselegante e certamente não científica, em função do poder heurístico e de ampla aceitação entre os prováveis leitores deste livro. Mais à frente, quando discutirmos os princípios pelos quais funciona a máquina do sistema nervoso central (Capítulo 9), destrincharei melhor quais são e como funcionam as estruturas geradoras de sentimentos. Por hora, apenas no intuito de auxiliar o leitor a guardar alguns dos nomes discutidos nesse capítulo, antecipo que, atualmente, grande parte dos especialistas credita ao tronco cerebral a geração dos sentimentos primordiais, e ao hipotálamo (e possivelmente alguns gânglios do tálamo), gânglios da base, amígdala, córtex pré-frontal e ínsula a geração de uns tantos outros sentimentos

(Figura 6). O hipocampo, originalmente o centro das atenções de Papez, ainda é muitas vezes incluído no conjunto do sistema límbico, mas hoje já se acredita que suas ações estejam mais próximas da reação aos sentimentos do que da geração propriamente dita deles. Em especial, da construção de memórias a partir deles.[96]

Cérebro trino de MacLean

Durante a apresentação da anatomia simplificada do sistema nervoso central, tocamos no assunto sobre as semelhanças e diferenças entre o sistema nervoso de diferentes espécies e sobre a "idade evolutiva" das várias estruturas. Estudos de neuroanatomia comparativa da primeira metade do século XX, principalmente trabalhos de Ludwig Edinger, Elizabeth Crosby e C. J. Herrick, inspiraram Paul MacLean a criar a "teoria do cérebro trino". Esses estudos mostraram que praticamente todos os vertebrados, incluindo répteis, aves e mamíferos, apresentam fortes semelhanças anatômicas (forma e tamanho proporcional ao corpo) entre as estruturas que hoje são compreendidas dentro do que chamamos de gânglios da base. Já as áreas formadas pelos arquicórtex e paleocórtex são maiores nos mamíferos (e semelhantes entre eles) e comparativamente bastante pequenas nos répteis. Por último, o neocórtex é apenas presente em mamíferos, e sua área relativa (e a complexidade histológica) é modesta em roedores e massiva em cetáceos e primatas.[94]

A ideia de Paul MacLean era a de que essas estruturas, ao longo da evolução, haviam sido sequencialmente adicionadas ao tronco cerebral. Assim, segundo a teoria do cérebro trino, existiriam, no cérebro humano, três áreas sobrepostas (Figura 7): a mais caudal e profunda, o complexo reptiliano; a intermediária, o complexo paleomamífero ("mamífero antigo"); e a mais rostral e superficial, o complexo neomamífero ("mamífero novo"). Segundo MacLean, o cérebro reptiliano seria responsável pelos comportamentos instintivos, como agressividade, dominância, territorialidade e rituais de exibição, típicos das espécies. O complexo paleomamífero seria sinônimo do que ele acreditava ser o sistema límbico e responsável pela motivação emocional envolvendo alimentação, comportamento reprodutivo e parental (paternal/maternal). O complexo neomamífero corresponderia ao neocórtex e conferiria habilidades de linguagem, abstração, planejamento e percepção.

Após décadas de discussões e com o advento de novas técnicas neuroanatômicas, as ideias de MacLean precisaram de ajustes. Por exemplo, os gânglios da base, na verdade, ocupam um espaço bem menor no cérebro de répteis e aves do que previamente acreditávamos e também são encontrados em peixes e anfíbios (portanto não foram inaugurados nos répteis). Estruturas do sistema límbico, que MacLean acreditava terem surgido com os mamíferos primitivos, foram evidenciadas em uma ampla gama de outros vertebrados. A maioria dos estudos não apoia a ideia de que aves e répteis executem apenas comportamentos estereotipados e ritualísticos ("reptilianos"), como acreditava MacLean. O traço "paleomamífero" de cuidar dos filhotes é amplamente distribuído nos pássaros e até em alguns répteis e peixes.

Figura 6 – "Sistema límbico" (estruturas relacionadas à gênese dos sentimentos, emoções e início do processamento afetivo)

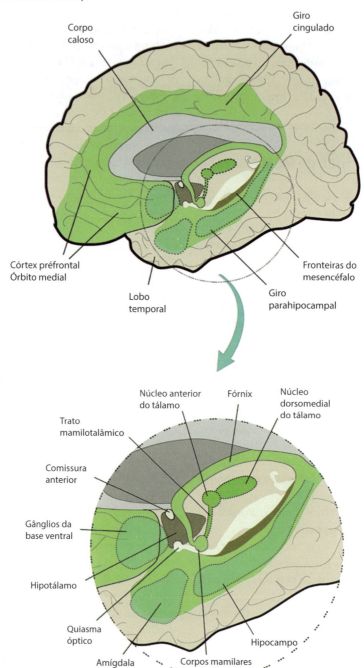

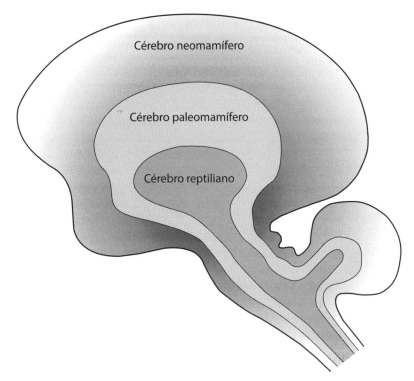

Figura 7 – O cérebro trino de Paul MacLean

Não mamíferos podem não ter neocórtex no sentido estrito da palavra (que inclui seis camadas de neurônios), mas possuem regiões análogas. Aves e répteis possuem córtex com três camadas, que fazem conexões neuronais com outras estruturas telencefálicas, exatamente como no neocórtex. Essas estruturas promovem funções semelhantes às neocorticais, como percepção, memória, decisões, controles motores e pensamentos conceituais.[97]

Aves, principalmente, são dotadas de amplas e complexas habilidades de linguagem. Recentemente foi evidenciado que uma estrutura no cérebro das aves, chamada "cume ventricular dorsal" (DVR do inglês *dorsal ventricular ridge*), possui células de ao menos duas das outras camadas típicas do neocórtex, mas aqui dispostas em núcleos.[98] Até recentemente nada que correspondesse ao córtex cerebral havia sido reconhecido em invertebrados. Em 2010, no entanto, um estudo relatou fortes evidências de que estruturas chamadas "corpos de cogumelos" (*mushroom bodies*), encontradas em vermes anelídeos, "têm profunda homologia" com o córtex. Isso indica que essa estrutura não se originou com os mamíferos, mas surgiu há mais de 400 milhões de anos![99] Por último, as definições de cada uma das três partes do cérebro de MacLean não encontram correspondências anatômicas exclusivas. Nos humanos, por exemplo, boa parte da função atribuída ao cérebro paleomamífero é executada pelo neocórtex. Os conceitos de cada uma das partes do cérebro trino, portanto, são completamente abstratos e variáveis, e seus nomes se confundem com conceitos anatômicos verdadeiros. Como no caso do "sistema límbico", discutido na sessão anterior, o cérebro trino de MacLean encontra uma interpretação diferente em cada cabeça.

Apesar dos erros, o cérebro trino de MacLean continua sendo amplamente utilizado, razão pela qual está sendo discutido neste livro. O segredo do seu sucesso é a simplicidade. Talvez continue sendo útil se ignorarmos a anatomia e filogenia embutidas nos conceitos e considerarmos: "cérebro neomamífero" como um conjunto de estruturas diretamente envolvidas na cognição avançada, incluindo planejamentos, simulações e criações de modelos; "cérebro paleomamífero" como estruturas associadas a comportamentos sociais, parentais, de reciprocidade mútua e outros comportamentos ligados ao afeto que são típicos, mas não exclusivos, dos mamíferos; e "cérebro reptiliano" como estruturas cerebrais relacionadas à territorialidade, comportamentos rituais e outros comportamentos evidentes (mas não únicos) nos répteis. Acredito que, mesmo com as referidas relativizações, "neocórtex" não deve ser utilizado como opção para "neomamífero", a fim de evitar mais confusões com os sentidos anatômico/estrutural do primeiro termo. Da mesma forma, acredito que "sistema límbico" não deve substituir o termo "paleomamífero", para evitar mais uma definição frouxa do primeiro deles. Mesmo apresentando tais condições, não mais farei referência ao modelo de MacLean neste livro, pois, ao simplificar demais, as explicações, acredito que se incorre em erros que comprometem a real compreensão do conjunto.

Resumo do Capítulo 8

Discute a origem das emoções no cérebro e as tentativas históricas de identificar os circuitos em que são geradas.

- Os sentimentos e emoções são inicialmente criados no sistema nervoso central.
- Os circuitos nervosos nos quais esses sentimentos e emoções são criados foram chamados de sistema límbico. Essa definição não é cientificamente aceitável, mas é didaticamente útil e, portanto, será utilizada neste livro.

Princípios funcionais de uma máquina genial 9

Discute os princípios que regem as ações e as origens do que entendemos por "bom" ou "ruim". Importância baixa para pacientes. Dificuldade baixa. Pular para o resumo não compromete a compreensão das principais ideias do livro.

Energia rege a vida, portanto a vida pode ser entendida sob o ponto de vista energético. *Entropia* é um conceito da segunda lei da física termodinâmica que se refere ao nível de desordem de um sistema. Quanto maior a desordem, maior a entropia e menor a quantidade de energia utilizável armazenada nesse sistema. O universo, como conhecemos, iniciou-se em um estado de energia plena e organizada (o sopro divino, para os religiosos) e está rumando inexoravelmente para a desordem e ausência de formas utilizáveis de energia (entropia plena). Em última análise, toda a energia disponível nesse universo é derivada daquela inicial e está sendo dissipada a passos largos para formas não utilizáveis. Das inúmeras definições de vida existentes, uma das mais interessantes foi proposta por Erwin Schrödinger, prêmio Nobel de física, em seu livro, de 1944, *What is Life?* (O que é vida?). Vida, segundo Schrödinger, seria aquilo (ou um sistema) que nada contra a tendência do universo ao, teimosamente, gerar organização (e energia utilizável), empregando, para isso, a mesma energia primordial que está a se dissipar. Nadar contra a corrente requer um esforço constante. Falhar significa ser arrastado com ela para a entropia – a ausência de vida. De uma forma ou de outra, esse caminho teve de ser trilhado por cada um dos nossos ancestrais, das simples moléculas flutuando no mar primordial até nossos pais, e terá de ser trilhado por nossos descendentes. A necessidade de operar dentro de um balanço energético positivo pode ser considerada o primeiro princípio funcional dos seres vivos.

Tal processo permite que a ordem seja separada do caos (luz separada das sombras?). Ordem para dentro, caos para fora. Se não houver dentro e fora não há como acumular energia, e isso seria o equivalente a uma geladeira funcionando com a porta aberta (em que o "frio" seria a energia utilizável). A peculiar consequência dessa situação é que as fronteiras que delimitam um ser são necessárias para sua existência. Desde sempre, temos sido indivíduos, de alguma forma, separados do resto do universo, ao mesmo tempo que derivamos dele e somos completamente ligados a ele. Não por acaso, a percepção da realidade é sempre contaminada pelo ponto de vista de cada indivíduo. "Eu" *versus* "outro", "nós" *versus* "eles", "semelhantes" *versus* "diferentes". Mesmo que essas percepções possam variar entre os infinitos níveis do "eu", a vida interage com o universo a partir do próprio ponto de vista. Isso determina todas as relações e pode ser considerado o segundo princípio funcional dos seres vivos, logo atrás do princípio do balanço energético.

Piscinas naturais e poças de água podem ter inicialmente executado a função de separar o dentro do fora. Permitiram o acúmulo de moléculas (ácidos nucleicos) que, sob certas condições, eram capazes de gerar outras moléculas organizadas (peptídeos, ou pequenas proteínas). Em uma dessas poças, em um determinado momento, um grande passo para a vida como a conhecemos se deu: um grupo dessas segundas moléculas (peptídeos) possuía a propriedade de se agrupar e, ao fazer isso, formou uma barreira que separava meio externo do interno, na qual a ordem poderia ser repetida. A vida já era, então, um estado precário, extremamente dependente de condições muito específicas e muito raramente encontradas ao acaso. Com o advento da tal barreira, no entanto, essas condições tornaram-se reprodutíveis, em pequena escala, dentro de cada ser.

Homeostase é um conceito universal na biologia e pode ser definida como a habilidade de manter um ambiente interno relativamente constante e adequado para a vida, apesar das variações no ambiente externo. Cada organismo só funciona dentro das referidas condições específicas (calor, luz, humidade, pressão, presença de específicos elementos e ausência de outros etc.), e o meio ambiente onde ele se localiza quase sempre varia muito além dessas condições. Portanto, todos os seres vivos desenvolveram diversas estratégias para se defender contra tais oscilações. O conjunto dessas estratégias, ou seja, o processo pelo qual a homeostase é alcançada, chama-se alostase.[100] A somatória do desgaste sofrido pelo organismo ao longo do tempo, nesse processo de manter continuamente a homeostase, é chamada de carga alostática. Voltaremos a discutir os conceitos de alostase e carga alostática mais adiante, por ora vamos nos focar na homeostase.

Em resumo, o que é necessário para um ser se manter vivo? Conseguir manter-se dentro da pequena faixa de condições nas quais a vida é possível. Esse processo consome necessariamente energia, portanto o balanço energético positivo está implícito no conceito da homeostase.

É lógico pensar que seres cujas ações rumavam para qualquer direção diferente da homeostase não sobreviveram para justificar seus "pontos de vista" e não deixaram descendentes que pudessem fazê-lo em seu nome. Mais ainda, quanto mais forte fosse a tendência de um ser a satisfazer esse quesito, maiores seriam suas chances de ser selecionado, reproduzir-se e dominar seus nichos no planeta. A busca da homeostase inclui os dois princípios funcionais dos seres vivos e está obrigatoriamente impregnada em todos eles. Aqueles cujas estruturas permitissem a percepção da direção para a qual suas ações rumavam, em direção à homeostase ou para longe dela, teriam maior chance de ser selecionados. Nasciam assim os mecanismos de recompensa e castigo.

Uma bactéria largada em uma placa de Petri irá se mover (ou crescer) em direção a uma fonte de alimento e fugir de maiores concentrações de seus próprios excrementos. Se cutucarmos uma ameba, ela se encolhe. Se tocarmos um paramécio, ele foge. É claro que esses animais unicelulares e desprovidos de sistema nervoso não têm vontades ou medos no sentido humano da palavra, não obstante possuem mecanismos eficientes de recompensa e castigo que sinalizam o caminho para a homeostase. Como nossos primeiros antepassados unicelulares, tais seres possuem também a versão molecular para o "bom" e "ruim", "desejo" e "temor". Algumas moléculas sinalizam o afastamento da homeostase e carregam um significado "ruim" (a ser evitado) para esses seres, outras sinalizam o retorno à homeostase funcionando como um incentivo para a continuidade da ação iniciada, independentemente de consciência, mente, sentimentos ou sistema nervoso. A tal conceito foi dado o nome de *valor biológico* de uma molécula. O valor biológico de uma molécula é negativo se ela transmite o perigo da perda da homeostase e é positivo se transmite a volta a ela. As moléculas são sintetizadas pelo organismo ou encontradas no meio ambiente. No primeiro caso, a receita de como produzi-la está no DNA do ser vivo em questão. No segundo caso, a maneira de obter a molécula também está codificada no DNA (ou no RNA, em alguns seres baseados nessa estrutura). Naturalmente, partes dos ácidos nucleicos passavam a codificar um valor biológico, uma forma de conhecimento sobre como evitar o que faz mal e procurar o que faz bem. Em outras palavras, um tipo de sabedoria.

Quem subestima a capacidade desse sistema ficará surpreso com recentes achados da biologia. Apesar da simplicidade de seus organismos, bactérias executam sofisticadas comunicações que lhes permitem lidar com ambientes complexos. Essa "linguagem química" tem sido chamada de "senso de quórum" e é usada para trocar informações relevantes e coordenar as populações em âmbito supracelular à semelhança de organismos multicelulares. Cada organismo comunica-se com os demais de uma forma que se assemelha à encontrada nas redes neuronais. Por exemplo, no processo de adaptação à flutuação de concentrações de fosfato (nutriente) em um ambiente, as cianobactérias sentem e ANTECIPAM (à luz de experiências prévias) as variações e agem em conjunto. Suas ações "inteligentes" implicam a existência de um tipo de representação química do estado momentâneo dos estoques e do consumo de fosfato do conjunto dos organismos (numa autorreferência na qual o "eu" é o coletivo), e o grupo adapta seu metabolismo em função do que aconteceu em eventos semelhantes no passado.[101]

Estudos sobre resistência bacteriana a diversos antibióticos concluíram que as bactérias resistem ativamente a essas substâncias de forma "cognitiva" e "inteligente", incluindo inovação, antecipação e aprendizado.[101] Antecipo o desconforto que esse conceito de inteligência e cognição em seres unicelulares, desprovido de cérebro ou qualquer sistema nervoso, pode causar ao leitor. Tal desconforto tem por objetivo obrigar-lhe a visualizar que cognição e inteligência podem ser derivadas de mecanismos automáticos e moleculares. Isso irá prepará-los para entender que o mesmo se passa em cada um de nós, no nível molecular e neuronal. Muitas dessas moléculas e estruturas, utilizadas na comunicação entre os seres unicelulares, são também utilizadas nas células. Em verdade, todas as células dos organismos multicelulares complexos, como as dos seres humanos, são também organismos vivos individuais, equipados com suas regras e mecanismos homeostáticos.

Organismos semelhantes vivendo juntos competem por espaço e por recursos. A colaboração e a associação entre eles podem ainda ser vantajosas, principalmente se cada indivíduo se especializar em uma tarefa diferente, tornando o conjunto significativamente mais eficiente. Foi o que aconteceu em um determinado ponto da evolução, quando surgiram os seres pluricelulares. Esses novos organismos mantiveram os problemas básicos dos unicelulares, a homeostase, com um fator complicador: sincronizar a ação de todos os seus membros na direção desse alvo. A solução para o problema não foi de todo inovadora. Foi, na verdade, a adaptação dos mecanismos que regiam cada célula para o conjunto delas. Moléculas circulando entre os indivíduos daquela colônia sinalizavam os diferentes valores biológicos, à semelhança do que foi acima descrito nas cianobactérias. O inconveniente desse sistema, no entanto, é que a circulação dessas moléculas é relativamente lenta e, portanto, a reação aos estímulos também o é. E quanto maior é o ser pluricelular, mais lento será esse sistema. De novo, a adaptação de mecanismos previamente existentes veio resolver tal problema.

Um meio interno diferente do externo permite diferenças nas concentrações de diversas partículas. Muitas dessas partículas têm naturalmente cargas elétricas e, na grande maioria das vezes, existe também uma diferença de potencial elétrico por meio da membrana celular. Quase sempre, a célula cria um ambiente interno eletricamente mais negativo que o externo. Essa polaridade elétrica é parcialmente revertida pela simples abertura de canais nas membranas, por onde entram rapidamente pequenas partículas positivas, naturalmente movidas na direção da carga elétrica oposta. A perda da polaridade poderia significar, por exemplo, que a integridade da membrana estava abalada e que partículas estavam entrando e saindo. Em tal contexto, a despolarização elétrica de uma célula (ou de um conjunto delas) significava lesão, e essas células respondiam distribuindo moléculas de valor biológico negativo.

Canais especiais na parede da célula, propositadamente abertos e fechados, permitiram usar a passagens das partículas elétricas para uma série de processos, entre eles a sinalização de eventos por meio da despolarização dos potenciais de membrana. Em animais pluricelulares, algumas das células especializaram-se em transmitir recados dessa forma. Ao assumir formas alongadas, ligavam grandes extensões do corpo do animal. Lesões em uma extremidade do corpo levam à despolarização dessa célula, que passa a distribuir moléculas de valor biológico negativo na sua outra extremidade, passando rapidamente o recado. A diferença disso para o que acontece nos neurônios é apenas uma questão de eficiência. Ao longo da evolução, esse tipo de comunicação interna se sofisticou, e diversas substâncias passaram a ser distribuídas – cada uma com diferentes valores biológicos.

A importância em introduzir esse resumo sobre as origens do sistema nervoso é tornar mais palpável ao leitor a ideia de que esses conceitos, homeostase e valor biológico, regem todos os processos que envolvem os seres vivos e neles estão impregnados – não somos exceções. Eles são o Norte da bússola, estão por trás dos sentimentos, impulsos, valores individuais e sociais. São expressos nos genes e também em leis e religiões. O ótimo funcionamento de um organismo, um estado vital harmonioso, é a base dos sentimentos de bem-estar e prazer, a essência do que chamamos de felicidade. Os estados vitais desorganizados, ineficazes e desarmoniosos, precursores da doença e do colapso do sistema, constituem a essência dos sentimentos negativos.[95]

O organismo dos seres humanos funciona muito à semelhança dos mais simples seres pluricelulares ou mesmo do agrupamento de bactérias descrito acima. Os hormônios e tantas outras substâncias que circulam em nos fluídos carregam valores biológicos, sinalizam o estado interno (autorreferência) e o estado do ambiente em que estamos inseridos e induzem uma resposta sincronizada coletiva (das células). Como nas bactérias, esses sistemas possuem autogerenciamento e diversas características típicas de cognição e inteligência, permitindo respostas complexas a variações ambientais. O sistema nervoso não faz nada diferente, apenas amplifica imensamente a complexidade e eficiência com que esses processos são executados.

Gerenciamento da homeostase

Esse "autogerenciamento" em direção à homeostase implica a existência de ao menos três características: um modo de monitorar o estado e as variações do meio externo; um modo de monitorar o estado e as variações do meio interno; e mecanismos de resposta a essas variações. Nos primeiros seres, meros conjuntos de moléculas, a monitoração dos estados internos e externos se dava da seguinte forma: quando as condições eram favoráveis, a vida era possível e moléculas continuavam a produzir moléculas. Quando não eram favoráveis, moléculas simplesmente deixavam de funcionar; Quando as condições eram muito desfavoráveis, as moléculas eram destruídas permanentemente. A mesma ideia deixa de parecer banal se colocada de outra forma: os primeiros seres "percebiam" que as condições externas eram favoráveis e executavam ações como crescimento e reprodução. Se o meio externo variasse de forma a se tornar desfavorável, tais funções eram suspensas à "espera" do retorno das condições ideais. Se as condições ambientais demorassem demais a melhorar ou se variassem até extremos, esse mecanismo de "espera" tornar-se-ia ineficaz em evitar lesões irreversíveis e morte. É desconcertante, mais uma vez, as semelhanças com o que ocorre ainda hoje, inclusive em seres complexos como os humanos. Desnutrição prolongada, por exemplo, reduz o metabolismo ao mínimo, suspende a capacidade reprodutiva e inclusive prolonga a vida à "espera" de melhores condições nas quais esses processos podem ser retomados. Se a condição persistir ou se ampliar para acima de certos níveis, tais mecanismos tornam-se ineficazes em evitar a morte.

Se os mecanismos em si não são totalmente novos, ao menos se sofisticaram de tal maneira que, às vezes, fica difícil traçar analogias. Vejamos suscintamente como funcionam, em humanos, os mecanismos para monitorar o estado e as variações dos meios externo e interno e os mecanismos de resposta a essas variações.

Mecanismos de monitoramento do meio externo (exterocepção)

O conjunto das percepções sobre o meio externo é chamado "exterocepção". Nos humanos, a exterocepção inclui os famosos cinco sentidos: a visão (oftalmocepção), a audição (audiocepção), o olfato (olfaccepção), o paladar (gustocepção) e o tato (tactiocepção). Alguns seres possuem ainda mecanismos de investigação de campos magnéticos. Foge ao escopo deste livro detalhar as particularidades dos instrumentos utilizados em cada um desses sentidos. Creio também que sejam intuitivas a complexidade e precisão envolvidas em órgãos como os olhos e o aparelho olfatório. No entanto, é importante destacar que, por questões de sobrevivência, esses instrumentos precisam enviar seus "relatórios" de maneira extremamente rápida e em "tempo real". Imaginemos, por exemplo, o que seria fechar os olhos, por poucos segundos que fossem, enquanto dirigimos a 120 km/hora. Essa mesma situação ilustra também a importância de "relatórios rápidos e em tempo real" sobre a posição dos pés sobre os pedais e dos braços sobre o volante. Por dividir com os outros sentidos essas características de velocidade e relatórios contínuos, o estado *posicional* dos músculos e do esqueleto (propriocepção) também é incluído dentro do conjunto da exterocepção (apesar de, em última análise, fornecer dados sobre o meio interno).[95] Efetivamente, as mensagens proprioceptivas trafegam em fibras nervosas especiais (Aα e Aγ) bem mais rapidamente do que as mensagens advindas de outras partes do corpo.

Mecanismos de monitoramento do meio interno

O conjunto de sinais mecânicos, térmicos, químicos, metabólicos e hormonais advindo da pele, dos músculos, das articulações, dos dentes e das vísceras produz o que chamamos de interocepção.[102] Fibras nervosas de pequeno diâmetro (tipo Aδ e C), vindas de todos os tecidos do corpo, terminam em uma região específica da medula espinhal (lâmina I do corno posterior da medula e do trigêmeo), de onde ascendem para o sistema nervoso central ou se comunicam localmente com o sistema nervoso autônomo (simpático e parassimpático). Essa última ligação permite uma série de reflexos que conferem grande autonomia ao autocontrole homeostático do sistema visceral. Os sinais que ascendem ao sistema nervoso central permitem processamentos adicionais das informações que, ao final, produzem toda a gama de sentimentos sobre o estado corporal, como fome, saciedade, sede, cansaço, calor, frio, dor, cãimbras, coceira, falta de ar, excitação sexual, entre outros.

Mecanismos de resposta às ameaças à homeostase

Os mecanismos de resposta são tão amplos que sua caracterização se confundiria com aquilo que chamamos "viver". As simples respostas moleculares encontradas nos primeiros seres vivos continuam a acontecer em cada uma das células, mas a elas somaram-se inúmeras outras, em cada nível de complexidade que nos propusermos a avaliar. Desde simples reflexos – a retirada da mão que toca uma superfície quente ou o aumento da frequência respiratória quando o sangue se torna mais ácido –, até o que chamamos de sociedade. Todas as nossas ações, ou as ações de cada parte do corpo, em última análise, visam manter ou alcançar a homeostase. Entender isso auxilia muito a compreensão do que somos e como agimos, incluindo os fatores que tornam alguém fibromiálgico.

Se tais indivíduos incorrem em dor, fadiga e outros sintomas, eles o fazem com o único objetivo de alcançar (ou manter) a homeostase. Esses sintomas são extremamente desagradáveis, carregados de valor biológico negativo e, portanto, sinalizam a perda da homeostase. Reconquistar a homeostase, então, seria curar-se da fibromialgia. Entretanto, existe a possibilidade de que os alarmes (sentimentos e sintomas) estejam soando sem que a casa esteja realmente sendo invadida (sem a perda real da homeostase). Curar-se da fibromialgia, nesse caso, significaria desligar os alarmes e reajustar sua sensibilidade junto ao "computador central". O capítulo que se segue foca os sentimentos, as emoções e as representações do "eu" (a "casa" na metáfora acima). Estudando como funciona tal "alarme" e o computador central que o comanda poderemos visualizar de que forma isso poderia ser feito.

Resumo do Capítulo 9

Discute os princípios que regem nossas ações e as origens do que entendemos por "bom" ou "ruim".

- A vida só é possível em condições muito especiais, que precisam ser constante e ativamente conquistadas.
- "Homeostase" é o nome dado à habilidade de um organismo para alcançar e manter tais condições, apesar de variações no ambiente externo. Vida só é possível se a homeostase for preservada.
- Para que homeostase seja possível (ou seja, para que a vida seja possível), são necessários meios de perceber se estamos ou não rumando na direção dessas condições. Tudo que nos leva em direção à homeostase é sentido como bom (recompensa), e tudo que nos afasta da homeostase é sentido como ruim (castigo). Isso dirige todas nossas ações.
- Dor, fadiga e os outros sintomas da fibromialgia são extremamente desagradáveis e, portanto, sinalizam a perda da homeostase. Entretanto, existe a possibilidade de que os alarmes (sentimentos e sintomas) estejam soando sem que a casa esteja realmente sendo invadida (sem a perda real da homeostase). Curar-se da fibromialgia, nesse caso, significaria desligar os alarmes e reajustar a sensibilidade.

Mapas e a representação da realidade

10

Expõe como o sistema nervoso representa a realidade e de que forma lida com ela e conosco dentro da realidade; discute o que são sentimentos e emoções e de que modo eles dirigem nossas ações. Importante para pacientes. Leitura fácil, se relevados os termos anatômicos. Pular para o resumo pode comprometer um pouco a compreensão das principais ideias do livro.

Platão – filósofo e matemático da Grécia antiga – criou ao lado de Sócrates, seu mentor, e de Aristóteles, seu aluno, muitos dos alicerces da ciência e da filosofia ocidental. Em "Alegoria da Caverna", apresentada em seu trabalho *A República*, Platão escreve sobre uma parábola de Sócrates na qual um grupo de pessoas teria passado a vida toda acorrentado ao fundo de uma caverna, observando nada além das sombras das coisas do mundo que eventualmente eram projetadas para dentro da caverna. Tais prisioneiros, segundo Platão, tomavam as sombras pelo mundo. Essa alegoria provavelmente se refere a sua "teoria das formas", segundo a qual aqueles que investigam o mundo pelos sentidos não apreendem a realidade, mas projeções imperfeitas dela. Na narrativa de Platão, Sócrates afirma que quem vê o mundo com os olhos é cego e só aqueles que usam a lógica é que o enxergam.

Essas ideias, com cerca de 2.500 anos de idade, continuam atuais e amplamente aplicáveis à neurociência. O fato é que nenhum objeto do mundo entra em nossa cabeça (e se entrar, fará um grande estrago!). A luz refletida no objeto atinge a retina e é traduzida em modificações moleculares nas células fotossensíveis, que serão vertidas em impulsos nervosos conduzidos até o sistema nervoso central, onde formarão uma representação neuronal do objeto, ao qual serão atribuídos valores e significados preconcebidos segundo a genética e experiência pessoal. O cérebro (e as células) trabalha(m) com representações imperfeitas da realidade (sombras) e não com a realidade.

Essas "representações neuronais" da realidade podem ser chamadas de mapas. O cérebro é uma máquina de fazer e manipular mapas. Informações advindas dos olhos desenham mapas visuais; informações vindas dos ouvidos, mapas sonoros; informações advindas das mãos, mapas táteis; e assim por diante. Quanto mais fidedigno é o mapa, maior a capacidade que temos de lidar com o meio, maiores são as chances de sucesso nas empreitadas. Mapas permitem ainda a possibilidade de simularmos diversos cenários e escolhermos o final da história, mas para isso eles não só têm de ser completos, como também têm de se comportar como o mundo real.

Um pêssego tem forma, cor, temperatura, textura, cheiro e gosto. Na verdade, em cada um de nós o mapa do pêssego traz ao menos três outros parâmetros: sentimentos, um significado cognitivo e uma história bibliográfica. Pense nesse pêssego como sendo grande, com tonalidades entre o vinho escuro e o amarelo e um cheiro doce e morno. Sua superfície apresenta a seus dedos a delicada resistência característica de um pêssego maduro, e a seus lábios, a temperatura ambiente e a maciez de sua penugem. Seus dentes quase não encontram resistência ao perfurar sua carne, e um suco doce e agradável logo escorre para sua boca. Investigue-se nesse momento. A simples descrição da sua interação com o pêssego muito provavelmente lhe provocou sentimentos. Fome, desejo, prazer para alguns, possivelmente nojo e aversão para aqueles que não gostam de pêssego. Ao ler a palavra pêssego, atribuímos a ela um significado cognitivo certamente diferente para cada um de nós. Ao visualizar o pêssego descrito acima, todos nós o comparamos com experiências prévias com pêssegos. Alguns devem ter se lembrado de um pêssego especialmente bom, outros podem ter achado minha descrição um tanto exagerada, mas todos reunimos os vários aspectos do pêssego e os comparamos à memória que temos desse objeto. De que maneira isso acontece?

Recentemente, o funcionamento da mente e a formação da consciência se tornaram assuntos de grande interesse coletivo, povoando também páginas de revistas e jornais voltados ao público em geral. Por trás de, ou seguindo, tal tendência, estão notáveis neurocientistas modernos, como Oliver Sacks e António Damásio, capazes de, ao mesmo tempo, compreender e traduzir conceitos difíceis em literatura palatável. Diversas publicações, desses e de outros autores, aprofundam esse tema e são por mim sugeridas àqueles que gostariam de saber mais sobre o assunto. Abaixo, ensaio um resumo do resumo, certamente incompleto, mas mantendo em foco o objetivo deste livro.

Impulsos advindos de todo o corpo, incluindo aqueles advindos das "portas sensoriais" (olhos, ouvidos, nariz, boca, pele) entram no sistema nervoso central e unem-se no tronco cerebral. Os impulsos interoceptivos concentram-se no hipotálamo e muitos deles passam antes por uma série de núcleos também localizados no tronco cerebral. No tronco cerebral existem estruturas como os "colículos superiores", cuja anatomia ajuda a entender como são sobrepostos os diferentes mapas. Os colículos superiores apresentam sete camadas: as camadas de I a III são superficiais e as de IV a VII são profundas. Todas as conexões das camadas superficiais estão relacionadas à visão, e a camada II recebe sinais do córtex visual primário. Essas três camadas superficiais integram as diferentes informações visuais e constroem um mapa visual inicial. As camadas profundas do colículo superior processam, de forma semelhante, as informações auditivas e somáticas, incluindo as exteroceptivas e as interoceptivas, vindas da medula espinhal e do hipotálamo. As quatro variedades de mapas: visual, auditivo, somático interoceptivo e somático exteroceptivo são alinhadas de forma tão precisa quanto as informações disponíveis em cada mapa. As informações somáticas permitem ainda o registro das modificações que o objeto causou ao ser.[95] Faltam ainda os sentimentos.

Em 1949, Walter Hess ganhou o prêmio Nobel em função de experiências conduzidas no início do século XX que em muito ajudaram na delimitação dos berçários dos sentimentos. Durante esses experimentos, o suíço desencadeava em gatos uma variedade de comportamentos emocionais por meio da estimulação elétrica de partes específicas do cérebro, especialmente em certas zonas do hipotálamo e outras no centro do cérebro médio (parte superior do tronco cerebral). Os animais podiam ser induzidos a agir de forma a sugerir raiva, medo, curiosidade, fome ou náuseas em função dessas estimulações elétricas. Interessantemente, esses animais iriam autoestimular alguns desses circuitos, como o feixe medial do prosencéfalo (a principal via de conexões do hipotálamo), enquanto evitavam veementemente estímulos em outras áreas como as hipotalâmicas anteriores e ventrolaterais, e também outras na substância cinzenta periaquedutal. Tal experimento sugeriu que prazer e ojeriza/desconforto são sentimentos elaborados por circuitos presentes no tronco cerebral/hipotálamo e não em estruturas superiores como o córtex.[94] Efetivamente, a remoção cirúrgica dos hemisférios cerebrais (descerebração) resulta, em animais ainda mais temperamentais, em surtos proeminentes de raiva em resposta a mínimas irritações, mas que, no entanto, não conseguem direcionar suas energias contra alvos adequados, o que sugere que essas estruturas superiores tenham, na verdade, um papel inibitório sobre os sentimentos.[94]

É importante citar que em humanos não se passa exatamente o mesmo. Lesões que levam, em adultos, à total destruição dos hemisférios cerebrais quase sempre resultam em estado vegetativo, o que evidencia a maior dependência dos humanos ao córtex. No entanto, quando essas lesões acontecem no ambiente intrauterino, como no caso de hidranencefalia, o resultado é outro. Essas crianças nascem com o tronco cerebral e hipotálamo intactos, mas sem as estruturas telencefálicas como o tálamo, os gânglios da base e os córtices. Tais crianças permanecem vivas e, muitas vezes, passam da idade da adolescência. Elas possuem movimentos muito limitados em função da atonia na musculatura que sustenta a coluna e da espasticidade que acomete a musculatura dos membros, mas estão muito longe de um estado vegetativo. A seu modo, são capazes de se comunicar com os cuidadores e interagem com o mundo. Movem a cabeça e os olhos, apresentam expressões de emoção no rosto, podem reagir a provocações com um sorriso e a cócegas com risadas, afastam-se de estímulos dolorosos e respondem a eles com um olhar mal-encarado, movem-se na direção de um objeto desejado e, inclusive, manifestam preferências por certas músicas, comidas e pessoas.[95] Veremos a seguir que as estruturas telencefálicas secundariamente processam e modulam as emoções, mas as óbvias expressões de emoção observadas nessas crianças, naturalmente descerebradas, deixam claro que o tronco cerebral é suficiente para a produção, mesmo em humanos, de sentimentos, emoções e outras respostas a estímulos.

Onde, exatamente, os sentimentos são gerados ainda é uma questão em debate. Uma teoria com crescente aceite foi desenvolvida por António Damásio e sua equipe. Segundo ela, os núcleos do tronco cerebral (e hipotálamo) que recebem os impulsos do corpo e com eles constroem os primeiros mapas também acrescentam, aos objetos nesses mapas, um tom afetivo. Apesar de não completamente comprovada, a teoria faz sentido anatômico e funcional. Uma vez que esses núcleos mapeiam o ambiente externo, o interno e as mudanças que o ambiente externo imprime no interno, eles estão em posição excepcionalmente privilegiada para determinar a aproximação ou o afastamento da homeostase. Portanto, ao construir e modificar os mapas, os mesmos núcleos adicionariam, aos objetos neles contidos e às interações entre cada objeto e o corpo, uma "etiqueta" determinando o valor biológico. Essa etiqueta é percebida por nós como sentimentos, os quais nos direcionam para a homeostase.

No cérebro das espécies capazes de representar os estados internos e externos em forma de mapas, os parâmetros associados aos limites da homeostase são também associados às experiências afetivas positivas e negativas. Na espécie humana, capaz do uso de uma linguagem abstrata, esses estados recebem nomes como prazer/alegria/bem-estar e dor/desconforto/náuseas. Como as imagens que são criadas pelos circuitos de processamento da visão, da audição ou do olfato, a partir dos impulsos gerados por suas respectivas "portas sensoriais", os sentimentos são as imagens criadas pelo circuito afetivo, a partir dos impulsos gerados pelos diversos receptores de informações interoceptivas do corpo. A maneira como nos sentimos é o mapa gerado por tais circuitos, e esse mapa também é sobreposto aos demais no tronco cerebral.

Fora do tronco cerebral, a ínsula, sem dúvidas, é a principal região associada aos sentimentos. Como previamente mencionado, o segmento anterior dessa estrutura é formado por um córtex evolutivamente mais antigo e estruturalmente mais próximo às estruturas subcorticais. Nessa área, os sentimentos provenientes do tronco cerebral são associados a outros aspectos cognitivos, elaborados em todas as suas sutilezas, intensidades e especificidades, ganhando nova dimensão.[95] A parte posterior da ínsula, formada por um tecido típico de neocórtex, participa da criação dos mapas corporais a partir dos sinais retransmitidos (e transformados) pelo tronco cerebral.

A utilidade óbvia por trás dos sentimentos é direcionar o conjunto de ações em direção à homeostase. Quando buscamos os sentimentos bons e evitamos os ruins, estamos executando a vontade de cada uma das células. Os sentimentos são a expressão do grande coletivo de vontades em uma só voz. Mas essa não é sua única função.

Imaginemos agora os olhos como duas câmeras constantemente ligadas e registrando tudo o que vemos. O volume de imagens coletadas a cada instante e ao longo do tempo é gigantesco. Lembre como seu computador trava ao processar um pequeno filme ou mesmo seu arquivo de fotos... Some a isso os dados provenientes de cada um dos outros quatro sentidos e todos os outros vindos da interocepção. Como processar esse infinito montante de dados? A principal resposta encontrada pela natureza para tal problema foi priorizá-los. Apenas interessam os dados que significam a aproximação ou o afastamento da homeostase, ou seja, os dados que possuem algum valor biológico. A etiqueta com o valor biológico determina a importância que será dada a um objeto, e só aqueles objetos com algum valor receberão atenção, terão acesso ao processamento detalhado do córtex e eventualmente terão a regalia da consciência ou induzirão memória.

Sentimentos e emoções

As tentativas de definir e classificar os sentimentos e as emoções se confundem com a própria história da neurociência. Atualmente, boa parte dos especialistas usa o conceito de sentimento de forma semelhante à utilizada até agora neste livro: sentimento seria uma imagem (como visão, audição etc.), mas "especial" no sentido em que posiciona o estado interno do corpo em relação à homeostase. Esse sentimento pode se referir apenas às informações advindas da interocepção, o que Damásio chamou de "sentimentos primordiais", ou às informações sobre as alterações que um objeto ou situação provoca no indivíduo, o que foi chamado de "sentimentos corporais específicos".[95] Emoções são basicamente o conjunto de reações aos sentimentos e às demais imagens processadas no cérebro. São programas operacionais complexos e automáticos desencadeados por essas imagens. Baseando-nos no que observamos em animais decorticados, crianças hidranencefálicas e em bebês recém-nascidos (cujos córtices são substancialmente imaturos), podemos afirmar, mais uma vez que as emoções também se iniciam no tronco cerebral. A partir de lá, uma série de outras regiões superiores promotoras de emoções são ativadas, como as amígdalas, as ínsulas e regiões específicas do lobo frontal, desencadeando uma ampla gama de ações, desde expressões faciais e posições corporais até mudanças nas vísceras e na produção de hormônios. As emoções, como um objeto ou situação qualquer, também desencadeiam outros sentimentos. Esses sentimentos desencadeados por emoções foram chamados "sentimentos de emoções" e representam mapas (imagens) das alterações corpóreas causadas por aquela emoção. Tanto os sentimentos corporais específicos quanto os sentimentos de emoções são variações dos sentimentos primordiais.

Muitas "classificações" para as emoções foram aventadas, nenhuma perfeita, mas algumas delas com alguma utilidade heurística. As "emoções de fundo", por exemplo, seriam aquelas desencadeadas por um estado interno do corpo, como doenças, fadiga ou, ao contrário, a ausência de ameaças à homeostase. Seriam exemplos de emoções de fundo o desencorajamento e o entusiasmo. O conceito se confunde um pouco com o do "humor", mas dele se destaca por apresentar um estímulo desencadeante mais definido e um tempo de curso mais circunscrito. Algumas das emoções, como medo, fúria, tristeza, felicidade, nojo e surpresa, são expressas de forma notavelmente uniforme entre os seres humanos, a despeito de suas bagagens cultural e individual, por isso foram chamadas de "emoções universais".[94] O conceito se torna útil no momento em que revela o quanto muitos dos programas emocionais são inatos e automatizados e, portanto, substancialmente invariáveis, determinados ao longo dos bilhões de anos de vida nesse planeta e expressos por meio do DNA. É claro que suas expressões abertas podem ser moduladas segundo nossa vontade e treinamento, como bem sabem os jogadores de pôquer, mas a rotina do programa básico é estereotipada. A maior parte das manifestações automáticas de uma emoção, como as alterações cardíacas, pulmonares, intestinais, cutâneas e endócrinas, continuam a se desenvolver mesmo quando voluntariamente inibimos a expressão dos movimentos da face e do corpo.

Por fim, as "emoções sociais" seriam um grupo de emoções complexas e evolutivamente mais recentes, desenhadas para direcionar nossas ações em situações sociais. São exemplos: compaixão, vergonha, culpa, desprezo, ciúmes, inveja, admiração. É importante destacar que as emoções podem também ser desencadeadas, se bem que de forma menos definitiva, pela simples lembrança de objetos ou situações que normalmente as desencadeiam, como deve ter acontecido anteriormente, durante a leitura da descrição do pêssego. Esse aspecto é de vital importância, pois possibilita a simulação de realidades e situações necessárias para execução de diversos aspectos cognitivos complexos da mente.

Como já abordado, o córtex é funcionalmente dividido em três áreas: sensórias, motoras e associativas. Das imagens iniciais formadas no tronco cerebral, aquelas que possuem algum valor biológico são distribuídas para os córtices sensoriais, onde são detalhadas. É difícil passar de maneira clara e didática as diferenças entre os papéis executados pelo tronco cerebral e pelos córtices sensitivos na construção dos mapas. Talvez isso seja mais bem ilustrado por situações em que os córtices sensitivos visuais são destruídos. Esses indivíduos sofrem do que chamamos de cegueira cortical. Mesmo estando os olhos e suas ligações com o sistema nervoso central intactos, essas pessoas sentem e afirmam que não conseguem ver, mas mantém muitos dos reflexos visuais como fechar os olhos ou proteger-se de um objeto que vem rapidamente contra seu rosto. A visão está preservada, mas o significado cognitivo do que é visto não existe. O mais interessante é que essas pessoas também não conseguem evocar memórias visuais, mesmo de objetos com os quais conviveram por toda a vida. Isso significa que utilizamos, nas simulações, representações desses objetos armazenados nessas áreas corticais sensitivas.

A imagem inicial vinda do tronco cerebral é detalhada no córtex sensitivo e, então, retransmitida para as estruturas subcorticais, nas quais pode receber outros valores biológicos (repetindo o ciclo), e também para áreas associativas, nas quais é imbuída de significado cognitivo.

No tronco cerebral e gânglios da base são iniciados alguns planos de ação mais primitivos e automáticos. A integração dos córtices permite avaliações mais profundas e abrangentes da situação dentro de um contexto individual e social e, portanto, planos de ações mais complexos e flexíveis. Esses planos de ação são ensaiados (simulados) nos córtices pré-motores e, se a simulação da ação parecer adequada, serão desinibidos e transformados em ação a partir dos córtices motores.

A parte motora desses planos de ação corresponde às "respostas motoras instintivas" mencionadas no Capítulo 5. Como vimos, estudos de ressonância magnética funcional evidenciaram atividade exagerada de áreas pré-motoras e motoras associadas a essas respostas instintivas em pacientes fibromiálgicos. Isso ajuda a criar a contração muscular contínua que provoca e distribui a dor e as tendinites. Outros tipos de respostas aos sentimentos também estão exagerados nesses pacientes e serão discutidos mais profundamente ao longo do livro.

Resumo do Capítulo 10

Expõe como o sistema nervoso representa e lida com a realidade, nós mesmos e nós mesmos dentro da realidade; discute o que são sentimentos e emoções e como eles dirigem nossas ações.

- Núcleos nervosos no tronco cerebral (a porção mais baixa do cérebro, e berço dos instintos) concentram e processam informações vindas de cada um dos sentidos e com elas constrói mapas que representam o mundo e a nós mesmos dentro do mundo.
- Esses mesmos núcleos acrescentam aos objetos desses mapas (e ao efeito que eles causam em nós) um sentimento. Sentimentos positivos marcam os objetos (ou situações) que nos ajudam a alcançar a homeostase (as condições ideais para vida prosperar), e sentimentos negativos sinalizam o contrário.
- Os objetos ou situações não considerados importantes para a homeostase não são associados a sentimentos e não recebem muito de nossa atenção, consciência ou memória.
- Quanto e como vamos reagir a determinadas situações ou objetos depende grandemente dos sentimentos que eles provocam. Tais reações acontecem nos mais diversos níveis (movimentos, expressões, suor, hormônios, batimentos cardíacos, respiração, mais sentimentos etc.). A maioria dessas reações são automáticas e involuntárias (mas uma pequena parte delas pode ser inibida, se assim desejado).
- O conjunto das reações que ocorrem em função de um sentimento é chamado de emoção.
- A parte motora das respostas instintivas aos sentimentos está exageradamente ativada no fibromiálgico. Isso ajuda a criar a contração muscular contínua que provoca e distribui a dor e as tendinites nesses pacientes. Outras respostas também estão exageradas na fibromialgia, como será mais bem discutido à frente.

Busca e vias descendentes inibitórias da dor

11

Descreve a existência de "programas motivacionais", como os que nos empurram para a busca e os que oferecem recompensa. Detalha o funcionamento do sistema de busca, cuja ativação é inadequada nos depressivos e em parte dos fibromiálgicos. Descreve as vias inibitórias da dor e sua relação com a fibromialgia e outros distúrbios de hipersensibilidade central. Grande importância para pacientes. Dificuldade moderada/alta. Relevar termos técnicos é sugerido.

Além de sentimentos e emoções, outro termo comumente utilizado tanto por neurocientistas quanto por leigos é *drive*. A palavra vem do inglês e significa "dirigir". A segunda edição do *New Oxford American Dictionary* define o uso psicológico da palavra como: "compulsão ou força para se mover em uma direção específica; fato ou sentimento compelindo alguém a agir de uma determinada maneira". Sentimentos e emoções também nos empurram para agir de um determinado modo. Como diferenciar *drive* de sentimentos ou emoções? António Damásio, por exemplo, considera que "os *drives* e motivações são constituintes mais simples das emoções". E acrescenta que "é por isso que a felicidade ou a tristeza alteram o estado desses *drives* e motivações alterando de imediato os apetites e desejos".[95] No entanto, mesmo que *drives* sejam "constituintes mais simples das emoções", o termo é útil ao traduzir estados específicos nos quais somos efetivamente "compelidos a nos mover de uma determinada maneira".

Certamente, os *drives* fazem parte do conjunto de "programas de incentivo", como os programas de recompensa e de castigo, mas certamente se diferencia deles. Alguns deles são desencadeados pela ameaça à homeostase, por exemplo, o *drive* de busca por alimentos frente à fome. Outros são, com mais frequência, desencadeados exatamente quando a homeostase está assegurada – o *drive* sexual, por exemplo. São ainda desencadeados de maneira preventiva, quando uma possível ameaça à homeostase é antecipada no futuro (mesmo quando estamos saciados podemos sentir a necessidade de armazenar recursos).

Sistema motivacional de busca

Um desses *drives*, o *sistema motivacional de busca*, merece destaque por estar relativa e anatomicamente bem delimitado e por ter implicações importantes na fibromialgia. Existe um montante significativo de evidências atribuindo a circuitos específicos (que cruzam o hipotálamo lateral) a geração do impulso básico de buscar, investigar e compreender o ambiente a nossa volta. A anatomia dos circuitos dopaminérgicos do sistema nervoso central corresponde, de maneira geral, à trajetória desse sistema, e a *dopamina* é um ingrediente essencial para seu funcionamento, mas diversas outras químicas também estão envolvidas. Esse circuito dirige e energiza processos neurais percebidos pelos seres humanos como curiosidade, busca de sensações e, inclusive, busca de "sentidos superiores" para nossas experiências.[94]

Oliver Sacks imortalizou os circuitos dopaminérgicos em seu livro, posteriormente transformado em filme, *Tempo de despertar*. O personagem central, Leonard L., vivia em estado catatônico em função de danos subcorticais, em especial em áreas próximas ao hipotálamo posterior, causados por um quadro de "encefalite letárgica". Em tal condição, certas áreas do sistema nervoso central são destruídas pelo próprio sistema imune do paciente. Seu médico, dr. Sayer, testa nele, pela primeira vez, a L-dopa, uma droga que aumenta a disponibilidade de dopamina nos circuitos que utilizam esse neurotransmissor. O resultado é mais bem descrito nas palavras do próprio paciente: "Me sinto salvo, ressuscitado, renascido. Sinto uma sensação de saúde próxima da graça... Sinto-me como um homem amando. Libertei-me das barreiras que me separavam do amor". Os sentimentos predominantes eram de potência, liberdade, abertura e troca com o mundo, em uma visão da realidade de certa forma distorcida por fantasia de revelação, delícia e satisfação com o mundo e consigo mesmo.[93]

Sensações muito semelhantes são descritas por usuários de ayahuasca (chá do Santo Daime, no Brasil), um potente estimulante de circuitos dopaminérgicos e serotoninérgicos. Não é à toa que algumas religiões foram fundadas a partir dessa droga.

Esses circuitos parecem ser os maiores contribuintes para os sentimentos de comprometimento e excitação quando procuramos os recursos necessários para a sobrevivência ou quando perseguimos o conhecimento que traz sentido para o ambiente e a nossa existência. Sem a dopamina, as aspirações humanas ficam congeladas como se estivessem em um eterno inverno de descontentamento.[94]

Interessantemente, uma deficiência de dopamina[103] e uma diminuição das áreas dopaminérgicas do sistema nervoso central[104] têm sido demonstradas em alguns pacientes fibromiálgicos. No intuito de estimular a busca, os circuitos dopaminérgicos fornecem aquelas sensações de bem-estar e potência descritas por Leonard L., estimulam os córtices motores e associativos, inibem as sensações dolorosas e desagradáveis. Essa figura parece ser o oposto das típicas de fibromiálgicos tipo 2, portanto a hipótese da deficiência dopaminérgica faz sentido clínico. As clássicas ameaças à homeostase, como estresse e dor, são potentes ativadoras dos circuitos da busca, no entanto um estudo de 2007 mostrou que alguns pacientes fibromiálgicos apresentam uma ativação frustrada do sistema dopaminérgico em resposta a esses estímulos.[105] Na falta da dopamina, os neurônios que recebem tal neurotransmissor tentam compensar o problema aumentando a sensibilidade de seus receptores. Essa hipersensibilidade dos receptores foi também evidenciada em tais pacientes.[106] Por último, se o problema é a falta de dopamina, drogas que aumentam a disponibilidade dessa substância deveriam levar a melhoras substanciais do quadro clínico dos fibromiálgicos. Efetivamente, um estudo mostrou melhora maior que 50% em 42% dos pacientes que tomaram uma dessas drogas, contra apenas 14% dos que tomaram placebo.[107]

É possível que uma relativa "deficiência congênita de dopamina" também esteja implicada na gênese da fibromialgia: como visto no capítulo sobre a genética envolvida na síndrome, o gene TAAR1 influencia a disponibilidade desse transmissor e foi associado à fibromialgia. No entanto, essa ou qualquer outra associação genética não é forte o suficiente para levar toda a culpa. Vimos no Capítulo 6 que não podemos depositar mais de 50% da responsabilidade nos genes, fração essa que é ainda dividida entre muitos genes. Portanto, boa parte da deficiência de dopamina e da atrofia dos circuitos envolvendo esse neurotransmissor seriam adquiridas durante a vida. Essa deficiência seria, então, consequência de outro processo, mas certamente colabora com a gênese dos sintomas e para o quadro final. Como foi recentemente mencionado, estresse é um importante estimulante dos circuitos dopaminérgicos. É provável que a deficiência de dopamina seja, em tais pessoas, secundária a uma deficiência no sistema de resposta ao estresse.[106] Esse assunto será mais bem abordado no próximo capítulo.

Alguns pontos devem ser esclarecidos. Em primeiro lugar, o fato de alguns pacientes terem deficiência desse neurotransmissor não significa que todos a tenham. A personalidade característica dos fibromiálgicos tipo1 – engajados, hiperativos, em constante movimento e busca, com excesso de ideias, conexões e significados – encaixa-se muito mais em um quadro de excesso do que de falta de estímulos advindos do sistema motivacional de busca. Infelizmente, nenhum trabalho separou os subtipos antes de pesquisar tais circuitos. Uma hipótese bastante plausível é que essas pessoas, em constante estresse, hiperestimulem esses circuitos precisamente na tentativa de evitar a dor e o estresse. É exatamente essa busca constante que torna tolerável a vida desses pacientes.

Deficiências dos circuitos dopaminérgicos iguais a essas descritas em alguns fibromiálgicos foram encontradas em pacientes com depressão maior,[108] o que está de acordo com a ideia de que esse subgrupo corresponda aos tipo2 (por definição associados à depressão). Também à semelhança deles, uma parte significativa dos deprimidos referiram melhora com a utilização de agonistas dopaminérgicos.

Em segundo lugar, se a falta de dopamina fosse a única causa de fibromialgia, estaríamos provocando fibromialgia em todos os pacientes que fizessem uso de antagonistas da dopamina (antipsicóticos), o que definitivamente não é o caso. Vale lembrar, no entanto, que a dopamina pode ser o principal neurotransmissor envolvido no circuito de busca, mas não é o único. Existem poderosos componentes descendentes nesse circuito, provavelmente baseados, em parte, na glutamina (outro neurotransmissor), que ainda necessitam ser melhor caracterizados funcionalmente, mas que podem ser tão importantes quanto aqueles baseados na dopamina.[94] Existem também boas evidências de que sistemas ascendentes baseados em epinefrina e norepinefrina (neurotransmissores normalmente associados ao sistema nervoso simpático) tenham um papel facilitador sobre o circuito da busca. Além disso, enquanto o aumento global de serotonina inibe o sistema de busca, o aumento localizado desse neurotransmissor, em algumas áreas próximas da massa cinzenta mesencefálica central, tem o papel inverso, promovendo esse circuito.[94] É provável que a química do sistema de busca não fique somente nessas cinco substâncias. No entanto, até onde sabemos, elas são as que mais têm influência sobre ele. Isso é relevante, porque ajuda a explicar outro modelo animal de indução de fibromialgia, o modelo baseado na reserpina.

Reserpina é uma substância que foi isolada em 1952 a partir de uma planta indiana, tradicionalmente usada para tratar loucura e picadas de cobras. Na medicina ocidental, foi utilizada para tratar hipertensão arterial. Apesar de seu sucesso nesse sentido (a reserpina está entre as poucas substâncias cuja propriedade de reduzir a mortalidade secundária à hipertensão foi adequadamente comprovada em ensaios clínicos controlados), ela foi retirada do mercado, na maioria dos países, por causa de seus efeitos colaterais, principalmente depressão e suicídio. As cinco substâncias que sabidamente influenciam o sistema motivacional de busca – dopamina, glutamina, norepinefrina, epinefrina e serotonina – têm em comum o fato de serem "aminas". A reserpina exerce sua ação reduzindo drasticamente a disponibilidade dessas aminas para os sistemas nervosos central e periférico.

No modelo animal, baseado na reserpina, camundongos de ambos os sexos desenvolvem hiperalgesia, alodínea, dor muscular à palpação e hipersensibilidade térmica a partir do segundo dia de uso subcutâneo dessa substância. Além disso, esses animais demoram mais tempo para começar a nadar quando forçados a isso, o que é classicamente associado à depressão. É verdade que tais aminas estão diretamente envolvidas em diversos outros circuitos do sistema nervoso central, em especial alguns na medula espinhal, tálamo e córtex pré-frontal, sabidamente responsáveis pelo processamento e sinalização da dor[38] (veja, logo abaixo, a seção sobre as vias descendentes inibitórias da dor). Portanto, é certo que a ação da reserpina, nesse modelo animal, é muito mais ampla do que simplesmente inibir o sistema motivacional de busca baseado na dopamina. No entanto, o pramipexol, uma medicação que diretamente estimula os receptores de dopamina e já foi utilizada com algum sucesso no tratamento da fibromialgia, é também capaz de atenuar significantemente a hiperalgesia muscular e a alodínea tátil observadas no modelo animal baseado na reserpina.[38]

Além dos mecanismos acima elucidados, existem outros dois, o desarranjo do sono e o desarranjo das vias descendentes inibitórias da dor, por meio dos quais a reserpina induz fibromialgia. Circuitos baseados na serotonina, dopamina e norepinefrina são considerados centrais na regulação dos ciclos de sono e vigília, e a depleção cerebral desses neurotransmissores, que ocorre com o uso da reserpina, já foi associada a distúrbios de sono, incluindo a diminuição das fases de sono profundo (ondas lentas) e

REM.[38] As vias descendentes inibitórias da dor, já mencionadas nos capítulos III e VI, são as potentes indutoras de analgesia e estão intimamente relacionadas à fisiopatologia da fibromialgia e aos principais tratamentos dessa síndrome. Uma vez iniciadas (também) pelo sistema de busca e tendo como personagem principal os opioides, abordados detalhadamente no próximo capítulo, elas servirão de ponte entre os dois capítulos.

Vias descendentes inibitórias da dor

As vias descendentes inibitórias da dor são ativadas pelo sistema nervoso central em situações nas quais a dor é um aviso redundante, desnecessário ou, principalmente, contraproducente. As situações que classicamente induzem busca, como todas as situações agudas que representam ameaça à homeostase, são exemplos dessa última circunstância. Se há uma ameaça já identificada e se precisamos encontrar meios de solucioná-la, sentir dor é um limitante contraproducente. No artigo "Pain in Men Wounded in Battle" [Dor em homens feridos em batalhas], de 1946, provavelmente a primeira vez que esse fenômeno foi oficialmente descrito, é apresentada uma série de casos nos quais, no calor da batalha, soldados com ferimentos tão graves quanto amputações, fraturas expostas e afundamentos de crânio prosseguem em atividade, por horas, sem sentir qualquer dor. O autor conclui que "emoções fortes bloqueiam a dor" ("*Strong emotions block pain*"), mas ele não é capaz de elucidar os mecanismos pelos quais isso acontece.[109] Esses mecanismos só ficaram mais claros com a descrição das vias descendentes inibitórias da dor. Elas não são exclusivamente ativas pela busca. Outros "programas", emocionais e não emocionais, também são capazes de ativá-las, como sugere a lista de estruturas superiores com as quais tais vias se conectam: o hipotálamo (parte do sistema límbico e conexão entre o sistema nervoso e endócrino), a amígdala ("berço" do medo), o córtex cingulado anterior rostral (importante para antecipação de recompensa, tomada de decisões, empatia, controle de impulsos e coautor de muitas das emoções) e o tálamo (integrador de diversas áreas e funções do sistema nervoso).

Didaticamente, as vias inibitórias da dor podem ser divididas em três vias descendentes principais, segundo os neurotransmissores centralmente atuantes: opioides, serotoninérgicas e noradrenérgicas. A principal via descendente é a opioide, e a principal região produtora de tal substância, em relação à via em questão, é a substância cinzenta periaquedutal, em inglês *Periaqueductal Gray* (PAG). Seguindo o comando das referidas estruturas superiores, essa região produz um tipo de opioide chamado encefalina, que é liberado em uma porção da medula oblonga chamada de "medula rostral ventromedial" (RVM) (Figura 8).

Pode-se dizer que a RVM funciona como um relé de ligar/desligar para essas vias descendentes inibitórias da dor. Essa função é desempenhada por neurônios especializados chamados de *on* (ligar) e *off* (desligar). Uma vez presentes na RVM, as encefalinas ativam os neurônios *on* e inativam os neurônios *off* permitindo o "desligamento", na medula espinhal (principalmente na lâmina 2 do

Figura 8 – Vias descendentes inibitórias da dor

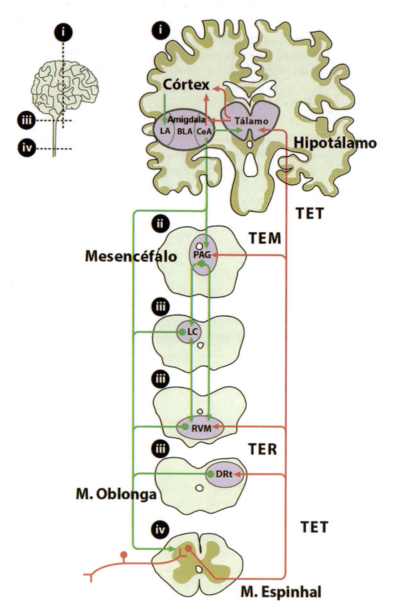

Vias ascendentes em vermelho, vias descendentes inibitórias em verde. BLA= Amígdala basolateral; CeA= Núcleo central da amígdala; LA=Núcleo lateral da amígdala; TET= Trato espinotalâmico; TEM= Trato espinomesencefálico; TER=Trato espinorreticular; PAG= Substância cinzenta periaquedutal; LC= Locus cerúleos; RVM= Medula rostral ventromedial (adaptação)[91]

corno posterior da medula), das vias ascendentes da dor. Resumindo, opioides na medula impedem que as sinalizações de dor subam para o cérebro.

Receptores para serotonina existem em todo o sistema nervoso, dos neurônios periféricos até o córtex. Aliás, a confusão vem exatamente dessa abundância: existem sete famílias e inúmeros tipos diferentes de receptores serotoninérgicos descritos. A ação desses receptores na dor pode ser oposta, dependendo do tipo, da posição e da interação que cada um possui. No entanto, se experimentalmente inibirmos a ação da serotonina no sistema nervoso como um todo (com drogas antagonistas da serotonina), a analgesia promovida pelos opioides no relé RVM deixa de ser possível.[91]

Outros neuromediadores com forte ação sobre os neurônios *on* e *off* são os canabinoides. Diferentemente da serotonina, eles podem, diretamente, ativar os neurônios *on* e desativar os *off*, mesmo na ausência de opioides. Além disso, a inibição da ação dessas substâncias, com o uso de antagonistas de canabinoides, também inibe a analgesia promovida por opioides no RVM, especialmente aquela normalmente desencadeada por estresse.[91] Isso é particularmente interessante para o assunto deste livro, porque a resposta ao estresse é evento central na fibromialgia. Um gene que codifica um dos receptores para canabinoides já foi associado à propensão para fibromialgia (o CNR1, como visto no Capítulo 6) e o tratamento dessa síndrome com agonistas de canabinoides vem, progressivamente, ganhando espaço.

De maneira similar à acima descrita para a serotonina e canabinoides, a administração de antagonistas de noradrenalina também inibe a analgesia induzida pela atividade da RVM ou da PAG. De novo, receptores para noradrenalina são encontrados em diversas áreas do sistema nervoso, mas para a presente discussão são de destacada importância aqueles encontrados nos neurônios que formam as vias ascendentes da dor. Ativados, os receptores noradrenérgicos diminuem, direta e indiretamente, a ação desses neurônios por meio da ativação de neurônios inibitórios presentes na medula espinhal (lâmina 2 do corno posterior).

Nesse contexto, fica mais fácil entender por que o modelo animal da reserpina supracitado funciona. Se essa droga diminui a disponibilidade de serotonina e adrenalina, necessárias para que ocorra a analgesia mediada pelos opioides endógenos, é de se esperar que os animais experimentem uma amplificação importante de qualquer estímulo doloroso (hiperalgia).

Na fibromialgia, essas vias descendentes inibitórias também estão inoperantes (ou menos operantes), por razões não totalmente estabelecidas. O mesmo fenômeno foi também descrito em outras síndromes de hipersensibilidade central, como a síndrome do cólon irritável, a desordem temporomandibular, a cefaleia tensional e a mialgia crônica do trapézio.[91] Interessantemente, enquanto os mais modernos antidepressivos inibidores seletivos de receptação de serotonina apresentam eficácia apenas modesta, os velhos antidepressivos tricíclicos, capazes de aumentar também a disponibilidade de noradrenalina e dopamina, ocupam um papel de destaque entre as opções terapêuticas nessas condições.

Ao descrever os circuitos descendentes inibitórios da dor e as aberrações de seu funcionamento em algumas das síndromes de sensibilidade central, procurei explicar por que mesmo a abundância de opioides no sistema nervoso central (de origem endógena ou medicamentosa) é incapaz de promover, nessas condições, uma analgesia adequada. No entanto, analgesia é apenas uma das funções dos opioides. Eles também promovem outros estados como tranquilidade, sonolência e saciedade. Isso, de fato, também não acontece nos fibromiálgicos. Uma compreensão mais profunda desse tema será o objetivo do próximo capítulo.

Resumo do Capítulo 11

Descreve a existência de "programas motivacionais", como os que nos impelem para a busca e os que oferecem recompensa. Detalha o funcionamento do sistema de busca, deficiente nos depressivos e em parte dos fibromiálgicos. Descreve as vias inibitórias da dor e sua relação com a fibromialgia e outros distúrbios de hipersensibilidade central

- *Drivers* são "programas motivacionais" ou "vontades", que nos direcionam para a homeostase.
- Os "circuitos da busca", baseados na dopamina, funcionam como um desses *drivers* e são ativados em situações de ameaça à homeostase, ou em situações nas quais significantes ganhos são antecipados.
- Esses circuitos estão disfuncionais em grande parte dos indivíduos deprimidos e em parte dos indivíduos fibromiálgicos.
- Uma vez ativados, os circuitos da busca "energizam" diversas áreas do cérebro, impulsionando-nos para atividades coordenadas que buscam um objetivo: sair da situação de ameaça à homeostase (ou alcançar o ganho almejado).
- Entre as ações desse circuito estão uma sensação de bem-estar, analgesia, a busca de conexões entre fatos e acontecimentos, agitação física e comportamento de busca.
- A analgesia promovida pela ativação desse circuito (da busca) se dá pela ativação das vias descendentes inibitórias da dor.
- As vias descendentes inibitórias da dor são o principal modo por meio do qual o sistema nervoso central promove analgesia.
- As vias descendentes inibitórias da dor são ativadas sempre que a dor não ajuda ou atrapalha. A necessidade de busca é uma dessas situações, mas outras são ainda mais clássicas, como as de medo ou estresse agudo.
- Apesar de estresse ser uma característica central na fibromialgia e em outras síndromes de sensibilidade central, uma deficiência na atuação dessas vias descendentes foi demonstrada nessas condições. O que se sabe sobre as razões desse fenômeno será discutido ao longo dos próximos capítulos.

Sistema de recompensa

12

Descreve os circuitos motivacionais de recompensa, suas funções e relações com outros circuitos, em especial o de busca. Expõem o estado desse circuito nos fibromiálgicos e as consequências dele resultantes. Capítulo importante para pacientes. Dificuldade moderada. Pular para o resumo compromete um pouco a compreensão das principais ideias do livro.

Como referido anteriormente, animais em cujos circuitos do sistema motivacional de busca foram implantados eletrodos irão, frequentemente, autoestimular-se, à exaustão e ao colapso completo, de maneira semelhante aos viciados que usam drogas. Esse aspecto fez com que, por muito tempo, fosse atribuído a esses circuitos um sentido de recompensa, confusão que persiste até hoje em grande parte da literatura.

A clássica metáfora da cenoura amarrada na frente do cavalo ajuda-nos a compreender a diferença entre os dois sistemas. O circuito da recompensa seria a cenoura, e a visão da cenoura (a antecipação da recompensa) seria o circuito da busca. É esperado que o cavalo pare de andar quando alcança a cenoura e que, caso ele tenha tido acesso a um número suficiente de cenouras, amarrar mais cenouras a sua frente não mais seja um estímulo para seu deslocamento. Em acordo com tal ideia, estímulos eletrônicos aplicados a outra área do cérebro, chamada de área septal medial, também leva ao autoestímulo contínuo, mas, ao contrário daqueles aplicados na área do sistema de busca, não levam à agitação, ao constante farejar e a outros comportamentos típicos de busca. Ao contrário, esses animais buscam menos e parecem estar gozando de prazeres altamente satisfatórios. Eles periodicamente tremem, como se sua experiência estivesse particularmente intensa. Humanos estimulados nessa região também reportam sensações sexuais bastante prazerosas, o que sugere ser essa área envolvida em um "sistema do prazer sexual". O prazer gustatório também parece acontecer em áreas elevadas, como a mesma área septal.[94]

Os circuitos baseados na área septal medial não são os únicos envolvidos na sinalização de prazer e recompensa. Sabemos que essas respostas afetivas são inicialmente organizadas subcorticalmente e amplamente baseadas em redes, nas quais opioides têm papel central, mas não conhecemos exatamente todos os circuitos cerebrais envolvidos.[94] Na verdade, peptídeos opioides e seus receptores são amplamente distribuídos por todo o sistema nervoso central e periférico e, até onde sabemos, estão associados a todas as situações que consideramos prazerosas. É provável que nossa relativa ignorância sobre esses circuitos seja derivada de sua complexidade.

"Opioide" quer dizer "semelhante ao ópio", em alusão à substância retirada do bulbo da papoula e milenarmente utilizada para o alívio da dor, estresse e como substância de abuso. A morfina, nomeada em homenagem a Morfeus, o deus grego dos sonhos, é o ingrediente mais ativo do ópio e continua sendo, na medicina contemporânea, a substância mais utilizada no tratamento da dor, apesar de seus inúmeros efeitos colaterais e potencial para dependência.[110]

O sistema opioide tem papel central na percepção da dor e analgesia, como descrito no capítulo anterior, e também na regulação de numerosas outras funções fisiológicas, como a resposta ao estresse, respiração, trânsito gastrointestinal e atividades endócrinas e imunológicas. Esse sistema participa também, de maneira importante, na modulação do humor e na sensação de bem-estar.[110] Essa ampla diversidade de ações é alcançada de diversas maneiras. Em primeiro lugar, pela existência de quatro receptores diferentes, nos quais se ligam uma grande variedade de peptídeos, cada um produzido por um grupo específico de células e com afinidades específicas para cada receptor. Em segundo lugar, pela interação direta com diversos outros sistemas, em especial o dopaminérgico, o benzodiazepínico, o canabinoide e o serotoninérgico.

É interessante que o mesmo sistema que sinaliza prazer e recompensa seja ativado em (e alivie) situações de dor e estresse. A proximidade com o sistema de busca ajuda a entender tal paradoxo. Busca visa homeostase, e tudo o que nos direciona a ela gera prazer. Em situações de dor e estresse, o prazer está em reconquistar a homeostase. Em situações normais, está em tudo aquilo que aumenta o poder de garanti-la. A simples ativação do sistema de busca já aciona uma parte do sistema de recompensa estimulando a liberação de opioides em certas áreas do sistema nervoso, uma provocação que permite a antecipação da recompensa e ajuda a levar ao bem-estar e à analgesia necessária para a busca. Além de ativá-lo, o sistema de busca aparentemente potencializa também o efeito do sistema de recompensa: ratos tratados com bloqueadores de receptores de dopamina diminuem a autoadministração de morfina em uma dessas áreas do prazer (área septal lateral).[110] Portanto, quanto maior a ativação do sistema de busca, maior será o tamanho da recompensa. Quanto maior a fome, maior o prazer em comer. Quanto maior o estresse, melhor nos sentimos ao dele escapar, de acordo com o ditado *"No pain, no gain"* (sem dor, sem ganho). A via oposta é também verdadeira, mas com ressalvas: pequenos estímulos opioides também vão ativar o sistema de busca, mas altas doses reduzem, drasticamente, a busca por comida ou qualquer outra recompensa.[94]

Essa ativação parcial e potencialização do sistema de recompensa é a principal razão pela qual a ativação do sistema de busca gera dependência. Um grande número de estudos realizados na última década tem demonstrado que o bloqueio de receptores opioides diminui substancialmente ou abole a busca por drogas como a cocaína, a nicotina, os canabinoides (maconha), os calmantes (benzodiazepínicos, zolpidem) e o álcool, que agem através do estímulo ao sistema dopaminérgico de busca.[110,111]

Se levarmos em conta que o sistema de recompensa leva à sensação de bem-estar e à analgesia, poderíamos pensar que esse sistema está deprimido nos fibromiálgicos. Paradoxalmente, tanto estudos que utilizaram ressonância magnética funcional quanto outros que mediram a concentração de opioides diretamente no líquor desses pacientes apontaram o contrário, uma exacerbação desse sistema. Isso ajuda a explicar por que medicamentos opioides não funcionam bem para tais pacientes, pois eles já estão inundados de opioides. Ao contrário, existem dados que sugerem que essas drogas podem piorar sua dor.[39] Aparentemente, a dor, o estresse e a ativação contínua do sistema de busca (em parte dos fibromiálgicos) são eficazes em ativar a produção de opioides endógenos. Por que, então, eles não experimentam alívio?

As aberrações funcionais nos circuitos descendentes inibitórios da dor descritas no capítulo anterior ajudam a explicar por que a presença de opioides no sistema nervoso central (de origem endógena ou medicamentosa) é incapaz de promover uma analgesia adequada na fibromialgia e em outras síndromes de sensibilidade central. No entanto, analgesia é apenas uma das funções dos opioides. Eles também promovem outros estados como tranquilidade, sonolência e saciedade. Isso, de fato, também não acontece nos fibromiálgicos.

Alguns estudos avaliaram a presença do principal tipo de receptor opioide (µ) no cérebro de pacientes fibromiálgicos e encontraram uma marcante diminuição em estruturas tipicamente envolvidas com o processamento da dor (incluindo a amígdala, o cingulado e o núcleo accumbens). Os opioides endógenos estão lá, em abundância, mas não têm onde se ligar. Em modelos animais de dor persistente, uma diminuição semelhante dos receptores foi evidenciada após produção prolongada de opioides endógenos em resposta a estímulos dolorosos persistentes. Além disso, a administração crônica de morfina reduz tanto o número quanto a funcionalidade dos receptores opioides.[112] Em resumo, o estresse crônico, a dor constante e a ativação persistente do sistema de busca no fibromiálgico levam, efetivamente, à ativação constante do sistema de recompensa e à produção de opioides, mas abundância de opioides no sistema nervoso central leva à diminuição da oferta de receptores para tal substância e, possivelmente, à diminuição concomitante da função desses receptores.[112] Esse fenômeno é semelhante à tolerância observada nos usuários crônicos de opioides. Curiosamente, em pacientes com dor lombar persistente, o estado dos receptores opioides em áreas subcorticais é oposto ao encontrado na fibromialgia[112], e eles, ao contrário dos fibromiálgicos, classicamente respondem a essas medicações, mostrando que a fisiopatologia das diferentes condições compreendidas sob o rótulo de síndrome de sensibilidade central pode não ser única.

Satisfação e saciedade

Em um mundo baseado no consumo, em que obesidade é um problema mais grave que desnutrição, desvendar os mecanismos envolvidos na saciedade passou a ser o santo graal de inúmeros pesquisadores e instituições. Saciedade, teoricamente, encerra a busca, então uma vez que uma parte dos fibromiálgicos falha em iniciá-la (ou sustentá-la) e outra falha em terminá-la, esse assunto interessa aos leitores deste livro.

A quarta edição do *The American Heritage Dictionary of the English Language* define saciedade como "a condição de estar cheio ou gratificado além do ponto de satisfação". Essa definição é pertinente por diversos motivos. Primeiramente, "estar cheio" faz alusão à alimentação, mas "ou gratificado" expande sua aplicação às diversas outras situações, nas quais o termo pode ser empregado. "Gratificado", por insinuar recompensa, também é um termo interessante. Efetivamente, como veremos, saciedade está intimamente relacionada a tal sistema. Por último, a definição é feliz por diferenciar *satisfação* de *saciedade*. A satisfação das necessidades já nos coloca de volta à homeostase. Na saciedade existe algo mais, implica certo "exagero" que pode ser chamado de *hedonismo*.

Momentaneamente, focaremos na alimentação. Ratos bem alimentados (satisfeitos) vão desprezar ofertas de sua monótona ração do dia a dia, mas irão comer sua comida favorita (carne moída) tanto quanto ratos famintos.[94] Está bastante claro que existem diferentes mecanismos de controle sobre a alimentação: por necessidade e por prazer. A primeira responde a complexos mecanismos dependentes da concentração momentânea de certas substâncias no sangue, bem como de estimativas, mais em longo prazo, de o estado nutricional. A alimentação por prazer ignora as necessidades, vai ocorrer sempre que o alimento estiver disponível, a não ser que estejamos empapuçados daquele tipo de alimento (estar empapuçado do prato principal geralmente não nos impede de nos chafurdarmos na sobremesa). Portanto, se tivéssemos uma medicação que provocasse uma sensação de satisfação alimentar, ela seria eficaz em reduzir a ingestão da comida do dia a dia, mas teria pouco efeito sobre a ingestão de comidas mais saborosas e menos comuns.[94]

Interessante notar que alimentos de baixo valor nutricional dificilmente vão despertar um apetite hedonista. Os alimentos que desencadeiam tal impulso desenfreado de consumo, aqueles que produzem mais prazer, são exatamente aqueles de maior valor nutricional ou os que contêm substâncias menos comuns. Os circuitos de recompensa estão diretamente envolvidos nessa nossa preferência: o uso de antagonistas de opioides diminui, significantemente, o prazer e a ingestão de tais alimentos.[94] Como entender isso?

Não existe uma estratégia única e universal para a busca da homeostase, ela tem de se adaptar ao ambiente e às ambições de cada um. A busca de maneiras mais eficientes de prosperar em seus respectivos nichos obrigou cada espécie a se especializar. Herbívoros especializaram-se em consumir alimentos facilmente disponíveis, mas de baixo valor energético, portanto seu sistema de obtenção de alimentos foi desenhado para fazê-los buscar enormes quantidades de tais alimentos, metódica e continuamente, nos campos em que vivem. Carnívoros, por sua vez, especializaram-se em consumir alimentos altamente nutritivos (o que permite a alimentação espaçada) e que não podem ser estocados. A busca constante de alimentos (caça), para esses animais, levaria ao rápido esgotamento dos recursos, sem que isso fosse útil ou necessário. Sementes podem ser estocadas, portanto, pássaros especializados em comê-las escondem, frequentemente, esses mantimentos e usam seus (relativamente) enormes hipocampos para memorizar os locais onde os puseram. Onívoros, como ratos e homens, unem todas essas estratégias: contam com alimentos de baixa caloria, mais abundantes, estocam-nos quando podem e esperam por oportunidades menos frequentes, nas quais possam se deliciar com alimentos de alto valor energético e nutricional. O modo como os circuitos de busca e recompensa são ativados e desativados reflete essa realidade. Herbívoros, onívoros e estocadores passam a maior parte de seu tempo de vigília em busca. Carnívoros estritos, como os felinos, passam grande parte do dia dormindo ou descansando, na ausência de qualquer busca. Para que esses comportamentos sejam estimulados, esperar-se-ia que a busca fosse prazerosa para os herbívoros e não para os carnívoros. Efetivamente, é muito mais difícil obter autoestimulação constante de eletrodos implantados nos circuitos de busca (hipotálamo lateral) de herbívoros estritos do que de outros animais.[94] Neurofisiologicamente, isso quer dizer que os circuitos de busca dos herbívoros, onívoros e estocadores ativam, significantemente, os circuitos opioides de recompensa, o que pode gerar vício. A busca gera um prazer proporcional a essa coestimulação dos circuitos opioides. A busca pode, por vezes, gerar até mais prazer do que a obtenção do alimento, principalmente se ele for de baixo valor biológico. Isso não ocorre da mesma maneira nos carnívoros estritos. Neles, a busca não gera prazer o suficiente para tirá-los da inércia, portanto, ela não é fácil ou espontaneamente ativada. A perda da homeostase (fome, nesse caso) é neles o principal ativador de seus circuitos de busca.

Uma vez capturada a presa, é interessante para os carnívoros comerem o máximo possível, independentemente de sua necessidade ou estado nutricional. Pois o que não for comido será entregue aos abutres ou aos decompositores, e não se sabe quando haverá outra oportunidade. Desenha-se, assim, o que pode ser chamado de *consumo hedonista*. Nele, a quantidade e o valor nutricional do alimento estão relacionados ao prazer e não à busca. Todos esses comportamentos de consumo hedonista seguem um padrão em que podem ser identificadas ao menos três fases. O comportamento sexual dos machos, por exemplo, inicia-se com a demonstração do apetite sexual, também chamada de "cortejo", passa pela cópula e, finalmente, atinge a ejaculação/orgasmo (o clímax, mas também o componente terminal). Na alimentação existe uma tricotomia análoga, na qual uma abordagem geral ao alimento seria o componente inicial (a caça, para os carnívoros, cheirar e manipular os alimentos, para os outros). Morder, mastigar e provar seria o segundo componente, e engolir, o componente final.[94]

Animais estimulados eletronicamente na área do circuito de busca apresentarão comportamentos compatíveis com os dois primeiros componentes desse ciclo, mas não do terceiro.[94] Animais estimulados em áreas do sistema de recompensa vão mostrar, principalmente, comportamentos compatíveis com o terceiro componente, mas não com o primeiro. Durante toda a duração desses comportamentos de consumo hedonista, na verdade, podemos observar a alternância desses dois sistemas numa dança tensa e ascendente entre momentos de comportamentos de apetite, consumo e prazer. A busca ativa a recompensa, e pequenas doses de recompensa ativam a busca. Quando o animal começa a comer, cada deglutição é seguida pela urgência em abocanhar mais, numa variação entre recompensa e busca – miniaturas do ciclo completo.[94] O resultado de tal ciclo vicioso é a voracidade irracional observada nos consumos hedonistas, que não respeitam necessidades momentâneas e só são espontaneamente desligados quando são atingidos o limite físico da capacidade de consumo e altas doses de opioides nos circuitos de recompensa. Esse "exagero" está implícito na saciedade.

Outra diferença, entre o consumo por necessidade e por hedonismo, é o segundo ser, geralmente, sucedido por um período de aquiescência. Após o coito, ou após uma farta refeição hedonista, somos invadidos por uma sensação de prazer, tranquilidade e sonolência, que nos impele a uma soneca (deixemos uma possível culpa de lado, por enquanto). Guardadas as devidas proporções, isso é semelhante ao que sentem indivíduos submetidos a altas doses de opioides (viciados ou pacientes). Em tais situações, os circuitos de busca estão mudos e prevalecem a tranquilidade e os ecos do prazer. Essa transição natural entre o consumo hedonista e o descanso também é observada em roedores e em gatos. Neles – astros involuntários dos experimentos científicos – fica mais clara uma fase intermediária de autocuidado, caracterizada por auto-higiene e arrumação dos pelos. Essa sequência: consumo, autocuidado e descanso, chamada "sequência comportamental da saciedade", é característica do consumo hedonista e pode ser desencadeada por grandes quantidades de alimentos altamente calóricos no estômago.[113] Ambos, quantidade e qualidade, são necessários para desencadeá-la. A distensão gástrica causada pelo excesso de alimento provoca a liberação de colecistoquinina, um neuropeptídio que sinaliza sofrimento gastrointestinal.[94] Ratinhos cirurgicamente preparados de forma que o alimento saia por uma fístula sem nunca chegar ao estômago irão, eventualmente, parar de comer, mas não desenvolverão toda a sequência comportamental da saciedade. No entanto, se injetarmos a colecistoquinina em seu abdome, isso passa a acontecer.[114] Tal fato mostra que o término do comportamento de consumo hedonista depende da ativação de outros sistemas antagônicos: no caso da alimentação, a produção de colecistoquinina.

Embora os opioides não sejam necessários para o desenvolvimento da sequência completa do comportamento de saciedade (o uso de Naltrexate, um antagonista de opioides, não causa sua inibição), eles são necessários para a apreciação do alimento (como vimos) e para a inibição de novas buscas após o consumo. Na verdade, a administração de altas doses de opioides é capaz de abortar qualquer busca, inclusive por oxigênio, o que levaria à morte por hipoxemia. O uso de Naltrexate diminui significantemente o período em que ratos rejeitam novos intercursos após terem realizados uma sequência de atos sexuais.[115]

Em resumo, nós, seres onívoros, herdamos três distintos mecanismos de controle para as buscas. Os dois primeiros controlam a busca e o consumo de objetos "triviais", comumente encontrados, e nos quais estão implícitos pequenos valores biológicos. O terceiro controla a busca e o consumo de objetos "hedonistas", raros ou de alto valor biológico. "Objeto", aqui, compreende alimentos, afeto, poder, solução de conflitos ou qualquer coisa ou situação, material ou abstrata, que possa ser o objetivo das buscas. Quando esse objeto trivial não pode ser estocado, sua busca e consumo estão sujeitos às necessidades, e aos sistemas que estimam o grau dessa necessidade. Esses sistemas de satisfação, apesar de frequentemente complexos, são, no geral, bastante concretos e difíceis de serem ignorados. Determinadas concentrações de gás carbônico, oxigênio e ácidos, no sangue, abortam a busca por ar, e determinadas osmolaridades e concentrações de solutos no sangue abortam a busca por água etc. Quando o objeto pode ser estocado, ou de alguma forma acumulado, não possuímos um mecanismo concreto de sinalização de satisfação. Ela depende de uma sensação de segurança baseada em cálculos abstratos de suficiência. Dinheiro é um bom exemplo. Quanto alguém precisaria poupar para se dar ao luxo de parar de trabalhar? Esse cálculo depende de inúmeros fatores altamente subjetivos, mas o valor final tem de conferir a sensação de que a homeostase dessa pessoa, e a das pessoas com as quais ela se importa, esteja garantida até o final da vida. Na prática, acumulamos, com frequência, muito mais do que precisamos de tais objetos, e heranças são, frequentemente, deixadas para trás.

Por último temos os escassos mecanismos de controle sobre a busca de objetos hedonistas. Somos, na verdade, bastante indefesos em relação a tais tentações. Uma vez disponíveis, a tendência natural é consumi-los em frenesi até que se acabem, ou até que o limite físico fique estressado. Nesse ponto, os mecanismos opostos providos por tal estresse (em uma alça de *feedbacks* negativa), e os abundantes opioides circulantes, nos manterão imunes a novas tentações por certo tempo. Isso explica por que, frente à abundância de oferta de alimentos hedonistas da civilização moderna, as populações caminham inexoravelmente para a obesidade.[116]

Importância biológica do consumo hedonista

Nas palavras do "rei" da música pop brasileira: "porque tudo que eu gosto é ilegal, é imoral ou engorda?". Em muitas culturas o senso comum intuiu nossa fragilidade frente aos objetos hedonistas e tentou disponibilizar mecanismos morais e legais de frenagem aos seus excessos. Poucos discordam de que isto seja construtivo, mas, frente à frequente ineficiência dos freios sociais, devemos desconfiar de que tais comportamentos exerçam algum papel biológico. Um deles é a óbvia função de otimizar o aproveitamento de recursos raros e valiosos quando disponíveis. A sequência comportamental da saciedade, consumo, autocuidado e sono pode dar dicas sobre outros possíveis papéis para o hedonismo. É possível especular que os autocuidados observados nos animais sejam a expressão comportamental de autossatisfação e autoestima. Quando o prêmio hedonista é secundário aos nossos próprios esforços, nós também nos sentimos satisfeitos e confiantes, por exemplo, após uma boa noite de sexo ou o reconhecimento por um trabalho bem feito. Um estudo recente, realizado, em 148 crianças de rua francesas, destaca que o uso de drogas hedonistas ajuda "fortemente" essas crianças a aguentarem as frustrações e adversidades da vida nas ruas (apesar de diminuir com igual vigor sua capacidade de realização).[117] Prêmios hedonistas ocasionais são fundamentais para manter a moral e a autoestima, e isso afeta direta ou indiretamente todos os aspectos do corpo, como sugere a ampla distribuição dos receptores opioides.

Importante acrescentar que o mesmo objeto pode ser trivial em uma situação na qual é frequente, mas hedonista naquela em que é raro. Esse é um dos fatores pelos quais regimes de emagrecimento que preconizam longos períodos de jejum são frequentemente criticados. Extensos períodos de fome transformam alimentos triviais em hedonistas, e sua ingestão passa a não responder mais à necessidade real de fome. Em outras palavras, a fome prolongada leva à intensa ativação da busca e à torturante ideia fixa em obter alimentos. Os circuitos de busca exacerbam a recompensa associada à obtenção do alimento, e os longos períodos sem ativar os circuitos opioides aumentam a afinidade e o número dos receptores para essa substância. Assim, quando os alimentos estão finalmente disponíveis, tendemos a comer muito mais do que normalmente comeríamos, desencadeando prazer e saciedade, mas invalidando todo o esforço da dieta.

Em uma dieta fracionada, a alimentação regular e frequente de pequenas quantidades de alimentos saudáveis inibe os sinais que desencadeariam a fome e os circuitos de busca. Sem eles, comemos menos porque mantemos a ingestão alimentar sob o controle dos sistemas que monitoram a necessidade, e porque a recompensa que sentimos ao comer é menor. O curto espaço de tempo entre os estímulos opioides de cada refeição diminui a afinidade e o número dos receptores de opioides desse circuito, o que corrobora ainda mais esse fato.

Recentemente entrou em moda a "dieta do jejum intermitente", na qual o indivíduo passa longos períodos do dia (às vezes superiores a 16 horas) em jejum. Artigos recentes sugerem que ela seja eficaz para promover emagrecimento. Isso não é, necessariamente, contraditório ao que acabou de ser apresentado. Obviamente o jejum prolongado leva a horas de catabolismo (quando as reservas do corpo são mobilizadas e utilizadas), promovendo o emagrecimento. Além disso, como foi dito, o jejum tem o poder de transformar alimentos triviais em hedonistas, portanto quando o praticante desse regime finalmente come, ele pode consumir vorazmente alimentos de baixa caloria, que seriam pouco sedutores de outra forma. Isso é interessante porque ele se beneficia do bem-estar físico e dos efeitos positivos na autoimagem do hedonismo, sem ter que consumir tantas calorias. É possível que, com isso, fiquem menos "frustrados" e "insatisfeitos" do que os praticantes de regimes de consumo constante (que abolem, em longo prazo, o prazer hedonista vindo da alimentação). Outro possível mecanismo pelo qual esse tipo de regime pode funcionar é a retração do volume das vísceras. Passando grande parte do dia vazias, é possível que elas, como órgãos plásticos e musculares que são, se contraiam, de forma que menores quantidades de alimentos passem a distende-las. Essa distensão provoca a liberação de colecistoquinina, sinaliza "sofrimento visceral" e interrompe o consumo hedonista.

Uma hipotética consequência desse raciocínio é que o comportamento de consumo trivial, que, no fibromiálgico tipo-1, consiste na ativação leve e constante dos sistemas de busca e recompensa, por meio de atividades úteis constantes, inibiria, em algum grau, o comportamento hedonista. Talvez seja esse um dos mecanismos pelo qual os fibromiálgicos, com seu sistema nervoso constantemente inundado por opioides, tenham dificuldades em vivenciar situações hedonistas. Diversos trabalhos vêm demonstrando altos níveis de disfunções sexuais entre os fibromiálgicos, corroborando a impressão de dificuldades em experimentar tal tipo de prazer. Para a maioria deles, no entanto, essa dificuldade está mais ligada à comorbidades psiquiátricas como depressão, ansiedade e distúrbio de sono, do que à dor em si.[118] Se essas comorbidades dificultam o prazer hedonista, é provável que a falta dele também colabore com esses quadros, por gerar frustração e baixa autoestima.

Outra conjectura pode derivar da racionalidade implícita na dieta fracionada: se prolongados períodos de jejum aumentam a chance de um comportamento hedonista ser desencadeado, poderíamos supor que longos períodos sem buscas e (pequenas) recompensas poderiam aumentar a chance de o fibromiálgico experimentar prazer e os outros benefícios do sistema opioide de recompensa. Na prática, isso não é factível porque tanto fibromiálgicos tipo1 quanto tipo2 sentem-se, constantemente, sob estresse, e estresse é um potente ativador da busca. Os fibromiálgicos não suportam esses períodos de "abstinência" por sentirem-se verdadeiramente ameaçados. Ficar parado, inativo, sem realizar qualquer coisa considerada útil, para um fibromiálgico tipo 1, é extremamente angustiante. O mesmo exercício leva o fibromiálgico tipo 2 à ruminação, amplificação, desamparo e catastrofização. Em ambos os casos, os espaços vazios inapropriadamente fazem soar os alarmes, mesmo que não haja ameaça real à homeostase.

O estresse, em si, deve ser considerado como outro importante fator associado à referida disfunção sexual relatada em parte dos fibromiálgicos. Entretanto, a relação do estresse com o hedonismo não é exatamente linear. Como vimos, em algumas situações, o hedonismo pode ajudar a atravessar momentos de frustração e adversidade. Em outras, no entanto, o estresse tem forte ação inibitória sobre ele. No capítulo que se segue, abordaremos a fisiologia do estresse, levando em conta os conceitos até agora apresentados.

Resumo do Capítulo 12

Descreve os circuitos motivacionais de recompensa, suas funções e relações com outros circuitos, em especial o de busca. Expõem o estado desse circuito nos fibromiálgicos e as consequências de tal estado.

- Se os circuitos de busca fossem o equivalente à "visão da cenoura", os circuitos da recompensa seriam o equivalente a alcançá-la.
- Ter as necessidades satisfeitas (estar satisfeito) não é o mesmo que estar saciado. Ter almoçado, não nos impede de querer a sobremesa. Saciedade ocorre após a ativação cíclica e exponencial dos circuitos de busca e recompensa, principalmente com objetos de alto valor biológico. Geralmente, envolve qualidade e quantidade, e é tão mais facilmente alcançada quanto mais raro e importante é o objeto. Após a saciedade, segue-se, normalmente, um período de aquiescência, calma (às vezes sonolência) e bem-estar.
- Os opioides endógenos são as versões naturais da morfina. São produzidos por todo o sistema nervoso e participam do controle de diversas funções fisiológicas como respiração, atividade gastrointestinal, atividade endócrina e função do sistema imune.
- Os circuitos de recompensa também são baseados nos opioides e interagem com outros sistemas, em especial com o da busca.
- Juntos, eles regulam a sensação de saciedade, bem-estar, calma e autoestima contrabalanceando também as ações do estresse. Essas funções, claramente, não são cumpridas no fibromiálgico.
- O estresse e as dores constantes ativam continuamente os sistemas opioides nos fibromiálgicos. Nos fibromiálgicos tipo 1, a ativação constante do sistema de busca (secundária à necessidade incessante de resolver problemas e fazer coisas úteis) provavelmente também desempenha tal papel. Isso causa uma superoferta constante de opioides no sistema nervoso, que por sua vez leva a uma menor função e número dos receptores para essa substância, de maneira semelhante à vista em usuários crônicos de ópio. Essa é, provavelmente, a razão pela qual os sistemas opioides falham em executar suas funções nesses pacientes.
- Esse ciclo (necessidade, busca, obtenção, recompensa [prazer], saciedade, tranquilidade, nova necessidade etc.) é vital para a saúde e está rompido nos fibromiálgicos. Reconquistá-lo, começaria por obter períodos mais longos sem a produção de opioides endógenos. Isso não é possível porque, mesmo na ausência de ameaças reais, a ruminação, a amplificação, o desamparo e a catastrofização jogam, de novo, os fibromiálgicos tipo 2 no estresse. No tipo 1, a necessidade incessante de resolver problemas e fazer coisas úteis e a hipervigilância cumprem o mesmo papel. Curar a fibromialgia passa, necessariamente, por reconquistar tal ciclo.

Neurofisiologia do estresse e relações com as síndromes de sensibilidade central

13

Descreve o eixo neuroendócrino do estresse (eixo hipotálamo-hipófise-adrenal – HPA) e as principais alterações geradas nesse eixo pelo estresse agudo e crônico. Descreve as diferenças, entre os sexos, nas respostas ao estresse, como isso poderia influenciar a predileção da fibromialgia pelo sexo feminino e as possíveis razões adaptativas para tais diferenças. Descreve as alterações já relatadas no eixo HPA em pacientes fibromiálgicos e nas outras síndromes de hipersensibilidade central. Propõe modelo relacionando os fatores de risco para fibromialgia com as alterações neuroplásticas e neuroendócrinas observadas nessa síndrome. Moderadamente importante para pacientes. Dificuldade grande. Pular para o resumo não compromete a compreensão das principais ideias do livro.

Eixo hipotálamo-pituitária--adrenal

Em seres humanos e outros animais complexos, a alostase requer a ação coordenada de uma ampla gama de sistemas e respostas, incluindo raciocínio, emoções, comportamento, sistema nervoso autônomo, sistema endócrino e sistema imune. O hipotálamo pode ser visto como o principal elo entre todas essas respostas, e o eixo hipotálamo-pituitária-adrenal (HPA) como o principal braço executivo das respostas hormonais aos eventos que ameaçam a homeostase. Definir *estresse* do ponto de vista psicológico, social ou antropológico é um grande desafio, mas do ponto de vista endocrinológico não poderia ser mais fácil: estresse é tudo aquilo que ativa o eixo hipotálamo-pituitária-adrenal (HPA). Se um estímulo é classificado como estressante, e o quanto ele é estressante, isso depende de uma complexa equação que envolve fatores culturais, experiências prévias, autoimagem, cálculos subconscientes sobre a capacidade de lidar com o problema, *status* momentâneo de cada um de nossos sistemas, a interação entre esses sistemas e a relação deles com o ambiente e com outros fatores (virtualmente infinitos).

Como vimos, o hipotálamo recebe influências de um grande número de fontes, incluindo informações vindas diretamente do ambiente (luz, olfato, temperatura etc.), informações que trafegam pelo sangue (hormônios e outras substâncias vindas das vísceras, sistema imune e de, virtualmente, todo o corpo) e informações nervosas vindas de todas as outras áreas do cérebro, em especial do resto do sistema límbico e do telencéfalo. Podemos imaginar como ele funciona se visualizarmos cada uma das influências que recebe, e imprimindo, em tempo real, um estímulo positivo ou negativo sobre ele. O principal efeito final (em relação à resposta ao estresse) é a produção maior ou menor de CRH (do inglês *Corticotropin-Releasing Hormone*, hormônio estimulador de liberação

Figura 9 – Eixo Hipotálamo-pituitária-adrenal (HPA)

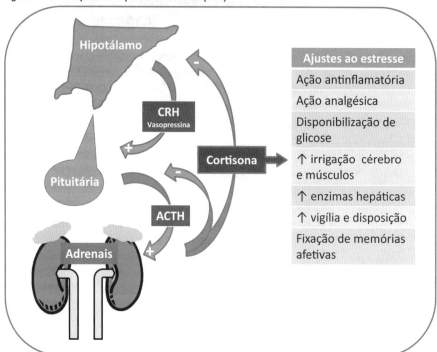

CRH=Gonadotropin-releasing hormone (hormônio liberador de gonadotrofina), ACTH=Adrenocorticotropic hormone (hormônio adrenocorticotrófico)

de corticotropina). Eventos estressantes, físicos ou psicológicos, estimulam a produção de CRH, que estimula a pituitária a produzir ACTH (do inglês *Adrenocorticotropic Hormone*, hormônio adrenocorticotrófico) que, por sua vez, estimula as glândulas adrenais (também chamadas de suprarrenais) a produzir cortisona (Figura 9). A *cortisona* produz uma ampla gama de ações que, juntas, tentam preparar o organismo para lidar com a situação que está gerando o estresse: efeito anti-inflamatório e analgésico (evitando que a dor e inflamação impeçam a ação), mobilização dos estoques de glicose e o estímulo a sua produção pelo fígado (garantindo que cérebro e músculos tenham energia disponível para a reação), diminuição da diurese (aumentando o volume sanguíneo para o caso de perdas), aumento da pressão arterial (garantindo a irrigação sanguínea de cérebro e músculos), aumento da capacidade do fígado em destruir substâncias tóxicas, estímulo aos estados de vigília e ativação do cérebro, além de promoção da criação de memórias duradoras a partir do evento estressante (melhorando a capacidade de lidar com tais eventos, caso eles venham a se repetir no futuro). Esse conjunto de ações é bastante adaptativo em curto prazo. Veremos mais adiante que, em longo prazo, a produção crônica de cortisol leva a uma série de outras mudanças, a maioria delas, indesejadas.

O próprio CRH, independentemente do ACTH e da cortisona, produz múltiplas ações fisiológicas. Além do hipotálamo, células por todo o corpo fabricam tal substância e também possuem receptores para ela, um grande número delas no sistema imune. Nesse sistema, o CRH promove a secreção de uma série de citocinas (hormônios reguladores da imunidade) que irão promover a reprodução, ativação e maturação de células de defesa.[119]

Existem dois tipos de receptores de CRH. O tipo 2 é mais abundante fora do sistema nervoso, enquanto o tipo 1 é encontrado predominantemente no cérebro. O sistema límbico expressa uma peculiar quantidade desse receptor, o que sugere uma influência direta do CRH no comportamento. Além do hipotálamo, outras áreas do sistema límbico também produzem CRH. A injeção de CRH dentro do líquor (líquido que envolve o cérebro) de camundongos resulta na liberação de adrenalina, elevação de glicose no sangue, elevação da pressão sanguínea e batimentos cardíacos, diminuição de secreção de ácidos pelo estômago e também alterações de comportamento (animais se alimentam menos, ficam mais ativos, agitados e agressivos).[120] Em humanos, administrar CRH no sangue leva ao despertar e diminui o tempo de sono profundo.[121] Em ratos, ele ainda reduz a receptividade das fêmeas e diminui os hormônios sexuais. A amígdala, uma das principais estruturas do sistema límbico, expressa altos níveis de receptores de CRH e é essencial para a construção de respostas emocionais, especialmente o medo.[122] O conjunto dessas ações, como no caso da cortisona, visa, claramente, aumentar as chances de sucesso frente a um evento estressante.

Vasopressina (hormônio antidiurético)

A principal área produtora de CRH no hipotálamo também produz vasopressina, ou hormônio antidiurético. Tal hormônio desce por dentro de prolongamentos de neurônios até a pituitária, onde é estocado. Sob determinados estímulos, ele é secretado na corrente sanguínea. Como seus dois nomes sugerem, esse hormônio visa, ao mesmo tempo, a regulação da pressão arterial, por meio de um efeito sobre o tônus vascular, e a conservação de água pelos rins. Sua liberação, portanto, é normalmente desencadeada quando há queda de pressão ou quando está faltando água no organismo. Em situações de estresse, o corpo se prepara para o perigo liberando vasopressina e, com isso, eleva a pressão arterial e se prepara para possíveis perdas sanguíneas. Outras ações desse hormônio incluem potencializar a liberação de ACTH em resposta ao CRH, e induzir uma série de comportamentos de estresse. Muitas estruturas do sistema nervoso central, em especial diversas estruturas no sistema límbico, possuem receptores para vasopressina. Através deles, esse hormônio (aqui agindo como neurotransmissor) promove agressividade, ansiedade e criação de memória.[123]

Hormônio do crescimento (GH)

O hormônio mais abundante na pituitária do adulto é o hormônio de crescimento (em inglês *Growth Hormone*– GH). Sua produção também é regulada pelo hipotálamo, por meio de duas substâncias: o hormônio de liberação de GH (em inglês *Growth Hormone-Releasing Hormone* – GHRH) e o hormônio inibidor de GH (em inglês *Growth Hormone-Inhibiting Hormone* – GHIH). O balanço entre essas pequenas proteínas é o principal determinante da secreção de GH (Figura 10).

As ações do GH podem ser agrupadas em duas frentes: promover o crescimento e ajudar no controle do metabolismo de glicose, proteínas e gorduras. A primeira frente de ação é mediada pelo "fator de crescimento semelhante à insulina1", em inglês *Insulin-like growth factor* 1 (IGF-1). O fígado é o órgão com a maior concentração de receptores para o GH e, em resposta a ele, produz e libera o IGF-1 na corrente sanguínea. O IGF-1, então, gera crescimento do corpo e tem efeito promotor de crescimento e regeneração em quase todas as células do corpo, especialmente músculos, cartilagens, ossos, fígado, rins, nervos (incluindo certas regiões do cérebro), pele, pulmões, células que formam o sangue e o sistema imune.[124]

Em sua segunda frente de ação, o GH age, principalmente de forma direta, ligando-se a receptores do fígado, músculos e tecidos adiposos, onde promove a utilização dos estoques de gordura e a produção de proteínas, estimula a produção hepática de glicose e antagoniza a ação da insulina. O conjunto dessas ações visa proteger o corpo da hipoglicemia (taxas perigosamente baixas de glicose) e promover a utilização de aminoácidos (matéria-prima para produção de proteínas), quando disponíveis. Portanto, é previsível que a secreção de GH seja fortemente estimulada por hipoglicemia, jejum prolongado e ingestão de aminoácidos.

A disponibilização de glicose, a adaptação a longos períodos de jejum, o uso de estoques de gordura, a produção de proteínas, o crescimento dos músculos e a regeneração celular são, obviamente, recursos verdadeiramente adaptativos em diversas situações comuns de natureza estressante. Consequentemente, tais situações promovem também a liberação de GH, diretamente e por meio do CRH, da cortisona e do sistema nervoso simpático (adrenalina). Ainda de acordo com essa ideia, o GH também promove a fixação de memórias no sistema nervoso central, o estado de alerta, a motivação e o aumento da capacidade de trabalho.[125] Exercício físico intenso, como o estresse, também estimula a liberação de GH.

Promover o crescimento e ajudar no controle do metabolismo parecem funções demasiado distintas para serem executadas por uma mesma molécula. Por exemplo, esperar-se-ia que uma criança cronicamente estressada e/ou faminta produzisse mais GH e, portanto, crescesse mais. O que vemos, no entanto, é o oposto. Parte desse paradoxo pode ser explicada pelas diferenças entre o estímulo agudo *versus* o crônico. Como vimos, o estresse agudo, diretamente e também por meio do CRH e da cortisona, influencia a secreção e a ação do GH. Já a exposição prolongada a concentrações elevadas de cortisona diminui

Figura 10 – Fisiologia do hormônio do crescimento

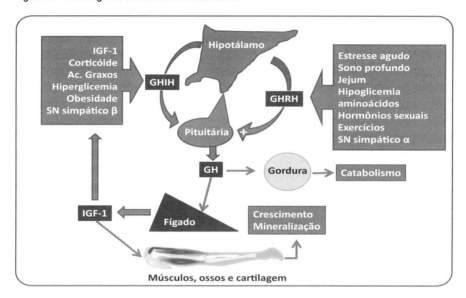

IGF-1= Insulin-like growth factor 1; SN= sistema nervoso; GHIH = Growth hormone-
-inhibiting hormone (somatostatina); GHRH = Growth hormone-releasing hormone; GH =
Growth hormone.

a ação do GH nos tecidos-alvo. O efeito negativo da cortisona, no crescimento, é evidente em crianças submetidas a tratamentos prolongados com altas doses dessa substância. Apesar de menos acentuadas, as elevações prolongadas dos níveis de cortisona do estresse crônico também podem ter efeito direto na ação e produção de GH.[122] A privação crônica de afeto na infância, em humanos ou em ratos, é associada à supressão da secreção de GH (e outros neuromediadores), o que provê a base fisiopatológica de uma triste situação chamada "nanismo psicossocial".[124,126] Uma situação parecida ocorre na depressão maior crônica, na qual esses neuromediadores também estão diminuídos.[124]

Enquanto a hipoglicemia e o jejum agudos são clássicos e potentes estimulantes da secreção de GH, a desnutrição crônica inibe sua produção, bem como a resposta do fígado a sua presença. Por um lado, isso ocorre pela baixa ingestão de aminoácidos, o que é intuitivo. Por outro, modelos animais mostraram que a falta crônica de carboidratos, e a glicose é um carboidrato, também inibe a secreção de GH.[127]

Além da duração dos estímulos à produção de GH (crônico versus agudo), a forma como ele é secretado parece ser tão importante quanto. O GH não é secretado de maneira uniforme. Ao contrário, é secretado em pulsos bastante agudos e curtos. O maior e mais constante deles ocorre cerca de uma hora depois que iniciamos o sono. A secreção noturna de GH corresponde a cerca de 2/3 de todo o GH, e esse pulso isolado corresponde a cerca de 70% de toda produção noturna. Abolir, diminuir ou entrecortar o sono compromete diretamente esse pico. O corpo tenta compensar aumentando a secreção no dia seguinte,[128] mas o resultado de uma longa sequência de noites mal dormidas é a diminuição global do GH e abolição do padrão normal de secreção, que também determina sua função.[124]

Seja pelo distúrbio de sono, pelo estresse crônico ou pela associação com depressão, os fibromiálgicos parecem ser os candidatos perfeitos para apresentarem deficiência de GH. De fato, foi recentemente documentado que cerca de 50% desses pacientes apresentam distúrbios do eixo GHRH/GH/IGF-1.[129] Isso é interessante porque a deficiência de GH já foi associada a piores índices de qualidade de vida, funcionamento físico, fadiga, falta de energia, isolamento social, humores deprimidos e má concentração.[124]

Um estudo pesquisou a eficácia da administração de baixas doses de GH em 120 fibromiálgicos e observou melhora dos sintomas em 53% dos pacientes que receberam tal medicação, contra 33% dos que receberam placebo. Com a suspensão da terapêutica, aqueles tratados com GH também sentiram mais a retirada do que os que receberam placebo. Esses resultados corroboram a impressão de que as alterações de GH fazem parte da fisiopatologia da fibromialgia,[129] talvez não como o distúrbio primário, porém, mais provavelmente, como fator de perpetuação e amplificação dos sintomas.

A relação do GH com os hormônios sexuais é um tanto complexa, mas pode ajudar-nos a entender parte da diferença de prevalência de fibromialgia entre homens e mulheres, bem como a piora dos sintomas, comumente observada, na menopausa. Enquanto a testosterona estimula diretamente a secreção pituitária desse hormônio, o estrógeno inibe sua ação por meio da diminuição da produção de IGF-1 pelo fígado. Esse é o principal fator responsável pela diferença de estatura entre homens e mulheres. Em última análise, o estrógeno também leva a um aumento do GH: como o IGF-1 inibe, naturalmente, a produção de GH (*feedback* negativo), menos IGF-1 significa mais GH. Portanto, na mulher em idade fértil, a ação direta do GH sobre os tecidos que possuem receptor para ele (principalmente fígado, músculo, tecido gorduroso) é mantida, mas as ações dependentes do IGF-1 são menores. Após a menopausa, ambas são prejudicadas.[124]

Estresse agudo *versus* crônico

A ideia central da alostase é a busca da homeostase, ou seja, de um ambiente interno constante. Portanto, é desejado que todas essas mudanças desencadeadas em resposta a um evento estressante sejam as menores e mais breves possíveis, no melhor estilo "mudar um pouco para não ter de mudar muito". Hipertensão, aumento da frequência cardíaca e respiratória, aumento do volume sanguíneo, hiperglicemia, excitação nervosa, medo, raiva, vigília, menor sensibilidade à dor, diminuição da atividade imunológica, entre outras respostas ao estresse, são claramente deletérias em longo prazo. É fundamental que todo o conjunto de resposta desligue com a mesma agilidade que liga, e, nesse sentido, a resposta do eixo HPA é tanto imediata quanto fugaz. Suspenso o evento estressante, tudo volta ao normal rapidamente. O que garante isso é a natureza pulsátil da secreção desses hormônios (os pulsos são curtos e autolimitados) e uma série de mecanismos de controle.

Dessensibilização do eixo HPA

O estresse crônico ou repetido, no entanto, reestimula o sistema, continuamente, impedindo seu desligamento e deixando o indivíduo sujeito às consequências de sua hiperatividade contínua. Mesmo se o agente estressor não estiver sido subjugado, pode ser mais interessante habituar-se a ele do que manter o organismo em alerta permanente. Em tal situação, o sistema deverá fazer "vista grossa" para esse estímulo. As palavras de um célebre delegado geral do estado do Paraná ilustram bem essa situação: "Para evitar o suicídio, retire os cordões dos sapatos do prisioneiro durante a primeira semana. Em um mês, ele volta a comer e a dormir normalmente. Em seis meses, estará se sentindo em casa".

Importante acrescentar que a tolerância não acontece em todas as situações estressantes. Alguns tipos de estímulos físicos como dor severa, perda de sangue, injeção de solução salina hipertônica e hipoglicemia nunca vão permitir tolerância. Por representarem ameaça direta à vida, a acomodação a esses estímulos não seria adaptativa. Animais submetidos a modelos de estresse crônico envolvendo esses agentes mantêm taxas de CRH, ACTH e cortisona sempre elevadas.

Quando possível, essa dessensibilização ao estresse ocorre de modo simultâneo em todos os níveis. Psicologicamente, o novo é sempre mais assustador. Encontrar registros prévios dos desafios, principalmente se associados a memórias de sucesso (ou ao menos sobrevivência), é confortante. Do ponto de vista molecular, essa adaptação é baseada, principalmente, na ativação de mecanismos opostos (um exemplo é o sistema endocanabinoide, descrito a seguir) e nas alças de retroalimentação negativa (*negative feedback*, em inglês). No clássico exemplo de *feedback* negativo, a ativação do eixo HPA leva a maior produção de corticoide; células do hipotálamo e outras regiões do sistema límbico, e também células na pituitária, possuem receptores para corticoide e, sob seu estímulo, inibem a produção de CRH e ACTH; a diminuição de ACTH leva à redução da produção de corticoides, que voltam para perto dos níveis iniciais (Figura 10). De forma semelhante, o IGF-1 inibe o GHRH (Figura 10), e o CRH estimula áreas do cérebro que inibem sua própria produção no hipotálamo. Muitas outras dessas alças existem, a maioria em nível intracelular.[122]

Dessensibilização seletiva

O eixo HPA e os demais mecanismos de resposta ao estresse são tão importantes para a sobrevivência e sucesso adaptativo que estão presentes em todos os vertebrados. Além disso, sistemas análogos são encontrados em invertebrados e até em seres unicelulares. Simplesmente "desligá-lo", ainda por cima durante um momento em que o agente estressante não pôde ser subjugado, não parece ser uma estratégia interessante. De fato, isto não é exatamente o que acontece. Animais submetidos a estresse crônico desenvolvem tolerância para aquela situação de estresse persistente ou repetitiva, mas não para outros estímulos (dessensibilização ou tolerância seletiva). No entanto, frente a outros agentes estressantes, seu eixo HPA ainda responde, inclusive mais intensamente do que o normal. A cortisona basal desses animais encontra-se levemente aumentada, preparando-o para, rapidamente, responder a novos eventos estressantes.[122]

Endocanabinoides

Como acontece (neurofisiologicamente), a dessensibilização seletiva é uma matéria que está apenas começando a ser entendida. A descoberta dos circuitos endocanabinoides conferiu grandes *insights* sobre o assunto. Repetindo o que já foi dito no Capítulo 11, receptores para canabinoides são encontrados por todo o sistema nervoso, sistema imune e tecidos gordurosos. Os dois receptores mais importantes são o CB1 e o CB2, predominantemente expressos no cérebro e no sistema imune, respectivamente.

Sinapse é a região na qual dois neurônios se comunicam. Os CB1 são pré-sinápticos, isto é, são encontrados próximos à sinapse, mas do lado de onde o impulso nervoso vem. Dois endocanabinoides endógenos (produzidos pelo corpo) são capazes de se ligar ao CB1: o AEA (anandamida) e o 2-AG (2-aracdonoil-glicerol). Esses neurotransmissores são secretados no espaço

Figura 11 – Sistema endocanabinoide de contrarregulação. Sob estimulação contínua, o neurônio pós-sináptico libera endocanabinoides (AEA e 2AG) na sinapse. A ligação desses neuromediadores com receptores CB1 presentes no neurônio pré-sináptico inibe novos disparos

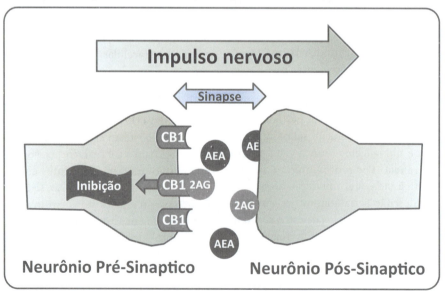

AEA=anandamida; 2-AG=2-aracdonoil-glicerol; CB1=receptor canabinoide-1

pré-sináptico, quando os neurônios são disparados muito repetidamente. Eles se ligam aos receptores CB1 dos neurônios que os estão estimulando e, com isso, os inibem (Figura 11).

O sistema endocanabinoides vem se consolidando como um dos principais mecanismos contrarregulatórios à hiperativação do eixo HPA. Quando hiperestimulados, os neurônios que compõe tal eixo, ou que são ativados por ele, podem inibir seus ativadores secretando AEA e 2AG na área pré-sináptica. Corticoides, agindo por meio de receptores específicos, também estimulam a síntese e a secreção desses endocanabinoides pelos neurônios produtores de CRH.

Interessantemente, os dois endocanabinoides parecem estar submetidos a mecanismos regulatórios diferentes. Após estresse agudo, ambos os neuromediadores são expressos e podem ser encontrados por todo o sistema límbico de camundongos, ilustrando a ativação desse sistema contrarregulatório. No entanto, após nove dias de estresse repetitivo, a presença do AEA vai diminuindo em todo o circuito ativado pelo eixo HPA, e o nível basal de cortisona vai proporcionalmente aumentando. O 2AG, pelo contrário, permanece aumentado na amígdala (importante componente do sistema límbico e vital para a produção de memória) e, com isso, continua tentando impedir que o eixo HPA seja estimulado por esse mesmo estresse (mas não por outros). Assim, o AEA desponta como o grande mediador da elevação basal de cortisona, e o 2AG como o mediador da tolerância seletiva observada no estresse repetitivo. Corroborando essa hipótese, o uso de drogas que bloqueiam o CB1 impede ambos os fenômenos.[90]

A vasopressina também parece estar envolvida na resposta exagerada do eixo HPA a um novo estímulo em indivíduos submetidos ao estresse crônico. Como vimos, ela sozinha não é capaz de ativar o eixo HPA, mas é capaz de, nesse sentido, amplificar a ação do CRH. Em situações de estresse crônico ou repetitivo o CRH está suprimido pelo 2AG, mas a produção de vasopressina é bastante aumentada. Sua presença não influencia a produção de ACTH (e a ativação do eixo) em função da ausência do CRH. Quando um evento estressante diferente "burla" a inibição seletiva do 2AG e ativa a produção de CRH, a resposta é explosiva.[122]

Plasticidade neuronal no eixo HPA

Como vimos, plasticidade neuronal é um termo que se refere à capacidade do cérebro de se modificar no intuito de se adaptar a novas necessidades. As áreas corticais normalmente relacionadas à visão assumem outras funções em indivíduos que nascem cegos ou que venham a perder a visão. Após um acidente vascular cerebral, uma parte das funções, antes executadas pela área danificada, é, gradualmente, assumida por outras estruturas. Apesar de a composição primária do sistema nervoso ser basicamente ditada pelos genes, tanto ela quanto os próprios genes são moldados pelas experiências da vida.[94] Durante boa parte do século XX, a maioria dos neurocientistas acreditava que o cérebro era relativamente imutável após certo período crítico da primeira infância. É verdade que a plasticidade cerebral é drasticamente reduzida após essa fase, e continua a ser ao longo da vida, mas muitos aspectos do cérebro se mantêm plásticos por toda a vida. O aprendizado e a memória são exemplo de processos altamente dependentes de plasticidade, e possíveis mesmo em idosos. A neuroplasticidade ocorre em uma grande variedade de níveis, desde mudanças nos ambientes intracelulares dos neurônios, até em geração de novos neurônios (até onde se sabe, um processo restrito a uma específica população de células encontrada no hipocampo. Cerca de setecentos desses neurônios nascem, por dia, nessa região, em um adulto, o que corresponde a uma renovação de 1,75% de toda essa população neuronal a cada ano).[130]

A maior parcela da plasticidade cerebral, no entanto, deve ser atribuída a mudanças sinápticas (nas ligações entre neurônios). Todos os processos que ocorrem no cérebro promovem novas conexões, reforçam-nas ou destroem as antigas. Cada um dos processos que ocorrem no eixo HPA, discutidos neste capítulo, poderia, em última análise, ser chamado de plasticidade cerebral. No entanto, quando neurocientistas se referem a tal termo estão, geralmente, referindo-se a essas modificações sinápticas.

A adaptação seletiva do eixo HPA ao estresse repetido é largamente dependente de plasticidade cerebral. A exposição repetida a muitos dos paradigmas de estresse leva a uma atrofia do hipocampo e do córtex pré-frontal. Essas regiões são importantes para memória, atenção seletiva e funções executivas, portanto, as habilidades de aprender, lembrar e tomar decisões podem estar comprometidas no estresse crônico. A privação crônica de sono é um desses paradigmas.[84] Interessantemente, essas mesmas alterações cognitivas são, com frequência, encontradas tanto nos fibromiálgicos quanto nos demais insones.

Esteroides adrenais (cortisona e mineralocorticoides) são importantes promotores do remodelamento hipocampal durante o estresse crônico. O uso de medicamentos esteroides (doses altas e prolongadas) suprime a criação de neurônios no hipocampo e também causa essa atrofia, mesmo na ausência de um evento estressante. Tais mudanças são transitórias. Elas começam a ser revertidas cerca de dez a catorze dias após o fim do estresse, o que sugere um papel mais adaptativo, e não um "dano" cerebral. É possível que essa atrofia reversível seja um meio de evitar danos permanentes a outras áreas sensíveis do cérebro.[122] Mas também é possível que as alterações de comportamento e a diminuição das habilidades causadas por essa atrofia tenham, do mesmo modo, função adaptativa, interessantes do ponto de vista social e biológico. Em breve, nos aprofundaremos mais no tema.

Na amígdala (e também no córtex orbito-frontal), ocorre um processo paralelo e relacionado. Alguns modelos de estresse repetido são capazes de aumentar as projeções neuronais e o número de sinapses nessa região. Se, por um lado, a hipertrofia da amígdala está provavelmente promovendo a adaptação seletiva do eixo HPA, por outro, tal processo envolve medo, ansiedade e agressividade – sentimentos mediados por essa região.

Plasticidade neuronal e depressão

Em diversos pontos deste livro são traçados paralelos entre depressão e estresse. Esses dois processos são bastante relacionados, mas também significantemente diferentes. Um evento estressante pode ser forte ou duradouro o bastante para desencadear depressão, mas também pode ser um potente estímulo positivo, gerando experiência, atenção, memória e autoconfiança, principalmente quando é curto e superável. O estresse crônico, no entanto, gera, muito frequentemente, depressão. É previsível, portanto, que estudos de anatomia funcional da depressão crônica mostrem alterações parecidas às encontradas no estresse crônico. Efetivamente, nos depressivos crônicos ou recorrentes, regiões como o hipocampo, amígdala e córtex pré-frontal também se apresentaram alteradas à tomografia com emissão de pósitrons (PET) e ressonância magnética funcional, tanto em termos de função quanto em volume.[84] Estudos envolvendo autópsia mostraram que essa atrofia é devida, principalmente, à perda de células da glia, e não propriamente de neurônios. Isso é consistente com uma retração dos dendritos neuronais e consequente perda de sinapses.[84]

Diferença entre sexos

Um erro muito comum é menosprezar as diferenças neurofisiológicas entre homens e mulheres. Elas são massivas. Ocorrem em cada um dos lobos do cérebro e se concentram em certas áreas cognitivas como o hipocampo, amígdala e neocórtex.[131] As diferenças entre os sexos também podem ser relativamente difusas. Por exemplo, amplas áreas do manto cortical são significativamente mais espessas em mulheres do que em homens. Nas diversas regiões do córtex humano, a razão entre a massa branca e cinzenta também divergem significativamente entre os sexos. Em muitos casos, as diferenças não são evidentes anatomicamente, mas profundas do ponto de vista funcional. Novas técnicas, incluindo a manipulação de genes em ratos, apontam, cada vez mais, tais diferenças. Aparentemente, os dimorfismos sexuais encontrados até agora são apenas uma fração do que há para ser descoberto.[131]

Outro erro comum é atribuir as diferenças, exclusivamente, aos complicados e flutuantes hormônios femininos. Os hormônios sexuais são, de fato, cruciais para essas diferenças, mas não explicam tudo. Atribuir-lhes todo o crédito é ignorar as profundas diferenças observadas no desenvolvimento do sistema nervoso em cada um dos sexos e as crescentes evidências dos mecanismos genéticos que as induzem, independentemente da ação de hormônios.[131]

O capítulo atual aborda o eixo HPA e os mecanismos de resposta ao estresse. As regiões diretamente envolvidas nessas funções concentram as mais importantes diferenças neurofisiológicas descritas entre os gêneros.

O hipocampo apresenta diferenças bastante significativas entre os sexos, do ponto de vista anatômico, estrutural, das suas regulações neuroquímicas e da sua reatividade ao estresse. Existem evidências sobre tais diferenças agindo nessa área, em diversos sistemas, incluindo os sistemas adrenérgico (sistema nervoso simpático), serotoninérgico (envolvido na fisiologia do sono e do humor), colinérgico (sistema nervoso parassimpático, mas não exclusivamente) e os sistemas envolvendo cortisona (estresse), benzodiazepinos (indutores de sono e inibidores de ansiedade) ecolecistoquinina ("hormônio" secretado pelo estômago e intestino e relacionado, entre outras coisas, com a regulação do apetite). Por exemplo, os receptores para corticoides nas fêmeas de camundongo têm a metade da afinidade que nos machos, e isso não depende dos hormônios circulantes.[131] Adicionalmente, os hormônios sexuais, como o estrógeno, podem alterar a excitabilidade dos neurônios no hipocampo, influenciando fortemente as estruturas de suas sinapses e aumentando a expressão de receptores para aspartato – importante mediador de excitação cerebral.[131]

O conjunto dessas características converge para drásticas diferenças entre gêneros na resposta do hipocampo ao estresse. A exposição ao estresse agudo (por exemplo, uma série de choques na cauda dos camundongos) aumenta a densidade de conexões neurais no hipocampo de machos, mas diminui a densidade em fêmeas.[131] Ao contrário, tanto em ratos quanto em macacos, choques crônicos (sessões diárias por três semanas) levaram a uma atrofia no hipocampo dos machos e a uma hipertrofia em fêmeas.[84,131] CRH induz uma retração das espículas neuronais em certa região do hipocampo de machos, mas não em fêmeas, a não ser que os ovários sejam retirados cirurgicamente. E o mais importante, essas diferenças estruturais são traduzidas para diferenças cognitivo-comportamentais: 21 dias de estresse crônico por restrição de movimento levam a um aumento (ou pelo menos ausência de diminuição) no desempenho de fêmeas em testes de aprendizagem espacial, enquanto, em machos, levam a uma clara diminuição de performance.[84,131]

Diferenças paralelas às vistas no hipocampo são também observadas nas amígdalas. Elas são significantemente maiores nos homens e também se comportam de maneira diferente em relação a certos estímulos.[84]

As diferenças entre gêneros da influência do estresse agudo e crônico no córtex pré-frontal são bem menos estudadas. É importante dizer, no entanto, que ele é uma das áreas do cérebro humano com a maior concentração de receptores de estrógeno.[131]

Por último, evidenciando as diferenças entre os sexos de desenvolvimento do sistema nervoso, existe uma inversão da lateralidade de funções da amígdala e córtex pré-frontal em homens e mulheres. Por exemplo, uma lesão no córtex pré-frontal direito prejudica, em homens, a capacidade de tomar decisões, mas em mulheres não. Uma lesão, no esquerdo, prejudica, em mulheres, a capacidade de tomar decisões, mas em homens não.[131]

Algumas dessas diferenças são facilmente compreensíveis. Por exemplo, foi recentemente descrito que a oxitocina, hormônio necessário para o parto e lactação, melhora a memória promovida pelo hipocampo em fêmeas que tiveram filhotes. Uma melhor memória espacial ajuda a mãe a aumentar a área dentro da qual ela pode procurar alimentos melhorando as chances de sobrevivência dos filhotes.[131] Mas em termos gerais, é difícil entender a maioria dessas diferenças entre os sexos de indivíduos da mesma espécie. Alguma luz sobre tal assunto é lançada sob a ótica da *teoria da seleção sexual*. Essa foi uma ideia originalmente proposta por Charles Darwin e desenvolvida com mais profundidade por outros nomes, notoriamente David Geary. Segundo tal teoria, machos competem com machos por fêmeas e dominância de território. Fêmeas competem com fêmeas por machos dominantes. Em algumas espécies, esses papéis são outros, mas em todas elas machos e fêmeas são submetidos a pressões evolutivas diferentes. Evidências extensas, coletadas a partir de estudos em muitas espécies, deixaram claro que machos e fêmeas desenvolveram estratégias comportamentais diferentes para otimizar suas chances de procriação. Fêmeas tendem a competir com outras fêmeas mais sutilmente, mediante meios mais dependentes de detalhes, como relações sociais. Isso ajuda a entender porque, em um grande número de estudos que testou tal característica, mulheres, mais do que homens, apresentaram maior capacidade de lembrar informações detalhadas. Independentemente de uma teoria definitiva, é incontroverso que machos e fêmeas de todas as espécies tenham se desenvolvido sob pressões iguais em alguns níveis e diferentes em outros. É esperado, portanto, que o cérebro, tanto do homem como da mulher, desenvolva-se de maneira semelhante sob alguns aspectos e diferente em outros. E isso é, precisamente, o que, na prática, é observado.[131]

Traduzir os achados neuroanatômicos, ou neurofisiológicos, e teorias comportamentais é muito arriscado. Mas, ainda sob a óptica da teoria da seleção sexual, como poderíamos tentar entender as diferenças, entre gêneros, observadas no hipocampo, amígdala e eixo HPA? Em resumo, vimos que nos machos é observada uma hipertrofia dessas estruturas, além de uma melhora do desempenho em tarefas cognitivas, quando submetidos ao estresse agudo. Já em resposta ao crônico, há uma atrofia dessas estruturas e uma acentuada queda de desempenho. Foi proposto que essa atrofia seria um meio de evitar que tais áreas sensíveis (ou outras) fossem permanentemente danificadas pelo estresse persistente. Essa atrofia protege os machos, por exemplo, de lesões cerebrais causadas por uma substância que normalmente destrói neurônios por hiperexcitação.[84] Se essa teoria está correta, é esperado, então, que mulheres sofram mais os efeitos do estresse crônico. Talvez a predominância de distúrbios como depressão, fibromialgia e a maioria dos distúrbios de hipersensibilidade, nas mulheres, reflita tal realidade.

Na natureza, os machos, classicamente, brigam por fêmeas e território. Nesse contexto, em caso de derrotas sucessivas, a estratégia evolutiva, nos homens, seria diminuir performance e capacidade de tomar decisões, o que, de fato, facilita sua submissão e diminui suas chances de entrar em um próximo conflito. Um macho perdedor, insubmisso, que optasse por permanecer em conflitos, seria morto ou enviado ao exílio. Privado de território, função e suporte social, ele teria muito poucas chances de sobreviver. Uma estratégia que favorece a submissão pode aumentar suas chances de adaptação, preservando-o para uma situação futura na qual ele tenha mais chances de vitória.

Nas mulheres, frente ao estresse crônico, atenção, memória e capacidade de decisões seriam exacerbadas. Essa segunda estratégia faz sentido em um contexto em que as fêmeas não se submetem a conflitos físicos diretos, com risco de morte ou danos permanentes, e sim conflitos indiretos e dependentes das relações sociais. Essa maior ligação com as relações sociais pode estar por trás da preocupação excessiva que as fibromiálgicas tipo 1 têm com os indivíduos em sua volta, mas também podem, como veremos mais adiante, provocar uma ação protetora sobre os efeitos devastadores do estresse crônico.

Em uma teoria alternativa, a queda de desempenho, vista nos machos, não visaria seu benefício, ao contrário, visaria sua ruína em benefício da espécie. É interessante para a espécie que só os machos vencedores e, portanto, mais adaptados, consigam se reproduzir. Após um conflito, o macho vencedor sente alívio e recompensa. O conflito é um estresse agudo e passageiro para ele, portanto tem efeito estimulante sobre suas estruturas neurológicas e sua futura capacidade de tomar decisões. O perdedor, no entanto, permanece sob estresse após o conflito, e suas estruturas neurológicas e sua capacidade de decisão serão atrofiadas. Isso diminui suas chances de entrar em novos conflitos, o que evita um desgaste desnecessário do macho vencedor. Diminui também as chances de ele ganhar um próximo conflito, de sobreviver e de passar seus genes adiante. Para ele, é a ruína, mas para a espécie, a garantia de um bom *pool* genético e menos bocas com as quais dividir os recursos. As duas teorias não são mutualmente exclusivas.

Eixo HPA e GH na fibromialgia e nos distúrbios de sensibilidade central

A fibromialgia e as demais síndromes de sensibilidade central vêm, há muito tempo, sendo entendidas como, de alguma forma, ligadas ao estresse. Elas, frequentemente, são desencadeadas por estresse e quase sempre pioram em tais situações. Veremos, mais adiante, que uma infância estressante é mais comum em fibromiálgicos (e em pessoas acometidas por outros distúrbios) do que na população em geral. Estresse causa hipervigilância e alterações no sono muito semelhantes às vistas na fibromialgia, e a cortisona e o CRH influenciam diretamente o sono, a dor, a disposição e uma série de outros sintomas comuns a essas síndromes. Não é de se admirar, portanto, que o eixo HPA tenha sido o fator biológico mais amplamente investigado nas síndromes de sensibilidade central, e alterações nesse sistema foram descritas para cada uma delas.[132]

Medir e classificar o eixo HPA não é uma tarefa simples. A dosagem isolada dos hormônios e neurotransmissores é inútil por diversos motivos: primeiro porque eles variam imensamente por diversos fatores como ciclo circadiano, eventos estressantes, qualidade de sono, gênero, período menstrual, obesidade, atividade do sistema imune, outros hormônios, alimentação, presença concomitante de outros distúrbios etc. Segundo, porque a concentração de um hormônio só faz sentido clínico em relação à concentração do outro. Por exemplo, cortisol baixo pode significar deficiência da adrenal, da pituitária ou do hipotálamo, mas para determinar o que está falhando, precisamos medir também o ACTH e o CRH. Cortisol alto pode significar estresse agudo, estresse crônico, perda do efeito de inibição do cortisol sobre a secreção de CRH, diminuição da destruição de cortisol, diminuição da sensibilidade (ou número) dos receptores de cortisona, tumores da adrenal, tumores da hipófise etc. Quando um desses mediadores aumenta ou diminui acontecem mudanças compensatórias nos outros, dependentes do tempo, do curso e do nível das mudanças de cada um deles. Infelizmente, ainda não existem meios de, simultaneamente, medir todas as variáveis desse sistema.

Além da concentração dos hormônios, o padrão de excreção também determina sua ação. A cada 24 horas, existem cerca de quinze a dezoito pulsos de CRH de várias amplitudes. A produção de cortisona é influenciada pela frequência dos pulsos, o intervalo entre os pulsos, a duração de cada pulso, a amplitude de cada pulso, a profundidade dos "vales" e a diferença entre os "vales e picos" no gráfico.[133] Interessantemente, o estresse ou a eficiência do sono parece exercer pouca influência nesse padrão circadiano de secreção de cortisona. Um fenômeno independente chamado "resposta cortisólica do despertar", que corresponde a uma aguda escalada do cortisol cerca de trinta minutos após o despertar, é mais influenciado pelo estresse físico e mental, em particular a antecipação de problemas e necessidades futuras.[134]

Frente a essa complexidade, não seria difícil prever que os estudos avaliando o eixo HPA nos distúrbios de sensibilidade central sejam muitas vezes contraditórios. Em 2011, uma metanálise avaliou os dados conjuntos de 85 estudos sobre o assunto e concluiu que os diferentes distúrbios são caracterizados por diferentes estados do eixo. Síndrome da fadiga crônica apresentou baixas concentrações basais de cortisona, enquanto síndrome do cólon irritável não. Nesse estudo, *fibromialgia* também apresentou baixas concentrações basais de cortisona (hipocortisolismo), mas apenas em indivíduos do sexo feminino.[132] Metanálises oferecem vantagens e desvantagens. Uma desvantagem é que o método torna ainda mais difícil organizar grupos clinicamente homogêneos.

Em alguns trabalhos, a separação cuidadosa de pacientes apenas com fibromialgia daqueles com fibromialgia mais outros distúrbios (depressão, síndrome da fadiga crônica, cólon irritável, etc.) chegaram a resultados opostos. Segundo eles, a fibromialgia estaria associada a uma cortisona basal mais alta, enquanto a síndrome da fadiga crônica em uma cortisona basal mais baixa. Segundo esses autores, portanto, os trabalhos que apontam para uma cortisona baixa ou normal, na fibromialgia, estariam incluindo muitos pacientes com o espectro da fadiga crônica.[100] Para chegar a tal conclusão, o autor estudou 36 pacientes com fibromialgia e/ou fadiga crônica e 36 controles pareados por idade, sexo e período menstrual. O posicionamento de um cateter venoso permitiu medir a cortisona e o ACTH a cada dez minutos, em 24 horas e, com isso, construir gráficos com os diferentes pulsos e relações entre os hormônios. Sua impressão é que tanto os pacientes fibromiálgicos quanto os com síndrome da fadiga crônica deveriam ser classificados como portadores de um eixo HPA de "alta sensibilidade", ou seja, caracterizados por uma rápida e prolongada resposta da secreção de cortisol durante o período noturno, compatível com a ideia de uma ativação crônica do eixo. A principal diferença entre os dois grupos ficaria por conta de certa insensibilidade, nos fibromiálgicos, do sistema nervoso central ao corticoide circulante. Isso tornaria o *feedback* negativo ineficiente evitando que a produção de CRH e ACTH "desligue" em resposta ao alto cortisol. Isso explicaria porque os fibromiálgicos têm um cortisol mais alto, e os portadores da síndrome da fadiga crônica, um mais baixo. O estudo não foi desenhado de maneira a poder explicar as causas dessa insensibilidade. Os autores sugerem, no entanto, que situações parecidas ocorrem quando o hipocampo diminui sua função inibitória sobre o HPA, mediada por receptores de mineralocorticoides (outro tipo de esteroide secretado pelas adrenais). Interessantemente, a ativação desses receptores foi associada, em outras patologias, a melhor qualidade do sono.

Quanto mais sensível era o eixo HPA do paciente, menos sintomas ele apresentava, portanto, o autor levantou a hipótese de que tal sensibilidade fosse uma adaptação a situações de estresse crônico (a administração de remédios contendo cortisona também pode temporariamente aliviar os sintomas da fibromialgia), e não causa do problema. Isso é interessante porque pode explicar a falta de consenso entre os estudos sobre o eixo HPA e a fibromialgia: a hipersensibilidade do eixo e as taxas (elevadas ou diminuídas) de cortisona no sangue não são obrigatórias. São respostas que podem, ou não, ser montadas, dependendo de inúmeros fatores individuais e do ambiente, e influenciam os sintomas e a evolução da doença.

Os autores desse trabalho investigaram também se as alterações do sono tinham papel causal nessas alterações e chegaram a uma conclusão negativa. Nos pacientes com fibromialgia e/ ou fadiga crônica, índices que medem a qualidade do sono estavam dissociados das taxas de produção de ACTH ou da resistência, à cortisona, do sistema nervoso central. Isso é consistente com outros estudos que mostraram que a injeção aguda de cortisol desarranja o sono, mas que tal efeito, na administração crônica, se perde.[100]

Em resumo, existe um consenso geral de que há alterações importantes no eixo HPA e em todo o sistema de resposta ao estresse, no fibromiálgico e também nos outros distúrbios de sensibilidade central. Mas, em função da complexidade desses sistemas, não há um consenso sobre a exata natureza dessas alterações e, muito provavelmente, existe uma grande variação delas entre os indivíduos. Poucos consideram essas alterações como a causa primária de tais patologias. A lógica e a maior parte das evidências científicas são mais compatíveis com a hipótese de outra(s) causa(s) primária(s) levando à ativação crônica desse sistema, o que induz mudanças em todos os níveis que, inicialmente, visam ajuste às causas, mas acabam ajudando a perpetuar o processo.

A história de cada um e a somatória de eventos estressantes da vida (carga alostática) provocam mudanças em todo o cérebro. Interessantemente, alterações da atividade do eixo HPA foram, segundo um estudo, mais importantes em fibromiálgicos que sofreram traumas de infância, especialmente se de natureza física.[135]

Boa parte da influência que os genes e o sexo feminino têm sobre a suscetibilidade a essas síndromes se dá por meio de como o cérebro vai lidar e se adaptar a tais eventos. Frente ao evento estressante insolúvel, homens são, involuntariamente, afastados do problema por todo o conjunto de mudanças discutido e, portanto, são mais poupados dos efeitos do estresse crônico. Na mulher, frente ao estresse crônico, o conjunto de mudanças estimula a atenção, a memória e a capacidade de decisões incitando-a ainda mais a aprofundar-se no problema. Esse preparo constante para situações de estresse pode ser traduzido por alerta contínuo, hipervigilância, peso emocional desproporcional ao evento, preocupação demasiada, catastrofização. Claro, difícil dormir bem com tudo isso... Essa situação tende a hiperativar o eixo HPA. A medida com que isso ocorre, se vai se manter ao longo do tempo, se vai haver uma redução gradativa da sensibilidade central ao corticoide ou se a adrenal vai se esgotar no processo, depende de particularidades do indivíduo (genética, carga alostática, história pessoal, autoimagem, suporte social etc.).

Uma possível hipersensibilidade do eixo HPA visa adaptar o indivíduo a situações de estresse e, portanto, têm papel incialmente protetor, inclusive sobre os sintomas. Menos sintomas, para o fibromiálgico tipo1, é apenas uma oportunidade para abraçar novas responsabilidades e elevar ainda mais a sua carga alostática. Isso é compatível com a hipótese da estratégia evolutiva feminina discutida acima. Portanto, essas mudanças adaptativas tanto protegem quanto amplificam e perpetuam a carga alostática (Figura 12).

Muitas das áreas onde se provou acontecer a maior parte da remodelação plástica do cérebro de animais submetidos a modelos de estresse crônico são também controladoras da sensibilidade e atenção à dor. Na fibromialgia, bem como em outras síndromes de sensibilidade central, estudos com neurorressonância magnética funcional evidenciaram ativações anormais em diversas dessas áreas como a ínsula, as amígdalas, o hipocampo, entre outros. Não é apenas plausível, mas também provável, que a mesma plasticidade observada no estresse crônico aconteça nessas síndromes e esteja relacionada não apenas à hipersensibilidade do eixo HPA, mas também à hipersensibilidade central à dor (ao barulho, a

Figura 12 – Plasticidade cerebral e eixo hipotálamo-pituitária-adrenal (HPA) na fibromialgia

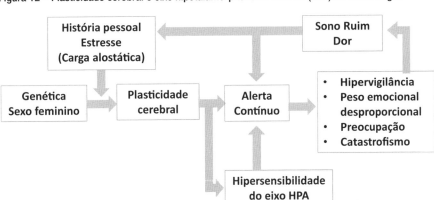

cheiros fortes e outros agressores) que é comum a elas.[84]

Eixo HPA na depressão

Os achados sobre o estado do eixo HPA na depressão aguda são menos polêmicos do que nas síndromes de sensibilidade central: existe considerável consenso sobre um hipercortisolismo relativo acompanhando esse estado de humor. Três estudos acompanharam, ao longo do tempo, pacientes com depressão aguda (causada por um evento definido). Inicialmente, ocorrem as alterações típicas da reação ao estresse: aumento da ativação do eixo HPA (resultando um excesso de cortisona), alteração da produção de hormônio de crescimento (GH) e alterações de sono. Com a melhora gradual do estado de espírito, o cortisol volta ao normal, mas, interessantemente, as alterações no sono e GH permaneceram por um período de até três anos.[136] Isso tem diversas implicações. Uma delas é que, como nas síndromes de sensibilidade central, as alterações no eixo HPA da depressão não parecem ser simplesmente secundárias às alterações de sono. Enquanto persiste a depressão, um fator diferente do sono, provavelmente a influência do sistema límbico e do córtex, provoca a ativação constante do eixo. Finda a depressão, esse fator deixa de agir, mas a "cicatriz" sobre o sono e a produção de GH é mantida por até três anos. Um estudo em sobreviventes de acidentes (físicos) com danos cerebrais graves mostrou um padrão evolutivo semelhante ao da depressão aguda: durante a fase inicial, ativação importante do eixo, diminuição do GH (noturno) e distúrbios de sono. Meses após o acidente, o eixo havia voltado ao normal e os problemas de sono e de produção de GH persistiam. Ou seja, estresses físico e psicológico parecem seguir padrões semelhantes.[121]

Resumo do Capítulo 13

Descreve o eixo neuroendócrino do estresse (eixo hipotálamo-hipófise-adrenal – HPA) e as principais alterações geradas nesse eixo pelo estresse agudo e crônico. Descreve as diferenças entre os sexos nas respostas ao estresse, como isso poderia influenciar a predileção da fibromialgia pelo sexo feminino e as possíveis razões adaptativas para tais diferenças. Descreve as alterações já relatadas no eixo HPA em pacientes fibromiálgicos e nas outras síndromes de hipersensibilidade central. Propõe modelo relacionando os fatores de risco para fibromialgia com as alterações neuroplásticas e neuroendócrinas observadas nessa síndrome.

- O eixo HPA é o principal sistema neuroendócrino de resposta ao estresse. O estresse agudo leva à produção de CRH, cortisona, vasopressina e GH. O produto dessas substâncias no preparo para situações de "luta ou fuga".
- Por mais adaptativas que as respostas ao estresse agudo sejam, cronicamente elas são deletérias. Uma série de mudanças se fazem necessárias no cérebro de um indivíduo cronicamente submetido ao estresse.
- Essas mudanças são amplamente diferentes entre os sexos. Após estresse crônico, observa-se aumento (ou pelo menos ausência de diminuição) no desempenho de fêmeas em testes de aprendizagem espacial, performance cognitiva e capacidade de tomada de decisões, enquanto machos apresentam uma clara diminuição em tais quesitos. Estresse agudo teria efeito oposto ao crônico em ambos os sexos.
- Levando-se em conta o fato acima descrito, pode-se postular que homens poderiam ser protegidos da fibromialgia por serem compulsoriamente afastados de atitudes ativas quando submetidos a estresse crônico, enquanto mulheres seriam compelidas a incessantemente buscar soluções e tomar decisões, o que favoreceria a hipervigilância e ruminação.
- O único consenso sobre o estado do eixo HPA na fibromialgia e nas outras síndromes de hipersensibilidade central é que ele está alterado. Em função das dificuldades em estudar esse eixo, a natureza dessa alteração, em cada síndrome, ainda é disputada. Aparentemente, uma alta sensibilidade do eixo HPA ao estresse é comum a todas elas, o que é condizente com situações de hipervigilância.
- A maior parte das evidências aponta que essa alta sensibilidade do eixo do estresse é um evento secundário. É proposto um modelo em que a somatória dos eventos estressantes da vida (carga halostática) tenha induzido alterações plásticas no sistema nervoso central daquele indivíduo, as quais levariam a essa alta sensibilidade. O sexo e o contexto genético influenciariam o impacto que a carga halostática vai ter no sistema nervoso de cada pessoa.

Sistema imune e o estresse

14

Fornece noções básicas sobre a estrutura e o funcionamento do sistema imune e salienta as suas íntimas conexões com o sistema neuroendócrino. Apresenta os mecanismos mediante os quais a ativação crônica do sistema imune pode levar à depressão e à fibromialgia secundária. Descreve como o estresse, nas suas diferentes apresentações, influencia o sistema imune, e compara tal fato às alterações imunes descritas na fibromialgia e na depressão. Importância relativa para pacientes. Dificuldade grande. Pular para o resumo não compromete a compreensão das principais ideias do livro.

O sistema nervoso e o sistema imune são tão fortemente conectados que é difícil dizer onde fica a fronteira entre eles. Nos diversos tecidos do corpo, os mesmos estímulos que causam dor (via transmissão de impulsos nervosos) também ativam o sistema imune. Ao mesmo tempo, receptores para muitas das citocinas ("hormônios" que comandam as atividades imunes) são encontrados nas células nervosas, e receptores para muitos dos neurotransmissores também são encontrados nas células imunes.

No cérebro humano existem 3,72 vezes mais células da glia do que neurônios.[137] Glias, do grego γλία, ou "cola", são células que envolvem os neurônios. As clássicas funções dessas células compreendem sustentar física e nutricionalmente os neurônios, providenciar o "isolamento elétrico" para cada axônio e também influenciar a neurotransmissão. Dez a quinze por cento da glia é formada pela micróglia. Esse grupo de células se diferencia das demais por se originar de células do sangue. Elas são muito semelhantes a macrófagos do sistema imune e, como eles, procuram, engolem e destroem possíveis agressores ou células mortas, além de apresentarem pedaços digeridos delas para outras células do sistema imune. Elas ficam em íntimo contato com os neurônios e interagem com eles, além disso, são capazes de secretar diversas citocinas e outras moléculas de ativação imune.

A influência do sistema imune no funcionamento do sistema nervoso central começou a se tornar evidente quando citocinas começaram a ser usadas na tentativa de tratar condições como infecções crônicas e câncer. Muitas delas, como a interleucina1 (IL-1), a interleucina6 (IL-6) e o fator de necrose tumoral (em inglês, *Tumor Necrosis Factor* – TNF), induzem a "comportamentos de doença" como fadiga, indisposição, anedonia, indiferença, aumento da sensibilidade à dor e dificuldade de concentração. Vale observar que muitos desses sintomas também são encontrados na fibromialgia e na depressão, e a persistência do uso das interleucinas, por alterarem o metabolismo de diversos neurotransmissores reguladores do humor, acaba produzindo depressão maior em até 50% dos pacientes.[138]

Por conservar recursos e induzir o indivíduo a se recolher e evitar mais estresse, foi atribuída a esses "comportamentos de doença" a hipótese de uma estratégia comportamental organizada com a intenção de ajudar no combate a uma infecção.[138] Essas citocinas são potentes estimulantes da secreção de CRH, o que leva à ativação do eixo HPA e à produção de cortisona. A cortisona também prepara metabolicamente o corpo para o combate a infecção, ao mesmo tempo que serve como um mecanismo de *feedback* negativo ajudando a evitar possíveis excessos da inflamação.

Sistema imune influenciando o sistema nervoso central – fibromialgia secundária

Em doenças inflamatórias crônicas, sejam as autoimunes, como a artrite reumatoide e o lúpus, ou infecciosas, como a hepatite B e C, a ativação constante do sistema imune leva a taxas constantemente elevadas dessas citocinas ocasionando os citados comportamentos de doença. Nas doenças inflamatórias e infecciosas crônicas, a depressão é muito mais prevalente do que as limitações impostas por essas doenças poderiam explicar, e fibromialgia muito mais prevalente do que na população em geral (de mesmo sexo e idade). Essa associação (doença inflamatória/infecciosa crônica e fibromialgia) é tão clássica que leva um nome e uma classificação à parte: *fibromialgia secundária*. Outros mecanismos podem estar influenciando tal associação. Na artrite reumatoide (AR), por exemplo, a dor localizada nas articulações pode levar à fibromialgia por meio de uma piora no sono, do aumento da atenção à dor, do estímulo ao sistema de estresse, pela indução das plasticidades discutidas no capítulo prévio e pelos outros mecanismos pelos quais dor local leva à dor sistêmica (discutidos no Capítulo 3). No entanto, mesmo em doenças que não cursam com dor, como a hepatite crônica, a associação com fibromialgia permanece verdadeira, e os efeitos das citocinas sobre o sistema nervoso central parecem ser os únicos mediadores desse processo.

Introdução à imunologia

Se a ativação do sistema imune influencia diretamente o sistema de estresse, o contrário é igualmente verdadeiro. Como mencionado, as células imunes respondem diretamente à cortisona, mas também possuem receptores para outros neurotransmissores, incluindo a adrenalina, noradrenalina, GH, prolactina, melatonina, β-endorfinas, encefalinas e endocanabinoides. Esses neurotransmissores ajudam a regular a ação e a distribuição dos glóbulos brancos (leucócitos).[139] Os órgãos linfoides são ainda inervados pelo sistema nervoso simpático adrenérgico.

Se o sistema de resposta ao estresse influencia o sistema imune, qual seria o efeito desse estímulo? Tal questão tem rendido várias centenas de publicações nos últimos cinquenta anos e, mais uma vez, a resposta depende de quando, quanto, o quê, por quanto tempo e em quem.

Antes de detalhar as situações acima, é necessário introduzir alguns conceitos básicos sobre o sistema imune. Para começar, ele é dividido em duas grandes frentes de resposta: o *sistema inato* e *sistema adaptativo*.

Sistema inato/imunidade natural

O sistema inato, também conhecido como "imunidade natural", é encontrado não só em mamíferos, mas também em seres tão simples quanto esponjas do mar. As células envolvidas na imunidade inata não oferecem defesas contra nenhum patógeno específico, pelo contrário, são células "multiuso" que podem atacar uma grande diversidade de patógenos e, quando provocadas, fazem isso em um espaço relativamente curto de tempo (minutos a horas). O maior grupo de células dentro do sistema inato, os granulócitos, inclui neutrófilos e macrófagos. Eles são células fagocíticas (do grego antigo *fagos*, φαγεῖν, devorar), que envolvem, engolem e digerem seus alvos, cujas pequenas partes serão apresentadas para o resto do sistema imune. A resposta generalizada armada por essas células é a inflamação. Os granulócitos reúnem-se no lugar da lesão ou infecção e secretam uma série de substâncias. Algumas delas são tóxicas e visam destruir o agente invasor, muitas promovem a regeneração do tecido lesado e outras são substâncias de comunicação com outras células e sistemas, entre elas as citocinas. Como já mencionado, as citocinas agem principalmente sobre o sistema imune, mas também em praticamente todos os tecidos do corpo, preparando-o para o combate. Outros granulócitos *são os eosinófilos e mastócitos, envolvidos principalmente nas alergias e defesas contra parasitas.*

Além dos granulócitos, o sistema imune inato inclui os leucócitos *natural killers* (a tradução desse nome, ao pé da letra, é "assassinos naturais". O termo em português é raramente utilizado e soa um tanto dramático, de forma que preferi usar o termo original, em inglês). Os *natural killers* reconhecem a falta de determinados marcadores na superfície de células doentes (infectadas por vírus ou tumorais) e despejam substâncias toxicas sobre elas levando-as à morte. O terceiro componente da imunidade inata é chamado "complemento". O complemento não é um grupo de células, mas um grupo de proteínas dispersas no sangue. Uma série de moléculas, frequentemente presentes na parede celular das bactérias, ativa algumas dessas proteínas, o que inicia uma grande cascata de reações. Em última análise, essa cascata perfura a parede da bactéria, além de atrair e ativar outras células imunes. Anticorpos grudados nos patógenos também são capazes de ativar o complemento.

As principais características do sistema imune inato são: resposta rápida, resposta universal, ausência de necessidade de aprendizado (contato prévio com o agente agressor) e a capacidade de ativar outros sistemas. Essas características tornam o sistema inato especialmente importante em conduzir as fases iniciais de combate a infecções e tumores, antes que o corpo "aprenda" modos mais específicos de lidar com eles.

Sistema adaptativo

Essa "aprendizagem" é a principal característica do sistema adaptativo (também conhecido como imunidade específica). Ela demanda mais tempo, mas garante uma resposta mais poderosa. As principais células efetoras desse sistema são os linfócitos. Cada um deles possui, na superfície de sua célula, receptores que se ligam em uma molécula muito específica de um invasor (antígeno). Portanto, cada linfócito responde apenas a invasores que possuem esse antígeno. Quando ativados pela presença de um micróbio, os linfócitos se multiplicam por divisão celular criando ao longo de dias/semanas um verdadeiro exército de clones com a mesma especificidade antigênica. Tal demora significa que, no momento inicial de uma primoinfecção, o corpo conta apenas com a imunidade natural. Os linfócitos também são divididos em grupos, de acordo com a função que assumem na resposta imune. Novos grupos vêm sendo propostos, mas, com a intenção de simplificar, vamos brevemente descrever os três grupos mais clássicos: linfócitos T auxiliadores, linfócitos T citotóxicos e linfócitos B. A principal função do linfócito T auxiliador é produzir citocinas que direcionam e amplificam a resposta imune. Os linfócitos T citotóxicos reconhecem antígenos expressos em células tumorais, ou infectadas por vírus, e as destrói. Linfócitos B produzem anticorpos com muitas funções diferentes como iniciar a cascata do complemento, marcar os alvos para que outras células ataquem, inativar toxinas e outros "armamentos" bacterianos, cobrir vírus impedindo que entrem em novas células, entre outras funções.

O conjunto da resposta imune adaptativa que se baseia nos anticorpos é chamado de *resposta humoral*. O conjunto da resposta adaptativa que se baseia nos linfócitos T citotóxicos é chamado de *resposta celular*. Cada tipo de agressão é mais eficientemente combatido por uma ou outra. Por exemplo, com frequência, anticorpos não conseguem atingir agentes infecciosos que se escondem dentro das células. Nesse caso, e também no caso de tumores, a resposta celular tende a ser mais eficiente. Em um grau maior ou menor, a ativação do sistema imune sempre envolve as duas vias. O lado para o qual a balança pesa mais é, em grande parte, determinado pelos linfócitos T auxiliadores e citocinas produzidas por eles.

As grandes vantagens que o sistema adaptativo confere são: resposta mais específica, elaborada, eficaz e memória. Após o controle da situação, a resposta é desmontada, mas sobram células que memorizaram os antígenos daquele invasor. É a melhor maneira de destruí-lo, caso haja nova invasão. Nesse caso, anticorpos e linfócitos T citotóxicos específicos serão produzidos mais rapidamente. É a resposta adaptativa que permite a eficácia das vacinas. As desvantagens desse sistema são a demora na sua inicialização (mesmo contra um patógeno já conhecido pelo sistema imune, a resposta demora dias) e a energia que demanda.

Estresse influenciando o sistema imune

Voltando à pergunta, se o sistema de resposta ao estresse influencia o sistema imune, qual é o efeito desse estímulo? As respostas iniciais têm apontado, historicamente, para uma simples depressão geral da imunidade (imunossupressão). Tais conclusões simplistas e precipitadas mostraram-se erradas ao longo do tempo, e a confusão gerada começou, apenas recentemente, a ser desfeita. Em 2004, uma ampla revisão, envolvendo trinta anos de publicações, separou os agentes estressantes em cinco diferentes classes: *estresse agudo e autolimitado, estresse breve e natural, sequência de eventos estressantes, estresse crônico e estresse distante*.[139]

Estresse agudo e autolimitado

Essa categoria inclui experiências que duram entre cinco e cem minutos, como falar em público, pular de paraquedas e passar por desafios aritméticos. A maioria dos estudos que testaram esse tipo de evento encontrou efeitos contrários nas respostas inata e adquirida: enquanto a presença e ação de *natural killers* e granulócitos no sangue aumentaram, a capacidade dos linfócitos de se multiplicar diminuiu. O aumento da produção de citocinas que potentemente estimulam macrófagos e *natural killers* reforçou essa impressão.

Portanto, frente a um estresse agudo e autolimitado, como as clássicas situações de luta ou fuga, existem evidências de que há uma redistribuição das células de defesa, preparando o sistema imune para possíveis injúrias ou infecções, como as secundárias a mordidas, feridas e arranhões. Em situações autolimitantes como essas, o desvio da energia necessária à resposta ao agressor para o estímulo do sistema adaptativo, cuja resposta dispende dias, seria mais do que inútil, seria deletéria. Em vez disso, enquanto esse sistema é inibido, existe um aumento da imunidade natural que, com mínimos investimentos energéticos, pode, prontamente, responder ao que vier.

Estresse breve e natural

A vasta maioria dos estressores nessa categoria compreendeu as sequências de provas finais em ambientes acadêmicos. Em contraste com os estresses agudos e autolimitantes, o estresse vivido pelos estudantes não afetou as proporções das células no sangue. Em vez disso, houve um deslocamento das citocinas no sentido de inibir a imunidade celular e natural e estimular a imunidade humoral. Em resposta a isso, tanto linfócitos T quanto os *natural killers* perderam capacidade de se multiplicar, e a imunidade mediada por anticorpos aumentou. Como entender evolutivamente tais mudanças? À medida que o estresse começa a perdurar, deixa de ser interessante continuar estimulando o sistema natural. Esse último é desenhado para iniciar a resposta e não para conduzi-la até o final. Passado um período grande o suficiente para que o sistema adaptativo reconheça o agressor e monte uma resposta direcionada, continuar estimulando a imunidade inata seria um desperdício de energia. Curioso é o desvio da balança no sentido da imunidade humoral. Ainda dentro da teoria da economia de recursos, é possível que, frente à necessidade de continuar a defesa, mas também à possibilidade de que a agressão perdure, a estratégia mais efetiva seja apostar nos anticorpos. A produção de anticorpos é "barata" se comparada a reprodução celular, liberação de toxinas e destruição de tecidos vistas nas imunidades inata e adquirida celular. Como os anticorpos "marcam os alvos" que serão atacados por essas células, tal medida condiciona essas ações dispendiosas e destrutivas para os sítios mais importantes.

Sequência de eventos estressantes

Essa categoria representa situações em que um evento pontual leva à necessidade de uma série de mudanças e desafios. A maioria dos estudos que investigaram tais situações se focou na morte de um cônjuge (perda) ou sobreviventes de desastres naturais (trauma). Trauma é definido pela psiquiatria como "a experiência, o testemunho ou o confronto com um evento (ou eventos) que envolve morte, injuria grave ou ameaça à integridade física de si próprio ou de outros. A resposta a tal evento deve envolver intenso medo, impotência ou horror".[140] Em ambos os casos, os indivíduos afetados não sabem exatamente quando tais desafios vão diminuir, mas têm uma clara noção de que em algum ponto do futuro isso vai acontecer. Analisadas em conjunto, essas situações não mostraram nenhum padrão claro de alterações imunes. Separando as situações de "perdas" das de "traumas", no entanto, algumas conclusões puderam ser tiradas. Em consequência à perda de um cônjuge, segue-se uma consistente perda de função dos *natural killers*. Após situações de trauma, houve aumento das funções dos *natural killers* e da capacidade de reprodução dos linfócitos, junto à diminuição do número de linfócitos T auxiliadores e T citotóxicos.

A inibição do sistema adaptativo celular traduz, frequentemente, o desvio da balança para o lado da imunidade humoral. Apesar de a metanálise não apontar especificamente tal aspecto, o artigo cita um aumento no número de anticorpos contra um vírus (Epstein-Barr) na categoria como um todo. No entanto, as alterações observadas no trauma devem ser consideradas sugestivas, mas não conclusivas, em função do pequeno número de estudos sobre o assunto. Em resumo, parece haver uma queda na imunidade natural após a perda de um cônjuge e um aumento das imunidades natural e adaptativa humoral frente a um desastre natural. Tais diferenças podem estar relacionadas não só à natureza do estresse, mas também a características individuais de quem está sofrendo o estresse. Grande parte dos indivíduos que perdem um cônjuge são mulheres mais velhas, e daqueles estudados nos traumas são homens e mulheres de meia idade.

Estresse crônico

Condições classificadas como estresse crônico incluíram cuidar de uma pessoa com demência, viver com um deficiente físico ou passar por situações de desemprego prolongado. Em tais situações, foram observadas diminuições, em quase todos os parâmetros estudados, tanto da imunidade inata quanto da adaptativa, e tanto da celular como da humoral. Essa última foi a que apresentou deficiências menos significativas, uma vez que anticorpos contra alguns vírus não estavam consistentemente diminuídos. Importantemente, as alterações imunológicas frente ao estresse crônico mantiveram-se igualmente presentes entre os dois sexos e as diferentes idades.

Estresse distante

Estresse distante são experiências traumáticas que ocorreram em um passado distante (mais de um ano). A maioria dos estudos avaliaram eventos ocorridos de cinco a dez anos antes do estudo. A essa distância, fica difícil explicar uma influência direta dos eventos no funcionamento do sistema imune. Isso, teoricamente, aconteceria por meio de sequelas cognitivas e emocionais no sistema nervoso central. Exemplos de estresse distante incluem: ter sofrido violência sexual durante a infância, ter testemunhado a morte de um colega soldado durante combate ou ter sido prisioneiro de guerra. Infelizmente, existem poucos dados sobre esse tipo de estresse, e a diversidade dos dados demográficos dos pacientes tornam os resultados menos confiáveis. O único parâmetro regularmente examinado na literatura foi a habilidade de destruição dos *natural killers*, e as alterações encontradas não foram consistente entre os estudos.

Em resumo, à medida que o estresse se torna mais crônico, a exacerbação de resposta imune natural observada no estresse agudo se torna menos interessante. Inicialmente, a resposta é desviada da imunidade natural para a adaptativa, depois da adaptativa celular para a humoral e, finalmente, institui-se uma imunossupressão global. Nenhuma teoria, até o momento, conseguiu explicar, convincentemente, porque tal imunossupressão global seria vantajosa para o indivíduo. Afirmar, no entanto, que ela é prejudicial exige evidências. Estaria o estresse crônico associado a um aumento de doenças infecciosas e câncer (consequências diretas de um sistema imune deprimido)?

Doenças associadas a alterações imunológicas do estresse

A noção de que fatores psicológicos podem influenciar o início e a progressão de doenças é fortemente enraizada no senso comum, mas até recentemente carecia de respaldo científico. Todos nós temos histórias para contar sobre uma doença que se seguiu a eventos especialmente estressantes, ou pessoa que adoeceu e morreu de "desgosto" após a morte de seu cônjuge. Provar, e entender, os mecanismos pelos quais isso poderia acontecer é muito mais difícil do que parece. Estudos em animais proveem as variáveis estáveis que permitem conclusões mais sólidas, e, efetivamente, diversos deles foram capazes de associar estresse crônico a maior suscetibilidade a doenças virais, doenças autoimunes e câncer.[141]

Em humanos, um número de paradigmas foi utilizado para examinar os efeitos de experiências estressantes da vida na suscetibilidade a doenças infecciosas. Deles, os mais importantes envolvem provas com vírus atenuados, respostas à vacinação e observação de episódios de reativação de vírus latentes, como Epstein-Barr, herpes simples1 e citomegalovírus. A descrição detalhada desses experimentos foge ao foco deste livro, mas o conjunto dos achados sugere, fortemente, que maior tempo e maiores níveis de estresse (definidos por situações clássicas, percepção individual e conteúdo afetivo negativo) predisseram maior suscetibilidade a infecções virais, menores concentrações de anticorpos, mais sintomas durante as infecções, menor proteção imunológica após vacinações e maior taxa de reativações de vírus latentes.[141]

Se a relação entre estresse e infecções é cientificamente clara, a relação com câncer não o é. Diferentemente do que acontece com as infecções, os sintomas do câncer podem começar apenas muitos anos após o "tropeço" do sistema imunológico que teria permitido seu desenvolvimento. Câncer é muito menos frequente quando comparado a infecções e vacinas. Não há também modos de inocular, em voluntários, "tumores atenuados". Portanto, um estudo que avaliaria adequadamente tal relação teria de seguir um enorme número de indivíduos por muitos anos para chegar a alguma conclusão. Desse modo, as evidências ligando estresse ao desenvolvimento ou progressão de câncer são fracas e dependentes de outros fatores como idade avançada, forte tendência genética e a exposição a cancerígenos (como tabagismo).[141]

A avaliação da relação do estresse com doenças inflamatórias autoimunes é limitada pelas mesmas dificuldades enfrentadas na avaliação da relação com o câncer. Talvez, por isso, haja uma grande discrepância entre o que pensam os especialistas e as evidências científicas. Em muitas dessas doenças, notoriamente a psoríases e a doença inflamatória intestinal, o estresse é um fator de exacerbação reconhecido até mesmo em livros didáticos. Evidências também existem sobre o impacto do estresse na evolução de outras doenças autoimunes, incluindo esclerose múltipla, dermatite atópica, artrite idiopática juvenil, artrite reumatoide e possivelmente lúpus. Evidências de que o estresse esteja implicado em sua gênese, no entanto, estão faltando.[141]

Suscetibilidades individuais aos efeitos do estresse sobre a imunidade

Como discutido no capítulo sobre a plasticidade neural no estresse, homens e mulheres reagem de forma completamente diferente ao estresse agudo e crônico. É muito provável que as consequências do estresse sobre o sistema imune de cada gênero sejam, da mesma forma, díspares. Disparidades também são reconhecidas entre as diferentes fases da vida. Infelizmente, a grande maioria dos estudos sobre o assunto não separaram tais características demográficas. A metanálise revisando trinta anos de pesquisa sobre o sistema imune e o estresse, citada acima, tentou, quando possível, contornar tais falhas. Muitos estudos, por exemplo, examinaram se a resposta imune sofreu variações em função do número de eventos classicamente estressantes que o indivíduo teria sofrido. Isso foi avaliado por meio de questionários que continham uma lista de tais eventos, os quais deveriam ser ticados quando tivessem acontecido. O formulário incluía um espaço para que a pessoa atribuísse uma nota ao impacto que cada evento teria tido em sua vida. Essa lista envolvia tanto eventos maiores (divórcio, falência) como aborrecimentos normais do dia a dia (multa de trânsito, arrumação de um quarto de entulhos). Essa metodologia rendeu pouquíssimas conclusões na amostra geral de entrevistados. No entanto, quando a metanálise dividiu os participantes em indivíduos acima e abaixo dos 55 anos, os dados mostraram que os adultos mais velhos são especialmente mais vulneráveis a tais eventos. Neles ficou claro um declínio da capacidade de reprodução dos linfócitos e da toxidade dos *natural killers*, segundo o número e a intensidade dos principais eventos estressantes. Os adultos jovens apresentaram apenas uma modesta diminuição da toxicidade dos *natural killers*.[139]

Existe uma grande variação, entre indivíduos, sobre quanto um evento é ou não estressante. O mesmo fato pode ser visto como tranquilo e rotineiro para uns e especialmente estressante para outros. Muitos desses estudos avaliaram essa lacuna, e a interessante conclusão a que chegaram é que a percepção do estresse é mais importante do que o acontecimento em si. *Um evento é mais estressante quando não estamos seguros sobre nossa capacidade de lidar com ele.* Portanto, o tamanho do estrago que um evento causa no sistema imune depende da autoimagem. Isto é um grande *insight* sobre como o sistema nervoso central, o humor, a história pessoal e o repertório cognitivo psicossocial podem influenciar o impacto do estresse.

Alterações imunológicas na depressão

A diferença entre estresse e depressão é, sob muitos pontos de vista, tênue e escorregadia. Muitas das alterações plásticas no sistema neuroendócrino, observadas no estresse crônico, correspondem às observadas na depressão maior. Depressão se segue, frequentemente, a um evento especialmente estressante, uma sequência de eventos estressantes ou um estresse contínuo. Ela é uma das principais respostas comportamentais ao estresse, por mais que possa acontecer sem ele. Frente a essa proximidade, é esperado que as alterações imunológicas encontradas na depressão se sobreponham significativamente às encontradas no estresse. Fatores como idade, sexo, vínculos sociais, hábitos e autoimagem influenciam igualmente as respostas neuroendócrina e imunológica da depressão, tornando mais difícil o consenso entre os pesquisadores. Nessas situações, de novo, as revisões sistemáticas e metanálises fornecem algum remendo, mas poucas avaliaram a imunidade celular na depressão. Uma delas, realizada em 2001, encontrou associação entre depressão maior e diminuição da ação de *natural killers*, diminuição da capacidade de proliferação dos linfócitos e aumento da interleucina-6 (IL-6). Tais achados podem ser traduzidos como diminuição das respostas inata e adaptativa celular e a promoção da resposta humoral, exatamente como na "série de eventos estressantes". Outras revisões, em 2009 e 2010, focadas nas citocinas, confirmaram o aumento de IL-6 (principalmente resposta humoral) e descreveram o aumento de outras (IL-1, IL1-RA, TNFα) e da proteína-C reativa (PCR), um marcador inespecífico de inflamação.[142] Testar as citocinas dá apenas uma ideia das "mensagens" circulando, o que é bem diferente de dizer o que está realmente acontecendo. Ou seja, apesar dos estudos e metanálises, ainda restam muitas dúvidas do que, imunologicamente, acontece na supressão. As poucas impressões que gozam de considerável consenso são: uma diminuição da resposta inata e uma "inflamação" morna e constante. Seguindo o raciocínio iniciado na discussão sobre o estresse, é possível que a supressão do sistema inato siga uma "intenção" de poupar energia, desligando um sistema que é comparativamente menos eficiente em longo prazo.

Essa "inflamação crônica" é mais difícil de interpretar. Vimos que na depressão aguda, quase sempre secundária a um (ou alguns) evento estressante, o cortisol inicialmente está alto, mas ao longo do tempo vai voltando ao normal. Retornar o cortisol ao normal é imperativo para evitar os estragos de sua presença persistente. Mas o GH alterado, os distúrbios de sono e os sintomas de depressão mostram que o sistema nervoso não está operando normalmente. O movimento do cortisol acontece por meio da dessensibilização em diversos pontos do sistema nervoso central, como vimos no capítulo anterior. Essa dessensibilização é seletiva, e o sistema nervoso central permanece em estado de alerta/hiper-reativo para outros eventos. Muitas das vias neuroendócrinas que mediam tal situação são comuns ao sistema nervoso e sistema imune. Lembrar que ambos os sistemas dividem inúmeros sinalizadores, dentre eles os endocanabinoides que são, atualmente, o centro das atenções dos pesquisadores da dessensibilização. É lógico pensar que essa hiper-reatividade inflamatória persistente seja a tradução imunológica da hiper-reatividade do sistema de estresse abordado no capítulo anterior. Nesse caso, ela teria algum papel adaptativo: manter algum sinal de alerta ligado. É possível que, ao manter o eixo HPA e as demais estruturas do sistema nervoso central persistentemente no "modo depressão", o resultado seja um cortisol basal persistentemente elevado, o que levaria a uma dessensibilização ao cortisol e a um sistema imune "hiperexcitado", pelo menos em alguns de seus aspectos. É possível, no entanto, que isso tenha um papel adaptativo não óbvio, e que o termo "indesejado" não seja apropriado. De qualquer forma, essa inflamação constante é, nessa e em outras condições, associada a um maior risco de infartos, derrames, aneurismas e outros problemas cardiovasculares. A associação com câncer e doenças autoimunes também é possível, mas encontra maior dificuldade em ser evidenciada por estudos científicos.

Alterações imunológicas na fibromialgia

Como já mencionado, as citocinas ("hormônios da inflamação") podem desencadear sintomas semelhantes aos da fibromialgia, o estresse modifica tanto o sistema imune quanto a fibromialgia, e uma série de alterações neuroendócrinas da fibromialgia (principalmente no eixo HPA) podem influenciar a imunidade. Frente a essa complexa relação, uma série de pesquisadores procuraram alterações imunológicas que poderiam estar associadas à fibromialgia primária. Os achados ainda são preliminares e inconsistentes. Muitos encontraram aumentos na produção de certas citocinas, mas os resultados, entre os trabalhos, variaram. Mais recentemente, um trabalho evidenciou uma diminuição da resposta adaptativa celular, representada pela capacidade de reprodução dos linfócitos.[143] A exata natureza da resposta imune na fibromialgia primária ainda está para ser determinada, mas a impressão que se tem, até o momento, é condizente com os achados observados na sequência de eventos estressantes: possível desvio da resposta adaptativa celular para a humoral. Poucos advogam um papel causal para tais alterações. Fibromialgia primária, diferentemente da secundária, não é uma doença autoimune. Como tudo que envolve estresse crônico, no entanto, tais pacientes estão sujeitos a alterações no sistema imune, que poderiam explicar uma parte dos sintomas.

Resumo do Capítulo 14

Fornece noções básicas sobre a estrutura e o funcionamento do sistema imune e salienta as suas íntimas conexões com o sistema neuroendócrino. Descreve os mecanismos por meio dos quais a ativação crônica do sistema imune pode levar à depressão e à fibromialgia secundária. Descreve como o estresse, nas suas diferentes apresentações, influencia o sistema imune, e compara isso às alterações imunes descritas na fibromialgia e na depressão.

- O sistema nervoso e o sistema imune são fortemente conectados e se influenciam mutua e intensamente.
- Doenças inflamatórias ou infecciosas crônicas levam à depressão e à fibromialgia secundária. Isso se dá, indiretamente, por meio das limitações intrínsecas da doença e, diretamente, por meio da ação das citocinas ("hormônios da inflamação") no sistema nervoso central.
- Estresse físico e psicológico influencia o funcionamento do sistema imune. Tal influência é dependente de sua intensidade e duração, mas também de diversos aspectos do indivíduo que sofre o estresse, como sexo, idade, história pessoal, suporte social, autoimagem e crenças sobre a própria capacidade de resolver problemas.
- A maioria dos estudos sugere que o efeito do estresse agudo e da sequência de eventos estressantes sobre o sistema imune segue uma lógica adaptativa, que visa manter uma imunidade adequada sem um gasto exacerbado de recursos. O estresse crônico, no entanto, parece levar a uma imunossupressão global que pode se traduzir em maior chance de infecções.
- O estado do sistema imune na fibromialgia primária não está bem definido e, provavelmente, não é uniforme entre os indivíduos. A impressão é que existem alterações semelhantes às observadas em indivíduos que experimentam uma sequência de eventos estressantes.
- Depressão acomete parte dos fibromiálgicos. Nessa condição, parece haver uma ativação "morna", mas constante, do sistema imune capaz de levar, em longo prazo, a um aumento da incidência de eventos cardiovasculares, como infartos e derrames.

As diferentes formas dos "eus"

Discute as estruturas neurais envolvidas na gênese do que sentimos e entendemos por "eu"; apresenta as definições de *self* e de ideias sobre como ele é formado e alterado em tempo real por vivências; desenvolve sobre influência do *self* em nossa percepção de quanto um evento é estressante; aborda o *self* nos dois subtipos de fibromialgia. Capítulo importante para pacientes. Dificuldade pequena. Pular para o resumo pode comprometer a compreensão das principais ideias do livro.

Poucas perguntas instigam mais os seres humanos do que "quem somos nós?". Esse é o elemento central de grande parte das frentes de investigação de nossa espécie, incluindo a filosofia, a história, as ciências e as religiões. As respostas dependem do ponto de vista a partir do qual o problema é abordado, portanto são infinitas. As neurociências apontam algumas dessas respostas, que começam por "onde" e "como" o "eu" é gerado na mente.

Protoeu

Se uma bactéria reage às mudanças em seu meio interno, é razoável pensar que a composição química e elétrica em seu interior representa seu estado em um determinado momento. Assim, esses parâmetros são um modo simples de representar o "eu" bacteriano nesse momento. Da mesma forma, os mapas gerados no tronco cerebral, a partir do conjunto de parâmetros interoceptivos advindos das várias partes do corpo, são a primeira e mais primitiva representação do "eu" no cérebro, o que António Damásio chamou de *protoeu*.[95] Portanto, esse protoeu é um conjunto de imagens, um mapa não visualizado, mas sentido. Nesse ponto, consciência não é necessária. O protoeu existe em todos os animais pluricelulares dotados de um sistema nervoso central e, como vimos, os animais unicelulares também possuem uma versão ainda mais simples dele. Na verdade, algumas das imagens que constituem o protoeu nem mesmo são sentidas. Pequenas alterações de pH(acidez) no sangue, por exemplo, são corrigidas automaticamente pelo hipotálamo sem gerar sentimentos específicos. Segundo tal definição, portanto, o protoeu é formado principalmente de estruturas dentro do tronco cerebral, hipotálamo, córtices insular e cingulado anterior, a partir de informações advindas de todo o corpo.[95]

Eu nuclear

O ambiente constantemente interage com o protoeu. O pêssego descrito no Capítulo 10 é um exemplo. A união das informações interoceptivas com as vindas das portas sensoriais permitem identificarmos o objeto e classificá-lo (valor biológico) segundo as mudanças que ele produz na imagem de nós mesmos. Interessantemente, o inverso também ocorre: uma vez que o objeto produz uma mudança em nossa imagem, ele também leva a uma mudança em relação a como nós nos vemos e, portanto, como nos autoclassificamos. Esse "novo eu", modificado pela interação com o objeto, foi chamado por António Damásio de *eu nuclear*. Dessa interação ocorre uma sensação de conhecimento do objeto, bem como uma sensação de capacidade (ou incapacidade) de ação.[95] Criaturas simples, como seres unicelulares, também possuem meios de monitorar o ambiente externo que também produz, em seu ambiente interno, mudanças que determinam ações específicas. Portanto, o eu nuclear também é primitivo e independente da necessidade de uma consciência do eu. Como advêm da interação do protoeu com um objeto, podemos localizá-lo no sistema nervoso central entre as estruturas que compõem o protoeu mais aquelas envolvidas na representação das portas sensoriais (colículos superiores, também no tronco cerebral, córtices somatossensoriais convencionais e campos oculares frontais).[95]

Eu autobiográfico

O terceiro nível do eu, apontado por Damásio, corresponde ao "eu autobiográfico". Em suas palavras,

As autobiografias são compostas por recordações pessoais, a totalidade das nossas experiências, incluindo as experiências dos planos que fizemos para o futuro, sejam eles precisos ou vagos. O eu autobiográfico é uma autobiografia feita conscientemente. Faz uso de toda a história que memorizamos, tanto recente como remota. Estão incluídas nessa história as experiências sociais das quais fizemos parte ou das quais gostaríamos de ter feito, e também as recordações que descrevem as nossas mais refinadas experiências emocionais, nomeadamente as que possam ser classificadas de espirituais.[95]

Tal definição de eu autobiográfico inclui consciência, autoconsciência, abstração, sociedade e cultura. Ela exige três mecanismos combinados: a evocação de imagens a partir da memória; a apresentação dessas imagens ao protoeu, coordenadas de forma a formar um objeto; e a manutenção dos resultados de tal interação (o eu nuclear) durante certo período de tempo. As estruturas envolvidas na construção do eu autobiográfico englobam todas as que participam do eu nuclear mais estruturas capazes de orquestrar a coordenação dos três mecanismos descritos acima. Além do tálamo, os principais candidatos ao cargo de coordenador são os córtices associativos de alta ordem, estrategicamente situados nas principais encruzilhadas corticais (a junção temporoparietal, os córtices temporais laterais e medianos, os córtices parietais laterais, os córtices frontais laterais e medianos e os córtices posteromediais).[95] Trata-se da célebre frase de José Ortega, traduzida em neurofisiologia: *"Yo soy yo y mi circunstânceas"* (*Meditaciones del Quijote*, 1914).

Self

O tema "eu" é, obviamente, central para a psicologia. Apesar de o termo ter raízes anteriores, Sigmund Freud disseminou o uso da palavra *self*. Ainda hoje, sua definição varia imensamente entre autores e não infrequentemente entre as fases de um mesmo autor. Freud, por exemplo, originalmente usou "ego" no sentido de *self*, porém mais tarde revisou e separou os termos.

Segundo Carl Gustav Jung (1875-1961), uma das mais influentes figuras da história da psicanálise, por muitos anos chamado por Freud de "filho adotivo mais velho" e "príncipe sucessor", *self* teria um significado muito mais amplo que o ego freudiano. Para ele, *self* é "um centro mais escondido da personalidade", formado durante o processo de individuação (como veremos um pouco mais adiante), pela integração psicológica do consciente e do inconsciente sem que, no entanto, eles percam sua autonomia. Por meio dessa integração, o indivíduo tornar-se-ia uno e completo.

De acordo coma segunda edição do *Oxford Dictionary of English*, "*self*" é uma palavra de origem germânica usada para expressar o sentido de si mesmo. "o ser essencial de uma pessoa, o que a distingue dos outros". Neste livro, utilizo o termo como *a representação afetiva e cognitiva da identidade de uma pessoa sob seu próprio ponto de vista e dentro de cada experiência vivenciada*. Nesse sentido, mais do que o que pensamos, *self* significa o que sentimos sobre nós mesmos, em tempo real. Tal definição inclui diversos aspectos de nebulosas fronteiras do *self* como autoestima, autopercepção, autoconsciência e autoconhecimento, comparações entre expectativas e realidade e entre nós e outros. Cada um desses aspectos, portanto todo o *self*, influencia diretamente motivações, cognição, afeto, identidade social e comportamento. Ele envolve cada um dos três "eus" de Damásio.

Teoria das relações de objeto

Recapitulando alguns detalhes sobre o desenvolvimento do sistema nervoso, nossa espécie é marcada por um nível particularmente alto de imaturidade do sistema nervoso central no momento do nascimento e uma proporcional dependência dos infantes em relação aos pais. A vantagem dessa estratégia é que nos torna mais plásticos, capazes de nos moldar às características do ambiente e, portanto, otimizar a adaptação. Certos aspectos da maturação do sistema nervoso estão sujeitos a um período crítico no qual são modificáveis. Após tal período, essa determinada característica é pouco ou nada mutável em sua essência. Segundo a teoria das relações de objeto, muitos aspectos do *self* seguem essa lógica.

Freud, originalmente, chamava as pessoas significantes, ao redor de um indivíduo, pelo termo "objetos", no sentido de que elas seriam o objeto para o qual os *drives* e sentimentos desse indivíduo estavam apontados. Mesmo tendo Ronald Fairbain popularizado o termo "relações de objeto", e muitos outros participado da construção de sua versão moderna, Melanie Klein tende a ser o nome mais comumente identificado com a teoria. Segundo ela, a criança nasce em uma condição autista, centrada em si mesma e com muito pouca percepção dos indivíduos ao seu redor como seres independentes. O recém-nascido sente a mãe (ou o cuidador) como parte de si, e o processo por meio do qual essa separação aos poucos se desenvolve é crucial para determinação das imagens de si mesmo, o *self*. Esse turbulento processo se contrapõe às necessidades, por um lado, de afeto, proximidade, cuidados, mas também autonomia, e, por outro, medo do abandono ou sufocamento. Abandono, negligência, abuso, sufocamento, superproteção, inconsistências nas atitudes e na determinação de limites, falha em permitir o movimento em direção à independência, entre outros, podem produzir, na autoimagem, estragos incompatíveis com uma vida socioafetiva saudável no futuro. O experimento com as mães camundongo "cuidadoras" e "negligentes", descrito no Capítulo 6, é uma elegante demonstração do que está sendo exposto aqui. O jeito como o filhote foi afetivamente nutrido na sua primeira infância vai determinar, de maneira bastante definitiva, não só seu grau de coragem e resiliência no futuro, como também o jeito que ele tratará seus próprios filhotes. Isso, independentemente de sua bagagem genética. Uma série de condições mentais e distúrbios de personalidade foram sistematicamente associados a esses percalços da "fase de separação e individuação" – maneira pela qual esse processo passou a ser chamado.[144]

A autoimagem (cognitiva e afetiva) é formada e reformada a cada instante de vida, mas sua essência é criada na fase de separação e individuação. O que o cuidador (geralmente, mas não necessariamente, os pais) dá para a criança nesses primeiros e críticos anos de sua vida é mais precioso do que qualquer coisa material. É algo que a criança vai carregar em si (em todos os aspectos de si) pelo resto da vida. Encher a criança de emoções positivas sem deixar de dar limites e ajudá-la a se separar com confiança e segurança determina, em muito grande escala, como um *imprinting*, a força, eficiência e o modo com que ela irá lidar com os desafios e revezes da vida, como expressará e gozará de afetos e intimidades no futuro.

Individuação é certamente um conceito central na psicologia. Se há diferenças de significado, entre os diferentes autores, sobre como tal processo ocorre e de que forma afeta a personalidade do indivíduo no futuro, há um consenso de que aconteça majoritariamente até a adolescência.

Modelos animais de estresse crônico ajudam a ilustrar essa vulnerabilidade da primeira infância. Três a quatro semanas de exposição ao paradigma de estresse crônico causam uma redução na gênese neuronal e no remodelamento de sinapses no hipocampo de ratos. No entanto, essas alterações são reversíveis de forma relativamente rápida em ratos adultos, mas prolongadas e apenas parcialmente reversíveis em ratos pré-púberes. Em ratos pré-púberes, quatro semanas de exposição a um regime de estresse crônico e variável levam a uma marcante redução do volume do hipocampo, uma redução sustentada da expressão de genes de receptores para corticoide nessa região e a uma deficiência nos mecanismos que "desligam" a secreção de corticoide após um estresse agudo. Tais alterações se traduzem em pior desempenho em experimentos que avaliam a aprendizagem espacial e a memória.[84]

Como vimos, se um estímulo é classificado como estressante, o quanto ele o é depende de cálculos subconscientes sobre a capacidade de lidar com o problema. Nesses cálculos, a autoimagem é certamente um dos principais elementos da equação. Quanto melhor a autoimagem, menos estressante é o desafio. Quanto menos estressante o desafio, maior a probabilidade de enfrentá-lo e persistir no problema até que uma solução seja encontrada. Falhas em sobrepujar um obstáculo não abalam a autoimagem de indivíduos com um *self* "bem-estruturado". São vistas como uma subestimação inicial do problema que permanece resolvível por meio de uma reanálise mais profunda e da implementação de novas estratégias. É o que chamamos de *resiliência*. Esse é um conceito definido pela Associação Americana de Psicologia como "o processo pelo qual um indivíduo se adapta a experiências de vida difíceis e desafiadoras, especialmente por meio da flexibilidade mental, emocional e comportamental, ajustando-se se às demandas externas e internas". Indivíduos resilientes exibem menores níveis de negação e distúrbios comportamentais, apresentam maiores níveis de otimismo e atitudes positivas. Atitudes positivas promovem ações adaptativas como maior flexibilidade de pensamento, foco de atenção mais amplo e maior diversidade de mecanismos de exploração. Resiliência aumenta ainda as chances de suporte social: somos todos involuntariamente mais impelidos a prestar auxílio a pessoas com atitudes positivas do que àquelas com atitudes negativas.[145] As bases moleculares da resiliência estão na adaptação neuropsicológica ao estresse, e as bases psicológicas estão no *self*.

O *self* na fibromialgia

Self é uma ideia complexa e subjetiva. Não existem meios diretos de "medir" o *self*, portanto só podemos fazer inferências sobre ele por vias indiretas. Se resiliência é inversamente proporcional à fragilidade da autoimagem, então o nível de resiliência poderia ser um dos parâmetros usados para avaliar indiretamente a "robustez" do *self* de um indivíduo. Resgatando as imagens estereotipadas dos fibromiálgicos tipo 1 e 2 sob as luzes dos conceitos de *self* e resiliência acima discutidos, ficam ainda mais gritantes as diferenças entre os dois grupos. O fibromiálgico tipo 1 tipicamente acumula problemas sobre suas costas e é, geralmente, muito mais eficiente do que a maioria das pessoas no processo de resolvê-los. Apesar da dor contínua e da falta crônica de sono, ele tem um nível de atividade e uma atitude proativa superior aos da média. Não faz parte de sua natureza negar ou ignorar os problemas, talvez a única exceção sejamos seus próprios. Seu nível de resiliência é alto, o que poderia indicar um *self* bem constituído. No entanto, alguns detalhes levantam dúvidas quanto ao caráter definitivo de tal conclusão:

o fibromiálgico tipo 1 frequentemente pretere suas necessidades em favor das necessidades (ou de simples caprichos) dos outros. Problemas de reles conhecidos, mesmo que esses não tenham formalmente requisitado ajuda, têm, com frequência, para eles, prioridade involuntária sobre seus próprios problemas. Ao mesmo tempo, é comum que eles sintam enorme dificuldade em receber e aproveitar carinho e cuidados de outras pessoas. Para muitos, vivenciar momentos de prazer chega a ser um grande desafio.

A maioria dessas pessoas refere traços marcantes desse comportamento já na infância remota. Desde pequenas são desproporcionalmente independentes e autossuficientes. Muitas se lembram de terem sido o filho mais prestativo e elogiado, chegando a se destacar dos demais irmãos por tais características. É frequente ainda que tal dinâmica tenha descambado para uma inversão de papéis, com o filho tomando conta dos pais e dos irmãos muito mais do que o contrário disso. Quanto mais responsabilidades aquela criança tomava para si e mais se destacava por sua capacidade resolutiva, mais conseguia as moedas realmente importantes para o seu desenvolvimento como indivíduo: afeto e reconhecimento.

É claro que essa estratégia é tão custosa quanto vencedora. O que a criança tem de abandonar para assumir tal papel é tão importante quanto a própria infância. Em situações nas quais o afeto é espontâneo e suficiente, é pouco provável que essa estratégia valha a pena e venha a ser adotada. Esse raciocínio mostra o ambiente onde se desenvolve o fibromiálgico tipo 1 – um ambiente frequentemente (mas não sempre) pobre em afeto e cuidados. Tal fato pode acontecer em inúmeras situações: muitos irmãos (quando tempo e afeto são irremediavelmente divididos e as crianças competem entre si para obtê-los); mãe deprimida; mãe fibromiálgica tipo 2 (ou com outros problemas de saúde); dificuldades financeiras; separação dos pais ou casamento turbulento etc. Todas essas situações têm em comum uma baixa disponibilidade afetiva dos cuidadores, e o único meio pela qual o futuro fibromiálgico tipo 1 consegue algum afeto é invertendo os papéis, cuidando em vez de ser cuidado. É essa a maneira pela qual ele se sente enxergado.

Se a criança cresce resiliente e eficiente, isso parece significar que a estratégia de inversão de papéis funcionou o bastante para que seu *self* tenha sido bem formado. Por outro lado, é possível que, para alguns fibromiálgicos tipo 1, a estratégia não tenha sido tão suficiente assim, e sua autoimagem só se mantenha positiva quando eles estão acumulando funções e responsabilidades. Assim sendo, a importância que tais pessoas dão a si mesmas dependeria da importância dos papéis que elas desempenham em seu meio. Fora isso, existiria um grande vazio e, possivelmente, a depressão. Elas só se sentem alguém enquanto realizam.

Na verdade, todos somos amplamente dependentes dos papéis sociais para nos sentirmos bem. Mas poucos de nós estão dispostos a abrir mão do próprio conforto e saúde para acumular funções e carregar os outros nas costas. Aparentemente, os fibromiálgicos tipo 1 são mais dependentes de tais papéis do que a maioria das pessoas. Isso deve acontecer pelo fato de que, sem esses papéis, sua autoimagem fique pior que o da média (um *self* "insuficiente"), ou simplesmente por serem esses papéis a única fonte de "nutrição" disponível para eles. Tendo passado toda a infância, todo período crítico em que a essência do *self* é formada, recebendo estímulos positivos apenas quando cuidava e resolvia questões, é possível que alguns fibromiálgicos se especializem em se nutrir a partir dessas fontes e "atrofiem" a capacidade de se nutrir a partir de outras. O fibromiálgico tipo 1 tipicamente tem enormes dificuldades para receber estímulos positivos diferentes por um trabalho bem feito e a aprovação de terceiros. Para o fibromiálgico tipo 1 não faz sentido receber afeto que não tenha sido conquistado por mérito. Se ele recebe um carinho gratuitamente, sente-se angustiado e devedor e trata logo de retribuir em notas maiores, como quem cria uma conta credora, para o caso de aquela pessoa, espontaneamente, querer, de novo, acariciá-la.

Observar os opostos é um jeito de evidenciar as diferenças e, assim, facilitar a compreensão do conjunto. A personalidade oposta à do fibromiálgico tipo 1 é a do gato. Gatos são maleáveis, relaxados, extremamente confortáveis dentro do corpo que ocupam. Estão entre os animais que mais dormem no planeta, de doze a dezesseis horas por dia. Fotos de gatos dormindo, confortavelmente, em posições impossíveis, dominam a internet. Diversas características felinas que encantam algumas pessoas irritam profundamente outras. Uma delas é seu irremediável ar de superioridade e autoconfiança. Claro que se trata de mera especulação, mas é difícil imaginar um *self* frágil em um gato. Ninguém com uma autoimagem diminuta olha o mundo tão de cima para baixo! Ninguém com uma autoestima pequena se acha tão naturalmente merecedor de afagos e carinhos. Para completar a contraposição, os gatos sabem curtir o prazer como nenhum outro ser neste planeta. Um gato estendido sob um raio de sol é a figura do êxtase. É quase irresistível prestar-lhe afagos pelo deleite com que os recebem. Gatos fazendo sexo fazem corar os mais voluptuosos. Por último, gatos não têm a menor preocupação em ser útil ou se adequar às expectativas de terceiros. Essa última característica é o principal motivo do desafeto que esses felinos inspiram em muitas pessoas, mas também é a chave para entender "por que gatos não têm fibromialgia".

Durante a evolução, as diferentes espécies adotaram as estratégias que melhor se adaptavam às características de seu ambiente. Para algumas delas, a vida em sociedade era o único meio de sobrepujar as adversidades do meio. Na vida em sociedade, as funções são divididas com evidente ganho de eficiência. Para muitas espécies, a vida em isolamento é simplesmente impossível, e a nossa espécie é uma delas. Um de nossos antepassados que fosse expulso de sua tribo muito dificilmente sobreviveria e, se sobrevivesse, dificilmente passaria os genes para frente. Outras espécies, como grande parte dos felinos, sobressaíram-se com estratégias individuais. Os felinos, em geral, caçam camuflando-se no ambiente, aproximando-se sem serem percebidos e surpreendendo as presas num bote explosivo. Essa técnica funciona muito melhor individualmente. Não seria fácil um grupo inteiro passar despercebido. Assim, enquanto os hominídeos (bem como os canídeos) se beneficiavam de laços sociais fortes, esses felinos (os que caçam individualmente) geralmente se beneficiavam de laços sociais fracos. Os instintos dessas espécies se desenvolveram adaptados às suas estratégias. O senso de responsabilidade social e a necessidade de ser aceito e apreciado pelo grupo são instintos fortes em mamíferos sociais como nós, mas bem mais fracos em mamíferos solitários como alguns felinos. Entre as diferentes espécies de felinos, o grau de "socialização" também varia. Os leopardos da neve vivem a vida toda em completo isolamento. Leões vivem e caçam em bandos, portanto têm "instintos sociais" bem mais fortes que o dos leopardos da neve. Nosso gato doméstico está mais próximo dos leões do que dos leopardos da neve e, ao contrário do que muitos pensam, gostam e precisam de convívio e de afeto, mas não em níveis humanos ou caninos (aqueles que não gostam de gatos confundem as sutilezas do afeto felino com arrogância e autossuficiência, e seus próprios instintos os fazem rejeitar os bichanos). Como são evolutivamente menos presos a comportamentos sociais, gatos não sentem a mesma necessidade de aprovação social que os humanos. A sua autoimagem, seu *self*, é muito menos dependente dos olhos dos outros.

Nossa autoimagem, ao contrário, é amplamente influenciada pela imagem que os indivíduos importantes ao redor têm de nós. Isso acontece sempre, mas, como já discutimos, ainda mais, e de maneira mais definitiva na primeira infância. Para sentir que tem algum valor, a criança que virá a se tornar um fibromiálgico tipo1 realiza a expectativa dos indivíduos importantes ao seu redor e absorve o reconhecimento. Quanto mais ela precisa, mais ela cuida e realiza.

A crueldade desse sistema é que quanto mais ela cuida e realiza, mais as pessoas a veem como autossuficiente e forte, e menos cuidam dela e a acolhem. Essa criança cresce com uma "dieta" rica em reconhecimentos, mas pobre em afeto. Por pior que isso seja, no geral, essa "dieta" ainda é melhor do que a dos outros irmãos, que ainda por cima ficam à sombra dessa máquina de realizar expectativas. É muito comum que os irmãos dos fibromiálgicos tipo 1 sejam, quando adultos, indivíduos significantemente mais disfuncionais social e afetivamente.

A fragilidade do *self* do fibromiálgico tipo 2 típico salta mais aos olhos. Seu discurso é abertamente negativo, predominam sentimentos de impotência e desesperança. Seu nível de resiliência é muito baixo. Param no primeiro obstáculo, têm muito pouco ânimo para continuar e, frequentemente, vitimizam-se frente às respostas negativas da vida. As dificuldades são intransponíveis, e ninguém os compreende ou lhes dá suporte. Apesar de constantemente pedirem ajuda, sua capacidade de efetivamente recebê-la é mínima. O toque chega a ser desagradável, as manifestações de afeto são recebidas com descrédito, a ajuda é sempre sentida como insuficiente e circunstancial. No exato momento em que ele está recebendo já está antecipando um futuro abandono. Sua autoimagem é claramente distorcida em direção à incapacidade e amenos valia. Vitimizar-se ajuda no sentido em que coloca o mal do lado de fora. Vítimas são pessoas boas maltratadas por pessoas más, em uma visão maniqueísta. O melhor lugar onde eles conseguem colocar seu *self* é na posição de vítima.

Insuficiência, eternamente

O *self* se traduz em sentimentos de infinitas formas. Uma delas, que nos ajuda a compreender os mecanismos por trás da fibromialgia, é a sensação de suficiência ou insuficiência. Consciente ou inconscientemente, uma sensação, em tempo real, de nosso grau de suficiência é formada a partir da comparação entre a(s) autoimagem(ns) e as imagens dos outros indivíduos e objetos a nossa volta, sob a influência de expectativas. Frente a uma situação desagradável qualquer, mesmo um indivíduo com um *self* "ideal" vai sentir, momentaneamente, uma sensação de insuficiência. Ele, no estado em que está, na situação em que se encontra, é insuficiente, e isso o move para atitudes que deverão culminar novamente na suficiência. Esse é um modo de apresentar conceitos já discutidos, como homeostase. A perda ou a ameaça da perda da homeostase gera o desconforto e a sensação de insuficiência. Indivíduos com distúrbios de *self* sempre se sentem "insuficientes", independentemente do que esteja acontecendo a sua volta. Eles podem reagir a esse sentimento de diferentes formas. Freud propôs o "ego" como uma dessas respostas defensivas às ameaças ao *self* à qual todos nós recorremos em graus variáveis (ver Capítulo 19). Um indivíduo muito "egoico" se protege da sensação de insuficiência construindo um vasto arcabouço intelectual, cognitivo e estrutural que respalde seu valor. Alcançar, realizar ou ter méritos, títulos, coisas, relações, poder etc. Quanto mais, melhor. O suficiente nunca é atingido.

No fibromiálgico tipo 1 isso é bastante evidente. Não importa o que tenha feito e conquistado, quando ele repousa a cabeça no travesseiro, a sensação predominante é de insuficiência. Seu intelecto passa e repassa situações vividas e imaginadas com a intenção de satisfazer tal sensação de insuficiência que, no entanto, não vem do que deixou de ser feito, mas sim diretamente de seu *self*. Se existisse uma pílula mágica que desse a sensação de "eu basto", "o que fui e o que sou, foi, e é suficiente", possivelmente os problemas do mundo e a culpa deixariam de incomodá-lo, e conforto e sono o invadiriam. Durante o dia, essa mesma sensação o impulsiona incessantemente para tudo que alivia momentaneamente a sensação de insuficiência: realizar e centralizar.

A estrutura egoica do fibromiálgico tipo 2 é mais frágil, não permite tanto fôlego. Sua sensação de insuficiência o impediu de realizar no passado, e isso aumentou ainda mais sua sensação de insuficiência. Como animal social que é (que somos), sua resposta a essa sensação é voltar a seus pares e pedir ajuda. Na verdade, pedir ajuda para quê? Para resolver um assunto específico? Uma vez resolvido, a sensação está de volta. Pedir afeto? "Gostem de mim!". Afeto não se solicita, se merece. Ou não. E sua sensação de insuficiência o impede de se sentir merecedor de afeto. Sendo essa equação cronicamente não resolvida, a resposta fisiológica natural é a depressão. A dor e a doença, por piores que sejam, também cumprem um papel. São as coisas mais "palpáveis" para as quais ele pode pedir ajuda.

A insuficiência do *self* na maternidade

A maternidade é um fenômeno absolutamente ímpar na psicodinâmica de seres sociais. Em nenhuma outra situação o conceito de *self* é tão desafiado. É difícil responder, do ponto de vista físico e mesmo psíquico, onde começa a mãe e inicia o filho durante a gestação. Maternidade é provavelmente o instinto social mais forte e certamente exacerba outros instintos sociais. As ocitocinas, hormônios secretados principalmente durante o parto e a amamentação, são potentes estimulantes de laços sociais. Nesse período, o *self* se expande para o filho e, indiretamente, para tudo aquilo que o afeta. Expande-se a área a ser vigiada, aumentam-se responsabilidades e inseguranças. A paternidade é certamente um instinto forte, mas a maioria de nós vai concordar que, infrequentemente, é tão "irracionalmente forte" quanto a maternidade. Se a pessoa se sentia *insuficiente* no cuidado de si mesma, sentir-se-á ainda mais quando precisar cuidar do binômio mãe-filho. Esse raciocínio ajuda a entender por que a fibromialgia é mais comum em mulheres do que homens, e por que sua incidência se eleva abruptamente após a puberdade, continua a subir durante toda a idade reprodutiva e piora com o nascimento dos filhos. Em diversas culturas, principalmente nas culturas tribais, os avós, com frequência, são tão importantes para a criação das crianças quanto os pais. Apenas raramente, os bisavôs mantêm a mesma importância. Talvez por isso a incidência de fibromialgia decaia após a sétima década.

As ocitocinas do período de gestação e amamentação e os instintos promovidos por elas têm poderosa influência sobre o sentimento da mãe. Algumas vezes, a relação fusional materno-fetal "preenche" na mãe, pela primeira vez, a referida sensação de insuficiência. Ser mãe e atender às necessidades daquele pequeno e indefeso ser finalmente justifica sua existência. Outra situação com o mesmo resultado se dá quando, frente à sensação de insuficiência, a mãe fibromiálgica tenta "ampliar as chances de sobrevivência da criança" negligenciando sua própria importância e necessidades e focando sua atenção na criança. Essas estratégias geralmente saem pela culatra.

No processo de separação e individuação acima descrito, o afeto é, sem dúvida, condição necessária, mas não suficiente. A falha em permitir (e incentivar) a separação da criança como um indivíduo progressivamente autônomo pode levar a problemas semelhantes à falta de afeto. A criança cresce mantendo o binômio mãe-criança como o *self*, e a ausência momentânea da mãe gera imediata sensação de insuficiência (nesses momentos ela não só é apenas metade do que considera *self*, mas também a metade mais fraca e indefesa) gerando, portanto, medo e ansiedade. Por mais que a mãe tente estar sempre lá para ela, a criança sente enorme medo do abandono. Frequentemente, a criança acorda assustada durante a noite, apenas para conferir se a mãe permanece lá, cúmplice na fusão patológica. Com o desenvolvimento da sua capacidade de compreender o mundo, ela vai aos poucos percebendo que isso é inadequado, que a fusão não vai se sustentar ao longo da vida, e que o lugar dela não é na cama da mãe, mas na sua própria. Antevendo o momento da separação, ela tenta, angustiadamente, conquistar a mãe antecipando suas necessidades e protegendo-a ao menor sinal de suas fraquezas. Aqui, a inversão de papéis não é completa, mas também se vê um *self* que só se completa com a atenção do outro. A melhor forma de criar *selves* bem-formados não é por meio da autoanulação. Parâmetros claros, mas sempre amorosos dos limites entre "eu" e "você", suas necessidades e as minhas necessidades são tão fundamentais quando o afeto. A mãe que se anula gera insegurança e ansiedade de separação, repetindo no filho traços de si mesma. Paradoxalmente, só podemos assistir nossos filhos, de maneira adequada, se não perdermos a consciência de nosso próprio valor. Esse erro muito comum pode explicar ao menos parte da "heritabilidade" da fibromialgia discutida no Capítulo 6.

Poucos discordam de que, pelo menos na primeira infância, o papel da mãe é mais importante do que o do pai. Essa diferença de importância vai caindo com o passar do tempo. Uma das primeiras funções do pai na formação da criança é catalisar o processo de separação e individuação. Muitas vezes, aquela fusão materno-fetal não o inclui espontaneamente. Ele deve, inicialmente, tolerar seu papel "secundário", mas procurar, ativamente, fazer parte daquela união. De fora, passivamente, é muito difícil executar bem o processo catalítico. Infiltrando-se afetivamente na relação entre mãe e filho, ele, ao mesmo tempo em que exige seu espaço (*sua* esposa e *seu* filho), garante que ambos, mãe e filho, não estarão desamparados quando a separação ocorrer. Se isso vai ou não acontecer, depende muito da relação construída entre homem e mulher antes e durante a gravidez. De novo, a chave para o sucesso é enxergar o outro sem deixar de ver a si próprio.

Resumo do Capítulo 15

Discute as estruturas neurais envolvidas na gênese do que sentimos e entendemos por "eu"; discute as definições de *self* e de ideias sobre como ele é formado e alterado em tempo real por vivências; tratada influência do *self* na percepção de quanto um evento é estressante; aborda o *self* nos dois subtipos de fibromialgia

- A autoimagem, como nos vemos e nos sentimos em tempo real, de forma absoluta e em relação ao mundo externo, tem origem em estruturas físicas no corpo (neurais e não neurais) e pode ser chamada de *self*. Em outras palavras, *self* seria a representação afetiva e cognitiva da identidade de uma pessoa sob seu próprio ponto de vista e dentro de cada experiência vivenciada.
- As estruturas físicas envolvidas na gênese do *self* foram formadas ao longo da vida (eu autobiográfico) e são modificadas a cada momento, segundo as experiências vividas.
- Durante a infância, particularmente durante a primeira infância, os efeitos dessas vivências são mais sentidos e mais definitivos, como outros *imprintings* discutidos no Capítulo 7.
- A criança nasce sem a noção de que é um indivíduo separado da mãe. Dentre as vivências mencionadas no item prévio, a relação com a mãe na primeira infância e o modo como se dá a separação dos dois *selves* têm importância destacada sobre o *self* que acompanhará aquele indivíduo pelo resto de sua vida. O pai tem grande importância nesse processo de separação.
- Se um estímulo é classificado como estressante, o quanto ele é estressante depende de cálculos subconscientes sobre a capacidade de lidar com o problema. Nesses cálculos, a autoimagem é certamente um dos principais elementos da equação. Quanto melhor a imagem menos estressante é o desafio.
- O *self* é constantemente alterado pelas vivências. Um *self* "deficiente" pode ser "completado" por constantes estímulos positivos. Aparentemente, realizar, resolver problemas e carregar os outros nas costas alimenta a autoimagem do fibromiálgico tipo 1. Sem essas ações, algumas dessas pessoas podem cair em uma sensação de perigo, medo de abandono, menos valia e depressão.
- No fibromiálgico tipo 2, o *self* é mais claramente deficiente. Seus sentimentos predominantes são de incapacidade, impotência, abandono e desesperança. Depressão, por definição, é mais universalmente presente.

Empatia na fibromialgia 16

Discute a presença de distúrbios da empatia em parte dos fibromiálgicos e como isso pode ajudar a entender as origens do problema e a manifestação de seus sintomas. Importância moderada para pacientes. Baixa dificuldade. Pular para o resumo não compromete a compreensão das principais ideias do livro.

Dois distúrbios de personalidade, cujas origens frequentemente são atadas a problemas graves na fase separação e individuação, são a personalidade *borderline* e a psicopatia antissocial. Tais distúrbios têm pouca ou nenhuma relação com fibromialgia, e discuti-los aqui está além do escopo deste livro, mas alguns de seus aspectos merecem ser abordados. Essas condições têm em comum uma deficiência importante na empatia. Empatia é a capacidade de entender e sentir o que os outros estão sentindo e reagir adequadamente a tais emoções. O psicopata antissocial típico pode ser capaz de realizar crueldades desumanas e infligir sofrimentos absurdos a outras pessoas sem sentir remorsos ou pena. Sua percepção do sofrimento alheio é tão ínfima que o outro se torna quase um objeto inanimado que pode ser manipulado a seu bel prazer. O *borderline*, entre outras características, também apresenta graves dificuldades nos dois componentes maiores da empatia: reconhecimento e resposta.[144]

Nem todo psicopata sofreu abusos na infância (fase de separação e individuação), e nem todos os que sofreram abusos na infância se tornarão psicopatas, no entanto, os dois distúrbios aqui discutidos também têm em comum uma consistente associação com esse tipo de violência.[144,146] A teoria por trás dessa associação é que na fase da separação e individuação, ao perceber que o cuidador é uma pessoa aparte, com interesses próprios, a criança percebe sua fragilidade e dependência e é acometida de grande ansiedade. Ela passa a, sistematicamente, tentar ler na face das pessoas significantes ao seu redor os sentimentos em relação a ela, buscando segurança e a certeza de que não serão abandonadas. Um sorriso, o "brilho nos olhos" de cuidadores amorosos têm profundo poder tranquilizador, e bebês são perspicazes reconhecedores desses padrões. Nesse exercício de "ler a mente" de seus cuidadores, a criança desenvolve a capacidade de reconhecer e sentir os sentimentos dos outros e também de responder adequadamente a eles. Quando negligenciadas ou abusadas, ou quando encontram comportamentos sistematicamente inconsistentes em seus cuidadores, as crianças param de tentar lê-los, ou se protegem ativamente de mais rejeições evitando a busca de afeto. Com isso, deixam de desenvolver a capacidade de detectar, sentir ou compreender o que os outros sentem.[144] Como nos *imprintings* clássicos, após a formação do indivíduo essas características são muito pouco mutáveis.

Esses dados importam para este livro porque uma deficiência de empatia foi descrita em uma parte dos fibromiálgicos. A alexitimia é definida como a inabilidade de identificar e descrever sentimentos em si mesmo, e é um dos elementos dos distúrbios de empatia. Mais precisamente, a "Toronto Alexithymia Scale-20", o principal instrumento que mede, na atualidade, a alexitimia, divide a condição em três diferentes vertentes: a dificuldade em identificar os próprios sentimentos; a dificuldade em descrever os próprios sentimentos; e a tendência a focar a atenção externamente. Essa disfunção é normalmente descrita em cerca de 10% da população em geral, mas foi encontrada em cerca de 20% dos fibromiálgicos.[147,148] Seguindo o raciocínio da teoria da separação e individuação, essa associação sugere que, durante seu desenvolvimento, esses indivíduos teriam evitado contato com os próprios sentimentos e, portanto, subdesenvolvido a capacidade de discerni-los. O estado dos outros aspectos da empatia na fibromialgia ainda não está bem definido, mas um trabalho sugeriu que esses pacientes apresentariam uma menor resposta neural à observação de imagens de pessoas submetidas a dor, ou seja, que empatizariam menos com a dor dos outros.[149] Sabemos também que a empatia para dor envolve os componentes afetivos, e não os sensórios da dor.[150] Portanto, esses fibromiálgicos parecem desconectar a afetividade da dor, tanto em relação a si mesmo quanto em relação aos outros.

Confesso brigar um pouco com as conclusões dos trabalhos supracitados. Por mais que "tendência a focar suas atenções externamente" descreva bem o fibromiálgico tipo 1, como conciliar a ideia de eles sentirem menos a dor dos outros com o fato de que eles, naturalmente, abraçam os problemas e o sofrimento alheio? Em primeiro lugar, não está sendo proposto que todos os fibromiálgicos apresentem menos empatia. O estudo sobre alexitimia propõe 20% e não separa os subtipos de fibromiálgicos. É possível que essa dificuldade seja mais associada ao fibromiálgico tipo 2, que em sua autorreferência realmente parece atropelar os sentimentos dos indivíduos a sua volta.

Em segundo lugar, talvez a diminuição da empatia não seja totalmente incompatível com reagir à dor e às dificuldades dos outros. Apenas para ilustrar a ideia, imaginem um daltônico que dirige veículos automotores. Daltonismo é uma deficiência visual que, por motivos genéticos, dificulta ou impossibilita a diferenciação entre certas cores. Mesmo que a pessoa não consiga, adequadamente, diferenciar o verde do vermelho, ela sabe que tem de parar o carro quando a luz superior acender e seguir quando a inferior estiver acesa. Artifícios como esse podem permitir a indivíduos sem empatia (mesmo psicopatas antissociais ou autistas) se relacionar e, relativamente, responder com adequação às emoções dos outros.

Empatia é diferente de altruísmo. Empatia é a capacidade de sentir e reagir adequadamente às emoções dos outros. Altruísmo é agir, desinteressadamente, em busca do bem-estar de outros. Se um indivíduo carrega os demais nas costas por ser essa a melhor solução para sua própria sobrevivência, tal fato não pode ser chamado de altruísmo. Carregar o outro requer, no máximo, empatia o suficiente para ler as expectativas dele. Talvez nem isso seja necessário, se as expectativas forem atropeladas e os trabalhos forem realizados mesmo antes de o outro se dar conta da necessidade de fazê-los. No Capítulo 5, descrevemos Sônia, uma típica fibromiálgica tipo 1. Ela fazia coisas para os filhos, marido e mãe muito antes de eles se darem conta da necessidade de tais ações serem realizadas ("dá menos trabalho fazer que ficar incessantemente mandando fazer"). Um movimento verdadeiramente altruísta envolveria muito mais do que simplesmente fazer. Envolveria, em primeiro lugar, perguntar-se para quem aquele trabalho é necessário. É possível que a outra pessoa eventualmente não sinta a necessidade do trabalho feito, pelo menos não nos mesmos padrões de perfeccionismo usados pelo fibromiálgico tipo 1. Se o trabalho é efetivamente necessário também para o outro, o altruísmo envolveria ajudá-lo a enxergar essa necessidade, o que começa por não fazer o trabalho antes que o outro sinta a necessidade de que seja feito. Ele também envolveria deixar a outra pessoa tentar por si só monitorar seus erros e ajudá-la a enxergá-los e superá-los. O produto das ações do fibromiálgico tipo 1, ao contrário, tipicamente perpetua a centralização, a ineficiência e o descaso para com as outras pessoas.

No mesmo Capítulo 5, foi discutida a subclassificação proposta por Turk e colaboradores, segundo a qual a fibromialgia deveria ser dividida em três (e não duas) categorias: "disfuncionais", com "conflitos interpessoais" e "adaptados/minimizadores". Segundo os autores, esse último rótulo foi empregado pela possibilidade de que eles simplesmente neguem ou minimizem o impacto do problema. Talvez essas pessoas não estejam apenas negando ou minimizando o problema, talvez estejam também insensíveis a eles em função da alexitimia, em uma resposta que permitiria remover parte do sofrimento. No Capítulo 10, foi discutida a diferença entre sentimento e emoção. Em todos nós existe uma emoção (uma resposta) para cada sentimento, mas a emoção que um determinado sentimento evoca varia muito de uma pessoa para outra. Em função da hiperreatividade do sistema de estresse (Capítulo 13), qualquer sentimento negativo desencadeia estresse e grande sofrimento no fibromiálgico. Nesse sentido, o não reconhecimento de parte dos sentimentos negativos (alexitimia) pouparia uma soma significante de sofrimento.

Na fibromialgia, tais dados sugerem, mas não provam, distúrbios na fase de separação e individuação semelhantes aos que acontecem nas outras condições acima referidas. Provar é difícil, pois não existem ferramentas capazes de quantificar e qualificar objetiva e cientificamente o amor, os cuidados e os limites recebidos por uma criança. Os trabalhos que pretendem abordar esse tema contentam-se em estudar os extremos, os casos de abuso e abandono afetivo. Efetivamente, cerca de 40 a 60% das mulheres e 20% dos homens com distúrbios associados à dor persistente referem histórias de abuso durante a infância e/ou vida adulta. Pacientes que sofreram formas mais graves ou frequentes de abuso, geralmente durante a infância, e principalmente de natureza sexual, desenvolvem, com frequência, síndromes específicas ou a combinação delas, incluindo transtorno de estresse pós-traumático e fibromialgia.[151] Essa incidência é duas a quatro vezes maior que na população em geral. Parte dessa diferença pode, talvez, ser atribuída a um viés: pessoas com dor persistente tentam buscar uma causa para seu problema e, portanto, tendem a recordar e a valorizar mais eventos desagradáveis do seu passado. Mesmo assim, é altamente improvável que esse viés explique tamanha diferença.[151]

Para a maioria dos fibromiálgicos que participaram de um estudo que incluiu 403 pacientes expressar sentimentos e viver emoções estava relacionado a alguma melhora dos sintomas. Curiosamente, para os fibromiálgicos alexitímicos, as experiências emotivas traziam piora das dores.[147] Aparentemente, para essas pessoas com comprovada deficiência da capacidade de reconhecer e individualizar os sentimentos, as emoções negativas são sentidas na forma de dor física. É como se, em vigência do hipodesenvolvimento das estruturas responsáveis para a gênese e identificação de emoções negativas mais complexas, aquelas emoções fossem processadas pelas mesmas estruturas que processam a dor. Esse claro exemplo de dor psicossomática acontece, em algum grau, em todos nós, mas, provavelmente, é mais intenso nos alexitímicos.

Discutir e expressar situações de abuso na infância é imensamente difícil e dolorido para qualquer um, mas parece ser ainda pior para os alexitímicos. Pela fibromialgia, especialmente a tipo 2, esses pacientes, inconscientemente, expressam e procuram a validação para seu sofrimento, enquanto, por outro lado, reprimem memórias dolorosas de traumas passados.[151]

Resumo do Capítulo 16

Discute a presença de distúrbios da empatia em parte dos fibromiálgicos e como isso pode ajudar a entender as origens do seu problema e as manifestações de seus sintomas.

- Empatia é a capacidade de entender e sentir o que os outros estão sentindo e reagir adequadamente às emoções dos outros.
- A alexitimia é definida como a inabilidade de identificar e descrever emoções em si mesmo, e é um dos elementos dos distúrbios de empatia.
- Alexitimia foi descrita em cerca de 20% dos fibromiálgicos (mais ou menos o dobro da população em geral), e uma dificuldade em sentir a dor dos outros foi sugerida por um estudo de ressonância magnética funcional.
- Se sentimentos levam a sofrimento, em alguns fibromiálgicos, a alexitimia poderia evitar sofrimento ao impedir o reconhecimento de sentimentos.
- Deficiências de empatia sugerem problemas afetivos na primeira infância. Efetivamente, situações de abuso na infância são relatados por cerca de 40 a 60% das mulheres e 20% dos homens fibromiálgicos (duas a quatro vezes mais do que na população em geral).
- Os fibromiálgicos com maior dificuldade de identificar e descrever os próprios sentimentos (alexitímicos) sentem as emoções negativas em forma de dor. Por meio da fibromialgia, especialmente a tipo 2, esses pacientes, inconscientemente, expressam e procuram a validação para o seu sofrimento, enquanto, paradoxalmente, reprimem memórias dolorosas de traumas passados.

Quando tudo dá errado 17

Discute possíveis funções adaptativas da depressão e de outros mecanismos "automáticos de autodestruição". Expõe a maneira pela qual circunstâncias sociais influenciam esses mecanismos e como isso pode ajudar a explicar a fibromialgia. Importância moderada para pacientes. Baixa dificuldade. Pular para o resumo compromete um pouco a compreensão das principais ideias do livro.

O papel da depressão

Como entender a depressão? Para que serve esse sufocante e terrível período de turbulência, extrema dor emocional, autopercepção distorcida e sensação de inutilidade? Que papel ela exerce? Segundo projeções da Organização Mundial de Saúde, a depressão acomete mais de 15% das pessoas em algum ponto de sua vida e será a segunda principal doença no mundo em 2020.[152] Ela, ou ao menos seu equivalente químico, neurofisiológico, comportamental ou imunológico, está presente em quase todas as espécies complexas, principalmente naquelas em que há uma estrutura social elaborada. Tamanha prevalência torna altamente improvável uma casualidade, um "erro", ou um efeito colateral de um sistema mais amplo. É provável que ela exerça um papel e que tenha sido selecionada como fenótipo ao longo da evolução dos animais complexos. Quais seriam, então, os benefícios ocultos desse estado?

Teóricos da psicologia evolutiva foram capazes de formular um punhado de possíveis funções adaptativas para a depressão, mas apenas poucas delas foram embasadas em evidências consistentes.[153] Uma interessante hipótese associa depressão e imunidade. Vamos recordar o que foi escrito no Capítulo 14.

A influência do sistema imune no funcionamento do sistema nervoso central começou a ficar evidente quando citocinas ("hormônios" de inflamação) começaram a ser usadas no tratamento de condições como infecções crônicas e câncer. Muitas delas induzem "comportamentos de doença" como fadiga, indisposição, anedonia, indiferença, aumento à sensibilidade à dor e dificuldade de concentração. Vale observar que muitos desses sintomas são comuns à fibromialgia, síndrome da fadiga crônica e depressão. A persistência do uso das interleucinas acaba produzindo depressão maior (grave) em 50% dos pacientes.[138] Por conservar recursos e induzir o indivíduo a se recolher a esses "comportamentos de doença" foi atribuída a hipótese de uma estratégia comportamental, organizada com a intenção de ajudar no combate à infecção e ao mesmo tempo poupar o indivíduo durante esse delicado período. Se levarmos em consideração que as infecções, por toda a história da humanidade, sempre foram a maior causa de morte, essa hipótese parece bastante plausível.[138]

No mesmo Capítulo 14, vimos que o conjunto de achados sobre o estado do sistema imune de deprimidos crônicos também corroboram essa teoria. Essas pessoas quase sempre estão submetidas a uma inflamação "morna, mas constante", condizente com uma ação persistente das citocinas inflamatórias. Essas citocinas causam, em médio-longo prazo, a depressão e também são produzidas em função dela.

Outra teoria moderna amplamente aceita é a "hipótese do risco social". Segundo tal teoria, a depressão leve e moderada tem um papel adaptativo por diminuir o risco de exclusão do indivíduo de sua sociedade. Quando o mecanismo da depressão está ativado, o indivíduo adota estratégias menos arriscadas e gananciosas, torna-se mais submisso e propenso a procurar e aceitar apoio social ("estratégia da subordinação involuntária"). Esse mecanismo é tão eficiente que é capaz de induzir empatia nos outros indivíduos da sociedade, aumentando ainda mais a chance do sucesso do deprimido (temos a tendência a sentir compaixão por indivíduos tristes e aversão a indivíduos insubordinados e gananciosos). A depressão seria, portanto, um mecanismo vital para a vida em sociedade, capaz de melhorar as relações interpessoais, evitar conflitos intermináveis e o ostracismo.[153] Essas ideias já foram abordadas neste livro, quando discutimos as diferenças entre gêneros na resposta do sistema do estresse. Em verdade, a depressão é uma das possíveis respostas ao estresse, e sua tradução neurofisiológica compreende aquelas descritas no capítulo anterior.

Em uma conversa com os veterinários do zoológico de Auckland, na Nova Zelândia, fui informado de que depressão é um dos principais problemas de saúde, possivelmente o principal, enfrentados pelos animais. Isso não chega a surpreender, se mantivermos em mente que a restrição de liberdade é um dos principais modelos de estresse crônico. O interessante, no entanto, é que eles afirmam que o problema afeta de forma desigual as diferentes espécies, sendo muito mais forte naquelas amplamente sociais, como os suricatos, e praticamente ausente nas naturalmente solitárias, como os pandas vermelhos. Essa informação é uma consistente evidência a favor da hipótese do risco social, e essa teoria ressalta o quão importante é a aprovação social para indivíduos de espécies semelhantes à nossa. Mecanismos que favorecem a vida em comunidade foram amplamente selecionados mesmo em detrimento de outros mecanismos promotores de sucesso individual.

Interessantemente, depressão é mais rara em psicopatas antissociais, situação na qual há deficiência de empatia, culpa e submissão às regras sociais, mas na qual também existem algumas incontestáveis vantagens individuais.[154] Também compatível com essas ideias é o fato de existirem três vezes mais homens que mulheres com distúrbio de personalidade antissocial,[144] e o fato de a depressão ser mais de duas vezes mais comum em mulheres que em homens.[154] Como vimos no Capítulo 10, evolutivamente, o "sucesso" social seria, para as mulheres, mais dependente de suas habilidades em manejar as relações sociais, e para os homens, os conflitos violentos (e as diferenças físicas, neuroanatômicas e neurofuncionais corroboram essa hipótese). A personalidade antissocial seria, nesse contexto, mais funcional para os homens e disfuncional para as mulheres. Ao mesmo tempo, tal estratégia evolutiva, voltada para as relações sociais, tornaria as mulheres especialmente suscetíveis à depressão e à fibromialgia.

Como na resposta ao estresse, a diferenciação "agudo *versus* crônico" é fundamental. Após certo tempo, os benefícios estratégicos da depressão começam a se esvaziar. O depressivo crônico deixa de inspirar empatia, compaixão ou simpatia na maioria das pessoas e, normalmente, "despenca" posições no "*ranking* social". A diminuição do suporte social e a perda da capacidade de tomar decisões e da capacidade funcional tornam a sua autoimagem ainda mais depreciada e reduzem, ainda mais, suas chances de sair desse estado. Não há teorias, até o momento, que apontem possíveis benefícios da depressão crônica ou grave para o indivíduo. No entanto, essas condições são frequentes na população. Como entender isto?

Eros e Tânatos

Eros era, na Grécia antiga, o deus do amor, e Tânatos o deus da morte. O binômio "Eros e Tânatos" foi introduzido na psicologia por Freud em 1923, em seu livro *O ego e o id*, e desde então povoa inúmeras discussões nos mais diversos campos do conhecimento. No simbolismo de Freud, Eros representava o instinto para vida, amor e sexualidade. Tânatos representava o instinto para morte e destruição. Não morte e destruição de outros, que em algumas situações podem nos beneficiar, mas sim a própria morte e autodestruição. O conceito, inicialmente, é demasiado salgado para ser engolido por evolucionistas. Como e por que um instinto que leva a autodestruição e impede a reprodução seria selecionado?

Dicas de que esse paradoxo pode ser verdadeiro são encontradas nas células. Todos os dias, cerca de 50 a 70 bilhões de células do corpo executam uma espécie de suicídio chamado "apoptose" ou "morte celular programada". O termo apoptose significa "cair" em grego e ilustra o fato de as folhas das árvores secarem e caírem no outono por meio desse processo. Ele é controlado por uma ampla gama de sinalizadores, originados tanto fora quanto dentro de cada uma das células. Sinalizadores extracelulares de apoptose incluem toxinas, fatores de crescimento e citocinas, entre outros, e podem tanto desencadear quanto suspender a apoptose. Promotores intracelulares do processo são desencadeados em uma série de eventos estressantes, como exposição ao calor excessivo, radiação, privação nutricional, hipóxia e infecções virais. Em resumo, quando as células estão danificadas, não têm mais serventia, ou quando seus serviços são contrários ao interesse do organismo, a apoptose é desencadeada. O interesse da maioria prevalece sobre o individual. Não é difícil compreender a importância do processo. Todos os dias, por exemplo, são criados cerca de 100 bilhões de glóbulos brancos (leucócitos) no corpo de um adulto. Se cada um deles continuasse vivo nós seríamos uma massa disforme de leucócitos do tamanho aproximado de uma montanha. É necessário que eles saiam de cena assim que seu papel seja cumprido, e a apoptose é o meio pelo qual isso é realizado. Rebeliões ocasionalmente acontecem e são chamadas de câncer.

Com muita razão, poder-se-ia argumentar que, apesar das analogias, não é correto simplesmente assumir que a relação entre a célula e o indivíduo se repita perfeitamente na relação entre o indivíduo e a sociedade. Em verdade, a célula poderia morrer "tranquilamente" porque "saberia" que está fazendo isso para o bem de suas irmãs gêmeas (todas as células têm, virtualmente, o mesmo DNA) e que, ao proceder assim, está maximizando as possibilidades de que seus próprios genes sejam passados a diante. Cada indivíduo de uma sociedade possui um conjunto único de genes e compete com outros indivíduos para passá-los adiante. Portanto, muito raros são aqueles que sacrificariam a própria vida de bom grado pelo bem dos demais. Ao mesmo tempo, é fácil entender que um grupo cujos indivíduos "danificados, sem serventia ou cujos serviços fossem contrários aos interesses da sociedade" viessem a entrar compulsoriamente em uma espécie de "apoptose individual", esse grupo teria enormes vantagens sobre outros nos quais tais indivíduos continuam a competir e a consumir os recursos, sem oferecer nada em troca.

Sabemos hoje que, paralelamente à seleção individual, estamos também submetidos à *seleção de grupos*. Muitos comportamentos e características só podem ser compreendidos sob o ponto de vista da seleção grupal. Talvez a depressão crônica e/ou grave seja um bom exemplo. A depressão aguda/reativa promove mudanças, em nós e nos outros, que visam ajudar a "recuperar" um papel social e afetivo. No entanto, como acontece com as células, persistindo a autopercepção negativa (na qual sentimo-nos danificados, sem serventia, e percebemos que nossos serviços não são bem-vindos para a sociedade), é instalado um processo autodestrutivo que, em algum ponto, pode deixar de ser reversível. Dentro desse raciocínio, a depressão grave/crônica seria a "apoptose pessoal" e não visaria o benefício do indivíduo, mas teria sido selecionada por aliviar sociedades para as quais os recursos são limitados. No campeonato de braço de ferro entre as pressões seletivas, é esperado que a seleção individual vença a grupal em algumas partidas. Assim, é natural que circulem, entre nós, indivíduos nos quais os "mecanismos[1] de apoptose pessoal" sejam débeis. Eles certamente se beneficiam com a ausência de freios sociais, mas, ao mesmo tempo,

---

1 O "impulso para morte" inicialmente descrito por Freud não é universalmente aceito. Wilhelm Reich, que será mais bem apresentado à frente, por exemplo, negava esse instinto. Para ele, mesmo aquele que se automutila busca, de forma torta, sentir-se melhor. Portanto busca Eros. Eu compartilho dessa ideia. Parafraseando um conhecido samba brasileiro, "ninguém quer a morte, só saúde e sorte". Entretanto, mesmo que Tânatos não exista como um instinto, um *drive*, é inegável que exista como um conjunto de mecanismos automáticos de complexidades variáveis como os discutidos neste capítulo.

são mais expostos aos conflitos que a depressão evita. Esses são os psicopatas antissociais, com seus "superpoderes", por um lado, mas toda a sociedade como inimiga, por outro. No balanço geral, eles têm tanto sucesso quanto qualquer outra estratégia evolutiva. Eles sempre existirão, porque sempre existirá esse espaço para ser preenchido. São parte desse grande organismo que chamamos humanidade. No outro polo estão aqueles cujos "mecanismos de apoptose pessoal" são exacerbados a ponto de funcionar sem razão específica. Os portadores de depressão essencial (espontânea) poderiam se encaixar nesse espectro. Essa propensão é, em parte, geneticamente determinada, mas também um produto do ambiente e dos estímulos aos quais somos submetidos. Como vimos, o *self* abrange grande parcela dessa propensão e é, em grande parte, definido por meio do afeto dos cuidadores na primeira infância (apesar de continuar a ser modificado ao longo da vida). Isso faz imenso sentido. Na primeira infância, não possuímos um papel social e nem maneiras de testar nossa adequação e função social, dessa forma o único parâmetro que uma criança pode ter para medir o espaço em que ela existe é o afeto dos cuidadores.

Nós, animais sociais, somos quase tão dependentes da aprovação, do afeto e da presença de terceiros quanto de comida e calor. Não ser desejado é o sinal de que o ambiente não comporta mais uma vida, e os mecanismos de "apoptose pessoal" são desencadeados. Na ausência de Eros, temos Tânatos. Na criança, como no adulto, antes que o processo seja irreversível, diversos mecanismos de autopreservação e tentativas de adequação são desencadeados. A tristeza e o choro desconsolado são os primeiros e visam atrair a atenção dos pais ou de qualquer outro cuidador que fique comovido ou incomodado com tal situação. Se a criança sobrevive, é porque cuidados mínimos foram supridos, o que, muitas vezes, não inclui afeto. Frequentemente, nesse caso, chorar não é efetivo, e outras estratégias são adotadas. As células que escapam aos mecanismos de apoptose têm de se tornar insensíveis aos estímulos externos que promovem tal processo. Elas fazem isso expressando menos ou deixando de expressar determinados receptores e sinalizadores intracelulares para esses estímulos. Paralelamente, a criança que "insiste" em viver em um ambiente sem afeto precisa atrofiar, ou deixar de desenvolver, os sentidos que sinalizam que ela não é desejada. A empatia é um deles. Com menos empatia é possível que os estímulos afetivos negativos sejam menos observados, pesem menos. Essa teoria explicaria porque condições absolutamente diferentes, mas que têm em comum uma associação com abusos na infância (distúrbios de personalidade antissocial e *borderline*, fibromialgia), também possuem, em comum, distúrbios de empatia.

Vale aqui um parêntesis. Diferentemente do que acontece com os psicopatas antissociais, pessoas que sofrem de outros distúrbios de personalidade não gozam da mesma relativa "imunidade" a esses estímulos negativos. Os indivíduos com distúrbio de personalidade *borderline*, por exemplo, possuem, sabidamente, defeitos de empatia, mas estão, ainda assim, extremamente sujeitos a cometer suicídio. Eles compreendem cerca de 2% da sociedade, mas representam cerca de

33% dos suicidas.[144] Além disso, como vimos, a alexitimia não parece poupar o fibromiálgico tipo 2 da depressão.

Autistas são um exemplo à parte. Neles, acredita-se, a marcante deficiência de empatia tem bem menos a ver com o ambiente onde eles crescem e muito mais a ver com variações genéticas (ou, em alguns casos, possivelmente anomalias da gestação). De qualquer forma, mesmo que o autismo não seja reconhecido prontamente, ele já está lá desde o nascimento. Apesar da dificuldade de entender, sentir ou adequadamente reagir às emoções de terceiros, os autistas, a seu modo, percebem as próprias inadequações, sofrem com elas e estão, frequentemente, sujeitos à depressão e, algumas vezes, à automutilação.[155] Autismo, na verdade, não é uma condição única. Existe uma ampla gama de condições e graduações que são agrupadas sob o termo "espectro autista". Uma grande parte deles possui uma forma leve da condição, quando existe apenas algum atraso no desenvolvimento de algumas habilidades, e a empatia está em algum grau acometida. Eles são chamados de "autistas altamente funcionais" porque não raro têm uma vida normal compensando suas dificuldades de empatia com uma proporcionalmente aumentada capacidade de sistematizar e elaborar padrões complexos. Essa última característica lhes confere significante vantagem em matemática, física, computação e outras tantas áreas do conhecimento, campos nos quais tais pessoas reinam. Este livro não pretende aprofundar-se nessa interessante condição. Basta-nos, por hora, destacar que, quando essas pessoas falham em ser funcionais, sua deficiência de empatia em nada os protege da depressão. Sua compreensão da realidade é diferente, mas tão elaborada quanto a nossa, e não ser desejado, aceito e útil causa neles um efeito tão devastador quanto causaria em cada um de nós.[155] Isso mostra que, apesar de empatia ser um dos mecanismos evolvidos na percepção dos estímulos externos (contrários ou favoráveis) ao impulso para a morte, ela não é o único. É possível que menos empatia ajude um indivíduo a lidar com um ambiente afetivamente desfavorável, mas também é possível que não ajude. Nesse caso, ainda assim, a diminuição da empatia poderia ser causada pelo ambiente desfavorável, como a teoria das relações de objeto sugere, mas ela não teria um papel eficientemente protetor.

Outra estratégia usada para se lidar com ambiente afetivamente desfavorável, apenas possível para aqueles que tiveram afeto o suficiente para, adequadamente, desenvolver alguma percepção do outro, é a inversão de papéis. Cuidando do "cuidador", a criança recebe aceitação, aprovação e até afeto. Em um ambiente com pouco afeto e muitas crianças, essa estratégia aumenta de modo considerável a chance de essa criança drenar para si o afeto existente. É muito mais fácil gostar da criança colaborativa que magicamente se encaixa em nossas expectativas. Concentrado o afeto, Eros cumpre seu papel, e o desenvolvimento se torna possível, mas o padrão tende a ser perpetuado.

O arco de Eros e a foice de Tânatos

O que Freud propôs é que em cada um de nós existem tanto impulsos para vida quanto para a morte, e que fatores da história pessoal e do ambiente estimulam e inibem esses impulsos. É lógico acrescentar a esse raciocínio as influências genéticas.

O mesmo estímulo pode promover Eros, em algumas situações, e Tânatos, em outras. Sal é uma das substâncias mais importantes para a vida, mas seu consumo excessivo vai, agudamente, levar à desidratação e, cronicamente, à hipertensão e doenças cardiovasculares a ela relacionadas. Para machos de muitas espécies, uma luta (e outras situações de estresse agudo) é um estímulo para Eros no vencedor, e para Tânatos no perdedor. Esses mesmos estímulos poderiam ser artificialmente divididos em físicos e neuropsicológicos. Digo artificialmente, porque a diferenciação pode, às vezes, ser clara, mas geralmente não o é. A deficiência crônica de determinadas vitaminas é um exemplo de estímulo físico para Tânatos, mas o exemplo acima, de luta corporal, ilustra de que maneira um estímulo pode ser tanto físico quanto neuropsicológico. As lesões acumuladas na luta podem, eventualmente, matar tanto o vencedor quanto o perdedor, mas, caso não morram, esse último terá também de lidar com a cicatriz neuropsicológica de ter sido insuficiente.

Frente a essa enorme relatividade da "natureza Eros/Tânatos" de cada estímulo, fica difícil entender ou prever os efeitos de um determinado acontecimento em um determinado indivíduo. Uma maneira mais didática de classificá-los é, de novo, por meio dos conceitos de homeostase e alostase. Recapitulando, homeostase pode ser definida como a manutenção do equilíbrio interno a despeito das variações externas. Qualquer estímulo que ajude em tal movimento é um estímulo para Eros. Qualquer estímulo que produza desgaste, lesões ou mudanças disfuncionais no organismo, é um estímulo para Tânatos. Alostase é o processo pelo qual a homeostase é alcançada. A somatória do desgaste sofrido pelo organismo nesse processo de manter, ao longo do tempo, a homeostase, é chamada *carga alostática*. Esse conceito foi introduzido por McEwen e Stellar e propõe que a exposição contínua às adversidades da vida, incluindo as físicas e neuropsicológicas, cobre seu preço em cada um dos sistemas que compõe o corpo. Aferir a carga alostática seria, para Tânatos, medir a somatória dos estímulos acumulados ao longo da vida. Isto foi, inclusive, traduzido em medidas relativamente objetivas, usando-se parâmetros do eixo hipotálamo-hipófise-adrenal e de outras áreas do sistema nervoso central – como indicadores da carga alostática neuropsicológica – e parâmetros do sistema cardiovascular e metabólico – como indicadores da carga alostática física. Mesmo imperfeito, esse "algoritmo alostático" é uma potente ferramenta para a compreensão de como Eros e Tânatos operam no corpo e foi, em alguns estudos convincentes, preditor de mortalidade, distúrbios endócrinos e metabólicos, eventos cardiovasculares (e outras doenças), do declínio cognitivo e do nível de funcionalidade física.[156]

No intuito de avaliar como a integração social e as relações interpessoais influenciam a morbidade e a mortalidade em cada um de nós (em outras palavras, os caminhos sociobiológicos trilhados por Eros e Tânatos), um estudo avaliou as experiências sociais e a carga alostática em dois grupos diferentes.[156] Esse estudo permite diversas intuições pertinentes aos assuntos deste livro e merece, portanto, a atenção. O primeiro grupo consistia em 765 indivíduos com idade entre 70 e 79 anos, e o segundo, 106 indivíduos na faixa etária de 58 a 59 anos. A carga alostática foi medida por meio de parâmetros físicos e neuroendócrinos como pressão arterial, índice cintura/quadril (indicador de metabolismo e depósito de adiposidade), medidas do colesterol "bom" (HDL) e do colesterol total, indicadores do metabolismo da glicose, níveis de DHEA-S (um hormônio semelhante à testosterona, mas também presente e ativo nas mulheres, que antagoniza o funcionamento do eixo HPA), medidas do cortisol urinário (indicador da atividade do eixo HPA) e das catecolaminas urinárias (indicadores da atividade do sistema nervoso simpático). As experiências sociais foram avaliadas via escalas e questionários padronizados que procuraram refletir os níveis de integração e suporte social no grupo mais velho, e vivências de amor/cuidados paternos/maternos e conjugal no grupo mais jovem. Os achados são reforçados pelo fato de serem consistentes nos dois grupos, mesmo tendo sido usados, em cada um, diferentes métodos de avaliação das experiências sociais.

Como previsto, os índices de carga alostática encontrados no grupo mais velho foi superior ao encontrado no grupo mais novo, o que é consistente com a concepção de carga alostática como o acúmulo de desgastes, ao longo da vida, nos diferentes sistemas.

Em ambos os grupos, os homens apresentaram índices de carga alostática maiores que as mulheres. Apesar de essa diferença não ter sido grande o bastante para ser estatisticamente significante, é condizente com o fato de que, em praticamente todas as populações mundiais, as mulheres vivem mais do que os homens. Um interessante achado pode lançar alguma luz sobre tal diferença: os parâmetros cardiovasculares (pressão arterial, colesterol, razão cintura/quadril) pesaram mais nos índices de carga alostática deles, enquanto os parâmetros neuroendócrinos (cortisol e catecolaminas urinárias) pesaram mais no delas. As alterações cardiovasculares estão diretamente relacionadas à mortalidade, enquanto as alterações neuroendócrinas, desde que não traduzidas em doenças físicas, tendem a representar sofrimento psicológico, mas não mortalidade. Em diversos pontos deste livro, discutimos mecanismos pelos quais essa dissociação pode acontecer. A afinidade dos receptores de cortisol, por exemplo, é menor nas mulheres do que nos homens.[131] Tal fato significa que a mesma taxa de cortisol exerce mais efeitos neles do que nelas. Isso confere a eles vantagens em eventos estressantes agudos, no clássico paradigma tipo "luta ou fuga" (menos dor, menos inflamação, mais prontidão para combate e reação), mas os tornam especialmente vulneráveis ao estresse crônico. Nelas, o estresse neuropsicológico seria menos traduzido em cardiovascular/metabólico, permitindo melhor adaptação a situações de estresse crônico e conflitos prolongados. Essa "adaptação" deve ser vista como menos danos físicos ao organismo, mas não menos sofrimento. A fibromialgia, nove vezes mais frequente em mulheres do que em homens, é a perfeita ilustração de como o estresse crônico pode infringir sofrimento sem, necessariamente, levar a maior mortalidade.

No grupo mais jovem, as experiências de relacionamento social foram divididas em dois itens, com dois subitens cada: ligações parentais (cuidados maternos e paternos) e ligações adultas (emocionais/sexuais e intelectual/recreacional). Em cada um dos quatro subitens, os indivíduos com baixos índices de ligações sociais tenderam a apresentar maiores cargas alostáticas, mas essa tendência só foi marginalmente significante para "cuidados maternos" em homens, e significante para "ligações intelectuais/recreacionais" em mulheres. Talvez seja precipitado tirar conclusões literais, mas esse último achado nos faz pensar sobre a importância que amigos e atividades intelectuais/recreacionais têm sobre a vida e a saúde de todos nós – em particular das mulheres –, e o quão frequentemente isso é abandonado em função da família e do trabalho. Os subitens também foram analisados de forma a representar os caminhos socioafetivos trilhados, ao longo da vida, pelos participantes desse estudo. Para ambos os sexos, aqueles que experimentaram relações positivas tanto na infância quanto na vida adulta apresentaram apenas um quarto do risco de acumular altas cargas alostáticas do que aqueles que trilharam caminhos socioafetivos negativos.

Como esperado, a análise dos dados coletados junto ao grupo mais velho mostrou que, para os homens, o número (bruto) de ligações sociais está associado a menores taxas de carga alostática. No entanto, o mesmo não foi verdadeiro para as mulheres, o que de alguma forma agride a ideia principal do trabalho e contradiz o achado sobre o efeito positivo das ligações intelectuais/recreacionais observado nas mulheres do grupo mais jovem. O autor tenta conciliar esses fatos citando trabalhos prévios que indicaram que as mulheres possuem maior reatividade fisiológica a aspectos negativos de relações sociais. Dessa forma, as relações sociais negativas anulariam as positivas, diminuindo o efeito global do índice "número de relações afetivas". Outras respostas são possíveis. Por exemplo, uma vez que a carga alostática nas mulheres sofre maior influência do componente neuroendócrino, é possível que esse paradoxo reflita as modificações da atividade e sensibilidade do eixo HPA e do sistema nervoso simpático relativos à idade. Alternativamente, é possível que, após os 70 anos, as relações sociais extrafamiliares percam parte da importância biológica, que estaria concentrada nas relações familiares (cujo número bruto tende a ser semelhante entre homens e mulheres). Um achado que parece apoiar essa última hipótese é que, enquanto críticas/reclamações de pessoas, em geral, não influenciam a carga alostática, críticas/reclamações partindo do cônjuge ou filhos levam, especialmente em mulheres, a três vezes mais cargas alostáticas elevadas.

Desde os anos 1970, um considerável montante de informações epidemiológicas, sociológicas, psicológicas e neurofisiológicas tem demonstrado a associação entre relações interpessoais, morbidade e mortalidade. Considerações sobre as influências socioambientais das doenças são, na verdade, tão antigas quanto Hipócrates e passam pelos trabalhos pioneiros de Émile Durkheim que demonstraram, no final do século XIX, o impacto da integração social no risco de suicídio. O gênero, a idade, a natureza das relações, sua intensidade, seu número e qualidade são fatores que parecem influenciar tais interações, como os supracitados estudos ajudam a evidenciar. Outros trabalhos lançam luz sobre os mecanismos por meio dos quais as relações sociais exercem sua influência sobre a saúde. Em um desses estudos, ratinhos foram submetidos a um modelo de estresse crônico no qual recebiam choques nas patas. Em metade deles, isso acontecia em isolamento, e na outra metade, em um ambiente social. Após três semanas, os animais foram sacrificados e as mudanças que o regime de estresse causaram a seu hipocampo foram estudadas. O estresse crônico levou a uma atrofia hipocampal nos ratos machos criados em isolamento, mas não naqueles criados em um ambiente social. Ao mesmo tempo, o mesmo regime levou a uma hipertrofia hipocampal nas fêmeas criadas em isolamento, mas não naquelas criadas em ambiente social. Os gêneros responderam de maneira diferente ao estresse crônico, mas ambos foram afetados e protegidos pela vida em sociedade.[157] Esse estudo sugere que os mecanismos pelos quais as relações interpessoais exercem sua influência sobre a carga alostática passam pela diminuição dos efeitos do estresse crônico, primeiramente sobre o sistema nervoso central e o eixo HPA, e depois sobre os demais sistemas. Em humanos, a solidão tem sido associada a maiores taxas de cortisol matinal e resposta exagerada de *natural killers* a paradigmas de estresse agudo.[84]

Ao longo deste livro, foram destacadas diversas pontes entre o sistema nervoso central e esses sistemas: o eixo HPA, o sistema imune e o sistema endócrino. Tais "pontes", na realidade, são um exercício didático e analítico. Idealmente, tudo seria visto ao mesmo tempo e como uma coisa só. Talvez seja necessário lembrar, mais uma vez, que a separação do organismo em sistemas, em si, já é um artifício didático e analítico e não corresponde à realidade. Condizente com essa ideia está o fato de os portadores de distúrbios crônicos de saúde apresentarem, com frequência, defeitos concomitantes em sistemas que poderiam ser considerados, em uma análise superficial, desconectados. São exemplos: a osteoartrite e o diabetes, câncer de cólon e doença coronária, depressão e hipertensão. Quarenta e cinco por cento das mulheres e 35% dos homens entre 60 e 69 anos sofrem de mais de uma condição crônica. Esse número sobe para 70% nas mulheres e 53% nos homens com idade entre 80 e 89 anos.[156] Além disso, nenhum dos componentes dos parâmetros que compõe esses algoritmos alostáticos foram individualmente preditores de riscos de saúde, enquanto a somatória das partes foi relacionada a diversas condições clínicas.[158] As previsões apenas funcionam quando o conjunto é considerado. Essa unidade dos sistemas implica, entre outras coisas, que danos físicos trazem consequências neuropsicológicas e, o que talvez seja menos óbvio para alguns, danos neuropsicológicos geram consequências físicas. Crianças expostas a ambientes socialmente negativos (menos afetividade, mais conflitos) são mais predispostas a anomalias da taxa de cortisol e de distúrbios das respostas cardiovasculares e do sistema nervoso simpático em situações de desafio.[159]

Em resumo, as flechas de Eros (amor, afeto, amizade etc.) nos deixa menos sensíveis à foice de Tânatos. Por mais útil que seja essa informação, ela apenas joga a questão um pouco mais para frente: por meio de quais mecanismos as relações interpessoais diminuem os efeitos do estresse crônico?

O *self* entre Eros e Tânatos

Até o momento, nada se sabe de concreto sobre como o suporte social é capaz de influenciar os circuitos cerebrais normalmente afetados pelo estresse crônico.[84] No entanto, sabemos que o grau de estresse causado por uma determinada adversidade nem sempre é proporcional à dificuldade concreta que temos em superá-la. Os exemplos máximos do que estou propondo são as fobias e a gaguez. O fóbico experimenta estresse extremo frente a adversidades banais como estar em lugar aberto ou público, uma injeção ou a simples presença de uma borboleta. O gago não possui nenhuma dificuldade estrutural para a fala, é capaz de recitar com desenvoltura textos e poesias de outros autores, mas experimenta desproporcional ansiedade para expressar as próprias opiniões. Aparentemente, o estresse é menos vinculado à dimensão real do problema e mais a uma avaliação subjetiva da própria capacidade de superá-lo (manter a homeostase). Portanto, o volume de estresse que os desafios desencadeiam é totalmente dependente da imagem que temos do obstáculo,

e também da imagem que temos de nós mesmos, o *self*. Essa imagem é reformulada, a todo o momento, a partir de elementos extraídos da comparação com indivíduos ao redor, dos *feedbacks* (verbais e não verbais) das pessoas significantes da vida, dos *feedbacks* dos demais elementos da sociedade, dos *feedbacks* (sensoriais, imunes, hormonais etc.) advindos do corpo físico e da história pessoal (de fracassos e sucessos frente aos obstáculos da vida).

Se o *self* influencia diretamente o grau de estresse que um obstáculo desencadeia, e a interação social influencia diretamente o *self*, é lógico concluir que a interação social influencia o estresse. Assim, respondendo à questão acima formulada, o mecanismo pelo qual as relações interpessoais diminuem os efeitos do estresse crônico parece ser o reforço à autoimagem.

Uma implicação socioevolutiva dessa constatação é que os indivíduos socialmente competentes têm enorme vantagem sobre os incompetentes. Esses últimos ficam bastante suscetíveis aos danos do estresse crônico, mais rapidamente acumulam carga alostática e tornam-se mais sujeitos à foice de Tânatos. Assim, a sociedade ganha uma forte ferramenta para selecionar os indivíduos que mais a agrada.

Importante destacar que os itens que influenciam o *self* se potencializam uns aos outros: o *feedback* paterno/materno positivo constrói um *self* sólido; uma criança com *self* sólido é menos ansiosa e mais adequada; uma criança adequada e tranquila tende a receber melhor *feedback* social, o que reforça o *self*; um *self* reforçado permite resiliência, que tende a permitir uma sequência de sucessos; resiliência facilita ainda a persistência e, portanto, o desenvolvimento de habilidades; habilidades aumentam a chance de sucesso e de admiração social; uma história vencedora leva a autocomparações positivas e mais tranquilidade frente a novos desafios. Paralelamente, o estressado crônico, como vimos, tende a apresentar humor mais deprimido, alterações imunes, hipersensibilidade à dor e às atividades físicas, o que dificulta *feedbacks* positivos de seu corpo físico. Colocada dessa forma, essa sequência de eventos parece depositar uma importância desproporcional ao evento inicial, o *feedback* paterno/materno. Será isso real?

Modelos animais têm sido usados para lançar luz sobre essa questão. O cuidado materno, na primeira infância, é um poderoso determinante da reatividade emocional e do eixo HPA ao longo de toda a vida e tem sido associado ao declínio cognitivo precoce e menor sobrevida em roedores.[84] Um comportamento maternal dedicado, que nesses animais envolve lambidas, limpeza e arrumação dos pelos, produz, frequentemente, filhotes mais ávidos por novidades, com comportamento exploratório mais intenso, menor reatividade emocional e que secretam menos cortisona em situações de estresse, enquanto cuidado materno deficiente leva a personalidades opostas.[160] Outro estudo mostrou que os ratos machos que apresentavam, no início da vida, comportamentos mais ansiosos e avessos continuaram nesse padrão na maioridade e viveram em média duzentos dias menos do que a média.[161] É possível que os cuidados materno e paterno na primeira infância afetem de forma diferente machos e fêmeas,[162] mas está claro que as experiências afetivas no início da vida têm importante efeito sobre a fisiologia e o comportamento para ambos os sexos. Ambientes afetivamente frios na infância foram associados a pior saúde física e mental na vida adulta. Abusos na infância é um fator bem conhecido para depressão, transtorno de estresse pós-traumático, distúrbios de dor persistente, abuso de substâncias, comportamento antissocial, obesidade, diabetes e doenças cardiovasculares.[84]

A boa notícia é que também existem evidências relativizando o determinismo dessas associações: a exposição desses animais a um ambiente rico cognitiva e afetivamente, no período anterior à puberdade, parece ser capaz de levar efeitos positivos ao funcionamento fisiológico e cognitivo e também às interações sociais que superam a influência materna na infância.[163,164] A má notícia é que a relativização ocorre para os dois lados: independentemente do amor com o qual fomos criados, estamos todos, nesse mundo, sujeitos a situações de estresse tão intenso ou duradouro que poderão superar a capacidade de garantir a homeostase. O que se segue é a perda da saudável ilusão de controle e suficiência, e a criação de uma fenda no *self* por onde entra grande ansiedade e a sombra de Tânatos.

Transtorno de estresse pós-traumático

Ler que alguns fibromiálgicos experimentam piora dos sintomas ao sentir emoções[147] fez-me refletir sobre as palavras de um amigo psicólogo neozelandês que, diariamente, convive, nos subúrbios de Auckland, com crianças vítimas de abusos. Perguntado sobre como conseguia empatizar com tamanho sofrimento sem se despedaçar, ele respondeu:

> Durante todo o dia eu ouço narrativas sobre a vida das pessoas. Inevitavelmente, encontro em mim uma grande variedade de sentimentos: alegria, júbilo, raiva, tristeza, ansiedade, confusão. Se eu pensasse que esses sentimentos – meus sentimentos – são 'tóxicos' ou 'perigosos', isto realmente seria um problema. Mas os sentimentos vêm e vão. Eles não podem me machucar. E farei o meu melhor para estar sempre aberto a eles, para encontrá-los livremente. Faço isso porque existe algo bastante significante aqui: ser útil, estar intelectualmente envolvido, ter compaixão, ser constantemente desafiado e criar ligações com pessoas. Isto gera vida em mim. Recebo muito em troca. Claro, não sou perfeito. Algumas vezes me pego enrolado em histórias, algumas vezes me pego desejando não ter sentimentos. Mas mesmo me abrindo ao que cruza o meu caminho, ao final do dia saio tocado, mas ileso.

A essas palavras acrescento as de outro amigo médico. Como professor assistente em cuidados paliativos da Weill Cornell Medical College (Cornell University, Estados Unidos), ele assiste, diariamente, dezenas de pacientes que estão passando por seus últimos momentos dessa existência e dá seu melhor para que a transição seja a mais suave possível não só para eles, como também para seus familiares. Tenho a sorte de ser seu amigo e poder ouvir suas narrativas sobre histórias de amor e coragem, dessas que dão à vida uma nova perspectiva. Sempre fico abismado com sua capacidade de viver junto ao paciente e sua família a singularidade de cada pôr do sol e não poderia deixar de perguntar como isso o afeta. "Não é uma pergunta fácil de responder..." – disse ele – "Creio, sim, sentir tristeza. Mas, de certa forma, não sou sobrepujado por ela. Eu sinto a tristeza vir e ir, como uma maré no mar, numa transição tranquila." Em mim, essas palavras levantaram outras questões: o que faz os sentimentos serem "tóxicos" para alguns e geradores de vida para outros? O que é essa "toxicidade"?

Em ambos os exemplos acima, os sentimentos são gerados por experiências vividas por terceiros. Em tais situações, simulamos, no cérebro, por meio da ativação dos mesmos circuitos neuronais ativados quando nós mesmos vivemos a experiência, o que acreditamos que a pessoa tenha passado. A isso, Damásio chamou de circuitos "como se". Existe uma substancial variação da medida na qual cada um de nós consegue realizar essa "emulação", o que amplamente determina os diferentes graus de empatia observados em qualquer população. Obviamente, menores graus de empatia produzem, secundariamente, emoções menos intensas a essas emulações, o que é certamente um fator de proteção a possível toxicidade de sentimentos.

No entanto, tal "emulação" nunca é exatamente igual à realidade. Sabemos que se trata de uma simulação, e, teoricamente, não deverá gerar o estresse da experiência real. Por mais empáticos que sejamos, o sofrimento do outro ocorre no corpo do outro. Pouco ou nada adiantaria gerar enormes quantidades de cortisol e adrenalina no nosso corpo. O mesmo ocorre quando assistimos a um filme. Naquelas duas horas sentimos emoções que fazem lágrimas caírem e o coração bater mais forte, mas é esperado que voltemos rapidamente ao padrão basal uma vez desligada a tela. "Tocados, mas inteiros." Essa diferenciação eu/outro deixa de ocorrer, até onde entendo, em três diferentes situações. Uma delas é a esquizofrenia. Não cabe aqui aprofundar demais esse tema, mas cada vez mais essa condição é enxergada como um distúrbio da capacidade de separar o *self* do não *self*. Apenas para ilustrar, não conseguimos fazer cócegas em nós mesmos porque conhecemos nossas próprias intenções, o que impede a surpresa e a expectativa necessárias para desencadear o reflexo. Muitos esquizofrênicos conseguem, espantosamente, fazer cócegas em si mesmo. Por não diferenciar o *self* do não *self*, seus pensamentos são, às vezes, "ouvidos" como vozes alheias, e emoções geradas pelas emulações são associadas a grande estresse. A segunda situação, presente em diferentes graus em todas as emulações, é a percepção de que o que acontece com o outro, de alguma forma, nos atinge. Isso é tão mais vívido quanto mais forte for a relação com esse outro. O sofrimento de um filho pode gerar, em alguns de nós, ansiedade e estresse, talvez maiores do que o nosso próprio sofrimento. Como sabem bem as agências de propaganda, quanto mais perto de nosso mundo a mensagem chegar, mais ela é capaz de nos mobilizar.

A terceira situação, na qual uma emoção pode ser tóxica, é quando ela abre "feridas não cicatrizadas". Para que isso aconteça, é necessário que o indivíduo associe essas emoções ao estresse de situações traumatizantes do passado. Ameaças à alostase geram sentimentos desagradáveis, que geram um conjunto de medidas no intuito de afastar a ameaça e os sentimentos. Se a ameaça persiste, ou parece maior do que a estimativa da capacidade de resolvê-la, os mecanismos de estresse são acionados. Estresse significa que as medidas que estão sendo empregadas deixaram de ser triviais e agora exigem ações que têm um maior custo energético, além de gerar um desgaste (carga alostática). Se mesmo assim a ameaça persiste, como vimos, as estratégias variam entre assumir as perdas e abandonar o campo de batalha e tolerar a ameaça e tentar conviver com ela, evitando o confronto sempre que possível. Nesse ponto, um grande prejuízo já ocorreu para o *self* do envolvido, que passa, portanto, a ser ainda mais vulnerável a essa ou a outras situações de estresse. Às vezes, evitar o agente agressor simplesmente não é possível, e os danos físicos e psicológicos vão se acumulando de maneira absolutamente tóxica. Mesmo que o ambiente mude e esse indivíduo seja retirado do alcance desse e de outros agentes agressores, os danos permanecem por muito tempo. Infelizmente, muitas vezes para sempre. Para tal indivíduo, essas situações passam a ser fortemente associadas àqueles sentimentos desagradáveis que sempre assinalam as ameaças à homeostase. De uma maneira quase pavloveana, os sentimentos negativos desencadeiam o estresse e o sofrimento como se o agente estressante estivesse de volta. Ver filmes de guerra e violência é fácil, e até excitante, para jovens cheios de autoconfiança e ânsia em provar sua indestrutividade, mas pode, a sobreviventes de guerra, gerar horror e sofrimento físico. Para eles, essas emoções são literalmente tóxicas. É o que chamamos de transtorno de estresse pós-traumático.

De acordo com o *Manual Diagnóstico e Estatístico das Doenças Mentais* (em inglês *Diagnostic and Statistical Manual of Mental Disorders* – DSM-VI), os critérios necessários para fazer o diagnóstico de transtorno de estresse pós-traumático são:

- Existência de um evento traumático claramente reconhecível, como um atentado à integridade física, própria ou alheia, que haja sido experimentado direta ou indiretamente pela pessoa afetada, e que lhe provoque temor, angústia ou horror.
- Re-experimentação persistente do evento em uma (ou mais) das seguintes maneiras:
  o pensamentos recorrentes, aversivos e intrusivos (*flashback*);
  o pesadelos relacionados ao evento;
  o comportamentos ou sentimentos desencadeados por essas memórias;
  o intenso desconforto psicológico à exposição a elementos internos ou externos que simbolizem ou relembrem um aspecto do evento traumático.
- A insensibilidade afetiva, identificável por:
  o diminuição expressiva no interesse em realizar atividades comuns ou significativas (anedonia), especialmente se tem alguma relação com o evento traumático;
  o sensação de distanciamento em relação às outras pessoas;
  o diminuição da afetividade;
  o pessimismo quanto ao próprio futuro.
- Hiperatividade psicomotora:
  o hipervigilância;
  o distúrbios do sono;
  o dificuldade para concentrar-se;
  o susto exagerado;
  o irritabilidade.

Para ser considerado um transtorno psicológico, essa perturbação deve causar sofrimento clinicamente significativo ou prejuízo no funcionamento social ou ocupacional ou em outras áreas importantes da vida do indivíduo.

Em crianças, "temor, angústia e horror" podem ser difíceis de serem caracterizados. O DSM-IV prevê, então, que nelas isso possa ser expresso por comportamento desorganizado ou agitado, jogos repetitivos com expressão de temas ou aspectos do trauma, reencenação específica do trauma ou sonhos amedrontadores sem conteúdo identificável.

O transtorno de estresse pós-traumático foi inicialmente reconhecido e sistematicamente diagnosticado entre veteranos da guerra do Vietnã e posteriormente aplicado às demais situações de traumas, incluindo aqueles vividos na vida civil. Essas diferentes situações, no entanto, não influenciam o desenvolvimento do transtorno de forma equânime. Estupro, abuso sexual e outras agressões pessoais foram associados a um risco significativamente maior de desenvolvimento do transtorno de estresse pós-traumático do que outras, tão violentas quanto, mas menos individualizadas, como acidentes sérios.[140] Isso é importante, pois pode ser visto como evidência de que o efeito sobre o *self* representa um papel tão importante quanto o próprio estresse no desenvolvimento da síndrome. Apesar de mulheres serem menos sujeitas do que os homens a experimentar traumas, nelas, a prevalência de transtorno de estresse pós-traumático é o dobro da encontrada neles. Isso pode ser explicado pelo fato de que as mulheres estão mais expostas do que os homens aos traumas com especial poder depreciativo como estupro, abuso sexual e outras agressões pessoais.[140]

A prevalência, na população em geral, do transtorno de estresse pós-traumático foi estimada em 1,7% dos adolescentes, 7,7% dos adultos jovens, 9,2% dos indivíduos com idade entre 15-54 anos e 7,9% de uma amostra de indivíduos com idade entre 18 e 95 anos.[140] Isso é imensamente inferior aos 57% que preencheram critérios para o distúrbio em uma coorte de 77 pacientes com fibromialgia.[165] De maneira reversa, cerca de 17,6% dos indivíduos diagnosticados com a Síndrome da Guerra do Golfo, uma variação do diagnóstico de transtorno de estresse pós-traumático, desenvolveram fibromialgia, a despeito da maioria ser do sexo masculino.[37] Em outras palavras, a associação entre trauma e fibromialgia parece ser real, pelo menos para uma parte desses pacientes. Vale lembrar que ao menos 40 a 60% das mulheres e 20% dos homens com distúrbios associados à dor persistente referem histórias de abuso durante a infância e/ou vida adulta. Pacientes que sofreram formas mais graves ou frequentes de abuso, geralmente durante a infância e principalmente se de natureza sexual, desenvolvem, com frequência, síndromes específicas ou a combinação delas, incluindo transtorno de estresse pós-traumático e fibromialgia.[151] Essa incidência é duas a quatro vezes maior que na população em geral. Para essas pessoas, entrar em contato com sentimentos negativos é o equivalente a entrar em contato com "elementos internos ou externos que simbolizam ou relembram aspectos do evento traumático", portanto "intenso desconforto psicológico" é desencadeado. Para elas, emoções são tóxicas.

A relação trauma-fibromialgia foi introduzida e detalhada previamente neste livro com o intuito de evidenciar que certos eventos, ou a sequência deles, podem destruir a frágil ilusão de segurança e suficiência que temos em nós mesmos, tão necessária para vivermos em plenitude. Isso pode ocorrer em qualquer um de nós, a despeito do *imprinting* parental e dos outros aspectos do *self*. Mesmo que a relação trauma-fibromialgia seja verdadeira, ela é objetivamente encontrada em uma minoria dos pacientes fibromiálgicos. A maioria deles não refere nenhum evento especialmente marcante que se encaixe nas definições de trauma, apesar de muitos apresentarem ansiedade, hipervigilância, hiper-reatividade e distúrbios do sono, além de outros aspectos comuns ao transtorno de estresse pós-traumático. Importante pontuar que os efeitos deletérios do estresse ocorrem tanto secundariamente a eventos muito intensos, quanto a eventos repetidos ou contínuos. É possível que muitos dos que não se recordam de situações traumáticas específicas tenham sido expostos a situações depreciativas nesses formatos. De qualquer forma, ansiedade, hipervigilância, hiper-reatividade e distúrbios do sono são quase universais na fibromialgia. Se não secundários a traumas ou a estresse repetidos ou contínuos, o que estaria provocando tal padrão?

Resumo do Capítulo 17

Discute possíveis funções adaptativas da depressão e de outros mecanismos "automáticos de autodestruição". Expõe como circunstâncias sociais influenciam esses mecanismos, e como isso pode ajudar a explicar a fibromialgia.

- A depressão é prevalente demais para ser tomada por uma casualidade, um "erro", ou um efeito colateral de um sistema mais amplo. Provavelmente existe um papel evolutivo para essa condição.
- Frente a um estresse contra o qual um indivíduo não consegue lutar sozinho, a depressão é útil por obrigá-lo a adotar um comportamento menos arriscado e ganancioso, e por torná-lo mais submisso e propenso a procurar e aceitar apoio social ("estratégia da subordinação involuntária"). A compaixão alheia também é estimulada.
- Se a depressão aguda/reativa é funcional, a depressão crônica/grave não parece conferir vantagens para aquele indivíduo. Ela pode, no entanto, conferir vantagens para o grupo no qual ele vive, ao evitar que um indivíduo não adaptado venha a competir com os adaptados.
- Existem artifícios por meio dos quais alguns indivíduos não adaptados socialmente conseguem escapar dos "mecanismos automáticos de autodestruição", como a depressão crônica. O não desenvolvimento da empatia é um deles. Com menor percepção sobre rejeição/agressão alheia, esses indivíduos podem estar menos sujeitos a esses mecanismos. Isso pode explicar a deficiência de empatia descrita em alguns fibromiálgicos e a de indivíduos que sofreram abusos na infância.
- Além da depressão, tais "mecanismos automáticos de autodestruição" envolvem sentir mais estresse e uma maior suscetibilidade aos efeitos deletérios do estresse. Quanto um evento vai provocar de estresse é largamente dependente da avaliação sobre a própria capacidade de lidar com o problema. Isso, por sua vez, depende diretamente da autoimagem, do *self*. A deterioração da autoimagem leva à depressão, e depressão leva à deterioração da autoimagem. Portanto, ambas levam a mais estresse e a maior suscetibilidade aos efeitos deletérios do estresse. Aprovação daqueles que vivem a nossa volta (e a quantidade/qualidade dos laços afetivos) são potentes estimulantes da autoimagem, portanto nos protege da depressão, do estresse e dos efeitos deletérios do estresse.
- A medida da "adaptação social", acima referida, é largamente sentida, em cada um de nós, pela aprovação daqueles que vivem a nossa volta e pela intensidade (e quantidade) dos vínculos afetivos que fazemos. Ao carregar tudo e todos, o fibromiálgico tipo 1 impede (até certo ponto) o acionamento dos mecanismos automáticos de autodestruição. Incapaz de sustentar seus laços afetivos, o fibromiálgico tipo 2 incorre sobre eles.
- As experiências afetivas no início da vida têm importante efeito no *self* e, portanto, sobre a carga de estresse que teremos durante a vida e sobre quanto esse estresse irá nos afetar. A exposição a um ambiente rico cognitiva e afetivamente no período anterior à puberdade parece superar a maior parte dessas deficiências.
- Rememorar acontecimentos emotivos ou empatizar com emoções alheias envolve simulá-los (ou emulá-los) na cabeça. As "cicatrizes" de traumas ou de sequência de eventos estressantes prévios não só determinam quanto estresse sentiremos frente a novos problemas, mas também quanto estresse sentiremos nessas emulações. Para quem viveu eventos traumáticos (ou sequência de eventos), reviver emoções próprias ou viver emoções alheias pode ser "tóxico".

Controle e confiança

18

Discute a dificuldade de entrega do fibromiálgico, sua incapacidade de largar o controle e a necessidade de manter-se vigilante. Capítulo importante e fácil para pacientes. Pular para o resumo compromete significantemente a compreensão das principais ideias do livro.

Ana é uma jovem de 27 anos cuja personalidade, sob alguns aspectos, poderia lembrar a de uma fibromiálgica. Ela refere acreditar ter uma autoestima baixa e estar sempre "se desculpando por existir". Procura avidamente a aprovação social – processo que envolve busca de autossuficiência a qualquer custo e, ativamente, "pagar pelo espaço que ocupa" com trabalho e participação ativa nos afazeres dos ambientes em que está. Apesar da pouca idade, ela está, no momento, lambendo as feridas de um casamento malsucedido. Há quase quatro anos, havia deixado a família e ido morar no país de origem de seu esposo. Quando se casaram, ele já sofria de dores persistente que controlava com medicações opioides. Essa condição apenas piorou durante o período em que estavam juntos, e ele passou a estar sempre desempregado e a abusar de substâncias lícitas e ilícitas. Enquanto isso, ela acumulava dois a três empregos, cuidava praticamente sozinha da casa e do marido e recebia muito pouco em troca. Quando perguntada sobre as razões pelas quais tolerou tal situação, respondeu que tinha muito medo de falhar aos olhos de todos, principalmente aos da família. Apesar do *self* relativamente frágil, do acúmulo de funções e responsabilidades, do comprometimento e do excesso de trabalho, Ana não sofre e nunca sofreu de dor persistente ou dificuldades para dormir, mesmo nos períodos mais turbulentos de sua vida. Na cama ou no sofá da sala, mesmo exposta a barulhos e luz, ela facilmente se entregava ao sono e era por ele aceita.

Ana tem duas irmãs – gêmeas idênticas – cerca de dois anos mais velhas que ela. Uma delas, Iara, é a única da família a ter convivido com dificuldade para dormir e dor persistente: desde a adolescência ela sofria de insônia e fortes dores de cabeça. Ana conta que seus pais (ele médico e ela enfermeira) eram afetivos, mas desde sempre trabalharam muito, e as três irmãs viravam-se sozinhas, como podiam, ou sob a supervisão distante de uma empregada. A sensação de todas sobre esse período é de ausência dos pais e escassez afetiva. Aos olhos de Ana, Rita, a segunda a nascer, assumia uma postura de desinteresse e passividade. Tendia a ver a metade vazia do copo, não se esforçava para deixar o ambiente melhor, mal fazia sua parte do trabalho e não se incomodava se outros fizessem por ela. Se Rita reagia à ausência dos pais com certo desdém destrutivo, Ana reagia com desdém construtivo. Seu esforço, desde sempre, havia sido provar que não precisava nem deles nem de ninguém. Trabalho, autossuficiência e bom humor sempre foram seus objetivos. Obviamente, essas posturas opostas levavam a frequentes conflitos. À Iara, os desentendimentos entre as irmãs representavam uma ameaça aos frágeis alicerces de seu mundo e causavam-lhe grande sofrimento. Desde sempre, ela assumiu o papel de mediadora e fazia das tripas coração para tentar manter a unidade familiar. Seu esforço rendeu-lhe o papel de mãe substituta não só na arbitragem dos conflitos, mas também no papel de cuidadora. Preocupava-se e, sistematicamente, cuidava das duas irmãs e da casa.

Esse relato de caso é interessante por diversos aspectos. Em primeiro lugar, ilustra bem a dificuldade enfrentada, neste livro, em traçar as origens de uma condição baseada na personalidade. As gêmeas nasceram com oito meses de gestação, em função de trabalho de parto precoce. Segundo a mãe, não houve sofrimento fetal e ambas obtiveram notas de Apgar boas e semelhantes. Iara e Rita têm exatamente os mesmos genes, foram gestadas sob as mesmas condições, nasceram quase no mesmo momento e cresceram no mesmo ambiente e sob os cuidados dos mesmos pais, no entanto, desenvolveram personalidades e papéis absolutamente diferentes. O que levou cada uma a atuar em seu papel específico? Já discutimos como as comparações são importantes para a formação do *self*. É um reflexo inerente ao ser humano comparar-se aos demais integrantes de um ambiente e evitar competições que não pode vencer. Fazemos cálculos subconscientes sobre os nichos com maiores possibilidades de nos renderem sucesso e aceitação social, portanto evitamos aqueles ocupados por alguém possivelmente melhor do que nós. Junte em um mesmo ambiente algumas crianças que nunca se viram. Todas almejam se relacionar e também conquistar algum tipo de liderança. Nos primeiros momentos, elas se medem e se testam. Em poucos minutos, os papéis começam a ser determinados: uma se destaca pelo tamanho e pela força; outra, pela criatividade e pelo raciocínio; outra, por ser engraçada; outra (geralmente menina...), por dominar as regras dos adultos e reinar por meio delas etc. Ao desenvolver seu papel, cada criança se torna melhor em seu nicho e passa a se sentir mais valiosa e segura dentro dele. Ao longo do tempo, isso está tão impregnado no que ela é e em como vê a si mesma, que é impossível separar o ator do personagem (é o que Carl Jung chamou de "persona"). Em algum momento, Iara viveu algo que Rita não viveu – e vice e versa –, o que levou aos caminhos divergentes seguidos pelas duas. É possível que naquele instante Iara tenha sorrido e recebido, em retorno, o tão valioso afeto. Nesse momento, fez uma ponte entre a alegria que expressou e o afeto que recebeu e, a partir de então, esforçou-se em mostrar alegria e fazer outros felizes. Ou, pelo contrário, talvez tenha presenciado um conflito entre os pais e a negligência secundária a isso e, ligando conflito ao insuportável, tenha dedicado suas energias a suavizar as relações interpessoais. Meras especulações. Assim, independentemente dos detalhes que foram moldando o caráter de cada uma delas, Iara e Rita, naturalmente, escolheram nichos sociais diferentes, ambas com a intenção de conseguir a maior valorização possível de si própria. Quando Ana nasceu, uma nova dinâmica se fez necessária, e os papéis foram redistribuídos. Esse nível de detalhes, absolutamente sutis, mas determinantes de toda uma história, nunca será alcançado em estudos científicos. Nenhuma teoria vai cobrir inteiramente a história de cada um de nós e de todos ao mesmo tempo. Isso inclui as presentes teorias sobre o que torna alguém fibromiálgico.

Ana, que acredita ter uma autoestima baixa, sempre acumulou funções e responsabilidades, frequentemente se excede no trabalho e é comprometida e engajada, nunca sofreu de dor persistente ou dificuldades para dormir. Iara, no entanto, experimentou ambas, ao menos nos momentos tensos de sua vida. Se repassarmos a vida de Ana, veremos que ela tem um *self* bem mais forte do que ela própria acredita ter. Em sua luta por "autossuficiência", Ana sempre teve força para tomar atitudes polêmicas e impopulares. Sempre foi, por todos, considerada "cabeça dura" e de "gênio difícil". Enfrentou as dificuldades da vida e do casamento com grande resiliência e delas saiu "inteira". Olhando mais a fundo, seus movimentos, atitudes, esforços e até excessos nunca a tiraram do centro do próprio universo. Mesmo quando aprisionada no beco sem saída do casamento, o acúmulo de funções e o ato de servir nunca significaram a transferência do foco para o marido. Quanto mais peso ela carregava, mais forte ficava e mais fraco ele se tornava. Vale acrescentar que, dentre as três irmãs, Ana acredita ter sido a preferida de seu pai.

Iara, ao contrário, quando aceitou o papel de cuidadora e apaziguadora, aceitou negligenciar a si mesma. É pouco provável que ela tivesse optado por esse papel se tivesse tido outra opção. Para aquele que se atira na frente de uma arma de fogo para salvar uma criança, é preferível levar o tiro a ver a criança morrer. O ato heroico, assim como o masoquista, é geralmente a melhor solução para aquele indivíduo naquele momento. Na verdade, Iara aceitou tal papel por pura questão de sobrevivência. A posição oferece à Iara importância e valor de destaque dentro da família, fontes vitais de afeto ou, pelo menos, reconhecimento. Seu *self* frágil apenas se equilibra sobre essa equação. Por quais vias esse arranjo afetaria sua suscetibilidade à dor e sua qualidade de sono?

Como já discutido no Capítulo 4, os fibromiálgicos se queixam, frequentemente, de dificuldade para (principalmente) iniciar o sono, enquanto os classicamente deprimidos despertam durante a noite. Iniciar o sono, acima de tudo, significa largar o controle, abandonar-se (e os outros) à sorte. Dois fatores são necessários para que isso aconteça: há que se *poder largar o controle*, e há que se *querer largar o controle*. Quando uma criança exausta e irritada briga para se manter acordada, ela não quer largar o controle. Não quer deixar de participar das coisas que acontecerão enquanto ela estiver dormindo, em parte pelo interesse real que tem em tais coisas, mas também, simplesmente, por estar hiperexcitada. No Capítulo 8 e no Capítulo 9 abordamos aspectos do circuito da busca. A ativação desse circuito está por trás de interesse e curiosidade, propicia sensação de bem-estar, disposição e poder, estimula memória espacial, capacidade de processamento de dados, aprendizagem, busca e encontro de soluções. Esse circuito é a base da hiperestimulação da criança que luta contra o sono, do fibromiálgico tipo 1 que quer abraçar o mundo e do cocainômano que se sente todo-poderoso. É essa sensação que nenhum dos três *quer* perder porque, quando isto acontece, a sensação seguinte remete à depressão. A criança superexcitada necessita passar por irritação, tristeza e choro antes de cair no sono.

Como discutido no Capítulo 14, a depressão torna possível o recolhimento e a submissão. Triste, a criança perde a sensação de onipotência e a arrogância, aceita a fragilidade e se submete ao cuidado dos pais, larga o controle e pode entregar-se ao sono. Perceber a própria fragilidade ajuda a aceitar passar o controle para os pais e, portanto, entregar-se ao sono. Isso é subconscientemente explorado nas cantigas de ninar. Grande parte delas, na cultura brasileira quase todas, impõe medo: "Boi da cara preta, pegue essa menina que tem medo de careta", "dorme, nenê, que a cuca vem pegar, papai foi na roça, mamãe no cafezal" (etc.). As melodias e ritmos de tais cantigas são óbvios indutores de sono, claro, mas e as letras? Por que raios a criança dorme? O medo solapa-lhe a onipotência e o instinto de exploração e busca que estão impedindo o sono. O cocainômano, passado o efeito da droga e esgotados os circuitos dopaminérgicos, encara o reverso da moeda de maneira nua, crua e cruel. Não estou dizendo que depressão, tristeza, fragilidade e sentimentos associados a elas são necessários para o sono comum. Para isso basta estar cansado, largar o comando e aconchegar-se em um lugar tranquilo e protegido. No entanto, quando existe uma hiperestimulação do circuito de busca, esses sentimentos negativos parecem ser necessários para desativá-lo e, então, permitir o sono. Essa é uma forma semelhante à necessidade de ativação de "mecanismos opostos" para interromper os consumos hedonistas. Mesmo quando desativado por outras vias como quando termina o efeito da cocaína, esses sentimentos negativos frequentemente despontam. O que, mais uma vez, ilustra que o circuito da busca antagoniza os "circuitos da depressão",[1] e vice-versa.

O fibromiálgico tipo 1, ao longo da vida, centraliza e acumula os problemas e as soluções, com isso consegue desempenhar um forte papel, ter a aprovação social e o equilíbrio do *self*. Vimos no Capítulo IX que essa característica é bastante sustentada pelo circuito da busca. De maneira semelhante (mas não idêntica) a do cocainômano, o fibromiálgico

---

1 O termo "circuito" não é tecnicamente correto aqui. Se para a "busca" há uma via neurológica relativamente bem determinada, o que justificou o uso da palavra "circuito" por diversos neurofisiologistas reconhecidos, o mesmo não ocorre para depressão e sentimentos associados. Essas condições parecem depender de alterações da atividade de diversas e difusas áreas do cérebro e do sistema imunoendocrinológico, portanto bem diferentes de um ou alguns "circuitos". O termo foi mantido nesta frase apenas para auxiliar a transmissão de uma ideia.

tipo 1 também busca o bem-estar e a sensação de poder que a ativação desse circuito proporciona e procura fugir do reverso da moeda. No seu caso, além dos sentimentos negativos comuns ao desligar-se do circuito da busca, esse reverso incluiria, possivelmente, perder os papéis sociais acumulados, voltar a sentir menos-valia, desequilibrar o *self*, ficar mais vulnerável ao estresse, abrir as portas para Tânatos e sentir mais dor. Para alguns, como discutido no capítulo prévio, a isso se soma a "toxicidade" associada aos sentimentos negativos. Com a cenoura na frente e o chicote atrás, o fibromiálgico tipo 1 não quer largar o controle e tende a seguir puxando a carroça, não importando seu peso, até cair exausto. A exaustão e as crises de fibromialgia têm para ele o papel que a tristeza e o medo têm para a criança que briga contra o sono: fornece o único limite capaz de antagonizar a hiperexcitação envolvendo o circuito da busca.

Se dormir significa largar o controle e ficar à mercê dos elementos do ambiente sem poder reagir a eles, nós todos, então, necessitamos nos sentir em segurança para conseguir dormir. Daremos o que temos e o que não temos para nos mantermos acordados, se o ambiente oferecer perigos. Em outras palavras, *é necessário confiar para poder largar o controle*. Uma criança saudável dorme tranquila nos mais inusitados ambientes e situações. Consegue tal proeza por saber-se velada pelos pais, que acredita serem capazes de defendê-la dos elementos daquele ambiente. Quando não sentimos tal confiança naqueles que cuidarão de nós quando pegarmos no sono, ou quando não temos ninguém cuidando de nós em um ambiente que traz insegurança, entregar-se é muito difícil. Uma exceção a essa regra seja, talvez, a depressão. Nessa condição, Tânatos está no comando e há uma entrega passiva, não por confiança, mas por indiferença e autoabandono. Em tal condição, a hipersonia (excesso de sono) é tão ou mais frequente que a insônia. Mas, uma vez que o subconsciente toma o controle, os fantasmas saem de baixo da cama e o sofrimento leva ao despertar (insônia terminal). É fácil entender que uma vítima de abuso ou de qualquer outro trauma, tendo uma vez experimentado o quão mau um ambiente pode fazer, tenha dificuldade para dormir.

A sensação de segurança depende da confiança que depositamos em quem estará velando o sono, ou nas "defesas automáticas" que construímos para protegermos a nós e a outros objetos de preocupação. Para o fibromiálgico tipo 1, confiar é difícil porque são tantos os objetos de sua preocupação que dificilmente todos estarão protegidos por suas muralhas. A responsabilidade sobre tantos objetos não é apenas uma ilusão psicológica. Ao longo da vida, ele centralizou de tal forma as responsabilidades que quando a doença ou outro acontecimento não planejado o obriga a sair de circulação, muitos pratos efetivamente caem no chão e se quebram. Ele sabe disso e seu cérebro simplesmente não consegue deixar de procurar (de novo o circuito da busca) brechas nas muralhas e maneiras melhores de proteger os objetos de seu afeto. Essas mesmas brechas estão, é claro, presentes nas muralhas de cada um de nós. Mas como discutido no Capítulo 15, o fibromiálgico é assolado por uma eterna sensação de insuficiência. Ao fechar os olhos, seu cérebro passa e repassa tudo o que pode dar errado e tudo o que pode ser feito. Se tudo depende dele e existem (sempre vão existir) tais brechas, não há em quem ou no que confiar. A guarda é constante.

O fibromiálgico tipo 1, que tem as rédeas da própria vida (e da vida de outros) nas mãos, tenta dirigi-la de forma a construir um ambiente seguro a sua volta. Sua vida é geralmente melhor estruturada, e ele consegue, muitas vezes, sentir relativa confiança na estrutura que criou. Esse atenuante é menos frequente para o fibromiálgico tipo 2. Ele, por definição, é mais disfuncional. Está mais próximo da depressão, carrega menos coisas nas costas, e mesmo o peso das próprias costas pode ser-lhe demasiado. O grau de estruturação do ambiente onde ele está depende muito da ação de outras pessoas, e ele tem pouca confiança nos outros, assim como tem pouca confiança na própria capacidade de criar um ambiente seguro. Apesar de, incessantemente, sua mente procurar saída para sua situação, a ativação do circuito da busca não é tão marcante quanto no tipo 1, daí o espaço para os sentimentos negativos. Seu sono não é atrapalhado pela hiperexcitação, mas por depressão, ansiedade, dor e catastrofização. Ele raramente esteve no controle, e largá-lo não deveria ser um problema. Mas para poder se entregar, precisaria acreditar-se em segurança, o que definitivamente não acontece.

Um estudo mostrou que incertezas sobre a disponibilidade de alimento leva macacas *rhesus* a negligenciar seus filhotes que cresceram emocionalmente hiperreativos, além de apresentarem outras características de uma ativação exacerbada do sistema de estresse.[84] Sejam quais forem as causas, uma parte dos fibromiálgicos experimentaram níveis de *feedback* afetivos insuficientes durante a fase de separação e individuação, como discutido no Capítulo 15. Nesse cenário, desde bastante cedo os fibromiálgicos de ambos os tipos experimentaram incertezas sobre quanto poderiam confiar que o ambiente supriria suas necessidades. Na família descrita no início deste capítulo, nenhuma das três irmãs recorda ter passado por eventos especialmente traumatizantes ou a estresse repetido ou contínuo, mas as três concordam com o sentimento de abandono causado pela ausência frequente dos pais, e que Iara acabou assumindo o papel de cuidadora. Ana refere "baixa autoestima", Rita foi diagnosticada com depressão, mas das três irmãs, Iara é a única que apresentou dor persistente e distúrbio de sono. Desde a adolescência, ela enfrentava dificuldades para iniciá-lo, e havia grande piora nos períodos de prova ou de outros eventos estressantes. Com Iara cuidando do ambiente, Rita e Ana, apesar de possíveis fragilidades em seus *selves*, podiam se entregar ao sono, mas Iara não podia se dar ao mesmo luxo. Talvez tal situação ajude a entender por que nem todos aqueles que têm um *self* frágil sofrem de dor persistente e distúrbios do sono.

Aparentemente outro elemento se faz necessário na fórmula: a dificuldade em deixar o controle. Com o controle vem a responsabilidade e, com ela, a hipervigilância e a hiper-reatividade. Aqueles que, mesmo com um *self* frágil, podem dar-se ao luxo de se entregar, não precisam reagir constantemente, não precisam estar sempre em guarda, não precisam manter sempre ativado seu sistema de estresse. Muito frequentemente, aqueles que crescem sem poder confiar têm muita dificuldade em fazê-lo no futuro. Seja pelos benefícios do controle ou pelo medo das consequências da queda, a entrega é muito difícil.

Se a homeostase depende de eventos no ambiente, é natural que o cérebro humano busque avidamente controlar os eventos que ocorrem ao redor. Uma pesquisadora buscou avaliar, em um asilo, os efeitos que algum controle sobre o ambiente exerce em idosos. Para metade deles, foi dada a possibilidade de colocar os móveis a seu bel prazer e o encargo de cuidar de uma planta. A outra metade não teve nem as escolhas, nem a incumbência. Em poucas semanas esse minúsculo poder sobre o ambiente foi capaz de gerar índices de bem-estar significantemente mais altos no primeiro grupo e, em dezoito meses, uma mortalidade 50% menor.[166] Em um experimento com ratinhos, aqueles privados de uma das principais maneiras com a qual investigam o mundo, os pelos do rosto e os bigodes, não brigavam e deixavam-se afogar em minutos, enquanto os seus colegas bigodudos nadavam por até dezoito horas na tentativa de salvar a própria vida.[167]

Constatar a incapacidade de controlar o ambiente a nossa volta significa não só perceber-se em risco, mas também que se está falhando em realizar uma das principais atividades para a qual fomos desenhados: o controle. Isso resulta em implicações diretas na autoimagem, na resiliência e até na intensidade com a qual nos agarramos à vida. Nesse contexto, é absolutamente compreensível que o fibromiálgico tipo 1 invista tanto no controle dos elementos a sua volta, e o fibromiálgico tipo 2 deprima com a percepção de que não pode controlá-los.

Como vimos no Capítulo 5, a funcionalidade, a percepção de controle e a depressão são exatamente os principais fatores que separam os dois grupos.

É justo perguntar, portanto, porque os não fibromiálgicos não compartilham com os fibromiálgicos tipo 1 essa dificuldade de largar o controle e dormir. Uma série de experimentos pode nos ajudar a responder a essa questão: Em um deles, voluntários deveriam controlar, com botões, o movimento de luzes em um painel, e eles efetivamente acreditaram estar executando o serviço, apesar de esses botões serem falsos e das luzes piscarem aleatoriamente.[168] Em outro, semelhante, os participantes eram solicitados a controlar com a força do pensamento o sentido do movimento de uma luz giratória, e eles acreditavam conseguir fazê-lo em parte do tempo. Em uma variante desse último experimento, dois times eram formados e cada time deveria mover as luzes para cada um dos lados, também com a força do pensamento. Ao final do experimento, os participantes eram questionados sobre qual time havia tido um controle maior, e cada time acreditava ter vencido a competição.[169] Em outro estudo, alunos da Universidade de Yale, nos Estados Unidos, deveriam tentar prever o resultado de trinta lançamentos de moeda. Na verdade, os lançamentos não eram realmente aleatórios, mas manipulados pelos pesquisadores. Um subgrupo desses participantes acertaria uma sequência de palpites no início das jogadas, e os demais teriam os acertos divididos homogeneamente por todo o experimento, mas cada participante acertaria exatamente 50% dos resultados. Ao término do experimento, os participantes eram questionados sobre sua capacidade de prever os lançamentos, e grande parte das respostas sugeriram que a habilidade em jogar "cara-ou-coroa" seja passível de aperfeiçoamento: 25% dos participantes acreditaram que seu desempenho tinha sido prejudicado por distrações e 40%, que seu desempenho melhoraria com a prática. Interessantemente, aqueles cuja participação começou com uma sequência de acertos tenderam a avaliar melhor sua própria capacidade de prever os resultados.[170] Nas palavras da autora desse último trabalho, "ainda que, da boca para fora, as pessoas concordem com o conceito do acaso, comportam-se como se tivessem controle sobre os eventos aleatórios". Portanto, frente à incapacidade de controlar o ambiente, mentes "normais" simplesmente "maquiam" a realidade e criam uma ilusão de controle. Interessantemente, naquele estudo dos botões em um painel, participantes deprimidos avaliavam de uma maneira relativamente acurada a porcentagem das vezes que seus comandos efetivamente controlaram as luzes, enquanto os "normais" superavaliavam, sistematicamente, suas habilidades.[168]

Resumo do Capítulo 18

Discute a dificuldade de entrega do fibromiálgico, sua incapacidade de largar o controle e a necessidade de manter-se vigilante.

- Para ambos os tipos de fibromiálgicos a inatividade e a entrega necessárias para iniciar o sono fazem disparar os "alarmes de perigo" (ansiedade, angústia, hipervigilância e catastrofização).
- Nos capítulos prévios, parte dessa atividade exagerada dos "alarmes de perigo" havia sido atribuída a um *imprinting* negativo no *self*. No entanto, nem todas as pessoas que têm um *self* inconsistente irão desenvolver distúrbios de sono.
- Dificuldade para iniciar o sono tende a acontecer apenas quando existe a necessidade do controle contínuo. A perda do controle deve significar o perigo. Para indivíduos que sofrem de síndrome de estresse pós-traumático a perda do controle remete ao risco de vida vivenciado durante o trauma. Para alguns fibromiálgicos, a perda do controle remete (inconscientemente) ao risco de vida (da sua ou de outros), de perda de seu valor como pessoa ou de abandono.
- Como uma criança hiperexcitada, o fibromiálgico tipo 1 também reluta em abrir mão do prazer que sente com o controle e com as atividades. Além de não conseguir largar o controle, ele não quer fazê-lo.
- Inúmeros fatores influenciam na distribuição de papéis em um grupo de indivíduos. Nessa distribuição, o papel de cuidador exige o controle e a vigilância, dificultando a entrega e o sono.
- Frente à incapacidade de controlar o ambiente, mentes "normais" simplesmente "maquiam" a realidade e criam uma ilusão de controle. Esse mecanismo de defesa não ocorre em deprimidos e parece não ocorrer eficientemente em fibromiálgicos.

Fibromialgia segundo a psicologia

19

Discute como a fibromialgia é vista pelas diversas escolas da psicologia e tenta unir tais ideias às apresentadas até agora. Importância moderada para pacientes. Dificuldade média. Pular para o resumo não compromete a compreensão das principais ideias do livro.

"Distúrbios funcionais" são definidos como condições com as quais os sintomas físicos não têm uma base orgânica detectável. Nos capítulos prévios, vimos que os diversos métodos investigativos disponíveis conseguiram mostrar alterações em alguns dos sistemas nos pacientes fibromiálgicos, principalmente no processamento da dor pelo sistema nervoso central, na arquitetura do sono, na ativação do eixo de estresse e na ativação do sistema imune. Mesmo assim, a fibromialgia ainda é considerada um distúrbio funcional, uma vez que nenhuma dessas alterações parece ser a origem do problema, e causas orgânicas ainda não foram encontradas. Consequentemente, a fibromialgia, bem como os demais distúrbios funcionais, tem sido considerada uma condição de origem psicogênica ou psicossomática. Como, então, a psicologia vê tal condição?

Neuroses

Os distúrbios mentais derivados de uma doença física (orgânica) são chamados distúrbios mentais orgânicos e não são primariamente assistidos pela psiquiatria. Por definição, todos os distúrbios assistidos por essa especialidade são "funcionais", por mais que, como na fibromialgia, algumas alterações sejam observáveis com os métodos modernos de investigação. Em função do fato de que as causas não são conhecidas para virtualmente nenhuma das condições psiquiátricas, a tendência atual dessa especialidade é classificá-las segundo os sintomas e não segundo o mecanismo fisiopatológico (DSM-IV e V). Historicamente, no entanto, os distúrbios mentais funcionais eram subdivididos em "neuroses" e "psicoses". Psicose implicava, entre seus sintomas, uma perda de contato com a realidade e incluía ilusões e alucinações – a perda de contato com a realidade não acontece na fibromialgia, portanto, se essa subclassificação dos distúrbios mentais ainda fosse considerada válida, a fibromialgia seria considerada uma neurose.

O termo "neurose" foi criado no final do século XVIII pelo médico escocês

William Cullen e se referia a "distúrbios de sentido e motilidade causados por uma afecção geral do sistema nervoso". Cullen usava o termo para descrever diversas condições e sintomas presumivelmente neurológicos que não podiam ser explicados fisiologicamente (entre os quais, naquela época, até mesmo labirintite). Mais de um século depois, o termo foi redefinido por Sigmund Freud e Carl Jung, seu discípulo.

Sigmund Freud

Teoria estrutural de Sigmund Freud

De acordo com a teoria estrutural de Freud, a mente humana (psique) é produto da interação de três de seus componentes, o "id", o "ego" e o "superego". O id, do latim "ele", seria largamente subconsciente e representaria os *drives* instintivos básicos de um indivíduo, a fonte de vontades, desejos e impulsos. Seria o único componente da personalidade de um recém-nascido e agiria de acordo com o "princípio do prazer", a força psíquica por trás dos impulsos de busca de gratificação imediata, indiferente a princípios morais ou a outras demandas da realidade.

O ego (do latim "eu"), ao contrário, agiria de acordo com o princípio da realidade, isto é, procuraria atender às demandas do id de maneira real, de modo que trouxesse benefício em longo prazo, ao invés de um rápido prazer seguido de mal-estar. Segundo Freud, na tentativa de mediar as pretensões do id e a realidade, o ego utilizaria uma ampla gama de artifícios como racionalização, omissão (quando é obrigado a esconder os comandos do id no subconsciente), sublimação

etc. Assim, ainda segundo Freud, ego seria definido como "um grupo de funções psíquicas: julgamento, tolerância, prova da realidade, controle, planejamento, defesa, síntese de informações, funções intelectuais e memória".[171]

O superego ("eu superior") refletiria a internalização das regras e morais sociais passadas, largamente, por orientação parental. O superego seria também o subconsciente e abrangeria os ideais egoicos do indivíduo, seus objetivos espirituais e a "agência psíquica" comumente chamada de consciência. Ele, ativamente, critica e proíbe os *drives*, as fantasias, os sentimentos e as ações de cada um de nós, punindo-nos, se necessário, com sentimento de culpa.

É importante mencionar que nenhum dos três componentes da psique da teoria psicanalítica encontra correspondentes neurofisiológicos no sistema nervoso. Como raiz dos mecanismos básicos de sobrevivência, o tronco cerebral faria parte do id. Ao mesmo tempo, o sistema límbico, cuja polêmica existência como unidade neurofisiológica já foi amplamente discutida no Capítulo 8, corresponderia, grosseiramente, à fonte dos desejos e alguns dos impulsos do id. Outros impulsos são só reflexos automáticos baseados em estruturas na medula espinhal, medula oblonga ou gânglios da base. Todo o sistema nervoso central e periférico, assim como virtualmente todo o corpo, possuem receptores para opioides e, de alguma forma, dialogam com os mecanismos de desejo e recompensa atribuídos ao id. A definição de ego de Freud, acima citada, envolve mecanismos tão distintos e amplos que exigem o envolvimento de todo o sistema nervoso central. As estruturas que mais corresponderiam ao superego seriam os córtices pré-frontal e parietal, envolvidos na modulação dos impulsos vindos do tronco cerebral. Portanto, a teoria de Freud deve ser vista puramente como conceito simbólico e não neurofisiológico.

Ainda de acordo com a teoria psicanalítica de Freud, as neuroses nascem do esforço do ego em conciliar o id com a realidade e o superego. Nesse sentido, o ego deve lutar, porque a conciliação é necessária para manter consistente o sentimento de *self*. Freud fala pouco de *self* em suas obras, e, inicialmente, ego foi usado por ele no sentido de *self*. Posteriormente, Freud e Jung separaram as duas "entidades" deixando mais claro o que está sendo defendido pelos "mecanismos de defesa do ego". A defesa do *self* pelo ego aconteceria em cada um de nós, a todo o momento, e enquanto ela for eficiente não há sofrimento. Quando os mecanismos de defesa do ego falham há sofrimento e o processo pode ser, então, chamado de neurose.

A realidade à qual o ego tenta se adaptar é representada pelo ambiente físico, afetivo, social e cultural onde está inserido. O sofrimento acontece quando o ego falha em adaptar o *self* a tal ambiente ou quando, para isso, tem de violentar o id ou o superego, em longo prazo uma solução não sustentável. Nesse sentido, neurose pode ser definida, simplesmente, como a incapacidade de um indivíduo em se adaptar ao ambiente. Essa adaptação não precisa e, frequentemente, não pode ser estática. O indivíduo, com frequência, necessitará desenvolver novas e melhores ferramentas, que levarão a uma personalidade mais rica, complexa, eficiente e satisfatória. Em situações não solucionáveis por meio do arsenal já estabelecido pelo ego, a falha em realizar as mudanças necessárias para que o novo patamar de funcionalidade seja atingido geraria sofrimento (sintomas) e, portanto, "neuroses".

Teoria do desenvolvimento psicossexual

Segundo outra linha central do raciocínio de Freud, a teoria do desenvolvimento psicossexual, uma das razões pelas quais esse aprimoramento na complexidade e funcionalidade de um indivíduo pode não acontecer é a fixação de sua personalidade em fases imaturas do desenvolvimento. A teoria diz que, desde o nascimento, o id já se manifesta na forma da libido, ou do impulso sexual, mas em cada fase do desenvolvimento normal da criança seria voltado para diferentes partes do corpo. Do nascimento até cerca de 1 ano de vida (amamentação), a principal fonte de prazer da criança viria da boca. Essa fase, portanto, foi chamada de fase oral. De 1 a 3 anos de idade, a criança aprende a controlar a eliminação da urina e fezes, e o objeto de sua libido estaria voltado para os esfíncteres anal e uretral. Essa fase foi chamada de anal. Dos 3 ao 6 anos, a criança sente prazer na manipulação de seus órgãos genitais, mostra intenso interesse por eles e descobre a diferença entre os sexos. Essa fase foi chamada de fálica. Dos 6 anos até a puberdade, segundo Freud, a libido fica dormente, e a criança volta seu interesse para as regras e o funcionamento sociais. Essa foi chamada fase de latência. Da puberdade em diante a libido retorna, e os órgãos sexuais voltam a ser o centro de sua atenção. É a fase genital.

Ainda segundo a teoria do desenvolvimento psicossexual, o id é a única porção da psique ativa ao nascimento. O ego infantil começa a ser formado a partir desse ponto, e dois fatores contribuiriam para isso: (1) o início da formação de uma imagem de si mesmo, como elemento separado da mãe e do resto do mundo; (2) a percepção de que seus desejos serão atendidos segundo seus comportamentos. A primeira ferramenta adquirida pelo ego, nessa fase, é o pedido. O desmame seria a experiência-chave na fase oral do desenvolvimento psicossexual, uma vez que representa seu primeiro grande sentimento de perda da intimidade física de mamar no seio materno. Ao mesmo tempo, o desmame solidifica as duas percepções supracitadas, gerando confiança na relação com a mãe e na força de suas ações.

Freud propôs que a falta de gratificação aos desejos, em alguma das fases do desenvolvimento psicossocial, levaria à frustração e, possivelmente, a uma fixação pela ideia de satisfazê-la da forma específica da referida fase. Ao mesmo tempo, o excesso de gratificação ou a gratificação não atrelada à ação da criança poderia ter semelhante efeito de impedir a progressão do desenvolvimento normal. Assim, problemas na amamentação (de falta ou excesso) levariam a uma fixação na fase oral, que levaria a um adulto com "personalidade oral", descrito por Freud como imaturo, passivo, crédulo, e manipulador.

Na segunda fase do desenvolvimento psicossexual, a fase anal, mais uma vez a criança experimentaria um conflito entre seu id, que demanda a gratificação imediata da defecação, e seu ego, que prefere a gratificação tardia de defecar, mas permanecer limpo. Aqui pais que obriguem o treinamento dos esfíncteres de maneira muito severa e com exigências irreais levariam seus filhos a uma personalidade preocupada demais com ordem e limpeza (anal retentora), como acontece, por exemplo, com indivíduos obsessivo-compulsivos. Ao mesmo tempo, pais muito permissivos, que falham ao educar seus filhos a controlar seus ids, levá-los-iam a uma personalidade autoindulgente caracterizada por desleixo pessoal e desordem ambiental (anal expulsivo). Idealmente, esse conflito levaria a criança a aprender a importância de estar fisicamente limpa e de o ambiente estar em ordem, e que isso pode ser alcançado com algum autocontrole, o que produziria adultos que se controlam adequadamente, segundo necessidades reais.

De maneira semelhante, personalidades foram descritas para problemas ocorridos em cada uma das fases do desenvolvimento psicossexual, e em cada uma delas dificuldades comportamentais surgiriam em função do fato de que o ego não teria aprendido as ferramentas específicas a serem desenvolvidas na fase em questão impedindo que o indivíduo adulto reagisse de maneira eficaz aos conflitos de id, superego e realidade. Essa relação personalidade-fase evolutiva implica crescentes graus de complexidade e desenvolvimento dos mecanismos de defesa do ego entre as diferentes personalidades, sendo a oral a menos estruturada e a fálica a mais. Assim, em relação à oral, a fálica teria recursos muito mais sofisticados de defesa do *self*, melhores condições de lidar adequadamente com os conflitos da sua psique e, portanto, menor probabilidade de experimentar sofrimento.

Dentro de tal contexto clássico de psicanálise, o fibromiálgico tipo 2 estaria, principalmente, na fase oral, o que explicaria a passividade, a demanda contínua de atenção e de nutrição afetiva a partir dos outros, a personalidade manipulativa e reações imaturas. Como o fibromiálgico tipo 2, o tipo 1 também sente a constante necessidade de "nutrição afetiva" vinda de fora, mas cansado de pedir pelo leite sem ser recompensado e incapaz de continuar pedindo, procura por isso carregando os outros nas costas. Ao mesmo tempo, a importância que eles atribuem à ordem e à tendência em aguentar o peso de tudo até que explodam sobrecarregados remeteria a uma personalidade anal retentora.

Escolas derivadas da psicanálise clássica

Desde Freud, inúmeros pensadores contribuíram para o avanço das teorias iniciais e para o desenvolvimento de novas técnicas terapêuticas. A psicanálise inicial deu, então, origem a dezenas de diferentes escolas e linhas. Foge ao escopo deste livro discutir a visão específica de cada uma delas. Nas linhas abaixo, cito suscintamente quatro delas, não por considerá-las melhores do que as outras, mas por crer que acrescentam ao que já foi e/ou ao que será dito no presente livro.

Teoria moderna do conflito

A teoria do conflito é uma linha psicanalítica moderna que se foca em como os sintomas emocionais e traços de caráter são soluções complexas de conflitos mentais. É semelhante à teoria psicanalítica de Freud, mas dispensa os conceitos da teoria estrutural de id, ego e superego em favor de conflitos entre consciente e subconsciente envolvendo desejos, culpa, vergonha, emoções (ansiedade, depressão etc.) e mecanismos de defesa.

Teoria das relações objetais

Essa corrente moderna de pensamento psicanalítico já foi abordada no Capítulo 15, mas é importante que, neste ponto do livro, recordemos brevemente suas linhas gerais. Segundo a teoria das relações objetais, as relações interpessoais (e entre indivíduos e outros "objetos de relação") passam necessariamente por como a representação do *self* (e dos objetos) é organizada ao longo da vida, principalmente em na primeira infância, durante a fase de "separação-individuação". Sintomas secundários a problemas de relações objetais incluiriam a dificuldade em experimentar conforto, empatia, confiança, segurança, estabilidade de identidade, proximidade emocional consistente e estabilidade no relacionamento com os outros significantes. Embora, muitas vezes, atribuídos a Melanie Klein, conceitos sobre representações internas de objetos foram mencionados pela primeira vez por Sigmund Freud. Vamik Volkan, René Spitz, Margaret Mahler, John Frosch, Otto Kernberg, Salman Akhtar, Sheldon Bach, Peter Blos e Erik Erikson são outros autores proeminentes dessa linha.

Psicologia do *self*

A psicologia do *self* é uma linha próxima à teoria das relações objetais que também enfatiza o desenvolvimento de um senso estável e integrado do *self* por meio de contatos empáticos com outros seres humanos, principalmente os outros significantes, chamados de "objetos de *self*". Os objetos de *self* servem ao *self* em desenvolvimento ao agirem como espelho, como objeto de idealização e alterego (*twinship*). Nessa linha terapêutica, o tratamento envolve "internalizações de transmutação" pelas quais o paciente internaliza gradualmente as funções *self*-objetais fornecidas pelo terapeuta. A psicologia do *self* foi proposta, originalmente, por Heinz Kohut e tem sido desenvolvido por Arnold Goldberg, Frank Lachmann, Paul e Anna Ornstein, Marian Tolpin e outros.

Wilhelm Reich

Wilhelm Reich foi membro da segunda geração de psicanalistas e uma das figuras mais radicais da história da psiquiatria. Reich nasceu em 1897 onde hoje é a Ucrânia, naquele tempo Áustria-Hungria. Reich estudou medicina na Universidade de Viena e seu primeiro encontro com Freud foi em 1919, quando o havia procurado para solicitar sugestões de bibliografia para um seminário em sexologia, que deveria apresentar no seu curso de graduação em neuropsiquiatria. Aparentemente, ambos deixaram uma forte impressão mútua, pois em setembro do mesmo ano Freud permitiu que Reich fosse aceito como membro convidado da Associação Psicanalítica de Viena (da qual seria membro regular a partir de outubro de 1920) e começasse a atender seus próprios pacientes de análise, apesar de ter apenas 22 anos e ainda não ter terminado sua formação.

Reich foi o autor de diversos livros de notável influencia, como *Análise do caráter* (1933) e *A psicologia de massa do fascismo* (1933). O primeiro contribuiu para o desenvolvimento de *O ego e os mecanismos de defesa* (1936), de Anna Freud, e suas ideias inspiraram diversas linhas psicoterápicas da atualidade.

Diversos fatores contribuíram para que a figura de Reich fosse progressivamente polêmica e pouco aceita (em proporção ao alcance de suas ideias) nos mais diversos círculos. Sua ativa campanha em prol da liberação sexual, que incluía educação sexual e distribuição de métodos contraceptivos em países e épocas sob forte influência religiosa, certamente está entre tais fatores. Segundo suas próprias palavras, ele pretendia "atacar as neuroses via prevenção, ao invés de tratamento". Além disso, suas ideias marxistas criavam mal-estar nos redutos de direita, e sua "vegetoterapia", que incluía massagens em pacientes seminus para dissolver suas "armaduras musculares", violentava tabus-chaves da psicanálise clássica. Entre todos os fatores, provavelmente o que mais limita o alcance de suas ideias e as de seus seguidores, em ambientes mais científicos, é a defesa da existência de um tipo de energia inerente à vida, "que não é térmica, nem elétrica, nem magnética, nem cinética (assim como não é oscilatória ou radioativa), nem uma combinação de todos esses tipos de energia, ou de alguns desses, mas uma energia que caracteriza especialmente os processos aos quais damos o nome vida".[172] Trata-se de uma energia misteriosa, semidivina, capaz de gerar vida e saúde ou doença e morte.

Em 1939, Reich mudou-se para os Estados Unidos e lá iniciou a produção e venda de "acumuladores" dessa energia, que chamou de *orgon* (derivado de orgasmo e organismo), os quais seriam usados para tratar diversos tipos de doença, incluindo câncer. Em 1947, o FDA (Food and Drug Administration) proibiu a produção e a venda de tais aparelhos, mas tal proibição foi violada por um dos assistentes de Reich, o que resultou na prisão de ambos. Um ano depois, Reich morreria em seu cárcere vítima de problemas cardíacos, poucos dias antes de uma audiência na qual seria deliberada sua liberdade condicional.

O fato de a existência de tal forma de energia nunca ter sido comprovada, mesmo ocupando papel central nas teorias reichianas, não deve justificar o pronto descarte de todas as suas ideias. Como Freud, Reich compreendia e, a seu modo, introduziu precocemente à prática psicológica diversos conceitos discutidos neste livro, incluindo homeostase, entropia, balanço energético, princípio de conservação de energia e indivíduos dentro de sistemas. Ola Raknes, discípulo de Reich, propõe o conceito dessa "bioenergia" em uma forma mais moderna: "a energia vital é negativamente entrópica [...]. Essa entropia negativa se contrapõe à entropia mecânica e é essencial para a criação e manutenção da vida". A bioenergia de Reich seria, portanto, o negativo da entropia ou "negentropia".[172] Se considerarmos essa última definição, as ideias de Reich não estariam distantes das ideias contidas na definição de vida proposta por Erwin Schrödinger, discutidas no Capítulo 9. Mesmo o sentido "cósmico" e "criador", quase religioso, frequentemente atribuído por Reich e seus seguidores a essa energia, pode se tornar menos anticientífico se lembrarmos de que toda e qualquer energia utilizável (e não utilizável) do universo que conhecemos é direta ou indiretamente remanescente da energia primordial liberada no *big bang*.

Ainda um pouco mais de boa vontade conciliadora é necessária para interpretar o modo como esse conceito é frequentemente utilizado por neorreichianos. Para Reich, emoções eram literalmente manifestações tangíveis da bioenergia e essa energia era a realidade física que correspondia aos clássicos, meramente psicológicos, conceitos de energia psíquica (introduzidos por Freud).[173] Quando eles dizem que um sistema de indivíduos atingiu um patamar maior de negentropia, eles querem dizer que surgiu uma nova dinâmica, em que as novas relações permitem maior sensação de bem-estar entre seus componentes. Vale ressaltar que para Genovino Ferri, um dos principais neorreichianos da atualidade, "bem-estar não é ausência de doença, mas [...] a possibilidade de desenvolver potencialidades evolutivas, viver em uma sociedade de comunicação verdadeira e de relações verdadeiras".[172]

Ao pé da letra, esse uso da "negentropia" é incompatível com a definição de Raknes e cai na confusão "mística" que frequentemente envolve o uso da palavra "energia": se negentropia é o oposto de entropia, e entropia se refere à quantidade de energia utilizável armazenada em um sistema, poder-se-ia afirmar que os indivíduos carregam maior quantidade de energia utilizável quando se sentem bem. Do ponto de vista físico/químico, isso não é verdade. Ao mesmo tempo, deixando as literalidades de lado, indivíduos que se sentem bem, com maiores "potencialidades evolutivas" e vivem "em sociedades de comunicação e relações verdadeiras" têm claramente maior capacidade de realizar trabalhos e se manter dentro da homeostase. Não exatamente porque o nível de energia do sistema aumentou, mas porque a nova dinâmica trouxe novos mecanismos que aumentaram a eficiência do grupo. Com isso, a mesma energia pode ser usada de forma a gerar mais trabalho. Se a capacidade de gerar trabalho é o que interessa na prática, o (presumido) erro reichiano de atribuir a mudança a um aumento da energia, e não a um aumento da capacidade do sistema de utilizar a energia, não prejudica a funcionalidade do artifício racional.

Mesmo que o uso reichiano (e neorreichiano) das palavras "energia" ou "entropia" esteja, do ponto de vista científico, incorreto, parece possuir importante poder eurístico de avaliação e descrição de indivíduos e sistemas. Tal uso, aliás, é próximo ao conceito de "energia psíquica" criado por Freud, e muito mais próximo da realidade da ampla maioria das pessoas do que do uso científico delas. Quando alguém afirma que se sentiu "energizado" pela relação com uma determinada pessoa, ninguém vai discutir se sua energia realmente aumentou ou se foi apenas uma excitação neuropsíquica causada pela ativação de determinados circuitos em seu cérebro. Pode ser muito difícil avaliar se uma determinada mudança é "positiva" ou "negativa" do ponto de vista biopsicossocial. Dizer que a mudança levou o "sistema a maiores patamares de negentropia" seria o equivalente a dizer que o conjunto de indivíduos envolvidos naquele sistema experimentou um aumento na "média" grupal da sensação de "bem-estar". Isso geralmente é alcançado com uma mudança nas relações entre os indivíduos em direção a uma interação mais funcional. Em média, o grupo pôde desenvolver mais suas "potencialidades evolutivas", daí a sensação de bem-estar.

Em química e física, problemas muito complexos passam a ser facilmente resolvíveis por meio de uma abordagem energética. Uma determinada reação ou movimento vai acontecer? Sim, se a entropia do sistema final for maior que do inicial. Com qual velocidade um determinado objeto atingirá o chão? Apenas transforme a energia potencial gravitacional inicial, menos a final, em energia cinética e *voilà*! Paralelamente, a transformação de emoções em equivalentes energéticos, mesmo que imaginária, permite noções intuitivas e heurísticas de oscilações no estado de indivíduos e sistemas de indivíduos. Por que alguém assumiria uma postura masoquista infligindo a si mesmo sofrimento? Simplesmente porque essa é a melhor solução para essa pessoa naquela situação e momento do ponto de vista econômico-energético. É o que Reich chamou de "economia sexual". Tal fato redireciona a questão para "por que essa é a melhor solução para aquele indivíduo", uma pergunta muito mais pragmática.

Que esses argumentos não sirvam de justificativa ao uso frouxo, aleatório ou "místico" de conceitos já bem definidos pela ciência. Por mais que eu tenha, acima, defendido a funcionalidade do artifício racional reichiano na avaliação de sistemas, o erro contido em tal artifício pode levar a conclusões erradas, como a obrigatoriedade da existência de formas mágicas e desconhecidas de energia. Nas palavras do físico austro-americano Fritjof Capra, em seu livro *Ponto de mutação*, "se a teoria de Reich fosse reformulada em uma linguagem sistêmica moderna, sua relevância para a pesquisa e para a prática terapêutica contemporânea se tornaria ainda mais clara".

Teoria da potência orgástica

Reich concordava com Freud no sentido de que as raízes das neuroses encontram-se nas "exigências instintuais reprimidas, entre as quais as exigências sexuais da primeira infância, sempre presentes, e as forças do ego que procuram afastá-las".[173] Freud havia observado também que muitos pacientes neuróticos experimentam uma série de disfunções sexuais, removidas quando suas neuroses são curadas, e postulou que uma má adaptação sexual causaria um represamento da libido que seria sentido na forma de ansiedade. Dentro desse contexto, Freud havia sugerido uma distinção entre "psiconeuroses" e "neuroses reais", sendo que as últimas seriam causadas por esse represamento da libido, e as psiconeuroses, causadas por conflitos não resolvidos na infância. Enquanto Freud abandonava tal ideia, Reich abraçava-a, baseando-se na observação de seus próprios pacientes e na revisão de prontuários de duzentos pacientes da Policlínica Psicanalítica de Viena. Reich postulou que os bloqueios inerentes às neuroses impediam os neuróticos de liberar completamente as tensões sexuais por meio de orgasmos e acumulariam energia sexual em forma de ansiedade. Assim, em um ciclo vicioso, a psiconeurose levaria à neurose real, e a neurose real proveria energia que seria utilizada nas resistências da psiconeurose.

Para Reich, apenas os indivíduos livres de neuroses, de moralidades compulsivas e das contrações musculares crônicas secundárias às neuroses (que chamou de "armadura corpórea") possuiriam a habilidade de obter "a completa resolução da tensão de necessidade sexual", que descreveu como "a capacidade de se render ao fluxo da energia biológica livre de qualquer inibição; a capacidade de descarregar completamente a excitação sexual represada por meio de convulsões prazerosas e involuntárias do corpo". Assim, Reich usava os termos "caráter genital" e "caráter neurótico" para descrever respectivamente caráteres com ou sem "potência orgástica", nos quais um indivíduo portador de um caráter genital seria

> [...] capaz de focar completamente em seus objetivos, teria um anseio natural para contato humano continuo, encontraria expressão em seu trabalho e em sua vida social, sentiria uma empatia saudável para com outros seres humanos em tristeza e felicidade e experimentaria a vida como um desdobramento de suas tendências naturais. Sua vida sexual atinge plena floração em um contexto de relações heterossexuais [Reich não citou relações homossexuais] com entrega total, sem identificar o parceiro, consciente ou inconscientemente, com um dos pais, sem querer atormentar ou ser atormentado, sem aceitar o celibato, a não ser por razões fortemente convincentes e sem procurar outros parceiros, desde que o seu carinho para com o parceiro fosse recíproco.[174]

O caráter neurótico, por sua vez, operaria "sob os princípios de uma regulação moral compulsória em função da estase energética crônica". "Seu trabalho e vida são permeados pelo esforço para reprimir os impulsos ou tendências originais e até mesmo outros mais básicos". As diversas formas de neuroses

> [...] corresponderiam às igualmente diversas formas de suprimir tais impulsos, que o indivíduo em questão considere perigosos ou vergonhosos. Um sentimento de inferioridade pode levar à busca de poder ou honra; o trabalho é impulsionado por esses desejos ou por obrigação, em vez de por busca pela felicidade. Sua vida sexual é atrapalhada por desejos pré-genitais tão fortes que previnem a experiência de descarga completa durante o orgasmo, ou seus desejos genitais são tão suprimidos por proibições e culpa que inibem a descarga completa ou impedem o estabelecimento de uma vida sexual adulta. As descargas sexuais deixam-no vazio, insatisfeito e não completamente em paz, resultando em uma sensação de vazio e sentimento de inferioridade, um fenômeno frequente chamado tristeza pós-coito.[174]

Entre os dois extremos desse contínuo ficaríamos quase todos nós.

Se fibromialgia é uma neurose e as neuroses são tão influenciadas e influenciam tanto a sexualidade, esperar-se-ia que os fibromiálgicos experimentassem elevado grau de disfunção sexual. Em um trabalho recente envolvendo 166 mulheres fibromiálgicas e 687 controles, aquelas apresentaram mais dificuldades com lubrificação, mais dor à relação sexual e maiores níveis de angústia sexual. Fatores associados a esses problemas sexuais, em tais mulheres, incluíram insatisfação com o relacionamento, ansiedade, (menor) inteligência emocional, comportamento obsessivo-compulsivo e também presença de traços das cinco personalidades da teoria psicanalítica.[175]

Análise do caráter

Em 1933, Reich publicou o livro *Análise do caráter*, no qual propôs uma unidade funcional entre caráter, bloqueios emocionais e tensão muscular. A ideia central desse livro é o conceito de "resistências de caráter" ou "defesas de caráter", segundo o qual o comportamento de um indivíduo, incluindo postura corporal, expressões, modo de falar e agir, seria a expressão de mecanismos de defesa. Reich definiu a armadura de caráter como "a soma total das atitudes de caráter desenvolvidas por um indivíduo ao bloquear suas excitações emocionais, resultando em rigidez do corpo, falta de contato emocional e apatia". Ele sugeria que a energia represada em uma repressão, em forma de emoções guardadas, seria retida pela contração muscular (ou "couraça") e restringiria e imobilizaria o corpo, tornando-o núcleo somático de neuroses a descargas orgásticas impossíveis. "Armadura muscular" foi definida por Reich como "a soma de todas as atitudes musculares (espasmos musculares crônicos), as quais um indivíduo desenvolve ao bloquear a expressão de emoções e sensações de órgãos, em particular ansiedade, raiva e excitação sexual". Tal descrição da "armadura muscular" lembra bastante as contrações musculares crônicas típicas do fibromiálgico.

Essa "unidade funcional entre caráter, bloqueios emocionais e tensão muscular" é, provavelmente, a maior contribuição de Reich para a psicologia, e o principal motivo do destaque às teorias de Reich no presente capítulo. Reich, nas palavras de Dino Ferri, "introduziu o corpo na psicanálise e a psicanálise no corpo", um enorme feito, principalmente para a época.

A palavra *emoção* vem do latim *ex movere*, ou "movimento para fora". É basicamente o conjunto de reações aos sentimentos e às demais imagens processadas no cérebro. São programas operacionais complexos e automáticos desencadeados por tais imagens, como visto no Capítulo 10. Entre essas reações, encontramos o movimento e as contrações musculares, como sugere a etimologia. E "para fora", nesse contexto, refere-se ao sentimento que desencadeou a emoção. Mover-se para fora (ou em resposta) a um determinado sentimento. Independentemente de toda a teoria, é intuitiva a ideia de que sentimentos provocam movimentos, e a repressão de tais movimentos gera (necessita) uma contração contínua de músculo. Com raiva, travamos o maxilar. Com medo, travamos o diafragma. Da mesma forma é intuitivo para boa parte dos fibromiálgicos que as contraturas musculares, neles constantes, representem a expressão de emoções reprimidas. Um estudo de ressonância magnética funcional comparando fibromiálgicos normais e pacientes portadores de artrite reumatoide mostrou que, à antecipação da dor, os primeiros ativam mais determinadas áreas do cérebro, entre elas algumas dos córtices MOTOR e cingulado (sistema límbico).[40]

Essa unidade funcional tem importante implicância terapêutica: o combate às "neuroses" poderia ser feito tanto a partir da mente quanto do corpo. Reich procurava obter a dissolução da armadura muscular com suas massagens. Os atuais seguidores de sua escola atacam as "neuroses" a partir de exercícios envolvendo sistemas musculares que seriam primariamente recrutados nas reações emocionais. Exemplos mais claramente convincentes dessa unidade funcional vêm de diversos estudos recentes envolvendo a utilização de toxina botulínica em determinados músculos da face. Tal toxina causa a paralização desses músculos, e os pacientes ficam incapazes de expressar, mas não de sentir, emoções. Diversos estudos abertos, e mais recentemente um estudo duplo-cego, sugerem que essa abordagem é eficaz no tratamento de depressão. Nesse último, por exemplo, trinta pacientes com depressão refratária foram tratados com medicações convencionais e injeções de toxina botulínica ou de placebo. Seis semanas após uma única injeção, os índices de depressão foram reduzidos em 47,1% nos pacientes que receberam toxina botulínica contra 9,2% naqueles que receberam placebo. Tal diferença iniciou-se duas semanas após a aplicação e foi ainda maior oito semanas depois. O autor conclui que "uma única infusão de toxina botulínica na musculatura glabelar produziu uma melhora forte e sustentada na depressão de pacientes que não haviam previamente respondido a tratamentos convencionais". Ele acrescenta ainda que "tal resultado apoia o conceito de que a musculatura facial não apenas expressa, mas também regula os estados de humor".[176] Uma possível crítica a esse estudo é que ele não seria exatamente cego, mas, no máximo, "caolho". Poucos dias após a injeção, tanto pacientes quanto médicos saberiam se havia sido de toxina botulínica ou placebo, pelo simples fato de haver ou não movimento na musculatura em questão. Mesmo assim, o resultado expressivo da abordagem sustenta as conclusões dos autores, que, por sua vez, falam a favor da hipótese de Damásio de que o *self* seria a sobreposição dos diversos mapas gerados pelo corpo: com as emoções, o corpo reage aos sentimentos, ao mesmo tempo que tais reações geram novos mapas proprioceptivos e do estado muscular que, por sua vez, alteram o produto da sobreposição de todos os mapas.

Correlação evento-traços de personalidade

Importante dizer que, apesar dos cinco tipos de personalidade propostos por Freud serem facilmente identificáveis entre as pessoas ao redor e amplamente utilizados no contexto psicanalítico, a correlação das personalidades com os referidos distúrbios de desenvolvimento nunca foi comprovada. Por exemplo, nenhuma evidência confirmou que a amamentação prolongada no peito pode levar a uma fixação oral ou que contribua, como proposto por Freud, para comportamentos de vício no futuro.

Depois de Freud, muitos autores se aprofundaram no estudo do desenvolvimento psicossexual humano, notavelmente Melanie Reizes Klein (1882-1960), Donald Winnicott (1896-1971) e Jean Piaget (1896-1980), entre outros. A evolução dessas ideias, estudos observacionais e estudos em animais melhoram bastante a compreensão sobre o tema. Mesmo assim, a associação direta de um determinado evento com um determinado traço de caráter é ingênua e pouco confiável. Existe um consenso entre as diferentes linhas, no entanto, em que eventos imbuídos de importância afetiva moldam a personalidade sempre, mas muito mais intensa e definitivamente até a puberdade (com especial peso no início da vida). Interessantemente, as alterações da atividade do eixo do estresse foram mais importantes em fibromiálgicos que, segundo um estudo, sofreram traumas de infância, especialmente se de natureza física.[135]

Algumas linhas, as neorreichianas entre elas, incluem a gestação dentro de tal período crítico. Freud acreditava que o ego apenas começava a ser formado a partir do nascimento, então não compartilhava dessa crença. No entanto, em nenhuma outra fase de nossa existência o sistema nervoso é tão intensamente transformado quanto na gestação, portanto é plausível que essa fase influencie a personalidade pelo menos tanto quanto os primeiros anos de vida o fazem. Existem diversas evidências em modelos animais, e em alguns trabalhos observacionais em humanos, sugerindo que eventos adversos durante a gravidez realmente exerçam influência na futura personalidade.[177] No entanto, como geralmente as adversidades que levaram ao problema na gravidez continuam, com frequência, agindo após o parto, essa questão ainda está em aberto.

Outro consenso, entre as diversas linhas psicológicas, consiste na crença de que a quantidade e a qualidade das relações afetivas vivenciadas na primeira infância, principalmente com os pais, mas também com os outros "objetos de relações" (ou "outros de si") representam as mais importantes influências determinantes da personalidade. Uma atenção igualmente especial deveria, mas nem sempre é, ser atribuída às perdas e separações. Para cada fase do desenvolvimento psicossexual (com a exceção da fase de latência), Freud atribuiu um evento central cuja resolução determinaria o desfecho final tanto quanto a qualidade das relações objetais da fase em questão. Esses eventos (desmame, desenvolvimento de controle sobre os esfíncteres, conflito edipiano, abdicação da resolução imediata por uma solução sustentável em longo prazo) são sempre situações nas quais a criança enfrentará perdas e/ou separações. Há um consenso intuitivo de que como tais perdas e/ou separações são experimentadas durante a individuação, elas criarão um *imprinting* emocional que influenciará fortemente o modo como experimentamos as perdas e separações no presente, portanto, influenciarão a personalidade tanto quanto a qualidade das relações objetais do passado. Para um indivíduo que tenha vivenciado, na infância, uma situação de abandono (mesmo que a relação inicial tenha sido boa), as separações são muito mais estressantes por carregarem o peso emocional de um novo risco de abandono. Sua personalidade será marcada por ações voltadas para defendê-lo desse risco.

Interessante notar que, independentemente de como as perdas e separações são sentidas, a resistência, resiliência e capacidade de recuperação ao evento ameaçador são amplamente influenciadas pela robustez do *self* (o que os neorreichianos chamam de "densidade do si"). E a robustez do *self*, por sua vez, é amplamente determinada não só pela qualidade das relações objetais, mas também pelos *imprintings* de como as perdas e separações foram vivenciadas durante a individuação. Portanto, as mais importantes influências determinantes da personalidade (e das neuroses) seriam os *imprintings* secundários à qualidade das relações objetais e o modo como perdas e separações foram vivenciadas durante a individuação.

Ao longo da primeira parte deste livro, foram expostas diversas evidências de que esses também são os fatores por trás da fibromialgia. Vimos as evidências de que o *self* do fibromiálgico apresentaria uma "inconsistência" primária, que ele busca compensar com os mecanismos intrínsecos à sua personalidade. Vimos as evidências de que essa "inconsistência primária do *self*" está associada a adversidades vivenciadas em sua infância, frequentemente de origem afetiva (ou com impacto sobre suas relações afetivas). Vimos que as reações (comportamentais e fisiológicas) do fibromiálgico aos conflitos e às ameaças de perda e separação do dia a dia são amplamente exacerbadas, o que indica uma "programação" prévia do seu sistema nervoso para um modo de "sobrevivência", como se tais situações tivessem sido associadas a reais ameaças a sua integridade no passado (à semelhança do que é visto no transtorno do estresse pós-traumático). Vimos que, enquanto a personalidade fibromiálgica exacerba o estresse de situações do dia a dia, esse estresse piora seus traços de personalidade basais (o estresse piora os sintomas do fibromiálgico) seguindo o modelo de retroalimentação de psiconeuroses e neuroses reais criado por Freud e sustentado por Reich. Portanto, retirando-se as literalidades e as relações lineares (e ingênuas) entre eventos e traços de personalidade específicos, as teorias psicológicas que tentam explicar a fibromialgia (como uma das neuroses) parecem plausíveis. Diversas passagens deste livro tentam mostrar como a personalidade fibromiálgica se traduz em sintomas e alterações evidenciadas aos métodos de pesquisa.

Resumo do Capítulo 19

Discute como a fibromialgia é vista pelas diversas escolas da psicologia e tenta unir essas ideias às apresentadas até agora.

- "Distúrbios funcionais" são condições nas quais os sintomas físicos não têm uma base orgânica detectável. A fibromialgia é um distúrbio funcional, uma vez que nenhuma das alterações descritas nos capítulos prévios representam a origem do problema e causas orgânicas ainda não foram encontradas.
- A palavra "emoção" quer dizer "mover-se para fora" e passa a ideia de que sentimentos desencadeiam reações, algumas delas motoras.
- Personalidade é o conjunto de ações que nos distinguem como indivíduos. Como reagimos aos sentimentos é a base da personalidade.
- Grande parte dessas reações visa defender-nos dos eventos que levaram ao sentimento, e defender o *self* dos impactos negativos que os próprios sentimentos possam desencadear. Essa "defesa do *self*" (segundo Freud, executada pelo ego) é grande parte da personalidade.
- Há um consenso entre as diferentes linhas psicológicas de que eventos de importância afetiva moldam a personalidade sempre, mas muito mais intensa e definitivamente até a puberdade (com especial peso no início da vida).
- Outro consenso consiste na crença de que a quantidade e a qualidade das relações afetivas vivenciadas na primeira infância, principalmente com os pais, mas também com os outros "objetos de relações" (ou "outros de si") representam as mais importantes influências determinantes da personalidade.
- Como as perdas e/ou separações são experimentadas durante o desenvolvimento, elas criarão um *imprinting* emocional que fortemente influenciará o modo como experimentamos as perdas e separações no presente, portanto influenciarão a personalidade tanto quanto a qualidade das relações objetais do passado.
- Segundo a psicologia, portanto, os sintomas que juntos são chamados de fibromialgia seriam provocados pela ativação contínua de determinados mecanismos de defesa do *self*.
- O modo como tal defesa acontece (as raízes da fibromialgia) seria desenhada de acordo com COMO as relações afetivas e as perdas e/ou separações foram experimentadas durante a maturação (do nascimento à puberdade, e provavelmente também durante a gestação).

Síntese da proposta de fisiopatologia

Resume e sintetiza as ideias discutidas até este ponto do livro e formula uma hipótese psicopatológica. Extrema importância para pacientes, mas considerável dificuldade. O capítulo é um resumo, portanto dispensa outro ao final.

Desde as primeiras descrições de "neurastênia" no século XIX, muito se avançou na compreensão e no manejo das condições funcionais que envolvem dor persistente, como a da fibromialgia. A caracterização clínica de cada uma delas, e o reconhecimento da sobreposição de suas fronteiras, ajudou a organizar os diagnósticos clínicos e a criar grupos suficientemente homogêneos, para que pesquisas pudessem responder parte das dúvidas restantes. As diversas técnicas investigativas modernas conseguiram mostrar, nos portadores dessas síndromes, alterações funcionais em muitos de seus sistemas, principalmente no processamento da dor pelo sistema nervoso central, na arquitetura do sono, na ativação do eixo de estresse e na ativação do sistema imune. Como nenhuma dessas alterações é vista como o evento inicial, as causas de tais condições ainda são consideradas "desconhecidas" pela medicina.

Após tudo o que foi escrito sobre fibromialgia, incluindo as páginas prévias deste livro, como entender o fato de a medicina ainda ver a fibromialgia como idiopática? A medicina busca veementemente ser incluída entre o seleto grupo das ciências exatas (mesmo que muitas vezes não o consiga). O rigor e o *modus operandi* da ciência não permitem que suposições sejam tomadas como verdadeiras, mesmo que fundamentadas em um enorme volume de exemplos. Relações, mesmo quando comprovadas, não devem ser tomadas a priori como causais, ainda que o "senso comum" aponte nessa direção.

No transtorno do estresse pós-traumático, a associação trauma-alterações funcionais-sintomas é clara, e a relação causal entre elas é aceita, afinal, as guerras são perfeitos modelos prospectivos de indução dessa condição em humanos. Existe muito em comum entre o transtorno do estresse pós-traumático e a fibromialgia, incluindo muitos dos sintomas e diversas alterações funcionais. Ao mesmo tempo, traumas, abusos, negligência parental e adversidades são, normalmente, mais comuns na infância dos fibromiálgicos do que na população em geral. Juntar A + B e concluir que adversidades na infância (e possivelmente no período intrauterino) podem causar fibromialgia parece óbvio para o senso comum, mas o senso comum não serve para a ciência. A comprovação do "óbvio" necessitaria o acompanhamento prospectivo, até a idade adulta, de um grande número crianças, e a mensuração objetiva e seriada de uma série de conceitos altamente abstratos e subjetivos, como qualidade de afeto, "energia psíquica" e *self*. Sinceramente, tal fato não vai acontecer. Esse impasse tem sido acolhido com completa esquizofrenia: de um lado, os cientistas ignoram o óbvio-não-científico, ao mesmo tempo que, sistematicamente, reescrevem "causa desconhecida" em seus artigos, ao lado de confissões sobre a ineficácia dos tratamentos padronizados; por outro lado, todos os outros profissionais que lidam com o problema ignoram as evidências científicas e advogam as mais estranhas causas e tratamentos para a doença.

Nas próximas linhas, pretendo resumir o caminho, seguido até aqui por este livro, que utiliza a ciência como base (até onde ela nos permite ir), segue um pouco mais adiante com a lógica e, finalmente, preenche as lacunas faltantes com ("bom") senso comum. Esse método está longe de ser perfeito, e este livro não pretende conter as últimas palavras sobre fibromialgia.

Em resumo, o que está se propondo neste livro é:

- O ser humano nasce amplamente imaturo (plástico) e vai se desenvolvendo ao longo da vida.
- As principais modificações estruturais e funcionais do sistema nervoso central acontecem na infância, em especial na primeira infância. A partir da idade adulta, a plasticidade é amplamente reduzida. Não está incorreto afirmar que as maiores transformações acontecem, na verdade, no ambiente intrauterino, mas o quanto esse período vai influenciar as características do adulto ainda é motivo de discussão.
- Grande parte das transformações ocorridas durante o desenvolvimento são pouco modificáveis (*imprintings*) e influenciam enormemente (ao menos tanto quanto a genética) a personalidade do adulto.
- Tais transformações são direcionadas pelos eventos vivenciados durante o desenvolvimento, segundo princípios inerentes a condição de ser vivo (mortal, frágil, dependente de um balanço energético e de condições específicas para funcionar), sexuado (gerado por um processo que prioriza a diversidade, portanto único e com fortes instintos individuais), mamífero (dependente de cuidados parentais), social (dependente de outros indivíduos e de um papel na sociedade e, portanto, com fortes instintos sociais) e racional (possuidor de mecanismos e soluções extracomplexas para lidar com conflitos e impasses nos diversos níveis).
- Para preservar o ser vivo único que somos, necessitamos uma representação mental de nós

- mesmos, sensória, afetiva e cognitiva ("*self*").
- Os instintos sociais determinam que tudo em volta, em especial os outros com importância afetiva ("outros significantes", ou "outros de si"), influencia enorme e diretamente o *self*.
- Os instintos humanos mais básicos e incontroláveis (as diretrizes primárias) buscam a preservação do *self* (físico, mental e social). Nós respondemos também a instintos que buscam preservar o grupo ao qual pertencemos (instintos sociais). Todos os comportamentos, direta ou indiretamente, buscam atender a essas duas correntes de instintos que, ocasionalmente, apontam para lados opostos.
- As impressões dos "outros de si" sobre o *self* tendem a ser mais importantes e definitivas quanto mais precocemente ocorrerem em nossa formação.
- As impressões dos outros de si sobre o *self*, ocorridas na infância, frequentemente exercem influência mais definitiva (duradora) sobre o *self* do tempo presente do que das próprias vivências do tempo presente. Essas últimas também influenciam o *self*, mas de forma mais fugaz (e então a sensação volta a remeter o *self* "basal").
- O *self* é um dos principais fatores da equação que determina se conseguiremos ou não superar uma ameaça e, portanto, influencia diretamente a quantidade de recursos que será mobilizada na tentativa de superá-la, o estresse que tal ameaça requer e o nível de resiliência.
- "Traumas" representam situações nas quais os mecanismos de defesa do *self* não foram suficientes para protegê-lo de uma ameaça. Nessas situações, há dano permanente, físico e/ou psíquico. A partir desse ponto, para o indivíduo em questão, fica clara e palpável a possibilidade da destruição, e ele responderá de maneira muito mais "visceral" e intensa às novas ameaças (reais ou irreais) ao *self*.
- Durante o desenvolvimento do sistema nervoso central, estamos especialmente suscetíveis a traumas, mas eles também podem ocorrer na vida adulta.
- "Situações em que os mecanismos de defesa do *self* não foram suficientes para protegê-lo" podem ocorrer pontualmente (uma única situação aguda) ou ao longo do tempo (eventos sucessivos ou evento contínuo, como negligência). No primeiro caso, o evento traumático é mais facilmente identificável, ao contrário do que pode acontecer no segundo caso. Pontuais, sucessivos ou persistentes, tais eventos têm o mesmo efeito de tolher a sensação de segurança do *self* (instabilidade de *self*) e de determinar uma hiper-reatividade de seus mecanismos de defesa.
- Todas as nossas características (fenótipos) são definidas pela genética e pelo ambiente onde crescemos. As características de

nossos cuidadores (e da sociedade na qual desenvolvemo-nos) nos influenciam ainda por meio de fenômenos epigenéticos e da repetição de comportamento.

Vista a partir dos conceitos acima, proponho que a fibromialgia primária seja basicamente um distúrbio associado a três *imprintings* no sistema nervoso central (e direta ou indiretamente em cada estrutura do corpo físico): os *imprintings* de *self*, da neurofisiologia do estresse e do processamento da dor.

Segundo essa teoria, os fibromiálgicos passaram uma parte ou todo o período de maturação de seu sistema nervoso central em situações sentidas como ameaça ao seu *self*, não adequadamente equilibradas pelos mecanismos de defesa do *self* (trauma), ou só compensadas pela ativação contínua do sistema de estresse. Em ambas as situações, há um *imprinting* de "fragilidade" do *self*, que determina a ativação constante de uma série de mecanismos de defesa, entre eles a ativação precoce e exagerada do eixo do estresse, hipervigilância (*imprinting* na neurofisiologia do estresse), desligamento dos sistemas inibitórios da dor (*imprinting* no processamento da dor) e uma série de mecanismos sociais (que individualmente podem ou não estar presentes) como a centralização de funções, a manipulação afetiva e a alexitimia. Tais mecanismos podem eficazmente compensar a fragilidade do *self* e, nesses casos, o fibromiálgico (principalmente o tipo 1) não se sente diminuído ou ameaçado, desde que continue em constante atividade. Outros podem ter tido sucesso em desenvolver normalmente seu *self*, mas se especializaram em nutri-lo, exclusivamente, a partir desses mecanismos, e desconhecem outras fontes. Quando os artifícios não são suficientes para sustentar uma representação interna minimamente aceitável de si, os mecanismos de autodestruição como depressão, atrofia cortical, algumas alterações imunológicas e o isolamento social começam a ser ativados. Em todos os casos, a ativação constante do sistema de estresse e dos outros mecanismos de defesa do *self* têm significantes efeitos colaterais que, frequentemente, são indistinguíveis dos tais "mecanismos de autodestruição".

Independentemente da "consistência" do *self*, o desenvolvimento do sistema nervoso em situações de estresse leva à formação de um sistema nervoso programado para responder rápida e exageradamente. A principal vantagem de maturar o sistema nervoso no ambiente extrauterino é exatamente otimizar sua adaptação ao meio ambiente no qual o indivíduo está inserido. Um ambiente agressivo é mais bem tolerado com a amplificação dos mecanismos de defesa do *self*. Na situação ameaçadora vivenciada na infância, essa adaptação pode ser a diferença entre a vida e a morte, mas pode ser desnecessária e inadequada na vida adulta.

O recente reconhecimento de meios não genéticos de transmissão de fenótipos, via epigenética ou por reprodução de comportamentos, levanta ainda a possibilidade de que esta hiper-reatividade do sistema do estresse, e até mesmo outros mecanismos de defesa do *self*, sejam influenciados por situações vividas não pelo fibromiálgico em si, mas por seus antepassados. Crianças que crescem vendo seus cuidadores reagirem exacerbadamente a situações adversas tendem a reagir da mesma maneira. Pais que vivem em situações de catastrofização tendem a criar filhos que vivem sob o mesmo padrão. Essa é uma área da medicina em pleno desenvolvimento. Teremos, em breve, um grande volume de informações confirmando ou não tal hipótese.

Importante dizer que nem todos aqueles que têm um *self* inconsistente apresentarão fibromialgia. A porção não fibromiálgica dos deprimidos é um exemplo disso, mas não o único. Distúrbios de personalidade *borderline*, distúrbios alimentares (anorexia, bulimia, obesidade) e distúrbios de ansiedade são outras condições geralmente vistas como distúrbios primários de *self* que não necessariamente estão associados à fibromialgia, apesar de poderem estar. Por que, então, nelas a dor persistente e os distúrbios de sono estão frequentemente ausentes? A resposta mais fácil para a questão seria "porque nelas os mecanismos centrais de preservação do *self* não passam pela ativação constante do sistema de estresse e hipervigilância".

Detalhar cada uma dessas condições foge ao escopo deste livro, mas em cada uma dessas condições, um cenário diferente, em grau ou forma, genético e/ou ambiental/psicossocial, leva ao desenvolvimento de diferentes mecanismos de defesa de *self*. Apenas a título de ilustração, Otto Kernberg, trabalhando sobre ideias de Melanie Klein, propôs que abusos na fase de separação e individualização aprisionariam os *bordelines* em um estado "dissociativo" que permitiria somente extremos afetivos. Independentemente da teoria, esses indivíduos são capazes, apenas, de classificar experiências ou pessoas como muito boas ou muito más. Seus vínculos interpessoais rapidamente oscilam entre fusão completa ou rompimento. Essa mesma dissociação se aplica à própria imagem. Os *borderlines* oscilam entre o sentimento de poder e sensualidade e a completa menos-valia. Graças a esse mecanismo de defesa, em parte do tempo eles não vivem como se tivessem qualquer inconsistência de *self*, e quando surge algo ou alguém capaz de diminui-los, esse objeto é imediatamente classificado como "mal" ou "perverso", poupando-os de comparações negativas (o problema está fora, não dentro). Ao mesmo tempo, esse distúrbio está entre as condições mais frequentemente associadas ao suicídio, o que mostra quanta autodestruição está implícita no outro lado da moeda, a menos-valia.

Por que, então, um indivíduo desenvolverá um determinado grupo de mecanismos de defesa, e não outro? Aqui, a resposta mais fácil seria "porque esta foi a melhor solução encontrada por aquele indivíduo, naquele momento, naquela situação". As diversas linhas psicológicas procuram traçar relações entre eventos, momentos e resultados, sem que um consenso tenha sido alcançado até o momento. Eu acredito que o número de variáveis que influenciam a "escolha" (ou a falta de opção) da melhor solução para cada indivíduo é tão grande que essas relações lineares nunca servirão a generalizações. Mal e mal, conseguimos, por meio de uma ampla anamnese e da reconstrução de cenários da vida, fazer inferências sobre os fatores que empurraram um determinado indivíduo para uma determinada posição. Algumas dessas variáveis foram discutidas ao longo do livro, quando discutimos, por exemplo, as diferentes consequências do estresse nos diferentes sexos, ou quando discutimos a distribuição de papéis entre as três irmãs descritas no Capítulo 28. Infinitas outras variáveis existem.

Deve-se ainda diferenciar o fibromiálgico de indivíduos momentaneamente fibromiálgicos. Boa parte das pessoas irá desenvolver sintomas idênticos aos da fibromialgia sob condições específicas como estresse intenso ou duradouro, privação de sono, dor localizada persistente, inflamações/infecções crônicas etc. Para isso, basta que a condição em questão imprima uma ameaça ao *self*, que seja respondida com a ativação dos mesmos mecanismos de defesa (amplificação do eixo de estresse, hipervigilância, aumento da sensibilidade à dor). A diferença entre os indivíduos que SÃO fibromiálgicos daqueles que ESTÃO fibromiálgicos é que nos primeiros a inconsistência do *self* e a ativação dos mecanismos de defesa têm origem em eventos que ocorreram durante a formação de seu sistema nervoso, enquanto nos segundos, elas têm origem em eventos do presente. Para os que ESTÃO fibromiálgicos, a remoção do evento desencadeante retira a resposta adaptativa, e os sintomas se vão. Quando os critérios do Colégio Americano de Reumatologia instituem a necessidade de ao menos três meses de sintomas para o diagnóstico de fibromialgia, eles tentam exatamente separar os que "são" dos que "estão".

Para os que SÃO fibromiálgicos, a ativação de tais mecanismos de defesa não responde exatamente a eventos no presente (por mais que sofram influência deles), portanto seu desligamento não é simples, mesmo sob condições favoráveis. A ausência de ameaças verdadeiras não proporciona, ao fibromiálgico, a capacidade de dormir bem, gozar a vida ou assumir apenas funções pertinentes a seus objetivos. Ao mesmo tempo, quando, em um exercício racional, os fibromiálgicos se impõem mudanças que impedem a continuidade de seus mecanismos típicos de defesa, frequentemente caem em uma sensação de vazio, menos-valia e medo de abandono. Tais sensações refletem bem seus *selves* despidos dos tais mecanismos de defesa.

Parte 2
Tratamento

Tratamento medicamentoso

21

Revisa as principais drogas utilizadas na fibromialgia, seus mecanismos de ação, efeitos colaterais e limitações de eficácia. Capítulo não indicado para pacientes. Dificuldade grande. Considere pular este capítulo.

"Tratamento" implica uma doença ou ao menos um problema. Fibromialgia é uma doença? O presente livro foi escrito logo após o lançamento da quinta edição do *Manual diagnóstico e estatístico das desordens mentais* (*Diagnostic and Statistical Manual of Mental Disorders*, ou DSM). Tal manual tenta lançar os limites do que deve ser considerado "normal" ou "patológico" do ponto de vista psiquiátrico. O grande problema é que essas fronteiras não são reais. O que existe são contínuos, e qualquer ponto de clivagem deve ser considerado artificial. Os maiores críticos de como a quinta edição se delimitou afirmam que elas agravam um conhecido problema da quarta edição do manual: definições muito amplas. Eles afirmam que o manual, do jeito que está, classifica como "portadores de condições psiquiátricas" mais de 50% da população mundial. Ao discutirmos o diagnóstico da fibromialgia, no Capítulo 3, afirmei que ele "é completamente dependente de onde você quer colocar suas fronteiras", e "que o uso ou não do rótulo 'fibromialgia' deve ser determinado pela praticidade dessa ação".

Existem vantagens e desvantagens em puxar a fronteira mais para cá ou mais para lá. As principais desvantagens do excesso de diagnósticos são o aumento da sensação de doença e o excesso de medicações. Uma porcentagem enorme da população já toma regularmente medicamentos psicotrópicos, e há dúvidas sobre se estamos realmente nos beneficiando disso. Neste capítulo, deixarei claras as limitações do tratamento medicamentoso. A esperança de que tudo se resolva com o uso de pílulas é ingênua. De qualquer forma, as pílulas têm o seu papel e, sem bem utilizadas, podem ser importantes ferramentas.

A discussão sobre o tratamento farmacológico da fibromialgia do ponto de vista prático, ou seja, drogas, doses, esquemas, é inadequada para este livro, uma vez que apenas uma minoria dos leitores será composta de médicos ou estudantes de medicina. Em vez disso,

Tabela 7 – Principais drogas utilizadas no tratamento da fibromialgia

Droga	Classe medicamentosa	Principais mecanismos de ação	Ação em	Principais limitações ao uso	Ref.
Paracetamol	Analgésico não opioide	Inibição da COX-2 central > periférica	Dor	Toxicidade hepática (dose dependente)	177
Dipirona	Analgésico não opioide	Inibição da COX-2 central > periférica	Dor	Agranulocitose, anemia aplástica (raro), alergia	178
Tramadol	Analgésico opioide	Receptor opioide μ, liberador de serotonina, inibidor de recaptação de norepinefrina, antagonista de receptor NMDA, antagonista 5-HT2C e	Dor	Náusea, tontura, boca seca, desconforto gastrointestinal, obstipação, tolerância (uso contínuo)	179
Ciclobenzaprina	Antidepressivo tricíclico; relaxante muscular	Potencia norepinefrina, antagonista reserpina, atividade anticolinérgica, antagonista receptor 5-HT2, antagonista TRPV1	Dor, contração muscular, distúrbio de sono, fadiga	Sonolência, boca seca, tontura	180
Amitriptilina	Antidepressivo tricíclico	IRSN; antagonista α-adrenérgico, antagonista NMDA, bloqueador canais Na/Ca, ativador de canais de K	Dor, fadiga, distúrbio de sono	Sonolência, boca seca, desarranjo gastrointestinal, ganho de peso	181
Duloxetina*	Antidepressivo dual	IRSN	Dor, distúrbio de sono, depressão	Náuseas, boca seca, hiperidrose, tontura	181
Minacipran*	Antidepressivo dual	IRSN	Dor, fadiga, distúrbios cognitivos	Náuseas, dor de cabeça, hiperidrose, hipertensão, palpitação	181
Pregabalina*	Anticonvulsivante	Canais de Ca α2δ	Dor, sono	Tontura, sonolência, ganho de peso, edema	181
Gabapentina	Anticonvulsivante	Canais de Ca α2δ	Dor, sono	Tontura, peso	181

COX= cicloxigenase; IRSN= Inibidor da recaptação de serotonina e noradrenalina; NMDA= receptor N-metil-D-aspartato; Na= sódio; Ca= cálcio; K= potássio; TRPV1= receptores vaniloides tipo 1

* Drogas aprovadas pelo FDA (Food and Drugs Administration) para uso em fibromialgia

veremos, neste capítulo, conceitos gerais sobre as drogas comumente utilizadas e o que podemos esperar delas.

A Tabela 7 resume o perfil terapêutico das principais drogas utilizadas no tratamento da fibromialgia.

Analgésicos

Como discutido no Capítulo 3, dor gera dor. O modelo animal de injeção de ácido lático na panturrilha de camundongos, capaz de produzir hiperalgesia e alodínea em todo o corpo, é um bom exemplo disso. Sejam quais forem os mecanismos pelos quais isso acontece, é provável que qualquer um de nós vá desenvolver síndromes de sensibilidade central se experimentar dor localizada por tempo e intensidade suficiente. Indivíduos com propensão à fibromialgia muito provavelmente irão desencadear crises se experimentarem dores localizadas significativas. Analgésicos podem e devem ser utilizados por fibromiálgicos, de preferência no início das dores localizadas, na tentativa de evitar seus efeitos sistêmicos, mas uma importante ressalva deve ser feita: o uso crônico de analgésicos é, paradoxalmente, uma conhecida causa de dor. Isso não é tão difícil de entender. Dor sinaliza lesão tecidual ou ameaça de lesão tecidual. Abolir a dor é tão eficiente quanto desligar a luz vermelha acesa no painel do carro e seguir dirigindo. Os limites físicos para os fibromiálgicos (tipicamente os tipo 1) são, com frequência, delimitados exclusivamente pela dor. Ao desligar a sinalização de lesão, esses indivíduos não veem mais impedimentos para continuar, sistematicamente, a abusar de seu próprio corpo, ampliando as lesões. Em pouco tempo, elas serão grandes demais para serem mascaradas por tais substâncias.

Os analgésicos podem ser divididos em duas classes, os opioides e os não opioides.

Opioides

Como vimos no Capítulo 11, estudos que utilizaram ressonância magnética funcional, e outros que mediram a concentração de opioides diretamente no líquor, apontaram uma exacerbação, e não diminuição, do sistema opioide nos fibromiálgicos. Isso ajuda a explicar por que medicamentos opioides geralmente não funcionam bem nesses pacientes. Ao contrário, existem dados que sugerem que tais drogas possam piorar sua dor.[183] Nos fibromiálgicos, os opioides endógenos estão lá, em abundância, mas não têm onde se ligar. Concentrações ainda maiores podem piorar o quadro, principalmente pela indução de náuseas e ansiedade. Isso não impede que, eventualmente, subgrupos de fibromiálgicos respondam bem aos opioides. Se o paciente experimentou, no passado, melhora da dor com tais medicações, não há impedimento em utilizá-las em eventos agudos de exacerbação da dor. É importante manter em mente, no entanto, que elas não devem ser utilizadas cronicamente, pelo alto risco de dependência e por significantes efeitos colaterais.

Se, por alguma razão, a decisão médica passar pelo uso de opioides, o tramadol deve ser a droga de escolha em função da existência de alguma evidência favorecendo seu uso (ao menos atrelado ao paracetamol) em pacientes fibromiálgicos.[184] A diferença de eficácia dessa droga em relação a de outros opioides tem sido creditada, na verdade, às ações não opioides da substância. Além de sua ação agonista fraca em receptores opioides μ, o tramadol também inibe, parcialmente, a recaptação de serotonina e noradrenalina, estimula a secreção de serotonina, antagoniza receptores serotoninérgicos tipo 2c, receptores vaniloides tipo 1 – TRPV1 (envolvido na percepção de dor relacionada à temperatura) – e receptores NMDA (envolvidos em uma série de ações excitatórias do sistema nervoso central).

Analgésicos não opioides

"Algia", do grego, quer dizer dor, e "ana" indica oposição, ausência. "Analgésico", ao pé da letra, é toda substância que tira a dor. Para a maioria das pessoas, no entanto, analgésicos são medicações compradas, sem receita médica, em farmácias ou supermercados, que servem para tirar a dor. O paracetamol (Tylenol®) e a dipirona (Novalgina®) são seus maiores exemplos. O que poucos sabem é que, exceto pelos opioides, todos eles são anti-inflamatórios. O paracetamol, a dipirona e todos os outros anti-inflamatórios exercem suas ações principalmente por meio da inibição da cicloxigenase (COX), uma enzima chave para a produção de prostaglandinas, prostaciclinas e tromboxano, mediadores importantes de dor e inflamação. Duas são as principais diferenças do paracetamol e da dipirona para os demais anti-inflamatórios: uma seletividade relativa para a COX-2 e uma atividade limitada fora do sistema nervoso central.

Alguns anti-inflamatórios mais recentes também apresentam tal seletividade para o segundo tipo dessa enzima. A vantagem disso é um menor efeito colateral no trato gastrointestinal. Uma possível desvantagem é a ausência do efeito antitrombótico observado com o uso de anti-inflamatórios não seletivos, como o ácido acetil salicílico (AAS).

O motivo pelo qual o paracetamol e a dipirona têm ação reduzida fora do sistema nervoso central ainda é pouco compreendido. Uma possibilidade é que essas substâncias sejam destruídas por substâncias oxidantes produzidas pelas células inflamatórias nos locais onde há inflamação. Na prática, o que importa é que, por fazerem menos mal ao trato gastrointestinal e aos rins, os "analgésicos não opioides", o paracetamol e a dipirona, podem ser usados com mais frequência e com mais segurança do que os outros anti-inflamatórios. Importante ressaltar que o risco de provocar dor persistente de difícil tratamento com seu uso contínuo, como discutido no início deste capítulo, é real. Além disso, outros efeitos colaterais devem ser pesados, entre eles o risco de hepatite medicamentosa com o paracetamol e de agranulocitose/anemia aplástica com a dipirona. Essa última condição, extremamente rara, mas muito grave e imprevisível, levou à proibição da dipirona em diversos países, como os Estados Unidos.

Anti-inflamatórios

Os anti-inflamatórios são subdivididos em esteroidais (hormonais) e não esteroidais (não hormonais).

Anti-inflamatórios não esteroidais

São os anti-inflamatórios comuns, comprados sem prescrição médica. Um raciocínio semelhante àquele aplicado ao uso de analgésicos deve ser aplicado em relação ao uso de anti-inflamatórios não esteroidais: eles podem ser úteis na prevenção da "sistematização" da dor localizada, mas seu uso também incorre no risco de gerar dor persistente de difícil tratamento. Existem ainda outros fatores complicantes: o uso frequente de anti-inflamatórios não esteroidais está ligado a diversos efeitos colaterais como lesões no trato digestivo, hepatite medicamentosa e insuficiência renal crônica irreversível. Dessa forma, deve-se evitar o uso constante de tais medicamentos. O uso em situações isoladas, principalmente no início de dor localizada, é bastante útil.

Relaxantes musculares

Sob esse título estão incluídas diversas substâncias com múltiplos mecanismos de ação. Algumas delas agem centralmente, diminuindo a ativação das respostas motoras, e outras, perifericamente, diminuindo a resposta dos músculos à ativação nervosa. A ciclobenzaprina, vendida no Brasil como relaxante muscular e sem receita médica, é, na verdade, um antidepressivo e será mais bem abordada em breve. Até a data de edição desse livro, nenhum outro relaxante muscular havia sido adequadamente avaliado em ensaios clínicos na fibromialgia. A maioria dos especialistas consideram tais substâncias úteis, mas de eficácia limitada. Seu uso é frequentemente associado aos anti-inflamatórios no controle da dor aguda, no intuito de evitar o desencadeamento de crises fibromiálgicas. Fora uma possível sonolência e sedação, comuns nas drogas de ação central, seu uso é bastante bem tolerado.

Calmantes

"Calmantes" são medicações usadas no tratamento agudo de ansiedade. Existem basicamente duas classes de medicamentos nesse grupo: os barbitúricos e os benzodiazepínicos. Ambas agem basicamente via amplificação da ação dos neurônios GABAérgicos. Recordando, GABA é o principal neurotransmissor inibidor do sistema nervoso central. O primeiro barbitúrico (o próprio ácido barbitúrico) foi sintetizado em 1864, mas suas propriedades terapêuticas só foram descobertas no século XX. Apenas nos anos 1950, ficou claro o enorme potencial que tais medicações apresentam de causar dependência química. Em 1955, o primeiro benzodiazepínico foi sintetizado, mas o primeiro sucesso de vendas (Valium®) foi lançado na década de 1960. Eles rapidamente substituíram os barbituratos, por apresentarem menor toxicidade e, teoricamente, menor potencial de dependência. Essa última característica, no entanto, não se provou claramente verdadeira. Nem sempre é fácil determinar quando o uso é mantido por vício ou por permanência da necessidade clínica, afinal ansiedade é uma condição crônica. Mas boa parte dos indivíduos que usam tais substâncias por um período mais prolongado permanece utilizando-as pelo resto da vida, a não ser que haja, por parte do médico, um firme posicionamento contrário.

Não é minha intenção diminuir a importância e a utilidade dessas drogas, pois tratar ansiedade patológica sem benzodiazepínicos é impensável. Mas o uso delas na fibromialgia é, geralmente, dispensável e contraproducente. Apesar dos benzodiazepínicos serem bastante eficientes em iniciar um sono bastante prazeroso, a qualidade e o poder reparador desse sono são baixos. Esses agentes aumentam as fases 1 e 2 do sono e reduzem as ondas lentas – fase 3. A perda da fase 3 está associada a delírio, à necessidade de mais sedação e à diminuição do processo reparador do sono.[185] Com seu uso, o paciente refere ter dormido bem, mas mantém todos os sintomas de quem não dormiu como dificuldade de concentração, irritabilidade, olhos secos, falta de memória e dor.

Indutores do sono

Mais recentemente, uma nova classe de hipnóticos não benzodiazepínicos rapidamente alastrou-se no mercado. O Zolpidem e a Zopiclona são seus principais componentes. Como os benzodiazepínicos, eles agem via potencialização dos circuitos GABAérgicos, mas possuem uma meia-vida bem menor, de duas a três horas. Tal característica rendeu, em comparação ao que acontece com o uso de benzodiazepínicos, esperanças de menos efeitos colaterais e menos dependência. Com esse discurso, a indústria farmacêutica conseguiu aprovar, no Brasil, a ausência da necessidade de receitas azuis para a compra dessas medicações – basta uma receita carbonada. No entanto, uma revisão de 2004 mostrou que seu uso prolongado está associado à tolerância, dependência, insônia rebote e diversos efeitos colaterais no sistema nervoso central.[186] A qualidade do sono induzido por tais medicações não é em nada melhor do que daquele induzido pelos benzodiazepínicos, portanto seu uso na fibromialgia não é recomendado.

Antidepressivos e anticonvulsivantes

Os medicamentos mais bem estudados e mais consistentemente associados à melhora dos sintomas da fibromialgia são certos anticonvulsivantes e certos antidepressivos. A gabapentina e a pregabalina são os anticonvulsivantes que já se comprovaram úteis. Entre os antidepressivos estão os chamados "tricíclicos" e diversos inibidores da receptação de serotonina e norepinefrina (antidepressivos "duais"). A ciclobenzaprina, vendida no Brasil como relaxante muscular e sem receita médica é, na verdade, um antidepressivo tricíclico – também largamente utilizado na fibromialgia.

Gabapentina e pregabalina

Os mecanismos pelos quais tais medicações atuam ainda estão sendo elucidados. No Capítulo 3, vimos que a administração da gabapentina no sistema nervoso central, antes da injeção de ácido lático na perna do ratinho, inibe o desenvolvimento da hiperalgesia e alodínea nesse modelo animal de fibromialgia. Tanto a gabapentina quanto a pregabalina se ligam a canais de cálcio voltagem-dependentes em neurônios dos sistemas nervosos central e periférico. O efeito final é o aumento da concentração de GABA (ácido γ-aminobutírico, o principal neurotransmissor inibitório), um aumento da resposta ao GABA e uma diminuição da secreção de neurotransmissores monoamínicos, incluindo o glutamato (principal estimulante do sistema nervoso central) e noradrenalina. Além de uma redução da excitabilidade geral dos neurônios, boa parte da ação analgésica dessas substâncias se dá pela exacerbação do sistema descendente noradrenérgico que, como vimos no Capítulo 11, inibe, na medula espinhal, a ascensão do estímulo doloroso. A substância-P e o "peptídeo relacionado aos genes da calcitonina" são dois outros neuromediadores de dor parcialmente inibidos por tais substâncias.

Antidepressivos

Os mecanismos pelos quais os antidepressivos agem no controle da dor também são conhecidos apenas parcialmente. Na história dessas substâncias, os "neurotônicos", que anedoticamente eram utilizados para o tratamento de depressão, foram substituídos pelos inibidores da monoamina oxidase (iMAO) e pelos tricíclicos. Todos os antidepressivos aumentam a disponibilidade de serotonina no sistema nervoso central, mas os iMAO e os tricíclicos também modificam amplamente a disponibilidade de outros neurotransmissores e, por isso, provocam uma gama de efeito colaterais indesejados. Nos anos 1970, o primeiro inibidor seletivo da recaptação de serotonina, a fluoxetina, foi sintetizado e se tornou o primeiro *blockbuster* do setor. Praticamente todos os antidepressivos lançados subsequentemente seguiram a mesma ideia: manter os níveis de serotonina elevados por meio da prevenção da reabsorção dessa molécula pelo cérebro, sem modificar muito a disponibilidade dos outros neurotransmissores.

Vimos, no Capítulo VI, que estudos de genoma inteiro apontaram uma associação entre o "gene transportador da serotonina" (SLC6A4) e fibromialgia. O alelo implicado desse gene leva a uma redução da disponibilidade de serotonina no cérebro. Ao contrabalancear essa característica, é possível que os antidepressivos diminuam tal propensão genética à fibromialgia.

Para recordar, vimos no Capítulo VI que a serotonina é um neurotransmissor fundamental na fisiopatologia do sono. Além disso, vimos no Capítulo 11 que o aumento global de serotonina inibe o sistema de busca. Essas são outras possíveis vias de ação dos antidepressivos na fibromialgia. Apesar disso, os inibidores seletivos de recaptação da serotonina têm se mostrado muito pouco eficazes no tratamento da fibromialgia. Nessa doença, apenas os antigos tricíclicos e os novos inibidores de recaptação de serotonina e norepinefrina (duloxetina e milnacipran) são efetivos. Aparentemente, a ação nos outros neurotransmissores, em especial da norepinefrina, também é necessária. As cinco "aminas", dopamina, glutamina, norepinefrina, epinefrina e serotonina, influenciam, igualmente, o sistema motivacional de busca e o sono. Isso é particularmente interessante porque boa parte dos reumatologistas divide a impressão de que o melhor efeito terapêutico dessas drogas só é alcançado quando um sono de boa qualidade é finalmente recuperado. Vimos que a entrega ao sono só é possível quando o sistema de busca é finalmente desligado (ou superado), portanto essa observação não permite inferir se o efeito benéfico dessas drogas se dá diretamente sobre o sono ou sobre o sistema de busca. Provavelmente se dá por ambas as vias e ainda por outras, como a inibição das vias ascendentes da dor na medula.

Quando discutimos o modelo animal da reserpina, no Capítulo 11, vimos que o uso dessa substância reduz drasticamente a disponibilidade das aminas nos sistemas nervosos central e periférico. As aminas estão diretamente envolvidas em diversos circuitos sabidamente responsáveis pelo processamento e pela sinalização da dor, em especial alguns na medula espinhal, tálamo e córtex pré-frontal. Essas vias também são modificadas com o uso dos tricíclicos e inibidores combinados da recaptação de serotonina e norepinefrina.

A eficácia dessas duas classes de antidepressivos já foi demonstrada em ensaios clínicos envolvendo grupo placebo, mas existem poucos estudos comparando tais substâncias entre si. A escolha do tratamento específico para um indivíduo é largamente baseada na experiência clínica do médico, nas experiências pessoais prévias do paciente e na expectativa que o médico tem dos efeitos colaterais que o paciente irá experimentar. "Expectativa", porque existe uma enorme variação na resposta que cada um de nós tem a cada uma dessas medicações, tanto em relação aos efeitos desejados quanto aos adversos.

Outras drogas

O dinamismo da indústria farmacêutica torna os livros inadequados para quem quer se manter atualizado sobre as novas tendências do setor. No momento em que este livro estava sendo escrito, drogas ativamente estudadas na fibromialgia incluíam: pramipexol, quetiapina, naltrexone, hormônio de crescimento, oxibato de sódio e canabinoides – como o nabilone. Além das medicações, a estimulação eletromagnética transcraniana é outra frente de investimentos.

Associação de drogas

Como veremos mais detalhadamente a seguir, a grande maioria dos pacientes fibromiálgicos não responde adequadamente a uma única droga, deixa de responder com o tempo ou apresenta efeitos colaterais que impedem seu uso. Para tais pacientes, a combinação de diferentes drogas pode ser uma opção, por associar múltiplos mecanismos de ação tendo em vista diferentes sintomas.

Por exemplo, as doses de antidepressivos tricíclicos capazes de gerar um significativo efeito antidepressivo são, frequentemente, não toleradas. Ao mesmo tempo, antidepressivos seletivos para serotonina não são tão eficazes em tratar os sintomas da fibromialgia. A associação de inibidores de receptação da serotonina com pequenas doses de tricíclicos pode contornar essas limitações.[187] Outras combinações clássicas incluem:

- antidepressivos duais e anticonvulsivantes;[188]
- ciclobenzaprina e inibidores seletivos de receptação de serotonina.

Se por um lado as associações somam mecanismos de ações, elas também, frequentemente, somam efeitos colaterais. Médicos que não se sintam confortáveis em lidar com elas devem, antes de associá-las, solicitar a opinião de especialistas.

Limitações do tratamento medicamentoso

Apesar dos antidepressivos acima referidos serem considerados como primeiras opções para o tratamento da fibromialgia, uma metanálise de 2012 mostrou que apenas

> [...] uma minoria dos pacientes experimentou melhoras substanciais dos sintomas sem, ou com poucos, efeitos colaterais. Um grande número de pacientes largou o tratamento em função de tais efeitos adversos, ou por experimentar um alívio pequeno dos sintomas que não justificariam os efeitos colaterais.[189]

Apesar da "eficácia" dessas medicações em ensaios clínicos, a maioria dos pacientes do "mundo real" não é significantemente beneficiado por nenhuma medicação em especial e, frequentemente, não permanece no tratamento em médio e longo prazo. Em uma análise de um grande banco de dados, envolvendo mais de 13 mil pacientes diagnosticados com fibromialgia, apenas um quinto deles mantinham-se no tratamento após um ano.[190] Mesmo aqueles que de início se beneficiam das medicações, frequentemente deixam de fazê-lo ao longo do tempo. Tal fato não chega a surpreender àqueles que conhecem a história do uso dos antidepressivos na condição para a qual eles foram criados – a depressão.

A primeira droga baseada na hipótese da diminuição da disponibilidade de serotonina na depressão foi a fluoxetina, o Prozac®, um gigantesco sucesso de vendas desde a década de 1980. Praticamente, todos os antidepressivos subsequentes seguiram o mesmo princípio: manter os níveis de serotonina elevados por meio da prevenção da reabsorção dessa molécula pelo cérebro. Apesar de, ainda hoje, essa classe de drogas permanecer como a mais utilizada no tratamento da depressão, a confiança em sua eficácia no tratamento de tal condição vem gradualmente diminuindo. Os ensaios clínicos dos anos 1980 e 90 indicavam que elas ajudariam de 80 a 90% dos deprimidos a entrar em remissão. Nos anos 2000, estudos sugeriram uma proporção mais modesta, de 60 a 70%. Tais números eram ainda otimistas quando comparados aos de outro estudo, promovido pelo Instituto Americano de Saúde Mental (National Institute of Mental Health – NIMH) e não pela indústria farmacêutica.[191] Além do fato de ser grande o número de pacientes avaliados (2.876), esse último estudo foi especialmente importante por pesquisar, pela primeira vez, os efeitos de tais medicações na população como ela é, e não em indivíduos cuidadosa e tendencialmente selecionados. Os achados apontaram apenas 30% de remissão da depressão e, mesmo assim, com o uso de doses bem acima das convencionais e após um tratamento mais prolongado do que o esperado. As gerações subsequentes de antidepressivos não tiveram desempenho significantemente melhor do que as primeiras.[192]

Qual a causa dessa aparente perda e eficácia ao longo dos anos? Em primeiro lugar, é possível (provável) que eles nunca tenham sido tão eficazes quanto a indústria farmacêutica gostaria que nós acreditássemos. Em segundo lugar, os trabalhos iniciais foram realizados em uma população nunca antes tratada, e os trabalhos mais recentes incluíam, frequentemente, usuários ou ex-usuários de antidepressivos. Como previamente discutido neste livro, o uso crônico de substâncias psicoativas frequentemente induz tolerância. O termo engloba uma série de fenômenos diferentes, como a diminuição do número e/ou sensibilidades dos receptores para a substância, a crescente eficiência em sua depuração hepática e renal, a exacerbação reativa de circuitos contrários, a exacerbação reativa de mecanismos psicossociais contrários, a perda do efeito placebo e, entre outros, a diminuição da aderência ao tratamento. Mesmo quando tudo dá certo, as coisas podem não acabar bem. Ao discutir o papel dos analgésicos no tratamento da fibromialgia, coloquei que o alívio das dores leva, frequentemente, o fibromiálgico a persistir nos mecanismos que causam as lesões, levando a situações difíceis de serem contornadas. Mecanismos semelhantes são desencadeados com os antidepressivos que atingem o objetivo de aliviar os sintomas.

Resumo do Capítulo 21

Revisa as principais drogas utilizadas na fibromialgia, seus mecanismos de ação, efeitos colaterais e limitações de eficácia.

- As principais drogas comumente utilizadas no tratamento da fibromialgia são analgésicos, antidepressivos e anticonvulsivantes.
- Os analgésicos não opioides (dipirona e paracetamol) podem ser úteis se usados quando do início da dor localizada. O uso crônico pode ser causa de dor de difícil tratamento.
- Dos analgésicos opioides, o único que encontra algum respaldo para o uso na fibromialgia é o tramadol. Para alguns pacientes, ele pode ser útil quando do início de dores localizadas e em crises de exacerbação das dores. O uso crônico não é aconselhado.
- Os antidepressivos são as drogas mais utilizadas na fibromialgia. Deles, os seletivos para inibição de receptação de serotonina têm pouco ou nenhum efeito sobre os sintomas dessa síndrome, mas podem ser utilizados no tratamento de depressão e ansiedade associadas. Os tricíclicos são os mais eficazes, mas seu uso é limitado por efeitos colaterais. Os duais, como opção, foram aprovados para o uso na fibromialgia, mas geralmente não são tão eficientes em melhorar o sono.
- A ciclobenzaprina é vendida como relaxante muscular, mas é um antidepressivo tricíclico com pouca ou nenhuma ação sobre a depressão. É também uma opção terapêutica.
- Alguns anticonvulsivantes são úteis no tratamento da fibromialgia, principalmente a gabapentina e a pregabalina. Esse último foi aprovado para uso em tal condição.
- A maior parte dos pacientes não responde adequadamente a uma única droga, deixa de responder com o tempo ou apresenta efeitos colaterais que impedem seu uso. A combinação de drogas pode, momentaneamente, contornar tais situações, mas em longo prazo pouco pode ser esperado do tratamento farmacológico isolado na fibromialgia.

Princípios gerais no tratamento da fibromialgia

22

Descreve os princípios centrais das diretrizes mundiais de tratamento da fibromialgia e expõe indicativos sobre o que se pode esperar da eficácia dessas abordagens. Importante para pacientes. Baixa dificuldade. Pular para o resumo compromete a compreensão das principais ideias do livro.

Recapitulando informações do primeiro capítulo, fibromialgia, como definida pelo Colégio Americano de Reumatologia (ACR), acomete aproximadamente de 2 a 3% da população da maioria dos países estudados, e cerca de 10% das pessoas em geral sofrem com dor persistente sem uma base orgânica detectável.[18] Ao mesmo tempo, de 10 a 30% dos pacientes que preenchem os critérios da ACR para fibromialgia consideram a si mesmos incapacitados para o trabalho, uma proporção bem maior do que a encontrada em outros tipos de condições que envolvem dor persistente.[29] Entre todas as causas de dor persistente abordadas em uma grande revisão europeia,[14] a fibromialgia foi associada a maior taxa de desemprego (6%),[26] requerimentos de benefícios por incapacidade (até 29,9%)[27] e ao maior número de faltas no trabalho.[26] Se a abordagem e o tratamento da fibromialgia, hoje, ainda são imperfeitos, convenhamos que isso não se dá por falta de interesse social ou econômico.

Pontos essenciais das diretrizes mundiais

Diversas entidades e países procuraram formular diretrizes que otimizem o manejo do problema.[193-197] Tais diretrizes são bastante semelhantes e concordam em pontos essenciais, revistos abaixo.

1. Objetivos do tratamento

A proposta terapêutica dessas entidades é coerente com o seu posicionamento sobre o desconhecimento das causas da condição e não visa à fibromialgia em si, mas o controle de seus sintomas, incluindo dor, fadiga, insônia e disfunções cognitivas.[194,195]

2. Tratamento multidisciplinar

Existe um consenso de que a fibromialgia é mais bem tratada de forma multidisciplinar, o que compreende, entre outros, médicos, fisioterapeutas, preparadores físicos, suporte social, pessoal e psicológico. No entanto, crer que esse montante de recursos pode ser disponibilizado para 2 ou 3% da população, de forma crônica, é extremamente ingênuo. Existe ainda uma polêmica sobre qual médico deveria primariamente assistir esses pacientes. Seguindo o mesmo raciocínio econômico, a maioria dessas entidades crê que os pacientes fibromiálgicos devem, inicialmente, ser vistos pelo médico do sistema de cuidados primários à população (no Brasil, o médico do posto de saúde, o médico de família ou o clínico geral). Esses médicos acionariam outras especialidades e outros profissionais, se e quando necessário.

3. Tratamento individualizado

Há um reconhecimento de que não existem dois pacientes fibromiálgicos iguais. As respostas a diferentes medicações, tolerabilidade às drogas e a diferentes atividades físicas, a estratégias para otimizar aderência ao tratamento e a formas de reintegrar o fibromiálgico ao seu meio são absolutamente individuais e, portanto, assim deve ser seu tratamento.

4. Foco no automanejo e na autonomia do paciente

Ainda sob a ótica econômica, não é realista pensar que cada um dos fibromiálgicos pode disponibilizar, por tempo indeterminado, dos recursos necessários ao seu tratamento. Se o objetivo desse tratamento é o controle dos sintomas, esse deveria idealmente ser, em um determinado momento, alcançado sem a intervenção direta dos profissionais de saúde. Portanto, toda intervenção deve ter como objetivo fornecer, ao fibromiálgico, recursos que poderão ser usados por ele, de forma autônoma, no seu dia a dia. Levando em consideração a proposta fisiopatológica deste livro, tal fato se torna ainda mais importante. Se o paciente necessita de todos esses recursos para sentir-se bem, então ele continua fibromiálgico, mesmo que momentaneamente compensado pelo suporte contínuo da estrutura. A "cura" da fibromialgia passa, necessariamente, por mudanças que permitirão que esses pacientes se sintam bem sem necessidade do referido suporte. Criar novas dependências é tudo o que não queremos.

5. Tratamento não farmacológico

Todas as diretrizes dividem as abordagens terapêuticas em "farmacológicas" e "não farmacológicas". Uma ênfase é dada a essas últimas, por razões que incluem o descrédito do tratamento farmacológico, o receio de efeitos colaterais, o foco na autonomia do paciente, o deslocamento do uso de recursos caros (médicos) para menos caros (paramédicos e outros profissionais) e a responsabilização dos pacientes pela própria cura. As abordagens listadas abaixo serão vistas, mais a fundo, nos capítulos que se seguem.

a. Educação/informação ao paciente
b. Atividades físicas
c. Suporte psicológico

6. Tratamento farmacológico

Pode não ser necessário em casos leves.

a. Monoterapia
b. Combinação de drogas

Resposta ao tratamento padronizado

Apesar do contínuo desenvolvimento das abordagens acima mencionadas, o impacto delas, isoladamente ou em conjunto é, na melhor das hipóteses, moderado.[198] Um estudo envolvendo seis diferentes centros terciários nos Estados Unidos observou que os índices de dor, fadiga e distúrbios de sono permaneceram essencialmente inalterados durante os oito anos nos quais os 538 pacientes do estudo foram observados.[199]

Outro estudo norte-americano seguiu 1.555 fibromiálgicos assistidos por reumatologistas e também encontrou pouca mudança clinicamente significante durante os onze anos nos quais os pacientes foram seguidos. Apesar de serem cuidados por especialistas, apenas 25% desses pacientes relataram alguma melhora com o tratamento, e a grande maioria referiu manutenção de altos níveis de sintomas e sofrimento.[200]

Esse cenário desolador pode, no entanto, não corresponder à realidade da maioria dos fibromiálgicos. Ao contrário do que é retratado nos trabalhos supracitados, realizados em centros terciários, uma pesquisa realizada entre pacientes assistidos na comunidade encontrou dor persistente difusa em apenas 35% dos pacientes seguidos por dois anos.[201] Por um lado, essa diferença reflete a tendência natural de concentrar casos mais difíceis em centros terciários, por outro, é possível que uma parte desses pacientes de comunidade ESTAVA fibromiálgica, mas não ERA fibromiálgica. Para os que apenas "estão" fibromiálgicos, é esperada a resolução dos sintomas quando os eventos desencadeantes são resolvidos. Nesse caso, o prognóstico do real fibromiálgico também não é tão bom quanto o encontrado nesse trabalho.

Em resumo, apesar dos avanços atuais na compreensão e na terapêutica da fibromialgia, nós não estamos conseguindo oferecer tratamentos satisfatoriamente eficazes para a condição, e quantias enormes têm sido gastas sem que uma melhora correspondente da qualidade de vida e capacidade produtiva desses pacientes seja alcançada. Parte da limitação das abordagens convencionais pode ser atribuída ao "desconhecimento sobre as causas do distúrbio". Como tais abordagens assumidamente visam ao controle dos sintomas e não à solução do problema, é esperado que sejam realmente menos resolutivas. Por outro lado, reverter tendências "imprintadas" na personalidade por eventos acontecidos durante o desenvolvimento pode ser igualmente difícil. Para que seja possível, no entanto, é necessário que haja o reconhecimento de que esse é o problema central. Sem isso, estratégias que visam modificar ou contornar o problema não podem ser traçadas.

Nos próximos capítulos, discutiremos como cada aspecto do atendimento ao fibromiálgico pode ser otimizado, e como poderiam ser delineadas estratégias que levam em consideração a fisiopatologia proposta nos capítulos prévios. Antecipo que, mesmo dentro dessa nova abordagem, os princípios fundamentais das diretrizes mundiais são válidos.

Resumo do Capítulo 22

Descreve os princípios centrais das diretrizes mundiais de tratamento da fibromialgia e expõe indicativos sobre o que se pode esperar da eficácia de tais abordagens. As diretrizes para o tratamento da fibromialgia concordam em que:

- O tratamento tem por objetivo o controle dos sintomas incluindo dor, fadiga, insônia e disfunções cognitivas.
- O tratamento multidisciplinar é mais eficaz.
- O tratamento deve ser individualizado.
- As abordagens devem visar fornecer ao fibromiálgico recursos que poderão ser usados por ele no seu dia a dia, de forma autônoma.
- O tratamento não farmacológico é tão ou mais importante do que o farmacológico e envolve educação/informação ao paciente, atividades físicas e suporte psicológico (se possível).
- O tratamento farmacológico pode não ser necessário em casos leves.
- Mesmo com o tratamento ideal (proposto pelas atuais diretrizes mundiais), a resposta é frustrante para a grande maioria dos pacientes atendidos em sistemas terciários (casos mais graves), mas é melhor para os casos atendidos na comunidade.

Imprinting de *self* e teoria da psicoeconomia

23

Propõe subdivisões do *self* e descreve os fatores modificadores da porção variável do *self* e o conceito de psicoeconomia. Mostra como tais conceitos podem ser usados para amenizar os *imprintings* de *self* da fibromialgia. Capítulo de grande importância para pacientes fibromiálgicos. Dificuldade média. Pular para o resumo compromete bastante a compreensão das principais ideias do livro.

A primeira parte deste livro levanta os conceitos e as evidências que sugerem que fibromialgia primária seja uma condição derivada de uma série de *imprintings* desenvolvidos durante o período de formação do indivíduo. No Capítulo 20, é exposto que esses *imprintings* concentram-se em três áreas inter-relacionadas: *imprintings* de *self*, *imprintings* de hipersensibilidade à dor e *imprintings* de hiper-reatividade do sistema de estresse. Não só os sintomas, mas todos os padrões de comportamento associados à fibromialgia seriam secundários a esses *imprintings*. Nos dois capítulos prévios ficam claras as limitações do atual "padrão ouro" da assistência ao fibromiálgico, que visa amenizar os sintomas sem levar em consideração os mecanismos que geram e perpetuam o problema. Ao mesmo tempo, se *imprintings* são, por definição, imutáveis, como reverter tendências "imprintadas" na personalidade por eventos acontecidos durante o desenvolvimento?

Imprintings são imutáveis, é verdade. Mas a complexidade do ser humano permite uma infinidade de contornos e artifícios que possibilitam adaptações que podem suplantar as dificuldades impostas pelos *imprintings*. Isso fica mais claro em outros casos; por exemplo, a janela para aprender um novo idioma, sem sotaque, fecha-se após a adolescência. No entanto, um adulto que dedique tempo e esforço suficientes vai ser capaz de aprender a se expressar fluentemente em uma nova língua. Pode conseguir se comunicar tão bem nesse novo idioma, mesmo que com algum sotaque, quanto em sua língua nativa. Igualmente, a janela para o desenvolvimento de um ouvido (musical) absoluto se fecha em algum ponto da infância, e um adulto que se iniciar nessa arte nunca se tornará um Bach, mas pode até vir a ser um músico de sucesso. O dia a dia e o bem-estar não necessitam de extremos ou genialidades. Deficiências fazem parte do normal e podem ser completamente compatíveis com o bem-estar. Ao mesmo tempo, crianças que cresceram completamente sem contato com a linguagem verbal, como em casos extremos de negligência ou nos raros casos descritos de crianças criadas por animais, nunca vão desenvolver a capacidade de falar, independentemente de seu treinamento. O equivalente desse cenário extremo, em relação à fibromialgia, seria a privação completa de afeto ou reconhecimento durante o desenvolvimento. A meu ver, tais situações levariam a quadros psiquiátricos mais graves e menos funcionais do que o da fibromialgia. Desde cedo, os pacientes fibromiálgicos desenvolveram mecanismos de sobrevivência eficazes em conquistar ao menos pequenas porções dessas moedas afetivas, o suficiente para a sobrevivência e o desenvolvimento. Há, na fibromialgia, uma base razoável sobre a qual mecanismos mais complexos e adaptativos podem ser desenvolvidos. A consistência dessa base varia de paciente para paciente e é um dos fatores determinantes do sucesso do tratamento. Em geral, os fibromiálgicos tipo 2 partem de um patamar significantemente mais prejudicado e são menos responsivos aos estímulos para mudança.

Veremos a seguir como "contornos e artifícios" podem permitir adaptações capazes de suplantar as dificuldades impostas pelos *imprintings* supracitados. Começamos pelo *imprinting* de *self*.

eu (o *self*), e essas mudanças são mais intensas quando tais objetos têm importância afetiva. Segundo um consenso entre as diversas teorias psicológicas, o contato com objetos afetivamente importantes provoca mudanças mais definitivas e significantes quando ocorrem durante o desenvolvimento. Geralmente, *inputs* afetivos em adultos não produzem efeitos duradouros em sua representação do eu (a não ser quando extremos como traumas). Palavras motivadoras, elogios, reconhecimentos, demonstrações de afetos etc. produzem um bem-estar e uma sensação de mais valia passageiros. A fonte dessas sensações permanece externa, e elas cessam pouco tempo após a perda do contato com o objeto em questão. Todos nós já injetamos bem-estar e sentimentos de valor em amigos, parentes ou namorados que se sentiam inseguros, deprimidos ou pouco importantes. Todos nós vimos essas pessoas, momentaneamente, sentirem-se melhor e expandir, mas decair pouco após a partida. Assim são geradas as relações de dependência – um lado necessitando constantemente dos olhos do outro para se sentir bem. Um típico exemplo de tal situação consiste naqueles casais em que um deles depende de constante atenção, elogios e reconhecimento, sem os quais cai em incontroláveis ciúmes ou menos-valia.

Imprinting no *self*

As teorias neurofisiológicas de Damásio concordam com as teorias psicológicas (de diversas linhas) em que o contato com objetos externos provoca mudanças na representação interna do

Self basal, *self* variável e teoria psicoeconômica

O *self* do adulto parece ser funcionalmente composto de dois *selves* diferentes, um "basal", largamente construído durante a formação e pouco modificável depois disso, e um "variável", modificado em tempo real pelos objetos ao redor e pelas vivências (Figura 13). As mudanças sofridas pelo *self* variável parecem não se sustentar muito ao longo do tempo, e o período pelo qual se sustentarão parece ser proporcional ao peso afetivo do evento que levou à mudança. Isso é interessante do ponto de vista neurológico por ser semelhante ao observado na formação de memória. Para quase todos nós, o *self* "basal" não é sentido como satisfatório sozinho, e nossas ações buscam, essencialmente, fechar um balanço "psicoeconômico" (em referência à "economia sexual" de Reich) com *inputs* que modificam positivamente o *self* variável. Quanto mais "deficiente" o *self* basal, mais esforço é necessário para essa conta ser fechada no dia a dia. Agudamente, não fechar tal conta leva à sensação de frustração e menos-valia. Cronicamente, pode levar à depressão e, possivelmente, a mecanismos de autodestruição.

Muitos fibromiálgicos tipo 1 fecham o balanço psicoeconômico com eficiência e centralização, e escapam desses mecanismos destrutivos com o relativamente baixo custo de sentir dor e estresse. Os fibromiálgicos tipo 2, de maneira involuntária, podem buscar fechar o balanço com manipulações afetivas, um artifício bem menos complexo e eficiente. Frequentemente, falham nesse sentido e incorrem em depressão. Não apenas os fibromiálgicos, mas cada um de nós é obrigado a operar dentro desse balanço psicoeconômico, da mesma forma que somos obrigados a operar dentro de um balanço energético, hídrico, térmico etc. A diferença entre os fibromiálgico e as demais pessoas é que eles partem de um *self* basal relativamente mais frágil (*imprinting* de *self*) e ativam, precoce e intensamente, os circuitos de busca e o sistema de estresse para cumprir suas "metas psicoeconômicas" (*imprinting* na neurofisiologia do estresse), o que inclui respostas motoras ao estresse (contração muscular contínua) e alterações de sono. Além disso, causa ou consequência, neles, a sensação de dor e a resposta a ela são amplificadas (*imprinting* de sensibilidade à dor).

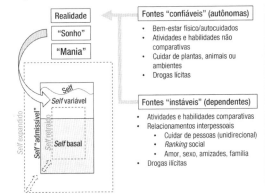

Figura 13 – Psicoeconomia ou balança psicoeconômico do *self*

Fatores modificadores do *self* variável

Neste livro, *self* foi definido como a representação interna de nós mesmos, e o Capítulo 15 discorre como tal representação é formada, em tempo real, pela sobreposição de imagens ou mapas que representam os diversos aspectos monitorados do estado interno e externo. Cada um desses "estados", e a somatória deles, são classificados como "bons" ou "ruins" segundo parâmetros desenvolvidos ao longo da evolução de nossa espécie. Tais parâmetros são a base dos instintos que nos governam e só foram selecionados porque aumentam as chances de sobrevivência e continuidade, como indivíduos e como espécie.

Algumas espécies, entre as quais definitivamente se encontra o *Homo sapiens sapiens*, foram selecionadas mais pelo que são capazes de fazer como grupo do que como indivíduos isolados. Para indivíduos dessas espécies, a sobrevivência e a continuidade são completamente dependentes de sua capacidade de se integrar ao grupo. O estado dessa integração, portanto, não só é constantemente monitorado como também foram mapas que vão se integrar aos demais na formação do *self*. Como os demais estados, aqueles que representam a posição social do indivíduo são igualmente classificados como bons ou ruins, segundo parâmetros sobre os quais se baseiam os instintos sociais.

Vimos no Capítulo 10 que objetos externos (o exemplo do pêssego) modificam o *self* ao interagir conosco e provocar mudanças em diversos de nossos mapas. Vimos, inclusive, que tais mudanças são proporcionais ao valor afetivo que esse objeto carrega. O valor afetivo em questão é, em grande parte, determinado por experiências prévias com o objeto. Nesses encontros, os objetos causaram mudanças classificadas como "boas", "ruins" ou "indiferentes", segundo os parâmetros instintivos supracitados. Experiências boas e ruins levaram à marcação desses objetos com rótulos de significância afetiva. Em última análise, o que vai determinar as dimensões das mudanças que um objeto causará no *self* são exatamente esses instintos individuais e sociais.

Instintos sociais

Em um clássico experimento realizado em 1998, dois pesquisadores perguntaram para estudantes da Universidade de Harvard em qual de dois mundos imaginários eles preferiam viver. Na primeira opção, eles receberiam 50 mil dólares ao ano, enquanto as outras pessoas ganhariam uma média de 25 mil no mesmo período. Na segunda opção, eles fariam 100 mil dólares ao ano enquanto os outros ficariam com 250 mil. Mesmo partindo do princípio de que os preços seriam iguais nos dois mundos, a grande maioria dos estudantes escolheu viver na primeira opção.[202] Em resumo, enquanto um tigre, animal essencialmente solitário, (supostamente) fica feliz em se sentir capaz de caçar e ainda mais feliz quanto maior for o número de presas que conseguir até sua saciedade, o ser humano só fica feliz se "caçar" mais do que seus semelhantes. Os instintos sociais alteram o *self* por meio da comparação entre o indivíduo e seus semelhantes, da posição que o indivíduo ocupa na hierarquia social, e pelo reconhecimento que goza frente aos demais. Portanto, para nós, os "olhos dos outros" e a hierarquia social têm fundamental importância em quase tudo que é capaz de alterar o *self* variável. Quase tudo.

Instintos individuais

Em uma segunda fase do mesmo experimento descrito acima, os autores perguntaram para os mesmos estudantes se eles preferiam viver em um mundo em que tivessem direito a duas semanas de férias, enquanto aos outros fosse permitida apenas uma, ou em um mundo onde teriam direito a quatro semanas de férias enquanto aos outros fossem concedidas oito. Nesse caso, os estudantes foram unânimes em escolher ter quatro e não duas semanas de férias, mostrando que existem *inputs* positivos significantemente independentes de comparações e, portanto, dos instintos sociais. Muitos tipos de prazer (como as férias) parecem seguir tal lógica.

Os instintos individuais, igualmente, alteram o *self*, mas o fazem por meio de *inputs* provenientes do próprio corpo. Entre os "mapas" que compõe o *self* variável, encontram-se aqueles que representam, em tempo real, o estado do corpo físico e químico. Tanto a fibromialgia secundária quanto a decorrente de dor persistente localizada, como a associada à artrose, são causadas majoritariamente por um *input* persistentemente negativo do corpo físico/químico. O oposto também é verdadeiro. *Feedbacks* positivos do corpo físico (condicionamento físico, potência física, prazer, relaxamento, melhora postural etc.) alteram positivamente o *self* variável. Quando discutimos o trabalho envolvendo a aplicação de toxina botulínica na musculatura glabelar de pacientes deprimidos, vimos como a abordagem exclusivamente física pode levar a mudanças psíquicas consistentes.

A relação da maioria dos fibromiálgicos com seu corpo físico não poderia ser pior. Por um lado, ele, sistematicamente, negligencia e abusa de seu corpo, por outro, só recebe *feedbacks* de dor e contração. O fibromiálgico busca quase exclusivamente fontes externas para fechar seu balanço psicoeconômico e, para isso, negligencia completamente as fontes internas, que finalmente secam.

Tal processo começou muito cedo na vida do fibromiálgico, possivelmente na sua gestação, quem sabe antes mesmo disso (epigenética e transmissão de características por repetição de comportamento). Tal fato não deve ser visto como uma opção, mas sim como a falta de outras melhores. Por ter muito poucos parâmetros prévios de nutrição de *self* a partir de fontes internas, o fibromiálgico atrofia essa capacidade e lança-se na busca desesperada de fontes externas.

A abordagem terapêutica ao fibromiálgico deve sempre contemplar essa realidade, tratando-se (quando possível) das fontes de dor localizada e mudando a relação do fibromiálgico com o próprio corpo. Exercícios físicos, ioga, tai-chi, diversos tipos de meditação, dança, acupuntura, manipulações, entre outras atividades, agem (também) por essa via.

Disponibilidade dos fatores modificadores do *self*

Em qualquer ambiente (salvo, talvez, o ambiente intrauterino de uma gestação perfeita) a disponibilidade dos objetos capazes de modificar positivamente o *self* nem sempre estão disponíveis. Para a maioria de nós, tal variação externa provoca um déficit momentâneo no balanço psicoeconômico, que leva à ativação dos circuitos de busca e, consequentemente, a um conjunto de ações que vai culminar em *inputs* positivos no *self* variável, antes que os mecanismos de estresse ou de autodestruição sejam ativados. Exatamente como acontece com oscilações negativas nos outros balanços que devemos fechar para continuarmos dentro da homeostase. Para o fibromiálgico, no entanto, praticamente junto com os circuitos de busca são ativados os circuitos do estresse, e oscilações normalmente "fisiológicas" do *self* são transformadas em sintomas. No próximo capítulo, discutiremos mais a fundo os "contornos e artifícios" que podem minimizar essa ativação inadequada dos circuitos do estresse. Para o presente capítulo, é importante recordarmos que, geralmente, o *self* é um dos principais fatores da equação que determina se conseguiremos ou não superar uma ameaça e, portanto, influencia diretamente a quantidade de recursos que será mobilizada na tentativa de superar não só essa ameaça, como também o estresse desencadeado por ela. Para o fibromiálgico, evitar tais oscilações negativas de *self* não significa apenas contornar o *imprinting* de *self*, mas também um auxílio para contornar o *imprinting* na neurofisiologia do estresse.

Infelizmente, como já dito, em qualquer ambiente, a disponibilidade dos objetos capazes de modificar positivamente o *self* variam imensa e incontrolavelmente. Se os fibromiálgicos não podem se dar ao luxo de experimentar tais oscilações, para eles as únicas soluções sustentáveis para o problema psicoeconômico são aquelas que fortalecem o *self* variável a partir de objetos com disponibilidade mais confiável.

Direta ou indiretamente, todos os fatores modificadores de *self* exercem sua ação por meio dos instintos individuais e/ou sociais. Os instintos sociais sempre dependem de um fator externo amplamente complexo, instável e de muito difícil controle: os outros. Em última análise, na maioria das vezes, os instintos individuais também necessitam de objetos externos para serem satisfeitos. Se condicionamento físico, potência física, relaxamento e melhora postural são exemplos de meios para melhora do *self* variável via instintos individuais, podemos dizer que eles dependem da disponibilidade de locais, assistência técnica, dinheiro e tempo para exercícios físicos, ioga, tai-chi, diversos tipos de meditação, dança, acupuntura, manipulações etc. Frequentemente, prazeres também dependem da disponibilidade de objetos externos, às vezes complexos, como férias. No entanto, a disponibilidade dos objetos externos necessários para satisfazer os instintos individuais é, geralmente, muito mais atrelada a ações que dependem exclusivamente do indivíduo. Controlar as variáveis que definem a disponibilidade dos objetos necessários para a satisfação dos instintos individuais é imensamente mais fácil do que controlar as variáveis que definem a disponibilidade dos objetos necessários para a satisfação dos instintos sociais. Ironicamente, os fibromiálgicos, que não toleram bem as oscilações negativas do *self* variável, atrofiam sua capacidade de aproveitar fontes confiáveis de *inputs* positivos do *self* e se especializam em se nutrir de fontes altamente instáveis.

Relativa autonomia psicoeconômica

Um erro muito comum cometido em consultórios médicos e psicológicos é confundir injeções de ânimo com processo terapêutico. Nada que venha exclusivamente de fora é capaz de levar a mudanças sustentáveis na representação do eu dos pacientes fibromiálgicos (e de todos os outros pacientes). Tais abordagens, na melhor das hipóteses, trocam o objeto de dependência de um elemento externo por outro, o terapeuta (o médico ou o psicólogo). O terapeuta é uma fonte de *inputs* positivos mais estável e confiável do que outros elementos externos podem ser, e a transferência da dependência pode ser inicialmente interessante no processo terapêutico. Deve-se, no entanto, levar em consideração de que o terapeuta não estará lá para sempre, e se o paciente não aprender a fechar seu balanço psicoeconômico de forma (relativamente) autônoma, cairá, inevitavelmente, nos padrões prévios, assim que a terapia for interrompida.

Um dos princípios fundamentais do tratamento do paciente fibromiálgico abordados no capítulo prévio foca o automanejo e a autonomia do paciente. Se pelo ponto de vista socioeconômico isso visa desafogar os já sobrecarregados sistemas de saúde, pelo ponto de vista psicoeconômico essa é exatamente a estratégia com maior chance de sucesso. Nas diretrizes mundiais tanto a autonomia quanto os meios mais legítimos de alcançá-la são exaltados. Em nenhuma dessas abordagens, no entanto, fica claro, para o paciente, o que ele deve buscar ao realizar tais atividades. Eles simplesmente esperam melhora dos seus sintomas com a realização de uma ou duas delas, o que geralmente não acontece. Em longo prazo, a maioria deixa de fazer as atividades e recolhe-se aos padrões prévios de comportamento.

Para que o paciente realmente se beneficie das abordagens não medicamentosas, é vital que compreenda que elas têm como principal objetivo o desenvolvimento de habilidades que permitirão, a ele, fechar o balanço psicoeconômico de forma mais autônoma. Ao entender isso, ele saberá que não basta fazer, por exemplo, atividades físicas. Elas serão pouco úteis se não servirem para melhorar a relação que ele tem com o corpo, se não melhorarem o *input* de seu corpo físico e químico no *self*. Ele deverá buscar nas atividades físicas o desconforto físico, que permitirá a liberação de endorfinas e o *reset* de seus alarmes de perigo (detalhes no Capítulo 32), o posterior relaxamento que permitirá a recuperação das estruturas físicas e dos neurorreceptores, a melhora da postura e da potência, a sensação de prazer que se segue ao desconforto e o prazer em saber que tudo isso pode ser alcançado por ele mesmo, sem a necessidade dos olhos dos outros. Obviamente, para isso, o paciente vai precisar compreender, a seu modo, diversos conceitos como *self*, balanço psicoeconômico, as causas dos seus sintomas e de seus padrões de comportamento etc.

É importante ficar claro que, basicamente, tais pacientes sempre sobreviveram e ainda sobrevivem às custas de *inputs* sociais. Eles não podem e não devem boicotá-los ou deixar de buscá-los. Nenhum homem é uma ilha! Autonomia psicoeconômica absoluta é impossível para indivíduos de espécies sociais. Fechar as portas dos instintos sociais não é uma opção para nenhum de nós, muito menos para os fibromiálgicos. O objetivo em promover os (atrofiados) meios de nutrição de *self*, a partir de fontes mais dependentes dos instintos individuais, é trazer o fibromiálgico para mais próximo do fisiológico. Na melhor das hipóteses, isso irá gerar uma menor dependência de *inputs* de disponibilidade irregular, uma autonomia *relativa*.

Espera-se que relativa autonomia psicoeconômica seja capaz de garantir certa estabilidade do *self*, a despeito das variações na disponibilidade dos objetos externos. Isso acaba gerando autoconfiança e, em longo prazo, é capaz de, em algum grau, modificar o *self* basal. O mais interessante é o efeito em cascata que, inevitavelmente, afeta todas as outras relações do paciente. O fibromiálgico tipo 1 tipicamente concentra as responsabilidades, as atividades e leva todos nas costas. A importância na hierarquia social, a sensação de capacidade de realização e a dependência que isso gera nos outros são as principais formas que ele encontra para fechar seu balanço psicoeconômico. As contrapartes são obviamente beneficiadas por serem nutridas sem fazer força, sem pedir ou sem fazer por merecer e, ao longo do tempo, comumente atrofiam sua capacidade de realizar ou a capacidade de enxergar o fibromiálgico. Tentativas ingênuas de ruptura unilateral dessa codependência levam a balanços negativos de ambas as partes e não são sustentáveis. Se, no entanto, o fibromiálgico tipo 1 conseguir desenvolver fontes internas modificadoras de seu *self* variável, naturalmente estará menos disposto a violentar sua saúde carregando os outros nas costas. Há, inicialmente, um desconforto geral e certo atrito entre as partes envolvidas, que buscarão um novo equilíbrio. Tal processo, claro, é lento, e isto é bom, porque dá às contrapartes a oportunidade de desenvolver suas próprias características atrofiadas. As relações que sobreviverem obrigatoriamente se encontrarão em um patamar muito mais saudável e, portanto, muito mais estáveis e nutritivas do ponto de vista psicoeconômico.

Atividades de efeito social, individual e misto

O desenvolvimento de habilidades, a melhora da potência e da capacidade de realização, a melhora da postura e da forma física, assim como muitas outras coisas, levam à melhora do *self* tanto via instintos individuais quanto via instintos sociais. Quando o foco é ficar bem aos olhos dos outros, o ganho fica sempre condicionado ao reconhecimento alheio e, portanto, sob constante variação. Não há como o terapeuta (médico ou psicólogo) direcionar quais instintos serão estimulados com essas realizações. É preciso que o paciente compreenda o conceito de relativa autonomia psicoeconômica e busque, ativamente, tal condição. Para isso, ele deve aprender que os *inputs* sociais são poderosos e necessários para sua sobrevivência, mas apenas os *inputs* individuais conseguirão diminuir seus sintomas e sua dependência dos olhos dos outros. Ele deve aprender a desconfiar do bem-estar proveniente de seus instintos sociais, sem deixar de desfrutá-lo, ao mesmo tempo que deve aprender a buscar, ativamente, o bem-estar proveniente dos instintos individuais. Essa postura ativa é especialmente necessária frente às atividades capazes de estimular simultaneamente ambos os instintos.

Resumo do Capítulo 23

Propõe subdivisões do *self* e descreve os fatores modificadores da porção variável do *self* e o conceito de psicoeconomia. Apresenta como tais conceitos podem ser usados para amenizar os *imprintings* de *self* da fibromialgia.

- Este livro propõe que fibromialgia seja secundária a uma série de *imprintings* desenvolvidos durante a formação, que poderiam ser classificados em três categorias: *imprintings* de *self*, *imprintings* de hipersensibilidade à dor e *imprintings* de hiper-reatividade do sistema de estresse.
- Por definição, *imprintings* são muito pouco ou nada modificáveis na vida adulta. Estratégias que visam tratar a fibromialgia devem levar esses *imprintings* em consideração e oferecer meios de contorná-los ou amenizá-los.
- O *self* do adulto parece ser, funcionalmente, composto de duas partes: uma "basal", construída durante a formação e pouco modificável depois disso, e uma "variável", modificada em tempo real pelos objetos ao redor e por vivências.
- Para quase todos nós, o *self* "basal" não é sentido como satisfatório sozinho, e as ações do dia a dia buscam, essencialmente, fechar o balanço "psicoeconômico" com *inputs* que modificam positivamente o *self* variável. Quanto mais "deficiente" é o *self* basal, mais esforço é necessário para que essa conta se feche. Agudamente, não fechar tal conta remete à sensação de frustração e menos-valia. Cronicamente pode levar à depressão e possivelmente a mecanismos de autodestruição.
- Quanto e por quanto tempo um objeto vai modificar o *self* depende do seu peso afetivo. Esse peso afetivo, por sua vez, é determinado por instintos desenvolvidos ao longo da evolução de nossa espécie.
- Indivíduos de espécies sociais, como a nossa, estão sujeitos a instintos sociais e individuais. Os instintos sociais alteram o *self* por meio da comparação entre o indivíduo e seus semelhantes, da posição que o indivíduo ocupa na hierarquia social e do reconhecimento que ele goza frente aos demais.
- Os instintos individuais também alteram o *self*, mas o fazem por meio de *inputs* majoritariamente provenientes do próprio corpo. A fibromialgia secundária é majoritariamente gerada por *inputs* físicos (e/ou químicos) negativos persistentes (provenientes do próprio corpo). O oposto também é verdadeiro: *feedbacks* positivos do corpo físico (condicionamento físico, potência física, prazer, relaxamento, melhora postural etc.) alteram positivamente o *self* variável.
- A satisfação dos instintos sociais sempre depende de um fator externo amplamente complexo, instável e de muito difícil controle: os outros. A disponibilidade dos objetos externos necessários para satisfazer os instintos individuais geralmente é muito mais atrelada a ações que dependem exclusivamente do indivíduo.

- Oscilações normais do *self*, causadas pela indisponibilidade momentânea de objetos externos, provocam, no fibromiálgico, a ativação do sistema de estresse e os sintomas. Paradoxalmente, eles buscam fechar seu balanço psicoeconômico quase exclusivamente via instintos sociais, uma maneira potente, mas muito incerta, ao mesmo tempo que negligenciam e atrofiam as fontes internas, mais confiáveis.
- Para o fibromiálgico, evitar tais oscilações negativas de *self* não significa apenas contornar o *imprinting* de *self*, mas também um auxílio para contornar o *imprinting* na neurofisiologia do estresse.
- Uma relativa autonomia psicoeconômica é capaz de garantir certa estabilidade do *self*, a despeito das variações dos objetos externos, e isso acaba gerando autoconfiança e, em longo prazo, é capaz de modificar, em algum grau, o *self* basal e um efeito em cascata que inevitavelmente afeta todas as outras relações do indivíduo.
- O fibromiálgico deve ser orientado a desenvolver os meios de nutrição do *self* baseados nos instintos individuais e relativizar (mas não dispensar) aqueles baseados nos instintos sociais. Tal fato os aproxima da relativa autonomia psicoeconômica acima referida.

Imprinting na neurofisiologia do estresse — 24

(Descreve como abordagens que se mostraram eficazes para o transtorno do estresse pós-traumático podem auxiliar fibromiálgicos a superar a hiperreatividade e hiperativação de seus circuitos de estresse. Capítulo de grande importância para pacientes fibromiálgicos. Dificuldade média. Pular para o resumo compromete bastante a compreensão das principais ideias do livro)

A segunda edição do Dicionário Oxford (2010) define estresse como "um estado mental ou emocional de esforço ou tensão resultante de circunstâncias adversas ou exigentes, mental ou emocionalmente". Quanto uma situação é considerada adversa, ou o grau de esforço ou tensão que ela vai exigir, é imensamente variável entre indivíduos. Vimos ao longo do livro, principalmente no Capítulo 13, que os fibromiálgicos se caracterizam por uma resposta precoce e exacerbada a essas situações, e que muitas situações normalmente não consideradas adversas para a maioria das pessoas são, por eles, interpretadas como tal. Essa característica é traduzida por alerta contínuo, hipervigilância, peso emocional desproporcional a eventos, preocupação demasiada, catastrofização, resposta motora exagerada ao estresse e por um eixo hipófise-hipotálamo-adrenal de "alta sensibilidade".

O fibromiálgico se comporta como se estivesse sob constante ameaça, e essa ameaça necessitasse de monitoramento e de reações contínuos. O *self* é um dos fatores da equação que tenta prever se conseguiremos ou não superar uma ameaça, portanto influencia diretamente a quantidade de recursos que será mobilizada na tentativa de superá-la. É possível que o *imprinting* de *self*, abordado no capítulo prévio, seja, no fibromiálgico, um dos fatores determinantes da hiper-reatividade e hipersensibilidade ao estresse. Ao mesmo tempo, tais características (hiper-reatividade e hipersensibilidade ao estresse) não estão universalmente presentes em todos os indivíduos que apresentam um *self* frágil, sugerindo que na fibromialgia haja outros fatores por trás delas. No Capítulo 6, vimos que a genética exerce influência no comportamento do sistema nervoso central, mas, ao mesmo tempo, dificilmente pode explicar sozinha qualquer de nossas características.

A ideia contida no conceito de *imprinting* na neurofisiologia do estresse é que fatores ambientais teriam agido durante o desenvolvimento do sistema nervoso do fibromiálgico, de modo a incluir a hiper-reatividade e a hipersensibilidade no seu modo normal de funcionamento. A prevalência acima do esperado de traumas significantes na história pessoal desses pacientes sugere poder ser esse um dos fatores ambientais envolvidos. Para outros, ameaças recorrentes ou persistentes podem exercer a mesma influência, sem que um trauma possa ser claramente caracterizado. De qualquer forma, uma grande proporção dos fibromiálgicos relata uma inversão de papéis em relação aos pais desde muito cedo na infância. Cuidar, em vez de ser cuidado, estar atento às necessidades e expectativas dos pais, em vez do contrário. Essa é uma estratégia imensamente custosa e não pode ser vista como uma opção. A criança é amplamente dependente dos pais para suprir suas necessidades básicas, incluindo as psicoeconômicas. Se, por qualquer razão, a relação não é sustentada pelos pais, a criança, por uma questão de sobrevivência, terá de buscar, ativamente, sustentá-la por meios próprios. Aqui a ameaça persistente é de abandono afetivo, e ela pode ter em longo prazo as mesmas influências sobre a neurofisiologia do estresse que traumas bem definidos. Também é possível que os eventos ameaçadores determinantes do *imprinting* na neurofisiologia do estresse tenham acontecido ainda antes – durante o parto ou a gestação. Independentemente de porque, como ou quando, a hiper-reatividade e a hipersensibilidade estão presentes nos fibromiálgicos e são pouco mutáveis, como um *imprinting*.

Outra condição na qual isso acontece é no transtorno do estresse pós-traumático. Como na fibromialgia, pacientes com transtorno do estresse pós-traumático experimentam pensamentos intrusivos, hipervigilância, hiperestimulação patológica, alterações cognitivas, depressão, distúrbio de sono, alterações no funcionamento do eixo hipotálamo-hipófise-adrenal e de áreas envolvidas no processamento afetivo. Enquanto fibromialgia atinge de 2-4% da população norte-americana, o transtorno do estresse pós-traumático, como definido pelo DSM-IV, atinge de 6,8 a 12,3% dessa população.[203] Abordagens utilizadas para tratar essa última condição podem nos ensinar meios de contornar o *imprinting* na neurofisiologia do estresse da fibromialgia.

Como na fibromialgia, o tratamento do transtorno do estresse pós-traumático é baseado em condutas farmacológicas e não farmacológicas. Como na fibromialgia, o tratamento farmacológico do transtorno do estresse pós-traumático é baseado principalmente nos antidepressivos – com resultados significantes, mas limitados. As drogas de primeira linha no tratamento do transtorno do estresse pós-traumático são os inibidores seletivos da receptação de serotonina. Uma metanálise envolvendo sete estudos concluiu que os pacientes que tomaram essas substâncias tiveram cerca de 59% mais chances de melhora dos sintomas do que aqueles que tomaram placebo.[204]

O tratamento não farmacológico do transtorno do estresse pós-traumático é quase exclusivamente baseado em psicoterapia. Entre as diversas modalidades de psicoterapia, a que acumula maior volume de publicações positivas é a terapia cognitivo-comportamental. O braço cognitivo de tais terapias busca corrigir as percepções alteradas da realidade, secundárias ao trauma, enquanto o braço comportamental busca principalmente diminuir os sintomas por meio da exposição gradual e repetitiva às lembranças do evento. Segundo a teoria por trás dessa última abordagem, o trauma associa um estímulo neutro (andar de carro, por exemplo) com um estímulo aversivo (o acidente), resultando em uma resposta condicionada de medo (de andar de carro, no exemplo dado). A exposição repetida ao estímulo neutro sem a conclusão aversiva (treinamento de extinção), até que ele não mais desencadeie reações emocionais fortes, resultaria na extinção do medo condicionado. Espontaneamente, ao contrário, o paciente passa a evitar tudo que provoque a memória do trauma (comportamento de "evitação") perpetuando o problema e os sintomas.

Parte dos sintomas e dos comportamentos dos pacientes que sofrem de transtorno do estresse pós-traumático deriva não diretamente do medo, mas de alterações cognitivas derivadas do processamento emocional do evento traumático. Vítimas de abuso sexual, por exemplo, frequentemente são inapropriadamente acometidas de culpa, vergonha e sensação de menos valia, como se tivessem feito algo que tenha corroborado com o evento traumático. A correção dessas aberrações cognitivas também ajuda a diminuir a carga emotiva relativa ao trauma.

Terapia cognitiva

Não confundir a alteração da capacidade cognitiva, o *fibro-fog*, com aberrações cognitivas. O *fibro-fog*, largamente causado pelo sono cronicamente ruim, caracteriza-se por esquecimento, perda da linha do raciocínio, troca de palavras, confusão, dificuldade de concentração. Aberrações cognitivas são percepções erradas e tendenciosas da realidade. O peso emocional excessivo que os eventos negativos e as responsabilidades têm para os fibromiálgicos, a catastrofização e o excesso de preocupações são exemplos de aberrações cognitivas típicas dessa condição, que também são observadas nos pacientes com transtorno do estresse pós-traumático. Auxiliar esses pacientes a adequadamente dimensionar tais percepções (terapia cognitiva) é fundamental. Entretanto, não raramente, os pacientes acometidos por essas duas síndromes sabem que suas percepções são absurdas, mas isso não os ajuda a evitá-las. Na fibromialgia, por trás dessas aberrações cognitivas está a ativação precoce e exagerada dos circuitos do estresse e a fragilidade do *self*, e se eles não forem corrigidos, as aberrações cognitivas tendem a permanecer.

Terapia de exposição

Como os pacientes que sofrem do transtorno do estresse pós-traumático, os fibromiálgicos também tendem a evitar tudo que ativa seus circuitos de estresse (comportamento de evitação). Isso, em uma análise mais superficial, pode não ser claro, afinal tais pacientes parecem ser verdadeiros ímãs de problemas e afazeres, deles mesmos ou de outros, necessários ou desnecessários, reais ou falsos. Na verdade, focar nesses problemas e se dedicar a eles é exatamente o modo pelo qual esses pacientes evitam o que realmente ativa seus circuitos de estresse: ficar no vazio. Os fibromiálgicos tipo 1 preenchem todo o tempo disponível com tarefas, ocupações e preocupações. Quando não há nada a ser feito, eles encontram tarefas pseudoúteis como reorganizar os armários, adiantar serviços, organizar a vida dos outros. Os fibromiálgicos tipo 2 igualmente ocupam-se em tempo integral, mesmo que de forma menos eficaz ou proativa. Ambos os tipos se referem a essa característica com orgulho, exaltando a ausência de preguiça em suas personalidades. Ao mesmo tempo, quando são demandados a realizar a experiência de ficar no vazio, no ócio, parados e concentrados nas sensações que o vazio traz, mesmo que por poucos minutos, praticamente todos referem significante dificuldade, que traduzem em "agitação, ansiedade, necessidade intensa de se mexer ou angústia". É a mesma sensação que sentem quando deitam com a intenção de dormir, e, frequentemente, essa sensação os impede de fazê-lo. O que há no vazio que tanto tortura os fibromiálgicos?

Manter-se em atividade significa manter ativados os circuitos dopaminérgicos de busca, que geram bem-estar, sensação de controle e poder, e vimos no Capítulo 11 que isso significa ativar constantemente, em algum grau, os circuitos opioides. O prêmio de tal busca, o que nesse caso se está buscando, é o reconhecimento, a valorização frente a si mesmo e aos outros relevantes. Manter-se em atividade, portanto, garante constantes *inputs* positivos no *self* variável. Ao cessarem as atividades, cessam-se os *inputs* positivos no *self* variável, e o déficit do balanço psicoeconômico fica evidente. No vazio, o fibromiálgico percebe e reage ao balanço psicoeconômico deficitário, irremediavelmente sente o *feedback* negativo do corpo físico negligenciado (e doído) e, possivelmente, sente a depressão da qual vem tentando fugir. Não fibromiálgicos podem eventualmente sentir essas mesmas sensações quando expostos ao vazio. Todos ficamos mais frágeis, emotivos e inseguros quando estamos nos entregando ao sono. A diferença é que no fibromiálgico o conjunto desses sentimentos é interpretado como real risco (de fracasso, de abandono, de vida), os alarmes de sobrevivência soam com força total e os mecanismos de emergência (circuitos do estresse) são acionados. No Capítulo 18, discutimos que, além de não querer largar o controle, o fibromiálgico não pode fazê-lo.

Algo semelhante acontece quando os fibromiálgicos se submetem a atividades físicas. Para todos nós, elas representam a saída da zona de conforto e, a partir de certo nível, um estresse. O que é sentido como desconforto para a maioria de nós é frequentemente sentido como forte ameaça para os fibromiálgicos e, para eles, o estresse se inicia logo após as primeiras respirações mais intensas. Como o vazio, as atividades físicas diminuem as distrações externas e amplificam as sensações internas, principalmente os *inputs* negativos do corpo físico. Aqui também, essas sensações negativas são interpretadas como risco real e desencadeiam verdadeiro pânico.

Vimos no Capítulo 17 que alguns fibromiálgicos, principalmente os alexitímicos, sentem uma piora de seus sintomas ao sentir emoções. Naquele capítulo, tal situação também foi comparada ao que acontece com indivíduos que sofrem de transtorno do estresse pós--traumático. Em ambas as condições, haveria uma associação dessas emoções negativas, em si inócuas, a situações de real ameaça a vida (intensas ou persistentes) no passado. Para pacientes de ambas as síndromes, as emoções passam a ser tóxicas, porque desencadeiam os alarmes de sobrevivência e os mecanismos de emergência (circuitos do estresse).

Quando se cobrem de afazeres e de problemas externos, quando evitam os *inputs* do corpo físico e as emoções desagradáveis, os pacientes executam a versão fibromiálgica do comportamento de evitação, classicamente descrito no transtorno do estresse pós-traumático. Em ambas condições, os pacientes conseguem se afastar momentaneamente do mal-estar, mas perpetuam a associação de tais sensações negativas aos alarmes e às atividades dos circuitos de estresse.

Em ambas as síndromes, as medicações antidepressivas são usadas no intuito de diminuir a sensibilidade desses gatilhos dos circuitos estresse. Com elas, mais insultos serão necessários para ativá-los. Apesar de isso levar a uma melhora sintomática, a dissociação dos sentimentos negativos da ativação dos circuitos do estresse não é alcançada dessa forma. No transtorno do estresse pós-traumático, todas as intervenções que se mostraram eficientes em promover tal dissociação incluíram algum grau de treinamento de extinção – a exposição repetida ao estímulo neutro sem a conclusão aversiva. Ao mesmo tempo que isso nunca tenha sido claramente proposto para a fibromialgia, muitas das terapias que se mostraram eficazes no tratamento dessa síndrome incluem, direta ou indiretamente, o treinamento de extinção.

Nas atividades físicas, os pacientes fibromiálgicos são expostos repetida e continuamente ao mal-estar e ao *feedback* negativo do seu corpo físico (o que inicialmente desencadeia estresse intenso), e essas sensações são gradativamente associadas a eventos finais bons, à descarga de opioides endógenos, ao aumento da potência física e à crescente aprovação social. As diferentes formas de meditação jogam os fibromiálgicos no vazio e na ausência de controle. O que inicialmente é sentido como intensamente difícil e estressante é gradativamente transformado em relaxamento. As diferentes abordagens "corpo-mente" associam técnicas meditativas à promoção da atenção ao corpo físico, somando a exposição ao vazio à exposição aos *feedbacks* negativos provenientes do corpo.

As psicoterapias estimulam o paciente a reviver emoções negativas que, nesse contexto, são associadas a resultados positivos (aceitação social) em vez de negativos. As terapias cognitivo-comportamentais descrevem "comportamentos de enfrentamento mal adaptativos" (*maladaptive coping techniques*) como dissociações, sensibilização, comportamentos de segurança, evitação ansiosa e escapes. Por meio de tais comportamentos, os pacientes evitam o mal-estar em curto prazo, mas diminuem a possibilidade de quebrar a associação entre os gatilhos e a ativação dos circuitos de estresse, perpetuando o problema. Essa linha tenta trocar os comportamentos de enfrentamento mal adaptativos por outros adaptativos. Terapias reichianas (análise do caráter) se diferenciam da maioria das outras ao conectar os sentimentos ao corpo físico, expondo, simultaneamente, o paciente aos sentimentos evitados e ao corpo negligenciado. A conexão do paciente fibromiálgico com seu corpo físico geralmente desencadeia ansiedade por si só, portanto também deve ser considerada uma forma de terapia de extinção. Essa reconexão é absolutamente necessária, se desejamos modificar os fatores que perpetuam a fibromialgia (Capítulo 27).

Sem que haja um treinamento de extinção efetivo, não há meios de se contornar o *imprinting* fibromiálgico da hiperativação e hipersensibilidade dos circuitos do estresse. Todos os fibromiálgicos são aconselhados a procurar atividades que de algum modo incluem formas de treinamento de extinção, mas, virtualmente, todos interrompem essas práticas porque, ao realizá-las, não sentem outra coisa além de mal-estar e mais estresse. O único meio de convencer o fibromiálgico a persistir expondo-se ao desconforto é fazê-lo compreender os conceitos de hiperativação e hipersensibilidade dos circuitos do estresse e de terapia de exposição. Eles precisam entender que o que devem procurar nessas atividades, são exatamente o mal-estar e a angústia que elas causam, e que a exposição repetida a tais sensações vai, gradualmente, levá-los à reprogramação da sensibilidade de seus alarmes.

Ao realizar atividades físicas, por exemplo, o fibromiálgicos deve "aquecer-se" monitorando o corpo, percebendo as dores, as tensões e desconfortos que já estão lá antes da atividade física, promovendo a integração com o corpo e rompendo o comportamento de evitação. Durante todo o tempo, ele deve manter esse monitoração, diferenciando as dores e os desconfortos perigosos (que possam significar lesão) dos inocentes. Esses são bem-vindos, pois são eles de criam condicionamento físico, potência e liberação de endorfinas. Frente a uma dor ou um desconforto que possam significar lesão, o fibromiálgico deve prontamente parar ou diminuir o ritmo da atividade física e buscar uma maneira de executá-la sem se machucar (alongando-se mais, por exemplo). Se nada disso acontecer, ele deve persistir no desconforto (exposição) enquanto aguentar ou até cumprir a meta para aquele dia. Para a maior parte dos fibromiálgicos, no entanto, "enquanto aguentar" significa muito pouco. Logo aquele desconforto se torna insuportável. Isso acontece exatamente porque seu cérebro associa desconforto ao perigo e "dispara os sinais de alerta". Desconforto passa a ser percebido como estresse, como uma insuportável angústia. O fibromiálgico deve ser estar atento a esse momento e diminuir o ritmo, parar, se necessário, voltando para o estado de conforto. Ao fazer isso, ele "ensina" a seu cérebro que desconforto não é estresse, e que ele tem o poder de "desligar" aquele desconforto quando quiser e que, portanto, não há perigo. Dissociar desconforto do estresse é dessensibilizar o cérebro hiper-reativo. Fazer atividades físicas permitindo o desconforto, mas evitando o estresse é viver o "evento desencadeante desatrelado do desfecho negativo", exatamente como nas terapias de exposição. Após a pausa, assim que o fibromiálgicos sentir-se confortável física e emocionalmente, ele deve voltar àquele ritmo capaz de empurrá-lo, de novo, ao desejado desconforto, até cumprir a meta de atividades para aquele dia.

Resumo do Capítulo 24

Descreve como abordagens que se mostraram eficazes para o transtorno do estresse pós-traumático podem auxiliar fibromiálgicos a superar a hiperreatividade e hiperativação de seus circuitos de estresse.

- Os fibromiálgicos se caracterizam por uma resposta precoce e exacerbada a situações adversas, e muitas situações normalmente não consideradas adversas para a maioria das pessoas são, com frequência, interpretadas, por eles, como tal.
- Essa característica é traduzida por alerta contínuo, hipervigilância, peso emocional desproporcional a eventos, preocupação demasiada, catastrofização, resposta motora exagerada ao estresse e por um eixo hipófise-hipotálamo-adrenal de "alta sensibilidade".
- Outra condição na qual isso acontece é na do transtorno do estresse pós-traumático (TEPT). Nos Estados Unidos, tal condição é mais comum do que a fibromialgia e pode nos ensinar meios de contornar o *imprinting* na neurofisiologia do estresse da fibromialgia.
- O peso emocional excessivo que o fibromiálgico sente frente a eventos negativos, as responsabilidades e preocupações exageradas e a catastrofização podem ser consideradas aberrações cognitivas.
- Essas condições (TEPT e fibromialgia) têm, em comum, aberrações cognitivas e "comportamentos de evitação".
- O tratamento não farmacológico da síndrome da TEPT é baseado na correção das aberrações cognitivas e no treinamento de extinção.
- A correção dessas aberrações cognitivas (por meio de psicoterapia) ajuda a diminuir a carga emotiva associada às situações adversas, ajudando, assim, a diminuir a ativação inadequada do sistema de estresse.
- No treinamento de extinção, o paciente é exposto aos eventos (ou a reminiscências dos eventos) que ativam os "alarmes" de perigo, sem que os pacientes sejam expostos ao risco de danos reais. A contínua repetição de tal situação permitiria reajustar a sensibilidade desses alarmes.
- Ao evitar tudo o que provoca a ativação do sistema de estresse (comportamentos de evitação), tais pacientes impedem esse "reajuste da sensibilidade dos alarmes, perpetuando os sintomas.
- Quando se cobrem de afazeres e de problemas externos, quando evitam os inputs do corpo físico e as emoções desagradáveis, os pacientes executam a versão fibromiálgica do comportamento de evitação.
- Apesar de levar a uma melhora dos sintomas, as medicações não promovem a dissociação dos sentimentos negativos da ativação dos circuitos do estresse.
- Para o fibromiálgico, terapia de extinção significa, principalmente, entrar em contato com sentimentos e emoções (principalmente os negativos), atividades físicas e a reintegração com seu corpo físico. Esse último é fundamental e será abordado no capítulo XXVI.
- Sem que haja um treinamento de extinção efetivo, não há meios de se contornar o *Imprinting* fibromiálgico na hiperativação e hipersensibilidade dos circuitos do estresse.

Imprinting da sensibilidade à dor

25

Propõe estratégias medicamentosas e não medicamentosas para contornar a hipersensibilidade à dor e a outros estímulos presentes nos fibromiálgicos. Capítulo de grande importância para pacientes fibromiálgicos. Dificuldade alta. Pular para o resumo compromete bastante a compreensão das principais ideias do livro.

Uma grande parte dos fibromiálgicos (todos?) e dos indivíduos diagnosticados com outras condições "funcionais" (sem causa orgânica) apresenta hiperalgesia e alodínea, além de hipersensibilidade a outros estímulos, como à luz e ao barulho. Isso é tão importante que alguns autores definem as síndromes de sensibilidade central a partir de hiperalgesia e alodínea. Tais pacientes apresentam alterações no processamento central de estímulo, e não anormalidades restritas a uma determinada região em que a dor é sentida.[39]

Em tese, todas as características individuais (fenótipo) são produtos de influências genéticas e ambientais. Vimos, no Capítulo 6, que determinadas variações genéticas podem influenciar o processamento da dor e, portanto, a propensão à fibromialgia. Vimos também que nenhum fator genético (ou combinações deles) pode, por si só, explicar mais que 50% da propensão à fibromialgia. Como fatores ambientais presentes durante o desenvolvimento do sistema nervoso do fibromiálgico poderiam levar a alterações no processamento central dos estímulos dolorosos na vida adulta? Poder-se-ia levantar a hipótese de que a ativação contínua dos circuitos da dor na infância levaria à "hipertrofia" desses circuitos: uma criança que tivesse sentido mais dor teria sempre maior propensão para senti-la. Na infância, o diagnóstico e a mensuração da dor são difíceis e imprecisos, e o mesmo acontece com a determinação de seu prognóstico. Ainda não temos a resposta para essa hipótese.

Controlar a dor controlando o estresse

Alternativamente, é possível que essa "hipertrofia" não esteja exatamente nos circuitos da dor, mas em outros capazes de potencializá-los, como aqueles relacionados ao estresse e ao processamento afetivo da dor (Capítulo 8). Nesse caso, o *imprinting* não seria exatamente na sensibilidade à dor, mas sim na neurofisiologia do estresse ou no processamento afetivo dos estímulos dolorosos. Em animais submetidos a estresse crônico, muitas das áreas cerebrais nas quais se provou acontecer a maior parte da remodelação plástica são também controladoras da sensibilidade e atenção à dor. Na fibromialgia, bem como em outras síndromes de sensibilidade central, estudos com neurorressonância magnética funcional evidenciaram ativações anormais em diversas dessas áreas, como a ínsula, as amígdalas e o hipocampo, entre outros. É possível que as causas neurofisiológicas da hipersensibilidade à dor (e também ao barulho, a cheiros fortes e outros agressores) sejam as mesmas da hiper-reatividade dos circuitos do estresse.[84] Nesse caso, grande parte das abordagens que poderiam ser eficazes no controle da sensibilidade à dor já foram tratadas nos capítulos prévios, quando meios de contornar o *imprinting* de *self* e da hiper-reatividade dos circuitos do estresse foram discutidos.

De qualquer forma, dor leva ao estresse e a *inputs* negativos no *self* variável. Assim, se não houver uma ação sobre a dor, dificilmente haverá uma reprogramação da sensibilidade e da reatividade dos circuitos do estresse ou um *self* "suficiente". Todos os *imprintings* têm de ser abordados simultaneamente.

As abordagens terapêuticas ao *imprinting* do processamento da dor, mais uma vez, podem ser divididas em medicamentosas e não medicamentosas.

Abordagens medicamentosas ao *imprinting* do processamento da dor

Tratar a dor localizada

No Capítulo 21, discutimos os papéis dos analgésicos e anti-inflamatórios na fibromialgia. Seu uso crônico é limitado por tolerância, dependência (opioides), efeitos colaterais e por, paradoxalmente, estarem relacionado à gênese de síndromes dolorosas persistentes, como cefaleia. Entretanto, seu uso nas dores agudas, principalmente as localizadas, é útil por dificultar o "espalhamento da dor" e o gatilho das crises fibromiálgicas. Anti-inflamatórios e capsaicina tópicos podem e devem ser usados no tratamento da dor localizada, mesmo cronicamente. Infiltrações com corticoide, mesmo repetidas, órteses e próteses podem ser uma opção para casos específicos.

Minimizar o impacto afetivo da dor

Antidepressivos seletivos para a recaptação de serotonina, via efeito sobre a ansiedade e o humor, podem diminuir as respostas afetivas e neurofisiológicas à dor, mas não agem de forma importante sobre a sensibilidade a ela.

Ação sobre as vias da dor

Antidepressivos duais, antidepressivos tricíclicos e os anticonvulsivantes gabapentina e pregabalina agem nas vias ascendentes e descendentes da dor e modificam a propensão natural dos fibromiálgicos para sentirem dor. Para muitos pacientes, tais drogas serão necessárias, às vezes por toda a vida.

Promoção do sono de boa qualidade

No Capítulo 4, discutimos a importância da associação entre sono e dor. Sem que uma qualidade de sono adequada seja alcançada, é muito difícil haver melhora duradora nos sintomas da fibromialgia. Antidepressivos tricíclicos e, em menor escala, os anticonvulsivantes possuem também efeito sobre a qualidade do sono. Essa é, sem dúvida, uma importante via pela qual essas drogas influenciam a sensibilidade à dor.

Discutimos também que o sono ruim leva à dor, mas a dor também leva a um sono ruim. Se a decisão médica envolver a utilização de analgésicos e/ou anti-inflamatórios, eles, preferencialmente, devem ser utilizados à noite, no intuito de evitar que a dor superficialize o sono.

Abordagens NÃO medicamentosas ao *imprinting* do processamento da dor

À semelhança das abordagens medicamentosas ao *imprinting* do processamento da dor, aquelas não medicamentosas também podem ser organizadas segundo os mesmos focos.

Tratar a dor localizada

Relaxamento, manipulações, termoterapia (calor, frio, ondas curtas, infravermelho, ultrassom), acupuntura, eletroestimulação, imobilização e o uso de órteses e próteses estão entre as abordagens não medicamentosas que auxiliam no tratamento de dores localizadas. O fortalecimento muscular e a correção de posturas podem ajudar a evitá-las.

Reconhecimento precoce e prevenção

É fundamental, no entanto, que o paciente aprenda a reconhecer o início do surgimento de uma determinada dor localizada, bem como os mecanismos que levaram ao seu surgimento. O fibromiálgico tipicamente só reconhecerá a dor quando ela já estiver plenamente estabelecida (e normalmente já generalizada), ponto em que tanto as medidas farmacológicas quanto aquelas não farmacológicas são menos eficazes. Diversos fatores estão por trás dessa sistemática negligência dos sinais do corpo físico: em primeiro lugar, o fibromiálgico está acostumado a sentir dores muito intensas e, portanto, tende a ignorar simples "desconfortos físicos" ou discretas dores localizadas. Em segundo lugar, o fibromiálgico vive, normalmente, em modo "emergência", com inúmeras "preocupações urgentes", e nessas situações não há espaço para dar atenção a pequenas dores localizadas. Por último, como discutido no Capítulo 22, o fibromiálgico tem péssima relação com seu corpo físico e irá, naturalmente, desvalorizar os *inputs* provenientes dessa fonte. "Viver em dor", "viver em estresse" e "viver negligenciando o corpo físico" praticamente definem o fibromiálgico. Modificar esses três fatores é, na verdade, a mesma coisa que modificaras raízes da fibromialgia. Portanto, pedir para um fibromiálgico em atividade "aprender a reconhecer o início do surgimento de uma determinada dor localizada, bem como os mecanismos que levaram ao seu surgimento" é, de certa forma, irreal. Isso será fundamental a partir do momento em que a dor generalizada, o estresse e a péssima relação que ele tem com o corpo forem modificados por outras abordagens discutidas neste livro.

Minimizar o impacto afetivo da dor

Como discutido no Capítulo 5, neurocirurgiões do início do século XX realizavam lobotomias frontais em pacientes terminais com dor intratável e obtinham o que foi chamado de "dor assimbólica". Após a cirurgia, os pacientes referiam que a dor continuava na mesma intensidade de antes, mas que ela não mais incomodava. Dor é uma sensação como qualquer outra, como o toque, como o calor ou o frio. O que confere o significado ruim à dor é a carga afetiva atribuída a ela, e como isso acontece é imensamente variável entre culturas, famílias, pessoas e, inclusive, entre momentos de uma mesma pessoa.

No mesmo Capítulo 5, discutimos que os fibromiálgicos, classicamente o tipo 2, frequentemente atribuem um peso afetivo negativo exagerado aos eventos negativos, incluindo a dor. Essa distorção cognitiva foi chamada "catastrofização", termo que descreve um padrão de pensamento exagerado ou irracional que, por meio de seus três componentes clássicos – amplificação, ruminação e desamparo – perpetua e amplifica os efeitos de um estado emocional.

Lembrando:

- Amplificação: penso se algo sério vai acontecer, fico com medo de que a dor vá piorar, fico pensando em outras situações dolorosas.
- Ruminação: ansiosamente, quero que a dor vá embora, não consigo tirar a dor da minha cabeça, fico pensando o quanto dói, fico pensando o quando quero que a dor pare.
- Desamparo: sinto que não consigo prosseguir, que não aguento mais, não há nada que eu possa fazer para reduzir a intensidade da dor, ela é terrível, e penso que nunca vai melhorar, eu me preocupo o tempo todo se um dia ela vai acabar.

Voluntários normais submetidos a estímulos dolorosos persistentes também desenvolvem diferentes graus de catastrofização, mostrando que esse é um traço latente em todos nós.

Estudos utilizando ressonância magnética funcional sugerem que a catastrofização está relacionada à ativação de três áreas do cérebro, uma delas é a área do processamento afetivo da dor superestimulada.[80]

Ressignificação da dor

A catastrofização é considerada um distúrbio cognitivo e, como tal, pode ser abordada por terapias cognitivas. O objetivo de tais terapias é auxiliar o paciente a enxergar seus pensamentos automáticos, procurar possíveis distorções, desenvolver pensamentos alternativos, repetidamente (reestruturação cognitiva). Terapias cognitivo-comportamentais também buscam ensinar diversas estratégias comportamentais adaptativas, como técnicas de relaxamento, distração comportamental, técnicas de autocuidado, respostas sociais adequadas etc. Em ensaios clínicos e metanálises, as terapias cognitivo-comportamentais já se mostraram capazes de proporcionar melhoras estatisticamente significantes (mas discretas/moderadas) na dor, no humor e na funcionalidade de pacientes fibromiálgicos. Interessantemente, a redução da dor foi desproporcionalmente menor do que a melhora da funcionalidade e dos sintomas depressivos.[205] Isso sugere que tais abordagens permitem uma ressignificação afetiva da dor: ela ainda está lá, mas já não incomoda da mesma forma. Diferentemente da dor assimbólica, conseguida pelas lobotomias do início do século passado, a dor, aqui, ainda tem um significado afetivo. Esse significado estava desproporcional e distorcido antes da terapia e, depois dela, está mais próximo do normal.

Saídas comportamentais adaptativas

O significado afetivo da dor depende de como o cérebro entende a situação que gerou o estímulo doloroso. O que, por sua vez, depende de aspectos culturais (da sociedade e da família), do humor (principalmente ansiedade e depressão) e das experiências prévias do indivíduo em situações semelhantes. Situações entendidas como "sem saída" ou "sem controle" tendem a ser consideradas, pelo cérebro, especialmente perigosas. Em tais situações, os circuitos do estresse são acionados, e o peso afetivo negativo da dor é multiplicado. A terapia cognitivo-comportamental influencia o entendimento da situação relacionada à dor, ao fornecer parâmetros cognitivos que se contrapõe à bagagem cultural do paciente ou a expandem, e também ao prover novas maneiras adaptativas de se lidar com a dor. Essas novas ferramentas diminuem a sensação de impotência e falta de controle e permitem um melhor relacionamento interpessoal – aperfeiçoando o suporte social – além de aprimorarem a autorrepresentação interna do paciente (*self*). O humor tende a ser igualmente afetado. As terapias cognitivo-comportamentais foram, até o momento, as mais estudadas em fibromialgia. Nenhum estudo comparou prospectivamente diferentes tipos de psicoterapia, portanto não se pode afirmar que uma determinada abordagem seja superior às demais. Entretanto, ao menos teoricamente, terão vantagens as abordagens que simultaneamente trabalhem o significado da dor e forneçam ferramentas por meio das quais o paciente poderá lidar com ela de forma mais adaptativa.

Sentimentos não são tóxicos

Para a grande maioria de nós, falar sobre fatos carregados de significado afetivo acontecidos no passado leva à reprodução de versões atenuadas dos mesmos sentimentos e emoções. No Capítulo 16, vimos que, para alguns fibromiálgicos (especialmente os alexitímicos), falar sobre sentimentos e reviver emoções levam à piora das dores.[147] Para esses pacientes, a carga afetiva dessas dores está nos sentimentos e emoções, cujas causas podem estar no passado, e "ressignificar a dor" passa por separar essas duas coisas.

Por que essas pessoas sentem como dor o que a maioria de nós sente como emoções ainda não é completamente entendido. Uma das teorias sustenta que os alexitímicos, por terem dificuldades em identificar e descrever emoções em si mesmo, não podem, normalmente, expressar emoções, e a carga emotiva acaba sendo expressa da única forma disponível, a dor. Ao mesmo tempo, uma piora da dor desencadeada por experiências emotivas não é exclusividade dos alexitímicos. Os fibromiálgicos não alexitímicos têm todo o "arcabouço neurocognitivo" para, adequadamente, sentir, identificar e expressar suas emoções, no entanto, parte deles também sente uma piora da dor quando o fazem. Em tais situações, simulamos em nosso cérebro o que aconteceu por meio da ativação dos mesmos circuitos neuronais ativados quando estamos vivendo a experiência que inicialmente gerou as emoções, o que António Damásio chamou de circuitos "como se".

Baseando-nos no princípio da psicoeconomia, poderíamos aventar que os fibromiálgicos sentem dor, em vez de emoções, apenas porque, para eles, dor física dói menos do que dor emocional. Nesse sentido, substituir emoções por dor física seria também uma espécie de "comportamento de evitação". Efetivamente, os fibromiálgicos se dedicam majoritariamente a evitar sentimentos e emoções negativas, mesmo por meio de ações que claramente levam à dor física, como sobrecargas de trabalho, pouco sono e outras privações. Mais uma vez, o único caminho que permite mudar tal comportamento é a terapia de exposição/treinamento de extinção. Em ambientes controlados, como um *setting* psicoterápico, esses pacientes devem ser estimulados a, gradualmente, entrar em contato com seus sentimentos e emoções, a reviver e expressar fatos carregados de significado emotivo (traumáticos ou não). O terapeuta deve guiá-los nesse contato sem alimentar sentimentos de autocomiseração ou impotência. Ao contrário, a sensação que deve prevalecer é a de que sentimentos não são tóxicos e que experimentá-los não leva a perigos reais. Se o treinamento de extinção tiver sucesso, o paciente deve se tornar capaz de viver as emoções e sair delas ileso, o que trará a sensação de liberdade e potência.

Ação sobre as vias da dor

No Capítulo 11, foram descritas as vias descendentes inibitórias da dor, didaticamente divididas em vias descendentes opioides, serotoninérgicas e noradrenérgicas, mas que também envolvem ações de outras substâncias como os endocanabinoides e outros neuropeptídeos. Na fibromialgia, essas vias estão menos operantes por razões não totalmente conhecidas. O mesmo fenômeno foi também descrito em outras síndromes de hipersensibilidade central como a síndrome do cólon irritável, a desordem temporomandibular, a cefaleia tensional e a mialgia crônica do trapézio.[91]

Duas clássicas situações nas quais tais vias são ativadas e produzem analgesia são a "analgesia induzida por estresse" e a "controles inibitórios nocivos difusos". Compreender essas situações ajuda a compreender o que está errado nas síndromes funcionais e como isso pode ser mudado.

Em 1946, H. K. Beecher iniciou a descrição do que seria chamado de *analgesia induzida por estresse*. Ele relatou uma série de casos coletados durante a Segunda Grande Guerra, nos quais soldados gravemente feridos, alguns deles com traumatismos cranianos, permaneciam ativos e sem dor por longos períodos. *"Strong emotions block pain"* [emoções fortes bloqueiam a dor], escreveu ele.[109] Hoje sabemos que a analgesia induzida por estresse envolve principalmente as vias opioides (produzidas principalmente pela substância cinzenta periarquedutal em resposta, pelo medo, à ativação das amígdalas), as vias canabinoides (pela ação sobre neurônios *on/off* na medula rostral ventromedial) e ações sistêmicas (mediadas por corticoide e comportamentos, entre outras).

Esses mecanismos são, portanto, extremamente eficientes e desencadeados pelo estresse agudo. Nos capítulos XIII, XIV e XVII (principalmente), discutimos que os mecanismos acionados no estresse agudo não são frequentemente adaptativos em longo prazo e têm de ser "desligados" no estresse crônico. Tal fenômeno foi particularmente observado em processos envolvendo cortisol, opioides, canabinoides e comportamentos (todos diretamente envolvidos na analgesia induzida por estresse). Em resumo, se quisermos que a analgesia induzida por estresse volte a funcionar, é necessário que o fibromiálgico seja retirado da situação de estresse crônico. Esse fato nos remete ao Capítulo 24 e ao *imprinting* da neurofisiologia do estresse. Medicamentos e recursos não medicamentosos devem ser usados nesse sentido.

Os *controles inibitórios nocivos difusos* também são mediados por opioides (portanto podem ser bastante poderosos) e são, muitas vezes, descritos como "dor inibindo dor", porque tais controles são ativados quando os estímulos dolorosos vêm de diversas partes do corpo ao mesmo tempo. No entanto, para ativá-los é necessário mais do que a convergência de estímulos dolorosos. É também necessário que estímulos não dolorosos (inócuos) estejam sendo simultaneamente gerados pelos locais em que os estímulos dolorosos são gerados. É fácil entender para que servem esses controles. Em diversas situações naturais, infligimos ao corpo estímulos dolorosos que devem ser ignorados. Subir em árvores, atividades físicas, massagens são alguns exemplos. Ao perceber que os estímulos dolorosos vêm de múltiplos sítios, e que com eles vêm estímulos inócuos (movimento, ativação muscular, pressão, tato etc.), o sistema nervoso barra os estímulos dolorosos mesmo antes de eles entrarem no cérebro. Não sabemos ao certo porque esses controles estão hipoativos em diversas síndromes de sensibilidade central, mas aferências da amígdala (medo) sugerem que o estresse crônico seja um dos fatores, e aferências corticais sugerem que o entendimento da situação, que é influenciável pelas aberrações cognitivas da fibromialgia, seja outro. Essas possíveis influências poderiam ser parcialmente contornadas com ações sobre a ativação crônica do estresse (Capítulos 24) e com a correção das aberrações cognitivas. Outra possível razão para a hipoatividade dos controles inibitórios nocivos difusos no fibromiálgico seria uma pobreza de aferências inócuas. No intuito de evitar dor, o fibromiálgico evita movimentos e "desconecta-se" do seu corpo físico. Não sabemos se isso é realmente significativo, mas se for, é apenas mais um motivo para a realização de atividades físicas e de outros exercícios que reconectam mente e corpo.

Promoção do sono de boa qualidade

O sono ruim está intimamente ligado à personalidade fibromiálgica, e as abordagens não medicamentosas, que visam promover o sono de boa qualidade e se confundem com as abordagens que visam mudar essa personalidade. Isso é de extrema importância e será discutido no próximo capítulo.

Resumo do Capítulo 25

Propõe estratégias medicamentosas e não medicamentosas para contornar a hipersensibilidade à dor e a outros estímulos presente nos fibromiálgicos.

- Fibromiálgicos e parte dos indivíduos diagnosticados com outras condições "funcionais" apresentam hiperalgesia e alodínea, além de hipersensibilidade a outros estímulos como luz, cheiros fortes e barulho. Tais pacientes apresentam alterações no processamento central desses estímulos, e não anormalidades restritas a uma determinada região do corpo em que a dor é sentida.
- As "alterações no processamento central" dos estímulos dolorosos podem envolver os circuitos da dor, propriamente ditos, mas também os circuitos do estresse e do processamento afetivo, que sabidamente podem potencializá-los (na verdade, a separação desses circuitos é artificial). As medidas que visam diminuir a sensibilidade à dor devem agir simultaneamente sobre dor, estresse e afeto.
- Medicamentos ajudam no controle da dor quando:
  o Ajudam a tratar a dor localizada (gatilhos de dor sistêmica)
  o Diminuem o impacto afetivo da dor
  o Diminuem a condução do estímulo doloroso para o cérebro
  o Promovem um sono de boa qualidade
- Medidas não medicamentosas que visam contornar a hipersensibilidade à dor devem igualmente buscar:
  o Tratamento e prevenção da dor localizada
    - Relaxamento, manipulações, termoterapia, acupuntura, eletroestimulação, imobilização e o uso de órteses, fortalecimento muscular, correção de postural etc.
  o Diminuir o impacto afetivo da dor
    - Ressignificação (correção de aberrações cognitivas, treinamento de extinção)
    - Fornecer saídas comportamentais adaptativas
    - Ações sobre o *self* (Capítulo 23)
  o Medidas que influenciam o funcionamento das vias da dor
    - Interrupção do estresse crônico
    - Correção de aberrações cognitivas
    - Treinamento de extinção
    - Reconexão com as aferências do corpo físico
- Promoção de um sono de boa qualidade (próximo capítulo)

Promoção do sono de boa qualidade

26

Descreve os motivos pelos quais o fibromiálgico tem dificuldades para dormir, as limitações dos tratamentos farmacológicos e alguns meios não farmacológicos de se alcançar um sono de boa qualidade. Capítulo de grande importância para pacientes fibromiálgicos. Dificuldade média. Pular para o resumo compromete bastante a compreensão das principais ideias do livro.

Mais uma vez, existe uma relação estreita entre sono e dor. Sem que uma qualidade de sono adequada seja alcançada, é muito difícil que haja melhora duradora nos sintomas da fibromialgia. Infelizmente, as medicações que promovem um sono de boa qualidade também produzem uma série de efeitos colaterais e perdem sua eficácia ao longo do tempo. O fibromiálgico deve, em longo termo, buscar meios próprios de promover um sono de boa qualidade. Os motivos pelos quais os fibromiálgicos têm dificuldade para dormir confundem-se com as próprias causas da fibromialgia. Ao alcançar um sono adequado, o fibromiálgico terá, irremediavelmente, modificado grande parte dos fatores que o tornam fibromiálgico.

Como discutido no Capítulo 28, iniciar o sono, acima de tudo, significa largar o controle, abandonar-se (e aos outros significantes) à sorte. O fibromiálgico tem razões para não *querer largar o controle* e razões para não *poder largar o controle*. Uma clássica alegoria popular conta: para manter sua carroça em movimento, o dono amarrou uma cenoura na frente do cavalo. Quando o incentivo deixa de ser suficiente, o chicote impede que o pobre animal pare para descansar.

Cenoura

O fibromiálgico mantém-se, constantemente, em atividade mental, pulando de problema em problema, de preocupação em preocupação. Para isso (e por isso) mantém ativados os circuitos dopaminérgicos de busca detalhados no Capítulo 9. A ativação desses circuitos está por trás de nosso interesse e curiosidade, propicia sensação de bem-estar, disposição e poder, estimula memória espacial, capacidade de processamento de dados, aprendizagem, busca e o encontro de soluções. Esse circuito é a base da hiperestimulação da criança que luta contra o sono, do fibromiálgico tipo-1 que quer abraçar o mundo, do jogador que antecipa grandes ganhos e do cocainômano que se sente todo-poderoso. São essas as sensações que nenhum dos quatro quer perder. A constante atividade e a centralização de funções que ela proporciona conferem ao fibromiálgico ainda um papel social mais importante, e, portanto, poderosos *inputs* positivos no *self* variável. Mesmo que esteja disposto a abrir mão das sensações inebriantes da busca, da atividade e do controle, o fibromiálgico encontrará sérias dificuldades em fazê-lo. Em primeiro lugar porque, uma vez estimulados, esses circuitos se retroalimentam com pequenas doses de opioides, com a sensação de bem-estar e de poder e com pequenos *insights* que permitem antecipações da recompensa. O comportamento resultante é de consumo, semelhante ao observado em viciados, que tende a ser rompido apenas pelo esgotamento completo (da droga, do dinheiro ou dos limites físicos) e pela potencialização de circuitos opostos.

Chicote

Quando isso acontece, a sensação seguinte remete à depressão. A criança superexcitada precisa passar por irritação, tristeza e choro antes de cair no sono. Como discutido no Capítulo 14, a depressão torna possível o recolhimento e a submissão. Triste, a criança perde a sensação de onipotência e a arrogância, aceita a fragilidade e se submete aos cuidados dos pais, larga o controle e pode entregar-se ao sono. Depressão, tristeza, fragilidade e sentimentos associados a elas não são necessários para o sono comum, mas, quando há uma hiperestimulação do circuito de busca, tais sentimentos negativos parecem ser necessários para desativá-lo. O fibromiálgico tem maior aversão a esses sentimentos negativos do que à dor física em si e realmente usarão tudo o que têm para permanecer em atividade, na hiperestimulação dos circuitos de busca. Não só pelo "barato" que isso dá, mas também pela aversão ao inverso da moeda.

Mesmo em momentos nos quais os circuitos de busca não estão hiperestimulados, dormir pode não ser uma tarefa fácil para os fibromiálgicos. Em tais momentos, a avalanche de ideias e preocupações deixa de incomodar, e o indivíduo deveria poder ir aos poucos se fechando para o mundo externo e se entregando ao cansaço e a um mundo de outras sensações internas. No entanto, é muito comum que dessas sensações internas se sobressaiam avassaladoras sensações de inquietação, angústia, medo, necessidade de se mexer ou, simplesmente, "siricuticos", como muitos descrevem. Cessando-se os estímulos externos, despontam as sensações internas que há muito tempo vêm impulsionando os fibromiálgicos a serem o que são, mesmo que a maioria não tenha a menor consciência disso. Essas sensações podem ser comparadas a alarmes automáticos, erroneamente programados para, nos fibromiálgicos, tocar não apenas quando há perigo, mas também quando há ausência de estímulos externos positivos.

Portanto, não é de se estranhar que o dormir seja tão difícil para o fibromiálgico. Ele tem de permanecer em constante movimento, porque existem sedutoras cenouras a sua frente e potentes chicotes em sua retaguarda. Infelizmente (ou felizmente), independentemente de medicações, vontades ou artifícios, dormir um sono de boa qualidade é absolutamente fundamental e indispensável para o ser humano. Sem sono não há solução. O fibromiálgico PRECISA entender isso, porque as condutas mais importantes para que o sono seja possível deverão ser tomadas voluntariamente por ele, embora contrariamente aos seus instintos.

Higiene do sono

Muitas versões semelhantes, mas não iguais, de medidas facilitadoras de sono estão disponíveis na mídia sob o título de "higiene do sono". Abaixo algumas das medidas mais frequentemente sugeridas:

- Garantir um tempo mínimo de sono diário.
- Fixar hora de dormir e acordar.
- Promover rotinas relaxantes próximas da hora de dormir:
  o evitar estimulantes (cafeína, teína, chocolate, nicotina, álcool);
  o evitar atividades excitantes (exercícios físicos, televisão, internet, jogos, leituras, músicas ou vídeos excitantes, trabalho, estudos, aprendizagem, discussões com conteúdo afetivo ou prático etc.);
  o evitar grandes refeições;
  o realizar exercícios de relaxamento.
- Praticar atividades físicas frequentemente, mas não próximo da hora de dormir.
- Expor-se à luz natural.
- Criar um ambiente propício ao sono (relaxante, aconchegante, confortável, seguro, calmo, silencioso).

Em minha opinião, nenhuma dessas medidas, ou o conjunto delas, garante um sono de boa qualidade, mesmo que seguidas à risca, se o indivíduo não entender o que está sendo buscado com elas (e garantir que isso esteja sendo alcançado). Efetivamente, as evidências científicas de que, sozinhas, orientações sobre higiene do sono realmente promovam sono de boa qualidade são fracas e inconclusivas.[206,207] O que as recomendações da higiene do sono buscam é diminuir a cenoura e também o chicote. Elas poderiam ser organizadas em três classes diferentes: as que buscam diminuir a excitação (ativação dos circuitos de busca), as que tentam estabelecer uma rotina e as que procuram diminuir fatores agressores que ativem os alarmes. A importância da rotina será mais bem detalhada à frente, mas também visa permitir uma desativação gradual dos circuitos de busca e evitar surpresas que despertem os alarmes. Se o paciente não entender, a sua maneira, os conceitos aqui discutidos, ele não vai aceitar abrir mão da cenoura. Mesmo seguindo à risca as recomendações da higiene do sono, ele tenderá a substituir os elementos excitantes listados por outros não listados, como "sonhar acordado" ou "zapear" entre pensamentos. É como ele se sente melhor, e seu instinto natural é buscar esse bem-estar.

As limitações da higiene no sono em relação ao "chicote" enraízam-se no fato de que tais medidas têm algum efeito apenas em fatores *externos* de ativação dos alarmes. Elas não impedem que os alarmes sejam, espontaneamente, ligados assim que o vazio (a ausência de estímulos externos) se instale. Para isso, são necessários treinamentos de extinção, como discutido no Capítulo 24 (*imprinting* na neurofisiologia do estresse).

Sonhar acordado

Relembrando as palavras de Leonard L., personagem central do livro *Tempo de despertar*, de Oliver Sacks: "Me sinto salvo, ressuscitado, renascido. Sinto uma sensação de saúde próxima da graça... Sinto-me como um homem amando. Libertei-me das barreiras que me separavam do amor". Leonard estava em uso de L-dopa, uma droga que aumenta a disponibilidade de dopamina nos circuitos que utilizam esse neurotransmissor. Os sentimentos predominantes eram de potência, delícia, satisfação com o mundo e consigo mesmo, liberdade, abertura e troca com o mundo, em uma visão da realidade de certa forma distorcida por fantasia de revelação, conexão com "algo superior".[94] Sensações muito semelhantes são descritas por usuários de ayahuasca (chá do Santo Daime, no Brasil), um potente estimulante de circuitos dopaminérgicos e serotoninérgicos.

O bem-estar que a ativação dos circuitos dopaminérgicos é capaz de produzir já foram extensamente abordados neste capítulo. Essa sensação de "troca com o mundo, fantasia de revelação e conexão com algo superior" precisa ser abordada mais profundamente agora. Elas são a base das ideologias, das religiões e de grande parte dos atos altruístas da humanidade. Não há nada de errado com elas, muito pelo contrário, exceto quando levam a algum engano. Nos delírios messiânicos, elas levam à perda de contato com a realidade e, com isso, a atos sem sentido dentro da realidade. Em algum grau, a maioria de nós (todos?) experimenta essas mesmas sensações. Temos nossos sonhos de grandiosidade, alguns de poder pela dominação, outros de poder pela libertação de si mesmo ou de outros, de um sistema ou da própria condição humana (imortalidade, iluminação, conexão com o Criador ou com Algo Superior). Independentemente de essas sensações remeterem a algo real ou não, elas são amplamente mediadas pelos circuitos dopaminérgicos de busca e levam à intensa ativação do sistema nervoso central. Uma vez limitados em seus costumeiros modos de ativar o sistema de busca e deixados a sós com o vazio, os assustadores alarmes tocando e suas toscas autoimagens, é extremamente comum que os fibromiálgicos busquem conforto em pensamentos "superiores", "sonhos acordados", cujos conteúdos incluem "grandes obras", "bondade", "amor", "sacrifício" e "libertação". Como o único momento vazio do dia do fibromiálgico é esse, próximo à hora de dormir, é nessa hora que tais sonhos acordados acontecem e, de maneira avassaladora, ativam o cérebro do fibromiálgico e impedem seu sono.

Não se pede, aqui, que tais pensamentos "superiores" sejam deixados de lado. Pelo contrário, se eles estão universalmente presentes é porque conferem vantagens adaptativas que não podem ser descartadas. No entanto, como deve acontecer com qualquer atividade que ative o sistema nervoso central, eles devem ser relocados em outros períodos do dia, preferencialmente durante as manhãs. As noites são imbuídas de significados fantasiosos e irreais. Sonhos acordados, quando ocorrem à noite, adquirem proporções fantásticas e desconectadas da realidade. Os mesmos sonhos são logo atrelados à realidade, quando vivenciados de manhã, e assumem proporções mais autênticas. Por isso são também mais facilmente transformados em realidade. Eu recomendo a meus pacientes que não se levantem assim que acordam. Se necessário, eles devem adiantar o despertador em cinco minutos e, então, usar esse tempo para recordar os sonhos que tiveram e os sonhos e planos que têm para o dia e para a vida. À noite, eles têm de se conformar com suas dimensões humanas, sejam lá quais forem, sem tentar mudá-las. Por lhes solapar a onipotência e a arrogância, isso também os ajuda a dormir e a largar o controle, da mesma forma que o conteúdo ameaçador das cantigas de ninar apazigua as crianças.

No trecho acima, cito "conexão com algo superior" como um dos sentimentos que podem acionar o sistema de busca e dificultar o sono. Tal fato, no entanto, não é obrigatório. Existem diversas maneiras de se colocar frente ao "Algo Superior", e eu sou incapaz de julgá-las. Do ponto de vista da promoção do sono, no entanto, as posturas ativas, por meio das quais busca-se ser, fazer, conquistar ou decidir algo (com a ajuda ou aceitação desse Algo Superior), tendem a levar à excitação e à perda de sono. Posturas mais passivas, pelas quais o indivíduo aceita as próprias limitações e o caráter ilusório do controle e abandona a própria sorte e a sorte dos entes queridos nas mãos do "Algo Superior", ao contrário, tendem a levar ao conforto e à confiança, facilitando o sono. Espiritualidade é compatível com fibromialgia, e existem algumas evidências de que ela pode ajudar a amenizar o sofrimento causado pela condição e a melhorar a funcionalidade de tais pacientes.[208]

Observar o corpo

Não raramente, cremo-nos tranquilos, relaxados e "desligados" do mundo lá de fora, mas, apesar do cansaço o sono simplesmente não vem. Na verdade, não estamos tão tranquilos, relaxados e desligados como imaginamos, e se prestarmos atenção ao corpo isso fica evidente. Uma respiração acelerada, um ombro ou parte das costas que se recusam a apoiar no colchão, os maxilares presos, os lábios cerrados, as sobrancelhas contraídas, o diafragma tenso, as pernas que continuam a se mexer... A relação corpo-mente tem via dupla: se modificarmos o corpo, nós conseguimos modificar o estado da mente, como os estudos com toxina botulínica nos músculos da expressão ilustram bem. Se fizermos uma varredura completa, de cima a baixo, de dentro para fora, e formos, sistematicamente, relaxando tudo que flagramos contraído, simultaneamente conseguimos nos fechar para o mundo externo, entregar-nos ao mundo interno, relaxar, permitir o sono e uma integração entre corpo e mente. Esse último item é muito importante e será mais profundamente abordado no próximo capítulo.

Outras condições clínicas ou ambientais que prejudicam o sono

No Capítulo 3 foram expostas diversas condições que atrapalham o sono e podem causar sintomas indistinguíveis de fibromialgia, ou desencadear crises em indivíduos propensos a ela. Refluxo gastresofágico, gastrite, asma, rinite alérgica, roncos excessivos e apneia do sono estão entre elas. Um ambiente barulhento, claro, quente ou frio demais, pernilongos no quarto, crianças ou animais na cama etc. também podem dificultar o sono e criar sintomas. Frequentemente, tais condições não chegam a impedir completamente o sono, mas coíbem seu aprofundamento, o que leva aos mesmos resultados. Quando isso acontece, é comum o paciente não perceber que tais condições clínicas ou ambientais estejam atrapalhando tanto. Antes de dormir, ao observar o corpo e encontrar resistências e tensões, é interessante se perguntar se elas não são reativas a algo concreto que pode ser modificado. Muitas vezes, simples tampões de ouvido, tapa-olhos, fronhas e/ou capas de colchões antialérgicos, repelentes de insetos, travesseiros antirrefluxo, Cepap (máscaras antiapneia e roncos) etc. podem melhorar um sono há muitos anos prejudicado.

Crianças no quarto

Crianças na cama ou no quarto são um problema a parte. Além de, certamente, dificultar o aprofundamento do sono, limita imensamente a vida íntima e afetiva do casal. Mães (mais usualmente que pais) que permitem que isso ocorra o fazem, frequentemente, com a desculpa de que de outra forma a criança chora e dorme mal, limitando ainda mais o sono dos pais. Isso só é real em curtíssimo prazo. Na verdade, a criança intui que aquele não é o seu lugar e teme o dia em que será expulsa dali. Em vez de essa permissividade criar segurança, cria ansiedade e a necessidade de, a todo momento, testar os pais (conferindo se seu controle sobre eles ainda se sustenta). O limite é ainda mais importante para a criança do que para os pais. Inevitavelmente, a criança que cresce sem limites se torna um adulto ansioso e cronicamente frustrado. Nada mais tranquilizador e saudável para uma criança do que pais unidos, que amem a si mesmo e um ao outro, que se preservem e coloquem limites. É vital que o casal exista independentemente da criança. Quando a união é frágil e só se mantém em função da criança, toda a responsabilidade sobre a felicidade e estabilidade daquela família é transferida para ela, o que, inevitavelmente, gera intensa insegurança. É preciso que cada indivíduo da família exista, tenha seu espaço e obrigações. É igualmente preciso que o casal exista, tenha seu espaço e obrigações. Os casais que permitem crianças no quarto devem se perguntar se ainda existem como casal, independentemente das crianças. Se os laços estão frágeis, eles devem ser reavivados por meio de terapia de casal (ideal), tempo sem as crianças, jogos amorosos etc. Um casal unido por laços fortes, o que inclui vida sexual satisfatória, vai, naturalmente, exigir um espaço seu – físico e cronológico. Tal necessidade colocada de forma natural vai ser aceita com alívio pelas crianças, mesmo que, inicialmente, elas esperneiem pelo trono perdido. O trono é um lugar assustador e inadequado para crianças.

Resumo do Capítulo 26

Descreve os motivos pelos quais o fibromiálgico têm dificuldades para dormir, as limitações dos tratamentos farmacológicos e alguns meios não farmacológicos de se alcançar um sono de boa qualidade.

- Os motivos pelos quais os fibromiálgicos têm dificuldade para dormir confundem-se com as próprias causas da fibromialgia. Ao alcançar um sono adequado, o fibromiálgico terá, irremediavelmente, modificado grande parte dos fatores que o tornam fibromiálgico.
- Sem que uma qualidade de sono adequada seja alcançada, é muito difícil que haja melhora duradora nos sintomas da fibromialgia.
- As medicações que promovem um sono de boa qualidade também produzem uma série de efeitos colaterais e perdem sua eficácia ao longo do tempo. O fibromiálgico deve buscar meios próprios de promover, em longo termo, um sono de boa qualidade.
- Para dormir, é necessário abandonar o mundo exterior (largar o controle) e se entregar ao cansaço e ao mundo interior. Ambos os movimentos são difíceis para o fibromiálgico.
- Atividade e controle constantes ativam (e são produzidos pela ativação dos) circuitos de busca, por isso produzem bem-estar e sensação de mais valor. O fibromiálgico não quer largar isso.
- A hiperativação dos circuitos de busca gera um comportamento de consumo semelhante ao de viciados. Em tais situações (hiperexcitação), interromper voluntariamente o comportamento é muito difícil, e a atividade tende a continuar até a exaustão física completa, dor intensa e depressão. Os fibromiálgicos vivenciam isso como uma crise fibromiálgica.
- "Entregar-se ao mundo interior" é, por si só, muito difícil para o fibromiálgico. Ele sente dor, ansiedade, angústia e possivelmente medo e depressão. Alguns descrevem a sensação como "siricuticos". Tais sensações são geradas pela ativação dos circuitos do estresse, "alarmes" que no fibromiálgico estão erroneamente programados para tocar quando cessam os estímulos externos. A única maneira de mudar a programação desses alarmes é o "treinamento de extinção", descrito no Capítulo 24.
- Para dormir (pré-requisito para não sentir dor), o fibromiálgico terá de abrir mão de comportamentos que o fazem se sentir bem e se expor repetida e progressivamente a sentimentos negativos vindos do seu próprio corpo. Tal fato é contrário a seus instintos, portanto ele precisa entender que é esse o único caminho.
- Diversas medidas podem facilitar o sono ao estabelecer rotinas que diminuem a excitação e os elementos externos capazes de ativar os alarmes. O conjunto delas é chamado "higiene do sono". Elas são muito úteis, desde que o item acima seja compreendido e buscado.
- A relação corpo-mente tem via dupla: se modificarmos o corpo, conseguimos modificar o estado da mente. Antes de dormir, é muito útil fazer uma varredura sequencial no corpo e ir relaxando tudo que flagramos contraído ou excitado. Essa e outras técnicas de relaxamento são sugeridas.
- Outras condições clínicas ou ambientais que possam estar atrapalhando o sono devem ser ativamente buscadas e eliminadas. Algumas clássicas são: refluxo gastresofágico, gastrite, asma, rinite alérgica, roncos e apneia do sono, um ambiente barulhento, claro, quente ou frio demais, pernilongos no quarto, crianças ou animais na cama.

Reintegração do corpo físico

27

Descreve o estado de negligência e abuso ao qual é submetido o corpo fibromiálgico e as razões pelas quais isso ocorre, além de traçar estratégias para mudar a relação do fibromiálgico com seu corpo. Capítulo de grande importância para pacientes fibromiálgicos. Dificuldade média. Pular para o resumo compromete bastante a compreensão das principais ideias do livro.

Negligência e abuso

O final do capítulo prévio fala sobre "conformar-se com as dimensões humanas, sejam lá quais forem". Bem, o ser humano acontece primariamente dentro de um corpo humano, e não há possibilidade de sentirmo-nos bem se esse corpo não está bem. A fibromialgia secundária é uma das provas disso. Por mais fantástica que seja a máquina que nos dá forma, ela foi projetada para funcionar dentro de parâmetros específicos, o que envolve uma série de necessidades absolutas que precisam ser satisfeitas. O sono é uma delas, mas não é a única sistematicamente insatisfeita nos fibromiálgicos. Neles também são negligenciadas, por exemplo, as necessidades de desenvolver a musculatura, o sistema cardiovascular e a coordenação, relaxar depois de contrair e sentir prazer. Outras necessidades fisiológicas, como alimentação adequada e ir ao banheiro sem atropelos, brincar, espreguiçar-se e bocejar também são, frequentemente negligenciadas por essas pessoas, dentro da correria e da tensão contínua da vida.

O corpo tem seu jeito tímido de expressar a maior parte dessas necessidades, e "expressar-se", propriamente dito, é também uma de suas necessidades. O fibromiálgico nunca permitiu o menor espaço para essa expressão. Quando muito atende, a contragosto, seus gritos mais desesperados, como dor, depressão ou exaustão. Frente ao abuso e à negligência sistemáticos, o corpo fibromiálgico só pode responder com violência, inadequação, contração e hiper-reatividade. Claro, o fibromiálgico, involuntariamente, busca distanciar-se o quanto pode dessas respostas.

O fibromiálgico, sem querer, repete, em si mesmo, a mesma história de negligência e abuso que muitos fibromiálgicos viveram em sua infância. Em vez de uma relação de dupla via de nutrição, o fibromiálgico acha natural ser servido incessantemente por seu corpo sem dar atenção às necessidades dele. Com isso perde a capacidade de nutrir seu *self* a partir do seu próprio corpo e se especializa em nutri-lo apenas a partir de fontes externas. O próprio grito magoado vindo do corpo físico diminui constante e importantemente o *self* do fibromiálgico, tornando-o ainda mais dependente e vulnerável às indisponibilidades das fontes externas de nutrição do *self*.

Reintegrar a mente e o corpo do fibromiálgico, reconstruir a relação entre eles, é muito mais do que desejável, é uma condição *sine qua non* para que haja melhora em longo prazo. É imprescindível que o fibromiálgico entenda isso, caso contrário ele não terá motivação suficiente para superar as dificuldades e as resistências bilaterais que surgirão durante tal reconstrução.

Conciliar o sono envolve recolher-se ao corpo, e é um bom exemplo de como virão essas dificuldades. Preparar-se para dormir começa com fechar-se gradualmente ao mundo. Com isso, cessam-se os estímulos externos, bem como as fontes externas de nutrição do *self*. Como vimos no capítulo prévio, isso é o fim da cenoura, que o fibromiálgico não quer largar, e também quando se faz sentir o chicote. Diminuídos os estímulos externos, despontam os *feedbacks* do corpo físico, que, desesperado, grita seu martírio e suas necessidades. Seus gritos falam de perigo verdadeiro (alarmes e dor), de sobrecarga intensa (dor, tensão, exaustão) e de negligência (depressão, contração). A perda da cenoura e a dor do chicote serão sentidos não apenas quando o fibromiálgico tentar conciliar o sono, mas sempre que ele der espaço para o corpo se manifestar. Temporariamente, a maioria deles resolve o problema diminuindo ainda mais essas oportunidades de expressão do corpo (comportamento de evitação). Nesse contexto, as crises fibromiálgicas podem ser comparadas a justíssimas greves de trabalhadores sistematicamente explorados e violentados. Ainda dentro dessa metáfora, a maioria dos patrões (a mente do fibromiálgico) se irrita e se desespera com tais greves, faz concessões que buscam acalmar momentaneamente os trabalhadores, mas assim que eles voltam a trabalhar, as promessas são descumpridas e a situação volta a ser exatamente igual à prévia.

Ineficiência psicoeconômica

Por que tão poucos fibromiálgicos conseguem criar melhores condições de trabalho para seu corpo em longo prazo? Talvez a melhor resposta seja porque os "patrões" fibromiálgicos enxergam sua "empresa" como prestes a quebrar financeiramente. Ele adoraria conceder melhores condições para seus empregados, mas reduzir a carga de trabalho e aumentar os "salários", em sua concepção, levaria a empresa à bancarrota. A verdade é que, mês a mês, o balanço realmente se fecha precariamente, e déficits não são raros. As contas apertadas não são apenas "aberrações cognitivas" dos patrões. Ao mesmo tempo, isso acontece largamente em função de uma ineficiência produtiva da empresa. O patrão se nega a terceirizar serviços e acumula todos os estágios da linha de produção – da extração de matérias-primas à entrega ao consumidor. E quando terceiriza, não sente alívio, porque se sente obrigado a, diretamente, supervisionar o serviço contratado, sob pena de queda importante na qualidade do produto.

Realmente, o produto final produzido é de qualidade impecável! Mas o consumidor realmente valoriza isso? A verdade é que na grande maioria das vezes não! O consumidor quer bugigangas coloridas e brilhantes, que o entreterá por minutos e então serão abandonadas. O consumidor quer variar, quer novas versões, quer o *status* social que confere as novidades e não especificamente "qualidade". A dura realidade é que, geralmente, todo o esforço do patrão para garantir a qualidade e todo o martírio dos trabalhadores não atingem o objetivo de aumentar as vendas, fidelizar clientes e elevar os lucros da empresa.

Empresas mais modernas perceberam que criatividade e inovação são mais valorizadas que qualidade. Elas criam horários de trabalho flexíveis, ambientes férteis de comunicação e criação, o que envolve períodos de descanso, ócio, reconhecimento financeiro e intensa troca social entre seus funcionários.

Onde eu quero chegar com essa metáfora é que o fibromiálgico precisa entender que, em longo prazo, criar condições para seu corpo se desenvolver e se expressar em totalidade, o que inclui ócio, relaxamento, prazer, criatividade, humor, atividades físicas etc., aumenta, não diminui, sua eficiência e aceitação (interna e externa). Mas mesmo entendendo e desejando isso, o fibromiálgico tem dificuldades em mudar o único padrão de comportamento que já conheceu na vida, assim como empresários têm dificuldades em mudar o único modo de gerenciamento que conhecem. Para que isso aconteça, é geralmente necessário que haja uma intervenção externa.

Intervenção externa

Geralmente, o interventor é o médico ou o psicoterapeuta, mas pode ser o preparador físico, o nutricionista, o professor de ioga ou qualquer outro profissional que veja o paciente regularmente e possa ajudar a planejar as mudanças e realizar "auditorias" para verificar se elas têm sido aplicadas. Tais mudanças devem começar por garantir condições mínimas de trabalho e expressão para os funcionários da empresa. No início, nada disso vai vir naturalmente, portanto, uma rotina artificial e rígida deve ser arbitrariamente decretada (jornadas máximas de trabalho, tempo mínimo de descanso, pausas e férias). Essa rotina deve ser rigorosamente cumprida. O patrão deve criar ao menos um momento no dia em que os trabalhadores terão a possibilidade de se expressar, e ele terá a obrigação de ouvi-los e atender às demandas justas que surgirem. Inicialmente, é natural que nessas "reuniões" sejam ouvidas gritarias e acusações, que legitimamente expressam como o corpo está se sentindo. Não há como escapar delas. Mas uma vez satisfeitas as condições básicas dos trabalhadores, a gritaria deve dar lugar a um diálogo. Propostas criativas e construtivas devem ser ativamente buscadas e valorizadas. Ideias mais toscas e inadequadas não devem nunca ser ridicularizadas ou desvalorizadas, sob o risco de se castrar a criatividade do grupo. Humor construtivo deve ser incentivado. Aos poucos, o ambiente deve migrar em direção ao ambiente fértil, criativo e respeitoso, oposto ao ambiente interno conhecido pelos fibromiálgicos.

Diversas técnicas facilitam tal diálogo entre mente e corpo. Meditações, técnicas de relaxamentos, *tai chi*, ioga, biodança estão entre elas. Se disponíveis, essas técnicas são também altamente recomendadas, porque ensinam um caminho que poderá ser seguido pelo fibromiálgico sozinho quando as aulas terminarem, o que vai em direção ao princípio da autonomia do paciente (Capítulo XXII). A psicoterapia reichiana (análise do caráter) é uma das poucas linhas de psicoterapia em cuja ideia central está a integração corpo-mente. Durante as sessões, o paciente é frequentemente convidado a prestar atenção nas expressões de seu corpo, localizar seus sentimentos nele e reconhecer suas posturas. Ao mesmo tempo, os *actings*, exercícios neuromusculares, promovem a expressão de grupos musculares frequentemente negligenciados e amplamente envolvidos nas emoções.

Risco real

Como colocado acima, o balanço psicoeconômico do fibromiálgico é verdadeiramente precário e déficits não são raros. O medo de ir à bancarrota não é uma aberração cognitiva que pode ser simplesmente ignorada e, nesse sentido, a angústia do "patrão" (a mente fibromiálgica) é justificável. Entender a necessidade de mudanças é o primeiro passo para o fibromiálgico, mas não garante que em uma crise de ansiedade todos os avanços sejam jogados para o alto e o padrão prévio seja reinstituído. A nova rotina vai levar a uma imediata menor disponibilidade da força de trabalho. O fibromiálgico não dará mais conta das inúmeras funções que acumulava e terá de "terceirizar" mais. Isso significa um maior "gasto" inicial, menor ganho e a perda da qualidade dos serviços prestados. O "consumidor" (os outros significantes na vida do fibromiálgico) vai ficar descontente e vai espernear e ameaçar buscar outros fornecedores. É possível que muitos deles realmente o façam (os que têm a opção), e esse é um momento de risco absolutamente real. Se o processo não for bem conduzido, o fibromiálgico será obrigado a voltar atrás e desistir de qualquer mudança. A cada vez que isso acontece, a autoconfiança diminui e a mudança real fica mais difícil. Além de compreender o que está acontecendo, perceber a necessidade de mudanças e para que lado elas devem ocorrer, é ideal que, nesse período, o fibromiálgico tenha ajuda externa que o auxilie a passar pelas transformações de forma segura. A maioria dos profissionais que lidam com a fibromialgia percebe tal necessidade de mudanças, mas não sabe exatamente como orientar o fibromiálgico a otimizar as chances de elas realmente acontecerem e, ao longo do tempo, sustentarem-se. Este livro (e em especial o próximo capítulo) procura preencher essa lacuna.

Em resumo, essas mudanças devem buscar a reintegração mente-corpo. Essa não é uma tarefa fácil, porque o fibromiálgico não quer largar os aspectos bons de ser o que é (a cenoura), nem enfrentar os demônios que o tornaram assim (o chicote). Além disso, o fibromiálgico opera em um delicado balanço psicoeconômico. As mudanças que se fazem necessárias o expõem a riscos reais de "quebrar", o que pode significar perder emprego, reconhecimentos e as moedas psicoeconômicas vitais para sua vida social e psicológica. Em primeiro lugar, é importante que o fibromiálgico entenda a dinâmica dentro da qual está preso. Em segundo lugar, ele deve compreender que não pode contar com a ajuda duradora de remédios ou quaisquer outras terapias mágicas. O corpo físico tem limites orgânicos, e não há drogas capazes de mudar nossa natureza. Se essa compreensão não acontecer, ou for apenas superficial, ele não vai se convencer a largar a cenoura ou enfrentar o chicote e os riscos inerentes às mudanças. Quando ele busca ajuda, quer apenas se ver livre dos sintomas e não ter de passar por reestruturações profundas!

Medidas de reestruturação

Uma vez entendida a dinâmica, a necessidade das mudanças e aonde se quer chegar, o fibromiálgico deve buscar e aceitar intervenções externas. Para isso, é necessário que ele tenha ampla confiança no profissional que irá acompanhá-lo. Tal confiança deve ser conquistada (próximos capítulos).

Rotina rígida (garantir condições mínimas de operação)

As intervenções externas devem começar pelo estabelecimento de uma rotina rígida, envolvendo jornadas máximas de trabalho, tempo mínimo de descanso, pausas seriadas durante o trabalho, tempo para as refeições, breves descansos após as refeições, férias, além de momentos diários nos quais a expressão do corpo será promovida. Dar disciplina também é dar amor, e todas as tendências naturais a se fugir dessa rotina devem ser inibidas. Tais intervenções devem gerar, inicialmente, medo, ansiedade, angústia e maior contato com a dor, e isso deve ser visto como terapia de exposição, que busca a reprogramação dos alarmes e da sensibilidade à dor.

Expansão

Uma vez satisfeitas as condições básicas de operação e expressão do corpo físico, deve-se buscar o desenvolvimento neuromuscular, criativo, do humor e do prazer. Isso é alcançado primeiramente com respeito às tentativas toscas e inadequadas que surgirem nesse sentido. O humor construtivo ajuda nesse processo e deve ser incentivado. O fibromiálgico vai ter de engatinhar antes de caminhar! Ele deve aprender a ter orgulho dessas tentativas, assim como um pai tem orgulho dos primeiros passos de seus filhos. Aos poucos, o ambiente deve migrar em direção ao ambiente fértil, criativo e respeitoso, oposto ao ambiente interno conhecido pelos fibromiálgicos. Nesse momento, a expressão do corpo físico deve ser natural e fácil, as rotinas rígidas não mais serão tão necessárias e os *inputs* internos devem ser uma fonte de modificação do *self* variável forte o suficiente para diminuir a dependência de fontes externas, levando à possibilidade de "nãos" estratégicos. Menos frágil, mais criativo, expressivo, natural, engraçado e autoconfiante, o ex-fibromiálgico inevitavelmente cativará mais as pessoas a sua volta aumentando também os *inputs* externos. Esse "superávit" permitirá que seus sonhos sejam buscados.

Resumo do Capítulo 27

Descreve o estado de negligência e abuso ao qual é submetido o corpo fibromiálgico e as razões pelas quais isso acontece, além de traçar estratégias para mudar a relação do fibromiálgico com seu corpo.

- Não há possibilidade de nos sentirmos bem se o corpo não está bem.
- O corpo tem necessidades absolutas que normalmente são regularmente negligenciadas no fibromiálgico. Entre elas estão: dormir bem, desenvolver a musculatura, desenvolver os sistemas cardiovascular, pulmonar e a coordenação, relaxar depois de contrair, espreguiçar-se, bocejar, brincar, ter prazer, comer e ir ao banheiro sem atropelos, entre outros.
- Se expressar também é uma necessidade básica do corpo, mas o fibromiálgico nunca permitiu o menor espaço para tal expressão. Em vez disso, ele acha natural ser servido incessantemente por seu corpo sem dar atenção às necessidades dele, repetindo, em si mesmo, a mesma história de negligência e abuso que muitos fibromiálgicos viveram em sua infância.
- O grito magoado, contínuo, vindo do corpo físico, diminui constante e importantemente o *self* do fibromiálgico tornando-o ainda mais dependente e vulnerável às indisponibilidades das fontes externas de nutrição do *self*.
- Reintegrar a mente e o corpo do fibromiálgico, reconstruir a relação entre eles, é muito mais do que desejável, é uma condição *sine qua non* para que haja melhora em longo prazo. É imprescindível que o fibromiálgico entenda isto, caso contrário não terá motivação suficiente para superar as dificuldades e as resistências bilaterais que surgirão durante tal reconstrução.
- Essas dificuldades passam pela "perda da cenoura e a dor do chicote", discutidos no capítulo prévio. Além disso, existe o temor de não se fechar o balanço psicoeconômico com a redução do ritmo de trabalho, da centralização e aumento dos "nãos".
- O fibromiálgico precisa entender que, em longo prazo, criar condições para seu corpo se desenvolver e se expressar em totalidade aumenta, não diminui, sua eficiência e sua aceitação (interna e externa).
- Mesmo entendendo e desejando isso, o fibromiálgico tem dificuldades em mudar o único padrão de comportamento que já conheceu na vida. Para que isso aconteça, é geralmente necessário que haja uma intervenção externa.
- O interventor é geralmente o médico ou o psicoterapeuta, mas também pode ser qualquer outro profissional que veja, regularmente, o fibromiálgico e possa ajudar a planejar as mudanças e realizar "auditorias" para verificar se elas têm sido aplicadas.
- Essas mudanças devem começar por uma rotina inicialmente artificial e rígida. Devem ser respeitadas jornadas máximas de trabalho, tempo mínimo de descanso, pausas seriadas durante o trabalho, tempo para as refeições, breves descansos após as refeições, tempo para ir ao banheiro e férias.
- Além disso, deve haver ao menos um momento no dia no qual o fibromiálgico pare e "ouça o corpo". Tal momento deve, inicialmente, proporcionar apenas dor e os "alarmes". Isso deve ser visto como um treinamento de extinção.

- Diversas técnicas facilitam esse diálogo mente-corpo. Meditações, técnicas de relaxamentos, *tai chi*, ioga, biodança e psicoterapia reichiana estão entre elas.
- Uma vez satisfeitas as condições básicas de operação e expressão do corpo físico, deve-se buscar o desenvolvimento neuromuscular, criativo, do humor e do prazer. Isso é primeiramente alcançado com o respeito às tentativas toscas e inadequadas que surgirem nesse sentido. O fibromiálgico deve aprender a ter orgulho dessas tentativas, assim como um pai tem orgulho dos primeiros passos de seus filhos.
- Menos frágil, mais criativo, expressivo, natural, engraçado e autoconfiante, o ex-fibromiálgico inevitavelmente cativará mais as pessoas a sua volta, aumentando também os *inputs* externos. Nesse ponto, ele terá trocado a centralização e o perfeccionismo por criatividade e trocas afetivas reais.

Conduzindo uma transformação segura

28

O fibromiálgico que desiste de tudo e, então, tenta criar um novo modo de ser está fadado ao fracasso. É necessário que se crie novas habilidades que levarão às mudanças de comportamento. Capítulo de grande importância para pacientes fibromiálgicos. Dificuldade média. Pular para o resumo compromete bastante a compreensão das principais ideias do livro.

Infelizmente, a "intervenção" proposta no capítulo prévio é, na prática, muito mais complicada do que na teoria. Isso acontece porque além das dificuldades internas (a cenoura e o chicote), o fibromiálgico vai enfrentar reais dificuldades sociais e psicoeconômicas que põem em risco os últimos pilares que o sustentam. Se o processo não for bem conduzido, o fibromiálgico será obrigado a voltar atrás e desistir de tudo, diminuindo as possibilidades de sucesso nas próximas tentativas.

O novo deve surgir antes de o velho se desfazer

Ao compreender a dinâmica na qual está preso, ou ao encontrar o limite de suas forças, o fibromiálgico fica ansioso para se ver livre do seu modo de agir e faz grande esforço para dizer "nãos" e acabar com a sobrecarga a e a centralização de tarefas a que se impõe e que levam ao estresse. Exceto por raras exceções, o resultado é desfavorável. Primeiramente, porque o primeiro a sentir as consequências da tentativa de mudança é o próprio fibromiálgico. Ele é, de longe, o mais sensível aos trabalhos não feitos (ou mal feitos), aos prazos vencendo, às pessoas descuidando de si mesmas, à casa se deteriorando. Muito antes dos outros protestarem, eles desistem de desistir. Se, por determinação ou exaustão, a renúncia continua, filhos, cônjuges, mães e colegas de trabalho, acostumados àquela eficiência e vendo ruir o único pilar que sustenta aquele sistema, protestam, esperneiam, rompem. Em caso extremos, nos quais a postura é mantida após o caos completo inicial, os sistemas começam a se reorganizar sem o fibromiálgico. O que deveria ser a conquista de uma vida, torna-se a renúncia a ela. Sem sua única fonte de nutrição de *self*, o fibromiálgico deprime, adoece ou volta, voluntariamente, para o padrão prévio.

Isso também fica claro quando, atribuindo a sobrecarga ao emprego ou ao casamento, o fibromiálgico busca a aposentadoria ou o divórcio. A nova vida, teoricamente muito mais leve, nunca se torna menos estressante ou menos sintomática. Os padrões prévios são inevitavelmente repetidos. A renúncia ingênua não é uma opção!

É imprescindível que os fibromiálgicos, e os profissionais que lidam com tal condição, entendam que descartar o velho para conquistar o novo simplesmente não funciona! Ao dizer "nãos" e se livrar da sobrecarga e da centralização, o fibromiálgico corta os únicos pilares que o sustentam e, inevitavelmente, cai no vazio psicoeconômico. A sequência tem de ser oposta: o fibromiálgico deve primeiramente desenvolver novos meios de fechar seu balanço psicoeconômico e, então, os "nãos", naturalmente, vão surgir e se sustentar.

Vejamos como isso acontece.

Por que os fibromiálgicos não conseguem dizer "não"

Dizer "não", colocar limite no outro, é uma enorme dificuldade para o fibromiálgico, e as causas disso também se confundem com as próprias causas da fibromialgia. Em geral, o fibromiálgico nem percebe que falhou em colocar o não e, quando se dá conta, já está há meses sendo abusado pelo outro, então explode e rompe. Tal explosão não é socialmente aceita, e o abusado ainda fica como o louco e o inadequado da história. Ouso dizer que todos os fibromiálgicos colecionam histórias que se encaixam nesse padrão. Todos já perceberam que fazem isso, odeiam a si mesmos quando o fazem, mas simplesmente não conseguem impedir que tal fato se repita. Ao mesmo tempo, é fácil para eles reconhecer que essa dificuldade em colocar os "nãos" na hora certa e da maneira correta, só acontece quando a tentativa de abuso é voltada contra ele mesmo. Quando, por exemplo, a demanda abusiva é feita em relação a um de seus filhos, os fibromiálgicos imediatamente percebem o absurdo e não têm a menor dificuldade em afastar o abusador, em tempo real. Nesses casos, eles colocam o não de maneira proporcional ao tamanho do abuso, ficam seguros com a postura e não sentem culpa ou remorsos.

Por que, então, os fibromiálgicos falham em se defender quando não têm a menor dificuldade em defender os outros? A resposta a tal questão começa com a percepção de que o comportamento é sempre (imediatamente) guiado pelo sentir e não pelo pensar. O pensar é lento e geralmente só acontece depois, ou mesmo antes, do agir. O fibromiálgico percebe, em tempo real, que seus filhos estão prestes a serem abusados porque se sente mal com a situação e é, naturalmente, impelido a reagir a ela. Ao mesmo tempo, o fibromiálgico não consegue reagir em tempo real aos abusos direcionados a ele mesmo, simplesmente porque naquele momento ele não sente que está sendo abusado. A pergunta correta não é "por que os fibromiálgicos falham em se defender?", mas "por que os fibromiálgicos não sentem quando estão sendo abusados?".

Existem diversas respostas para essa questão. Primeiramente, no momento em que ele está sendo abordado pela proposta abusiva, seu universo está dominado pelos sentimentos relacionados à ativação do sistema de busca: aceleração, obsessão por fazer, busca por soluções, sensação de poder (de aguentar), antecipações de recompensas. Como a sua fonte de nutrição de *self* vem, exclusivamente, de fora, aquela proposta é, inclusive, sentida como uma nova oportunidade de ganhar moedas psicoeconômicas (antecipação de recompensas). Na prática, seria mais ou menos assim: estou superocupado, a mil por hora, resolvendo um monte de coisas, centralizando todas as funções, orgulhoso com a qualidade do que eu estou fazendo, conquistando reconhecimento pela excelência do meu trabalho. Nesse momento, um de meus colegas de trabalho se aproxima e me apresenta um relatório horrível, incompleto e malfeito. Vejo que isso compromete a qualidade de todo o projeto, e isso me dá mal-estar (esse mal-estar seria a oportunidade para a defesa reativa). Preciso resolver esse mal-estar. O caminho mais fácil nessa situação é eu mesmo refazer o relatório. Vai dar trabalho, mas espero que esse colega e os outros percebam o quão melhor o meu novo relatório ficou, e o quão importante eu sou dentro dessa empresa.

Outra razão é o *self* "deficiente". No mesmo exemplo acima, os objetos aos quais se referem aquele "mal-estar" são o relatório e o tal colega de trabalho. Frente ao mesmo mal-estar, outra pessoa poderia reagir ao relatório mostrando ao colega a sua insuficiência e como isso comprometeria o resultado do projeto. Essa irritação e postura seriam consideradas socialmente adequadas, mas exigiriam um enfrentamento com o colega. "EU estou dizendo que o relatório está ruim, e isso significa que VOCÊ vai ter de trabalhar mais!" O fibromiálgico tem dificuldades com enfrentamento, porque seu "eu" é frágil, e o "você" representa

parte do que ele avidamente tenta conquistar. Importante dizer que grande parte dos fibromiálgicos não concordaria com a afirmação de que eles tentam conquistar o outro, principalmente os colegas do trabalho. Mas eles geralmente não discordam que são vulneráveis a desaprovações, principalmente de um número significante de pessoas, ou de pessoas significantes em sua vida. Outros também não sentem essa vulnerabilidade, mas concordam que se "nutrem" muito do sentimento bom vindo de seu perfeccionismo, por se sentirem mais eficientes, engajados, honestos e responsáveis que os demais. Eles geralmente concordam que se sentiriam diminuídos se as pessoas ao seu redor fossem tão boas quanto eles ou se eles fossem apenas mais um. Se essa comparação com os demais é tão importante para definir seu valor, por mais que eles realmente não estejam interessados em "conquistar o outro", eles também dependem dos outros para se sentirem bem. Essa fragilidade do *self* ajuda a entender porque não é difícil para o fibromiálgico defender os outros significantes, eles sim "dignos de defesa". Afinal, o principal abusador do fibromiálgico é ele mesmo... É por isso também que "injeções de ânimo" de algum outro significante, ou de um terapeuta, ajudam a dizer não. O *self* artificialmente valorizado sente-se seguro nos confrontos.

Uma terceira razão para o fibromiálgico aceitar o abuso e escolher fazer o relatório ele mesmo é a dificuldade que sente em justificar seus padrões de exigência tão altos. Ele sabe que, apesar de medíocre, aquele relatório é semelhante à maioria dos relatórios feitos naquela ou em qualquer outra empresa.

A experiência já mostrou que se ele resolver enfrentar todos os colegas que apresentarem trabalhos aquém do que ele considera razoável, ele criará, rapidamente, um exército de desafetos. O fibromiálgico sabe que seus padrões de exigência são muito superiores à média e sente orgulho disso. Esse é um dos únicos pontos em que se considera melhor do que os outros e, na verdade, esse é o produto que ele vende: qualidade. Desde pequeno, ele se destacou dos demais pelo nível de comprometimento e dedicação e recebia o reconhecimento em troca desses produtos. É esse seu nicho e esses são os únicos artigos que ele se sente capaz de produzir e vender. Portanto, não é de se estranhar que, apesar de criticar tanto a falta de dedicação e comprometimento dos outros, o fibromiálgico quase nunca se cerque de gente como ele. Ele quer tudo feito ao seu modo e vai centralizar, ou diretamente supervisionar, todas as etapas de qualquer trabalho. Duas pessoas assim, inevitavelmente, bateriam de frente e competiriam pelo nicho. Inconscientemente, ele escolhe pessoas que aceitarão suas intervenções e empurra outras para uma postura menos comprometida e dedicada (afinal, eles nunca farão o trabalho exatamente como o fibromiálgico quer, e se fizessem apenas estariam competindo com ele). O fibromiálgico percebe que dedicação, comprometimento e qualidade são os seus produtos, e não os dos outros, e sente que não pode exigir que os outros o sigam em seu perfeccionismo.

Em resumo, os fibromiálgicos não conseguem dizer "nãos" porque vivem no modo "fazer e resolver" (circuitos de busca), porque não se sentem capazes de embates (deficiência de *self*) e porque sua única fonte de "renda" psicoeconômica é dedicação, comprometimento e perfeccionismo. Espera-se que a instituição das medidas de reestruturação descritas no capítulo prévio ajude a evitar a superestimulação do sistema dopaminérgico de busca, permita a criação de fontes internas de nutrição de *self* e a criação de novos "produtos" a serem trocados por "moedas psicoeconômicas" menos baseadas em sobrecarga e martírio e mais baseadas em criatividade e melhores relações interpessoais. Se esses objetivos forem cumpridos, o paciente terá condições de perceber o "mal-estar" no momento em que a proposta abusiva está sendo colocada e terá condições de se colocar e se defender. A queda da qualidade do produto final pode acontecer, mas uma vez que o paciente tenha conseguido se posicionar, apontar as falhas do processo e o responsável por elas, no momento em que aconteceram, ele não será responsabilizado pela queda de qualidade, e a pressão cairá sobre quem falhou. Existe ainda a possibilidade de que a qualidade do produto final não caia, ou mesmo melhore, uma vez que o processo de produção deixa de depender de uma única pessoa comprometida, mas sobrecarregada, mais um monte de outras folgadas, e passa a depender da conjunção de várias cabeças criativas, responsabilizadas por suas possíveis falhas.

Desatar nós

A grande maioria dos pacientes fibromiálgicos não fará as mudanças prontamente. O desenvolvimento das novas habilidades e padrões exigem aprendizagem e plasticidade. O "novo" vai vir aos poucos, e o "velho" vai aos poucos perdendo lugar. Isso é bom porque permite que as pessoas em volta do fibromiálgico tenham tempo de se adaptar. Aos olhos do terapeuta, no entanto, seja ele médico, psicólogo ou qualquer outro profissional, aquele paciente parecerá estático por muito tempo antes que passos largos sejam finalmente dados. Frente a essa imobilidade, os terapeutas mais afoitos ou menos experientes tendem a botar energia e puxar com força a corda, que pode se romper. Com "injeções de ânimo" vindas desses profissionais, muitos pacientes sentem-se fortes para descartar o velho, mas se não tiverem gerado o novo, o vácuo criado os empurrará de volta para a velha posição. Terapeutas mais experientes fornecem pequenas doses de energia, sempre direcionadas de forma a auxiliar o paciente a desenvolver uma determinada habilidade, como quem afrouxa aos poucos cada evolução da corda que está em nó. Quando certo número de evoluções estiver frouxo ou quando determinadas evoluções estratégicas estiverem soltas, o nó repentinamente cederá.

Resumo do Capítulo 28

O fibromiálgico que desiste de tudo e, então, tenta criar um novo modo de ser está fadado ao fracasso. É necessário que se crie novas habilidades que levarão a mudanças de comportamento.

- Para realizar as mudanças que se fazem necessárias, o fibromiálgico põe em risco os únicos pilares que o sustentam. Se o processo não for bem conduzido, será obrigado a voltar atrás e desistir de tudo, diminuindo as possibilidades de sucesso nas próximas tentativas.
- A renúncia simples ao modo como sempre funcionou não é uma opção. Ao dizer "nãos" e se livrar da sobrecarga e da centralização, o fibromiálgico cai no vazio psicoeconômico, deprime, adoece ou volta voluntariamente para o padrão prévio. Ele deve primeiro desenvolver novos meios de fechar seu balanço psicoeconômico e, então, os "nãos", naturalmente, vão surgir e se sustentar.
- Os fibromiálgicos têm dificuldades em dizer "nãos" porque vivem no modo "fazer e resolver" (circuitos de busca), porque não se sentem capazes de embates diretos (deficiência de *self*) e porque sua única fonte de "renda" psicoeconômica (como ele consegue reconhecimento dos outros e de si mesmo) é dedicação, comprometimento e perfeccionismo. As medidas propostas nos capítulos prévios ajudam a evitar a superestimulação do sistema dopaminérgico de busca, permitem a criação de fontes internas de nutrição de *self* e ajudam na criação de novos "produtos" a serem trocados por "moedas psicoeconômicas", menos baseados em sobrecarga e martírio e mais baseados em criatividade e melhores relações interpessoais.
- O desenvolvimento das novas habilidades e padrões exigem aprendizagem e plasticidade. A enorme maioria dos pacientes fibromiálgicos não fará as mudanças prontamente. Nem ele nem o terapeuta devem se preocupar com a sensação de estagnação, desde que as novas habilidades estejam sendo desenvolvidas.

Orientações ao paciente

29

Descreve e organiza os principais itens sobre os quais se devem guiar as orientações ao paciente. Capítulo esquemático e já conciso. Dispensa o resumo final. Capítulo de grande importância para pacientes fibromiálgicos. Dificuldade baixa.

Uma vez claras as limitações do tratamento medicamentoso da fibromialgia, a esperança de mudanças recai sobre as terapêuticas não medicamentosas. Para que essas medidas sejam efetivas, no entanto, elas devem ser adotadas em longo prazo, o que exige disponibilidade, engajamento, priorização, disciplina e persistência. Além disso, muitas das posturas a serem tomadas vão frontalmente contra os instintos de autopreservação do paciente. É altamente improvável que tudo isso aconteça se ele não tiver uma clara compreensão da natureza de seu problema e dos caminhos a serem trilhados para que consiga resolvê-lo. Sem uma adequada orientação, o paciente tende a se posicionar de maneira a obstruir as mudanças, ao invés de promovê-las. Os benefícios de uma intervenção educacional foram respaldados por uma revisão sistemática realizada em 2004 segundo a qual os pacientes orientados apresentaram maior melhora do que os controles em diversos parâmetros, incluindo dor, sono, fadiga, eficácia, qualidade de vida e capacidade de realizar atividades físicas.[209]

Reforço ao diagnóstico

As orientações ao paciente devem começar pelo reforço ao diagnóstico. Grande parte dos pacientes teme que seus sintomas sejam causados por uma condição grave não adequadamente diagnosticada, classicamente uma infecção crônica, uma doença autoimune ou câncer. Efetivamente, uma série de condições clínicas "orgânicas" podem causar sintomas muito semelhantes aos da fibromialgia. É papel do médico afastá-las e expor claramente ao paciente como isso pôde ser feito. Mesmo quando tal fato acontece, é comum restarem dúvidas sobre a origem de sintomas menos "populares" da fibromialgia como cãimbras, formigamentos, alterações cognitivas etc. As orientações ao paciente devem conter uma lista dos sintomas mais e menos frequentes da condição, e o paciente deve ter espaço para tirar dúvidas e fazer comentário sobre os seus sintomas.

Fibromialgia é uma doença real

O descaso de muitos, incluindo médicos, em relação à fibromialgia leva, frequentemente, os pacientes a resistir ao diagnóstico, trocar de médico, solicitar exames e atrasar o tratamento. Mesmo que "fibromialgia" seja uma definição arbitrária, com fronteiras mal delimitadas (Capítulo 3), é errado e contraproducente negar a existência da condição ou de sua classificação como doença. É importante lembrar que diversos distúrbios neuro-hormonais e físicos já foram descritos para a condição, incluindo atrofia de algumas áreas cerebrais. O paciente deve ser assegurado de que sua doença é real e não imaginária ou "coisa da sua cabeça". Ao mesmo tempo, ele deve entender que, a despeito da intensidade de seus sintomas, a condição tem uma natureza "benigna", no sentido de que não leva a deformidades, morte ou qualquer outro problema diferente dos sintomas que ele já conhece.

Um estudo realizado na Inglaterra mostrou que menos encaminhamentos e exames laboratoriais passaram a ser realizados depois que o diagnóstico de fibromialgia foi firmado e transmitido ao paciente.[210] Tal fato foi confirmado por outro estudo, no qual ocorreram menos testes diagnósticos, imagens, encaminhamentos para especialistas e medicações a partir do momento em que fibromialgia foi diagnosticada.[211]

Mecanismos envolvidos na fibromialgia

Mesmo que nossa compreensão sobre a fisiopatologia da fibromialgia seja incompleta, alguns aspectos do que se sabe devem ser transmitidos ao paciente. Isso o deixará mais confiante no diagnóstico e o empurrará para uma postura ativa e responsável em relação ao próprio tratamento e prognóstico.

A associação de fibromialgia com distúrbios de sono deve ser explorada, bem como a relação de ambos com uma hiperativação do sistema de estresse e hipersensibilidade à dor. A compreensão da relação entre fibromialgia e sono vai promover as mudanças abordadas no Capítulo 26 – que envolvem higiene do sono – e evitará hiperativação do sistema de busca. A compreensão da relação entre fibromialgia e hiperativação do sistema de estresse permite discussões sobre comportamento de evitação, terapia de exposição e treinamento de extinção. Isso promove o contato progressivo do paciente com sentimentos e emoções, corpo físico e atividades físicas.

Por mais que a associação de fibromialgia com um *"imprinting* negativo no *self"* seja hipotética e discutível, a maioria dos fibromiálgicos vai prontamente reconhecer que depende quase exclusivamente de *inputs* externos para se sentir bem, o que envolve ser perfeccionista, carregar todos nas costas, centralizar, necessidade de ter reconhecimento alheio e dificuldade em frustrar os outros e dizer não. O reconhecimento desse padrão permite que o paciente se empenhe em desenvolver meios de nutrição de *self* a partir do próprio corpo, o que traz a necessidade de criar condições minimamente fisiológicas de operação e um canal de comunicação entre mente e corpo.

Minha experiência sugere que promover a exploração de possíveis causas para a fibromialgia na história pessoal do paciente pode ser contraproducente. Pouco ou nada se pode fazer sobre o que já passou, portanto, remoer infinitamente as mazelas da infância é inútil e tende a empurrar o paciente para uma posição de vítima e sentimentos de autocomiseração e impotência. Uma possível exceção a isso é a promoção do contato do paciente com sua dor psicológica – com seu trauma –, como uma forma de treinamento de extinção. Nesse caso, o médico ou o terapeuta devem enfatizar a capacidade do paciente de entrar em suas lembranças e emoções e sair tocado, mas inteiro. De qualquer forma, treinamento de extinção deve ser realizado em um ambiente terapêutico, não em folhetos de educação ao paciente.

Recomendações práticas

A teoria só tem validade à medida que ajuda a aceitação e a sedimentação de atitudes práticas. Após compreender o diagnóstico, o prognóstico e os mecanismos envolvidos em sua condição, o paciente deve se focar em atitudes concretas e pragmáticas que permitirão as mudanças necessárias para que um novo padrão seja criado.

Não procurar mudar o padrão prévio

Ser perfeccionista, carregar todos nas costas, centralizar, buscar intensamente o reconhecimento alheio, ter dificuldade em frustrar os outros e em dizer não foram, e são, necessários para que o fibromiálgico mantenha seu delicado balanço psicoeconômico. Ele deve ser orientado a não procurar mudar tais fontes de nutrição, sob o risco de cair no vazio e fracassar. A mudança deverá acontecer naturalmente quando um novo padrão surgir.

Rotina rígida

O paciente deve ser inicialmente orientado a criar, dentro de suas possibilidades, uma rotina relativamente rígida que envolva:

- Higiene de sono (Capítulo 26)
- Pequenas pausas seriadas durante o dia e o trabalho, incluindo tranquilidade nas horas de se alimentar e de ir ao banheiro.
- Períodos diários de atenção à expressão do corpo físico (promoção da comunicação entre mente e corpo).
- Atividades físicas (idealmente mais de quatro vezes por semana – Capítulo 32).

Terapia de exposição/treinamento de extinção

O objetivo é promover o contato progressivo com situações que, inadequadamente, "disparam os alarmes" (geram angústia, ansiedade e mal-estar), quando não deveriam fazê-lo. Tais situações incluem sentimentos negativos, atividades físicas ou simplesmente ficar no vazio/entrar em contato com o próprio corpo. O paciente deve buscar perceber que, apesar dos alarmes, não há risco real nessas situações, e que ele pode entrar e sair delas sem sofrer danos reais. Diversas técnicas ajudam nesse processo, incluindo psicoterapias, meditações, *mindfullness*, ioga, biodança, atividade física assistida, entre outras (Capítulo 32).

Fontes internas de nutrição de *self*

Esse item já está sendo promovido pela rotina rígida dos períodos diários de atenção à expressão do corpo físico (promoção da comunicação entre mente e corpo) e atividades físicas. Paralelamente, é interessante que o paciente seja orientado a buscar expandir a expressão do seu corpo, desenvolver habilidades e o condicionamento físico.

Aprendizagem implica tempo e tentativa e erro.

A fibromialgia está baseada em uma série de particularidades em circuitos neuronais e padrões de comportamento desenvolvidos durante toda nossa formação, possivelmente até antes. O desenvolvimento de novos padrões e circuitos demanda tempo e empenho. É natural que o paciente, acostumado ao controle e à eficiência, entre em desespero frente à aparente demora da melhora, e às inevitáveis recaídas. Ele deve ser assegurado de que isso faz parte do processo e não há atalhos. Nenhuma medicação ou artifício vai eximi-lo da necessidade de respeitar os limites físicos de seu corpo. Frente a recaídas (falhas em providenciar o respeito a esses limites, percebidas como dor), o fibromiálgico deve voltar ao básico, a cada um dos quatro itens acima.

Postura ativa

Apesar de muito importantes, as ajudas externas são claramente limitadas. Medicamentos podem fornecer alívio dos sintomas, mas não são livres de efeitos colaterais e ajudam muito pouco no desenvolvimento de novos padrões de comportamento. Profissionais da saúde podem oferecer diagnóstico, orientações, suporte e técnicas que facilitam cada um dos itens acima. No entanto, nenhum desses profissionais pode trilhar o caminho pelo paciente. Aprender e desenvolver circuitos e habilidades exigem uma postura ativa. O paciente deve esperar muito mais dele mesmo do que dos profissionais que o cercam.

O papel do médico

30

Descreve as motivações e os desafios de tratar pacientes fibromiálgicos. Procura guiar os médicos para um atendimento com as melhores chances de sucesso possível. Capítulo não voltado para pacientes.

Independentemente de teorias sobre as causas psicossociais da fibromialgia, esse paciente sempre vai, de início, procurar ajuda de um médico e preferir ser assistido por um médico. Seus sintomas são quase totalmente físicos e, para ele, é impensável que tenham origem "não orgânicas". Mesmo se, mais tarde, ficar claro o papel que dinâmicas psicossomáticas exercem em sua doença, ele, frequentemente, reluta em aceitar a ajuda de outros profissionais, principalmente a de psicólogos. Sua briga diária consiste, exatamente, em manter aceitável o valor de si mesmo aos próprios olhos e aos olhos dos outros. Ao aceitar que seus sintomas vêm de características inerentes a sua personalidade, e não de causas "externas" (ou orgânicas), ele, inevitavelmente, sente um duro golpe em sua autoimagem. O acompanhamento médico, de alguma forma, valida seus sintomas aos olhos dele mesmo e da sociedade: seu problema passa a ser um "problema médico", não "coisa de louco". Tal preconceito, convenhamos, não está apenas na cabeça do paciente. Licenças são socialmente aceitas, se por causas médicas, mas, frequentemente, são malvistas quando sua causa é psicológica ou psiquiátrica. Por alguma razão, na sociedade, ter problemas médicos inspira simpatia, enquanto ter problemas psicológicos/psiquiátricos causa vergonha, como se os primeiros fossem alheios a nossa vontade e os últimos não. Aliadas ao fato de que é necessário um médico para o manejo das medicações, as razões acima descritas determinam que eles serão quase sempre o pilar central no tratamento da fibromialgia, mesmo que um dia as causas da doença sejam reconhecidas como de origem unicamente psicossocial.

Tal fato leva o médico a um papel para o qual não está acostumado, não foi treinado e não optou quando escolheu a carreira. Grande parte dos médicos odeia atender pacientes fibromiálgicos por sentirem que têm pouco a oferecer a eles, por não saberem o que fazer com eles, por acharem que tais pacientes demandam tempo e energia demais e porque eles frequentemente não melhoram. Outros, infelizmente, não gostam de lidar com os fibromiálgicos por acharem que a ausência de causa orgânica significa que os pacientes estão fingindo ou, simplesmente, tentando manipular as pessoas ao seu redor. O presente livro, em especial o presente capítulo, pretende mudar essa situação, fornecendo informações e alguns recursos que considero vitais para o manejo desses pacientes.

Médico do pronto-socorro

Além dos motivos supracitados, o médico do pronto-socorro encontra razões extras para não gostar de atender pacientes fibromiálgicos. A primeira delas é a grande pressão para um rápido atendimento. Atualmente, os prontos-socorros de todo o mundo estão superlotados. Por terem uma estrutura ágil e de grande resolutividade, tornaram-se muito atraentes e concentram não só pacientes que necessitam de atendimento de urgência, mas também uma grande parte dos pacientes que deveriam ser atendidos via ambulatório, mas querem fugir da necessidade de marcação de consultas e exames.

Tanto o médico quanto toda a equipe envolvida no atendimento de pronto-socorro são fortemente pressionados pelas caras feias e reclamações de pacientes da sala de espera, e se atropelam na tentativa de fazer a fila andar. Isso interessa também aos donos do hospital, que ganham de suas fontes pagadoras de acordo com a produtividade. Uma motivação legítima para a busca de velocidade no atendimento consiste na possibilidade de que haja, entre os pacientes da sala de espera, indivíduos com risco imediato de morte. Nenhum sistema de triagem é 100% seguro, e a grande preocupação do plantonista é não deixar de, a tempo, atender os pacientes graves. Graves, sob seu ponto de vista, são aqueles que possuem risco de morte em curto prazo, situações para as quais ele foi treinado e nas quais gosta de agir. Nesse contexto, atender a um paciente com múltiplas queixas, sacolas de exames, uma longa história médica, demandas afetivas e nenhum risco de vida é, sem dúvida, angustiante.

Ao mesmo tempo, alguns mecanismos de defesa do fibromiálgico tornam muitos desses pacientes ainda mais difíceis de serem atendidos. Sua longa história médica, atrelada à ausência de solução para seus problemas em atendimentos prévios, leva-os, frequentemente, a assumir uma postura de descrédito, desconfiança e até mesmo desafio em relação ao médico que o está atendendo no pronto-socorro. Ao ler na face do médico qualquer desconforto ou impaciência em relação as suas demandas, tais posturas são ainda mais exacerbadas. Esses são comportamentos mal adaptativos, porque apenas provocam na outra parte mais má vontade.

Por último, por mais que os sintomas do fibromiálgico sejam absolutamente reais, parte da razão que o levou ao pronto-socorro é, ocasionalmente, a busca de validação de tais sintomas junto aos entes próximos. Essa demanda não é atendida quando o diagnóstico é uma condição sem causas orgânicas, e quando o médico diz que não há riscos reais de morte. Se, além disso, o paciente melhorar significantemente com a medicação aplicada, ou ficar satisfeito com as explicações recebidas, seus problemas serão solucionados aos olhos dos outros significantes, e deixará de existir espaço para novos pedidos de ajuda. E ele, apesar de estar sentindo menos dor ou ter recebido respostas coerentes, não está se sentindo melhor ou mais confiante sobre seu futuro. Durante e após o atendimento, tais pacientes, com frequência, expressam esses últimos sentimentos e não gratidão pelo tempo e energia nele investidos.

Como se isso tudo não fosse suficiente, existe ainda a intolerância a múltiplas drogas...

Como, então, seria o atendimento ideal a esses pacientes no pronto-socorro?

1. Ouça e demonstre compreensão e empatia

Nas palavras de um professor meu, "vamos devagar, porque hoje eu estou com pressa". O jeito mais rápido e eficiente de resolver o atendimento a um paciente fibromiálgico é mergulhar de cabeça nele. Qualquer intenção de apressar as coisas vai ser interpretada como vontade de se ver livre do paciente e o empurrará para as defesas acima mencionadas. Desde o primeiro momento, demonstre e verbalize compreender o sofrimento e as dificuldades que estão trazendo aquele paciente ao pronto-socorro e se mostre disponível para ajudar com seu melhor, dentro de suas possibilidades.

Deixe-o falar. O fibromiálgico crê que seu diagnóstico seja difícil, e muitos deles temem a existência de alguma condição física por trás de seus sintomas. Ele quer ter certeza de que não está deixando passar nenhum detalhe que comprometerá a capacidade de o médico fazer o diagnóstico. Por meio de questões cujos enunciados contenham resumos objetivos, é possível ajudar o paciente a direcionar suas narrativas e, ao mesmo tempo, demonstrar que se entende o que se está tentando dizer. Por exemplo, pode-se perguntar "Você está querendo dizer que as dores são importantes durante a noite, ainda piores no início do dia, melhoram um pouco durante o dia e voltam a piorar a noite?". O paciente reconhecerá tal padrão e ficará mais confiante na capacidade do médico de atendê-lo adequadamente. Com questões semelhantes, o médico pode ainda antecipar outras queixas do paciente aumentando sua confiança e diminuindo a necessidade de longas narrativas. "Você experimenta, pela manhã, formigamento e inchaço nas mãos?" seria um exemplo.

2. Afaste outras condições médicas.

Muitas condições podem mimetizar a fibromialgia, e pacientes fibromiálgicos não estão livres de desenvolver outras condições. Ainda, outros estados desencadeiam crises fibromiálgicas em pacientes com essa propensão. Afastá-las (ou pelo menos aquelas que exijam ação imediata) é a principal obrigação do médico emergencista, e a falha em fazê-lo é um erro com possíveis consequências. Faça, nesse sentido, o que achar necessário e dê ao paciente noções do tipo de problemas que você está procurando afastar. Por exemplo, informe que algumas doenças inflamatórias também provocam dores difusas mais intensas à noite e pela manhã, mas que a diferenciação é possível por meio da solicitação de uma proteína-C reativa, um exame ultrassensível na detecção de condições inflamatórias, muito útil também na detecção de condições infecciosas.

Antecipe a probabilidade de o paciente já ter feito esse exame e pergunte a ele os resultados prévios. Se foram normais (provável), informe que, em se partindo de um resultado basal conhecido, o exame atual fica ainda mais confiável na detecção dessas condições. Tal postura tranquilizará o medo do paciente de estar sofrendo desses males e também não estar sendo levado a sério. Outros exames (ou nenhum exame) poderão ser solicitados a critério do médico no intuito de, adequadamente, afastar causas orgânicas que desencadeiem uma crise fibromiálgica ou estejam diretamente relacionadas aos sintomas.

3. Pergunte e responda sobre os principais temores do paciente

Uma série de medos reais e irreais povoa a mente do fibromiálgico em crise. Pergunte diretamente ao paciente quais são esses medos e procure atendê-los ao solicitar os exames ou ao explicar-lhe seu raciocínio clínico.

4. Medique, se necessário, mas inclua o paciente na decisão terapêutica

Um erro muito comum é impor ao paciente uma determinada medicação. De novo, esses pacientes possuem longas histórias médicas e colecionam impressões e decepções. Além disso, existe a intolerância a múltiplas drogas. Se sua intenção é medicá-lo, comunique a ele sua compreensão sobre o nível de desconforto que está enfrentando e sua intenção de aliviá-la com medicamentos. Pergunte a ele quais medicações, em sua experiência, surtiram melhor efeito e quais não foram toleradas. Não administre nada sem consultá-lo, mas também não se sinta obrigado a seguir suas sugestões. Se a administração de uma das drogas sugeridas pelo paciente não condizer ao que o médico considera adequado, ele terá todo o direito de não a administrar, mas deverá discutir com o paciente as bases de seu raciocínio.

5. Divida com o paciente seu raciocínio clínico e suas limitações

Ao escolher (ou não) os exames e as condutas, explique para o paciente seu raciocínio clínico. Ao dar alta, isso é ainda mais importante. Na maioria das vezes, os exames virão normais e, frequentemente, o paciente não terá melhorado por completo. Desde que os níveis de dor do paciente estejam toleráveis, isso pode não ser um problema, uma vez que o médico demonstre que foram afastadas as urgências, que repetir ou ampliar as medicações não seria adequado (redundância, efeitos colaterais, interações medicamentosas etc.), que a melhora completa não é esperada em todas as ocasiões e que o paciente continuará o tratamento e a investigação via ambulatório. Se uma relação de confiança for construída ao longo do atendimento, esses limites (reais) tendem a ser bem aceitos.

6. NUNCA diga ao paciente que ele não tem nada ou que é tudo coisa da cabeça dele (óbvio!).

Afirme (principalmente na frente dos acompanhantes) entender que o sofrimento e a dor são reais e que há necessidade da continuação do tratamento. Dar o diagnóstico de fibromialgia pode ser precipitado e contraproducente. Reafirme as limitações do atendimento emergencial e diga que o diagnóstico definitivo deve ser buscado via ambulatório.

7. *Encaminhe o paciente*
O encaminhamento diminui sua responsabilidade e melhora as chances de o paciente receber o tratamento adequado.

Médico do atendimento ambulatorial

Inicialmente, vale lembrar que todos os princípios sugeridos há pouco para o atendimento em pronto-socorro são válidos também para o médico que acompanhará horizontalmente o paciente fibromiálgico e assumem, aqui, dimensões ainda mais importantes:

1. Ouça e demonstre compreensão e empatia.
2. Afaste outras condições médicas.
3. Pergunte e responda sobre os principais temores do paciente.
4. Medique, se necessário, mas inclua o paciente na decisão terapêutica.
5. Divida com o paciente seu raciocínio clínico e suas limitações.
6. NUNCA diga ao paciente que ele não tem nada ou que é tudo coisa da cabeça dele (óbvio!).
7. Encaminhe o paciente quando pertinente.

Como discutido no início deste capítulo, o médico será sempre central e necessário no suporte ao paciente fibromiálgico. Outras especialidades só serão envolvidas no atendimento se ele achar necessário e só serão aceitas pelo paciente se uma relação de confiança tiver sido criada entre ele e o médico que fez a indicação (transferência da confiança). Essa relação, aliás, tem de ser qualitativamente diferente das relações normalmente desenvolvidas com outros pacientes. Os fibromiálgicos sentem-se, essencialmente, não vistos e não compreendidos por outros médicos e por familiares, e essas são suas principais demandas. Se por um lado eles avidamente buscam tal conexão, ao mesmo tempo têm enorme dificuldade de se entregar e receber a atenção tão desejada, por medo de nova frustração, novo abandono e rejeição ou, simplesmente, porque não sabem como fazê-lo. Rejeição é muito mais "tóxica" para eles do que para outras pessoas, mas ao mesmo tempo que o fibromiálgico pede ajuda, ele se afasta. Ao mesmo tempo que deposita as esperanças, desconfia e desafia. Independentemente da competência técnica do médico, ele só será útil ao fibromiálgico se conseguir se infiltrar nas brechas dessas defesas e conseguir conquistar a confiança do paciente. A partir desse ponto, a responsabilidade é ainda maior, porque essa tende a ser a primeira vez, em muitos anos (às vezes na vida), que esse paciente permite um vínculo verdadeiro, e um novo abandono pode enfiá-lo ainda mais profundamente em suas defesas e seus problemas.

É muito provável que psicoterapeutas entendam melhor que médicos o que está sendo dito nos trechos acima. Eles, provavelmente, reconheceram no texto situações básicas da psicoterapia, como resistência e transferência. Esse último conceito pode ser definido como o redirecionamento de sentimentos de uma pessoa para outra e, na situação em que está sendo discutido aqui, implica que o paciente fibromiálgico, inapropriadamente, tende a repetir com o médico as conturbadas relações que experimentou na infância e ao longo da vida. No ambiente psicoterapêutico, a transferência não é indesejada, ao contrário, é uma das principais ferramentas que o psicoterapeuta tem para fornecer novas saídas para antigos conflitos. Quando o psicoterapeuta (ou o médico) consegue, finalmente, a relação, muitos dos pacientes fibromiálgicos não apenas temem se decepcionar como, inconscientemente, boicotam a relação para, efetivamente, fazê-lo. A saída para tal armadilha consiste em perceber esses mecanismos (traços de caráter) e apontá-los ao paciente, de novo e de novo, sem afrouxar a relação que os une. Ao mesmo tempo que isso enfraquece a fé do paciente em suas seculares defesas, dá a ele um parâmetro inédito de relação confiável e saudável, uma semente que pode vir a modificá-lo completamente.

Como já dito, esse é um papel que o médico não está acostumado a desempenhar, não foi treinado para tal e não optou por isso quando escolheu a carreira. A maioria dos médicos se sente ofendido pelas defesas desses pacientes, não sabe desarmá-las e, se souber, não sabe o que fazer com a confiança nele depositada. O médico deseja, ardentemente, tomar as responsabilidades de um procedimento invasivo de alto risco, mas teme, mortalmente, a responsabilidade de um vínculo afetivo. Por tudo isso é compreensível que a maioria dos médicos não goste de atender pacientes fibromiálgicos. Ao mesmo tempo, é terrível o prognóstico desses pacientes depender tanto da qualidade de tal atendimento. Espero estar motivando alguns de meus colegas quando exponho nas próximas linhas os motivos pelos quais considero o atendimento desses pacientes um imenso privilégio.

A maior parte dos assuntos abordados neste livro não se refere diretamente à fibromialgia, mas sim à natureza humana, as nossas origens mais remotas, aos princípios que regem a vida, os comportamentos e as relações mais íntimas e importantes. Cada um de nós vive cercado por defesas e limitações próprias construídas ao longo da história, pelos mesmos princípios e mecanismos que levaram certas pessoas à personalidade fibromiálgica. A dificuldade do fibromiálgico de sair de sua prisão é a mesma que todos nós temos de sair da nossa. Estimo que cerca de 70-80% deste livro poderia ser mantido intocado se trocássemos a fibromialgia por muitas das condições humanas que povoam nosso consultório e nossa vida. No entanto, em poucas dessas condições, os princípios e mecanismos são tão claros e palpáveis como na fibromialgia. Poucos pacientes fornecem a mesma oportunidade de aprendizagem. Ao ajudar um único fibromiálgico a se desenvolver como pessoa, ampliando suas "potencialidades evolutivas", inevitavelmente faremos a mesma coisa conosco. Não tenham dúvidas que, ao transformar chumbo em ouro, o alquimista também modifica a si mesmo.

Vejamos como, a meu ver, seria o atendimento ideal ao paciente fibromiálgico no consultório médico.

Confiança

Em primeiro lugar, lembre-se de que a disponibilidade do paciente para com o médico, ou outros profissionais envolvidos, com todos os tratamentos, farmacológicos e não farmacológicos, e com as mudanças necessárias para uma evolução favorável dependem por completo da relação criada entre médico e paciente. Se a relação repetir as experiências prévias do paciente, terminará com ele na conhecida posição de vítima. Não porque queira, mas porque, com os recursos que possui, essa é a melhor solução "psíquicoeconômica" que consegue dar, é a posição que implica menor sofrimento. Simplesmente quebrar suas defesas não levará a uma solução melhor. Tais defesas são, ao menos, parcialmente adaptativas. Se elas forem simplesmente retiradas, o paciente não conseguirá mais fechar a conta psíquicoeconômica e quebrará (o que, na prática, significa soluções ainda mais regredidas, como a depressão). Algo deverá ser colocado no lugar dessas defesas, e isso só é possível quando se cria uma relação médico-paciente de confiança e maturidade.

Maturidade

Essa "maturidade" é tão importante quanto a "confiança" e significa que relações de dependência não são bem-vindas. Uma vez que tenha compreendido os mecanismos por trás da fibromialgia, o paciente deve entender que não pode esperar que nenhum remédio ou médico faça a parte dele. Dos remédios, pode esperar um pouco de alívio, ao menos momentâneo. Dos médicos, pode esperar diagnóstico, entendimento e orientações. Se as mudanças sugeridas pela intervenção externa não forem cumpridas, o paciente vai, cedo ou tarde, retornar aos sintomas e à posição inicial. Ele deve ser tratado como adulto e tomar todas as responsabilidades por seu tratamento e cura.

Não existe vergonha ou demérito, por exemplo, em comunicar ao paciente que não há nada que o médico possa fazer enquanto ele não conseguir garantir as condições mínimas nas quais seu corpo possa operar saudavelmente. Desde que, claro, isso seja feito sem sugerir rompimentos, sem o médico passar a impressão de que está desistindo do paciente em função da sua incapacidade.

Razões para a falha em proporcionar as mudanças necessárias

O médico (ou o psicoterapeuta) pode ainda ser de imenso valor se ajudar o paciente a entender porque falhou em garantir essas condições. Em geral, isso acontece por um ou mais dos cinco motivos a seguir:

1. Apego à cenoura.
2. Medo do chicote.
3. Tentativa de boicotar a relação.
4. Dificuldades intransponíveis.
5. Medo das mudanças.

Este livro discorreu sobre os meios de se contornar os dois primeiros motivos. Se o terceiro motivo está por trás da falha em cumprir as condições, isso precisa ser levantado, e o médico deve deixar claro que sua mão continua estendida.

Dificuldades intransponíveis

Uma das hipóteses deste livro sugere que a fibromialgia primária seja formada pelo desenvolvimento do sistema nervoso dentro de condições ameaçadoras, nas quais a ativação constante do sistema de estresse seja efetivamente necessária para a sobrevivência. Na grande maioria das vezes, essas condições já não estão presentes na vida adulta, quando a fibromialgia se manifesta. Em tais casos, a ativação precoce e intensa desse sistema é inadequada e seu desligamento, desejado. Outras vezes, no entanto, o paciente fibromiálgico ainda vive, na vida adulta, em condições aquém do ideal. Um considerável número de pacientes de serviços públicos terciários, por exemplo, ainda sobre constantes abusos nos ambientes que frequentam, necessitam de mais de um emprego para sustentar a si e a seus dependentes, necessitam de empregos noturnos e não podem se dar ao luxo de dormir no dia seguinte, entre inúmeras outras situações sobre as quais a vontade do médico ou do paciente tem pouca ou nenhuma influência. Em tais situações, a ativação do sistema de estresse ainda é necessária e sua desativação impossível. Cabe ao médico, nesses casos, mostrar ao paciente a relação entre seus sintomas e a situação em que está preso, informá-lo de que entende que a situação não pode ser mudada naquele momento e dizer que vai medicá-lo no intuito de aliviar seus sintomas até as mudanças serem possíveis. O serviço social, a psicoterapia, o conselho tutelar, o ministério público e/ou outros serviços assistenciais devem ser acionados quando adequado e necessário for. Em cada retorno, o médico deve perguntar sobre o estado das condições adversas levantadas por aquele paciente. Além de demonstrar interesse e empatia (gerando confiança), isso mostra ao paciente que aquela determinada situação não é natural ou aceitável, algo que, infelizmente, nem todos sabem reconhecer. Outra razão para entrar nas questões adversas em cada consulta é permitir o reconhecimento do momento de dar o próximo passo e propor as mudanças descritas nos capítulos prévios.

Medo de mudanças

Todos temos medo de mudanças. A paralisia frente a esse medo é extremamente comum. Empurrar o fibromiálgicos para as mudanças – emprestar-lhe energia –, pode ser contraproducente. No momento seguinte, o paciente estará sozinho e, sem essas fontes externas de motivação, deve abandonar o caminho começado e regredir para o lugar que já conhece. Mais funcional é afirmar ao paciente não haver risco de morte e, portanto, a única urgência em dar os passos necessários consiste em seu próprio desconforto. Tudo o que o médico pode oferecer são os medicamentos, pouco eficazes em longo prazo, e as orientações sobre mudanças que podem tornar possível a vida sem dores. Se, naquele momento, o paciente não consegue seguir tais orientações, o médico deve, momentaneamente, classificar o caso como "dificuldades intransponíveis", tentar entender os entraves que impedem a evolução, oferecer alívio temporário com medicamentos, encaminhar o paciente (quando possível e adequado) para psicoterapeutas (e/ou outros profissionais) e perguntar, em cada retorno, sobre o estado das condições que o impedem de prosseguir com as mudanças. Em cada consulta, além disso, o paciente deve ser lembrado da ineficácia das medicações em longo prazo.

Mesmo que o paciente não seja capaz de realizar todas as mudanças ao mesmo tempo, é possível que seja capaz de realizar algumas. Ele pode, por exemplo, ser incapaz de criar espaço adequado para seu sono e ócio, mas pode concordar em fazer psicoterapia ou atividades físicas. Pouco é melhor que nada. É possível que esse pouco afaste o medo ou gere a consciência que permitirá as demais mudanças acontecerem mais para frente. É importante, no entanto, que o paciente entenda que só esse pouco sozinho não deve ser capaz de gerar alívio nos sintomas, enquanto as condições mínimas de funcionamento do corpo não forem garantidas. É provável que isso impeça o paciente de ficar frustrado com a ausência de melhora e abandone o pouco que vem fazendo.

É possível que a maioria dos médicos que lerem esse capítulo ache que a responsabilidade e disponibilidade necessárias para adequadamente tratar o fibromiálgico estão além do que pode oferecer. Isso pode ser amenizado se o papel central dessa novela for delegado a um psicoterapeuta ou outro profissional da saúde. Nesse caso, o médico deve apenas respaldar e alinhar seu discurso ao discurso de tal profissional. Para que haja transferência de confiança, é necessário que os profissionais que receberem o encaminhamento tenham consciência dos mecanismos por trás da fibromialgia e dos modos pelos quais podem ser transpostos.

Resumo do Capítulo 30

Descreve as motivações e os desafios de tratar pacientes fibromiálgicos. Procura guiar os médicos para um atendimento com as melhores chances possíveis de sucesso.

- A dificuldade do fibromiálgico em sair de sua "prisão" é a mesma que todos nós temos em sair da nossa. As questões pertinentes ao fibromiálgico são também de fundamental importância para grande parte das condições que povoam nosso consultório e nossa vida. Poucos pacientes fornecem a mesma oportunidade de aprendizagem. Ao ajudar um único fibromiálgico a se desenvolver como pessoa e ampliar suas "potencialidades evolutivas", faremos, inevitavelmente, o mesmo conosco. O atendimento a esses pacientes é um imenso privilégio.
- Por diversas razões, o médico tende a ser sempre o centro do tratamento do fibromiálgico. A qualidade da relação entre médico e paciente é determinante na relação entre o paciente e os demais profissionais, e no prognóstico do paciente.
- As fragilidades do paciente fibromiálgico, e também suas defesas, tornam muitos deles especialmente difíceis de serem atendidos. Alguns cuidados podem contornar essa dificuldade:
    - Ouça e demonstre compreensão e empatia.
    - Afaste outras condições médicas.
    - Pergunte e responda sobre os principais temores do paciente.
    - Medique, se necessário, mas inclua o paciente na decisão terapêutica.
    - Divida com o paciente seu raciocínio clínico e suas limitações.
    - NUNCA diga ao paciente que ele não tem nada ou que é tudo coisa da cabeça dele (óbvio!).
    - Encaminhe o paciente quando pertinente for.

- Confiança e maturidade devem nortear a relação médico-paciente e ser ativamente buscadas. Não há demérito em colocar claramente para o paciente as limitações dos tratamentos e do próprio médico.
- Falhas em proporcionar as mudanças necessárias são regra e não exceção. É vital que o médico não coloque em xeque a relação com o paciente frente a uma falha. Ao contrário, essa é uma oportunidade para reforçar o vínculo e ajudar o paciente a entender as causas da falha. A relação não condicionada à necessidade de sucesso é inédita para muitos pacientes e, por si só, pode ser a semente de uma mudança.
- Frente a dificuldades verdadeiramente intransponíveis, cabe ao médico mostrar ao paciente a relação entre seus sintomas e a situação em que está preso, informá-lo entender que a situação não pode ser mudada naquele momento e medicá-lo no intuito de aliviar seus sintomas até que as mudanças sejam possíveis. O serviço social, a psicoterapia, o conselho tutelar, o ministério público e/ou outros serviços assistenciais devem ser acionados quando adequado e necessário for.
- Todos temos medo de mudanças. Empurrar os fibromiálgicos para as mudanças, emprestar-lhe energia, pode ser contraproducente. Mais funcional é afirmar ao paciente de que não há risco de morte, e, portanto, a única urgência em dar os passos necessários consiste em seu próprio desconforto. Tudo o que o médico pode oferecer são os medicamentos, pouco eficazes em longo prazo, e as orientações sobre mudanças que podem tornar a vida sem dor possível.
- As mudanças podem ser feitas aos poucos, como quem entra em uma banheira de água quente.

O papel do psicoterapeuta

31

Sugere pontos importantes e posturas que podem auxiliar o psicoterapeuta a melhor conduzir as mudanças necessárias para o fibromiálgico. Capítulo não voltado para pacientes.

Pela profundidade da relação que tem com o paciente, pelo tempo que passa com ele, pela frequência das consultas e pelo treinamento que recebeu em sua formação, o psicoterapeuta está em posição privilegiada para conduzir as mudanças que podem, de acordo com o que está sendo proposto neste livro, livrar o paciente de sua condição. Essa posição, no entanto, não vai impedir que o terapeuta enfrente as mesmas dificuldades descritas no capítulo prévio, incluindo resistência e transferência, sob a forma de desconfiança, enfrentamento e boicote. Mesmo que aquele capítulo tenha sido direcionado aos médicos, deve ser integralmente aplicado aos psicoterapeutas.

Confiança e maturidade

Ainda que significantemente abalada, uma aura de onisciência ainda paira sobre os médicos: "Confie em mim, eu sou médico". O mesmo não acontece com os psicoterapeutas, e eles, com frequência, serão arduamente sabatinados até conquistarem a confiança de seus pacientes. O fibromiálgico – controlador, frágil e naturalmente desconfiado, mais do que outros pacientes – não perderá chances de testar, enfrentar e boicotar seu terapeuta, com o intuito não específico de garantir que está pisando em um chão firme e apenas por não saber fazer diferente, pelo medo das mudanças e para rejeitar antes de ser rejeitado. Mais do que os médicos, os psicoterapeutas terão de mostrar para o paciente que conhecem tanto os mecanismos neurofisiológicos como os psicossociais da fibromialgia. E tanto quanto os médicos, os psicoterapeutas terão de desenhar, junto com o paciente, um plano terapêutico que delimite o que é possível e, muito bem, o papel de cada um.

No Capítulo 22, comentei que um erro muito comum em consultórios médicos e psicológicos é confundir injeções de ânimo com processo terapêutico. Essas abordagens podem, realmente, levar a uma melhora momentânea dos sintomas e do sentimento do paciente em relação a si mesmo, mas estabelecem uma relação de dependência, na qual o terapeuta é a fonte de bem-estar. Nos minutos que se seguem ao afastamento dessa fonte, a paciente volta, gradualmente, ao mal-estar prévio. Ao mesmo tempo, se a responsabilidade sobre o bem-estar é do terapeuta, esse profissional pode ser culpado pelas falhas do paciente em se sentir melhor. Em longo prazo, as relações de dependência têm poucas chances de promover uma melhora sustentável dos sintomas. Um plano terapêutico, que delimite o que é possível, e muito bem, o papel de cada um implica uma relação horizontal e madura entre terapeuta e paciente, na qual cada um deve arcar com suas responsabilidades e respeitar tanto os próprios limites quanto os da outra parte. Essa é a única postura capaz de dificultar o boicote do paciente e promover nele uma postura ativa e responsável sobre sua melhora. Pelas diversas razões discutidas no capítulo prévio, no entanto, em diversos momentos do processo terapêutico, os boicotes devem acontecer. Se o terapeuta falhar em reconhecer o processo e devolver a responsabilidade para o paciente, ele vai cair, mais uma vez, no conhecido papel de vítima, o único que, em sua concepção, permite o rompimento.

Razões para a falha em proporcionar as mudanças necessárias

Esse assunto foi abordado no capítulo prévio e poderia ser transcrito *ipsis litteris* no atual. Com o tempo, o foco da psicoterapia tende a desviar da fibromialgia em si para assuntos cotidianos que incomodam ou motivam o paciente. Tais assuntos são importantes e devem ser abordados, mas é sempre fundamental ressaltar que não se esperam mudanças no comportamento, nas respostas e nas relações do paciente, enquanto novos recursos não forem criados. Para isso, é necessário que, inicialmente, o paciente adquira condições para que tais recursos sejam obtidos (medidas de reestruturação, Capítulo 27, e recomendações ao paciente, Capítulo 29) e depois, ativa e regularmente, pratique atividades que estimulem a criação desses novos recursos (treinamentos de extinção, geração de fontes internas de nutrição de *self* e a integração e o desenvolvimento do corpo físico). Definitivamente, entre os papéis do psicoterapeuta está o de lembrar o paciente de que nada mudará enquanto ele não desenvolver esses novos recursos e auxiliá-lo no planejamento, execução e "auditoria" de tais mudanças e atividades. Falhas em promovê-las precisam ser compreendidas e, se possível, corrigidas. Mais uma vez, a imobilidade e incapacidade de mudança é regra, e não exceção, dentro do processo de cada fibromiálgico. A postura do psicoterapeuta frente a eles deve ser idêntica à sugerida para os médicos, o que inclui reconhecer a incapacidade momentânea e suas causas, assegurar que a relação terapeuta-paciente seja segura, mudar as pequenas coisas possíveis sem gerar uma falsa expectativa de que isso levará a uma melhora rápida dos sintomas, voltar aos nós sempre que possível e explorar novamente possibilidades de soltá-los. A responsabilidade sobre as mudanças (e a melhora), no entanto, devem sempre recair sobre o paciente.

Correção de aberrações cognitivas

Vimos no Capítulo 24 que o peso emocional excessivo que os eventos negativos e as responsabilidades têm para os fibromiálgicos, a catastrofização e o excesso de preocupações também podem ser vistos como aberrações cognitivas e são semelhantes às observadas nos pacientes com transtorno do estresse pós-traumático. A correção dessas aberrações cognitivas ajuda a diminuir a carga emotiva associada às situações adversas, e assim ajuda a diminuir a ativação inadequada do sistema de estresse. Terapias cognitivas focam a correção dessas aberrações e têm se mostrado eficazes na melhora dos sintomas e da qualidade de vida de pacientes fibromiálgicos.

Corrigir aberrações cognitivas, em última análise, significa ajudar o paciente a perceber quando suas reações emotivas são inadequadas. Sentimentos negativos ocorrem, frequentemente, em situações cotidianas e não necessariamente significam risco de lesão ou prejuízo. A ativação do sistema de estresse é custosa e prejudicial e não deveria acontecer ao menor sinal de sentimentos negativos. O psicoterapeuta deve auxiliar o paciente fibromiálgico a diferenciar sentimentos negativos associados a situações de risco real, em que a ativação do sistema de estresse é adequada, daqueles associados a situações normais. Esses últimos não requerem grandes "emoções" (movimentos para fora). Ao contrário, o contato com sentimentos negativos, fora de situações de risco real, deve ser amplamente estimulado, como forma de treinamento de extinção. Isso é o oposto de hipervalorizar tais sentimentos. É promover a percepção de que eles são úteis e não tóxicos. Reagir a eles não é obrigatório, se a situação desencadeante não o exigir. Essa análise depende da identificação da interpretação da realidade (cognição) que desencadeou o sentimento e de um julgamento crítico dessa interpretação. Mesmo em situações nas quais uma reação se faça necessária, existe uma ampla gama de recursos que podem ser utilizados antes de ser preciso ativar o sistema de estresse. Mesmo que na teoria isso possa ser facilmente entendido, na prática só é alcançado com a exposição repetida aos sentimentos negativos dentro de um ambiente controlado. Cada vez que o paciente experimentar sua capacidade de entrar e sair ileso dos sentimentos negativos, tal recurso fica mais fácil e disponível em situações cotidianas.

Talvez não seja inapropriado dizer que a tendência de alguns fibromiálgicos a ver a vida sob o ponto de vista de vítima, principalmente os do tipo 2, também seja uma aberração cognitiva. Na vida real, as posições dentro de uma relação são, a cada momento, barganhadas, segundo instintos individualistas e sociais. Para que realmente haja uma vítima, é necessário que uma das partes tenha, à força, imposto suas necessidades ou vontades a outra pessoa, em detrimento de necessidades e vontades dela. Tal fato implica uma diferença de forças significativa, o que torna uma reação (e a barganha) impossível.

É isso o que realmente acontece no dia a dia do fibromiálgico? Quando ele é abusado pelos próprios filhos, seria ele, realmente, tão mais fraco que eles? Quando ele é atropelado pelo cônjuge ou pelo colega de trabalho, ele tentou, em algum momento, barganhar e assegurar seus interesses? A postura de vítima tira das mãos do fibromiálgico o controle sobre o próprio bem-estar, além de perpetuar sua condição. Ao mesmo tempo, vimos, previamente, que ele não assume tal postura porque quer – é, para ele, inevitável. Quando ele percebe, o abuso já está acontecendo há muito tempo. Mudar o agir passa obrigatoriamente por mudar o sentir (e não o pensar), como foi descrito no Capítulo 27. Mostrar para o fibromiálgico a inadequação dessa posição não serve para impedir que ela continue a acontecer, mas é útil para tirá-lo de uma postura passiva e impotente. A integração de seu corpo físico é o que permitirá ao fibromiálgico perceber, em tempo real, a necessidade de defesa (e de barganha), e o desenvolvimento de fontes internas de nutrição do *self* é o que permitirá que ele possa decepcionar a outra parte.

Promoção da integração mente-corpo

Ao contrário do que muitos pensam, a promoção da integração mente-corpo é, sim, papel do psicoterapeuta. Ao promover o contato seguro com os sentimentos negativos, o terapeuta cria condições para que o paciente entre em contato com seus sentimentos sem realmente sofrer com isso ou ativar seu sistema de estresse. O psicoterapeuta pode otimizar esse processo ao solicitar, repetidamente, que o paciente verifique, em seu próprio corpo, o local em que está experimentando tais sentimentos. Em um exercício semelhante, o psicoterapeuta pode solicitar, ao paciente, perceber suas posturas quando experimenta tais sentimentos. Isso vai permitir que ele perceba, em tempo real, mais claramente, todos os sentimentos, e seja capaz de escolher a melhor reação (ou a não reação) em cada situação. Algumas técnicas psicoterapêuticas, entre elas as reichianas, utilizam exercícios neuromotores que buscam essa integração a partir do uso de musculaturas específicas. Tais técnicas promissoras nunca foram investigadas em ensaios clínicos envolvendo pacientes fibromiálgicos.

Resumo do Capítulo 31

Sugere pontos importantes e posturas que podem auxiliar o psicoterapeuta a melhor conduzir as mudanças necessárias ao fibromiálgico.

- O psicoterapeuta está em posição privilegiada para conduzir as mudanças que podem livrar o fibromiálgico de sua condição.
- Mais do que os médicos, os psicoterapeutas terão de mostrar para o paciente que conhecem os mecanismos neurofisiológicos e psicossociais da fibromialgia.
- Uma relação horizontal e madura entre terapeuta e paciente, em que cada um deve arcar com suas responsabilidades e respeitar tanto os próprios limites como os da outra parte. Essa é a única postura capaz de dificultar o boicote do paciente e promover, nele, uma postura ativa e responsável sobre sua melhora.
- Definitivamente, entre os papéis do psicoterapeuta está o de lembrar o paciente de que nada mudará enquanto ele não desenvolver os novos recursos necessários e auxiliá-lo no planejamento, execução e "auditoria" dessas mudanças e atividades.
- O peso emocional excessivo que os eventos (e sentimentos) negativos e responsabilidades têm para com os fibromiálgicos, a catastrofização e o excesso de preocupações podem ser vistos como aberrações cognitivas. A correção de tais aberrações ajuda o paciente a perceber que pode entrar nos sentimentos negativos e sair tocado, mas ileso.
- A postura de vítima tira das mãos do fibromiálgico o controle sobre o próprio bem-estar e perpetua sua condição. Mudar o agir passa obrigatoriamente por mudar o sentir, e mudar o sentir passa por mudar como o indivíduo se vê dentro do mundo. Mostrar para o fibromiálgico a inadequação dessa posição não impede de ela continuar a acontecer, mas ajuda a tirá-lo de uma postura passiva e impotente. A integração do seu corpo físico é o que permitirá, ao fibromiálgico, perceber, em tempo real, a necessidade da defesa (e da barganha), e o desenvolvimento de fontes internas de nutrição do *self* é o que permitirá que ele possa, quando preciso, decepcionar a outra parte.

Atividades físicas e técnicas diversas

32

Descreve os princípios que transformam as atividades físicas em condição necessária para a melhora do fibromiálgico. Sugere mecanismos pelos quais outras atividades também podem ser de grande valia. Capítulo de vital importância para pacientes fibromiálgicos. Dificuldade baixa. Pular para o resumo compromete muito a compreensão das principais ideias do livro.

A imperfeita compreensão dos mecanismos por trás da fibromialgia e a relativa ineficácia nos tratamentos chamados "convencionais" criam um grande vazio que tende a ser preenchido por uma enorme confusão de "receitas milagrosas", algumas delas com real efeito benéfico, outras nem tanto. Separar o joio do trigo é um grande desafio. O método científico, mesmo que esteja longe de ser perfeito, é o que permite melhor contornar a subjetividade, o efeito placebo e os vieses causados por crenças e expectativas. No presente capítulo, são revisadas diversas modalidades de tratamento testadas cientificamente na fibromialgia. É importante esclarecer que ausência de evidências científicas não significa evidências de ausência de efeito. Muitos métodos potencialmente benéficos nessa condição não foram testados cientificamente. O próprio livro que vocês estão lendo e as propostas nele contidas não foram ainda testadas.

Adicionalmente, evidência científica "de má qualidade" não quer dizer "efeito terapêutico ruim", mas sim que o estudo que gerou aquelas evidências não cumpriu os quesitos mínimos de qualidade que permitiriam assegurar a acurácia de seus achados. "Má qualidade" se refere, então, ao estudo, não à terapêutica. Livros não são atualizados com a frequência necessária e, portanto, não são eficazes para se manter atualizado sobre os achados da ciência. Centenas de novos artigos são publicados todos os dias. Este capítulo não pode ser considerado uma revisão completa sobre o tema, mas apenas um indicativo das tendências vigentes no momento em que estava sendo escrito. Por último, é importante ressaltar que um "pequeno benefício" é tudo o que as principais modalidades de tratamento conseguiram nesta doença, incluindo medicamentos e a psicoterapia. Não se pode esperar que a fibromialgia seja revertida com qualquer atividade isolada, o que não significa que tais atividades não sejam úteis para o tratamento dessa síndrome.

Exercícios físicos

O que nos faz nos sentir bem, o que modifica positivamente o *self*, não é a ausência de estresse, é o estresse agudo seguido de superação. Essa "superação" envolve, neuroquimicamente, opioides e, possivelmente, canabinoides endógenos, e também toda a máquina cognitiva responsável pela compreensão das dificuldades superadas, do mérito implícito no processo e de um sentido de evolução (das habilidades, da posição social, dos recursos acumulados etc.). Nós precisamos ser desafiados e superar tais desafios se quisermos nos sentir bem. Isso parece ser verdade para todos os aspectos que envolvem o ser humano (e possivelmente para todas as espécies animais providas de um sistema nervoso central), o psicossocial, o físico, o imunológico, o cognitivo etc. O fibromiálgico tipo 1 é uma prova de que não basta superar apenas em parte desafios de tais "aspectos que envolvem o ser humano". O aspecto negligenciado vai imprimir uma influência negativa que acabará por comprometer o todo.

Esses conceitos devem ser compreendidos para que o fibromiálgico possa se beneficiar das atividades físicas, sejam lá quais forem. Em primeiro lugar, ele deve compreender que, se não submeter, regularmente, seu corpo físico (sistemas musculoesquelético, cardiovascular, neuromotor) a desafios e superações, nunca vai se sentir bem, independentemente de quanto conquiste nos planos psicossocial, econômico etc. Em segundo lugar, ele deve compreender que "desafio" implica sair da zona de conforto e enfrentar, em algum grau, o estresse. Ao iniciar qualquer atividade física, o fibromiálgico é inundado de sensações negativas. Em função da hipersensibilidade e hiper-reatividade do sistema de estresse, essas sensações levam à ativação do sistema de estresse assim que as atividades são iniciadas. Como uma forma de comportamento de evitação, o fibromiálgico tende a, imediatamente, interromper as atividades físicas e não mais retomá-las, perpetuando, assim, a negligência ao corpo físico e o *feedback* negativo dele proveniente.

É vital que o fibromiálgico encare as atividades físicas como forma de treinamento de extinção e busque EXATAMENTE imersões sucessivamente mais profundas nas sensações negativas e no estresse que tais atividades provocam. Para isso, ele deve sempre se perguntar, em tempo real, se aquelas sensações representam realmente risco de lesão (muscular, articular, cardíaca). Se representarem, a atividade deve ser modificada de forma a impedir que as lesões aconteçam. Se não há risco de lesões, ele deve persistir na atividade física, a despeito do desconforto que isso cause, até o seu limite. Como quem entra aos pouquinhos em uma banheira com água muito quente, ele pode (e deve) diminuir ou parar sua exposição, esperar o alívio e, então, submeter-se novamente ao desconforto, até cumprir sua meta de atividades para aquele dia. Dois são os "limites" aos quais o fibromiálgico deve estar atento: o físico (risco de lesões) e o psicológico. Todos sentimos desconforto durante atividades físicas, mas ele é frequentemente sentido como "angústia" ou "perigo" pelo fibromiálgico. Usar as atividades físicas como treinamento de extinção significa perceber, em tempo real, o momento no qual "são disparados os alarmes de perigo" em resposta ao desconforto e então diminuir drasticamente a intensidade do esforço, mostrando "ao cérebro" que não há perigo real e que se tem o controle da situação. É muito interessante que as atividades físicas sejam sucedidas por um período de relaxamento, quando as atenções devem ser voltadas para o alívio proporcionado pelo fim da exposição e para sensações prazerosas provenientes do corpo exercitado (e potente) das endorfinas liberadas e da sensação de estar progredindo física e neurologicamente. Colher (e valorizar) os benefícios da prática esportiva ajuda o cérebro a reajustar as definições de perigo (a sensibilidade dos "alarmes").

Eficácia das atividades físicas na fibromialgia

Uma revisão sistemática de todos os estudos controlados sobre fibromialgia e exercícios aeróbicos foi realizada em 2008.[212] Os autores encontraram efeitos benéficos no desempenho aeróbico, nos limiares dolorosos dos pontos gatilho, no funcionamento físico e na sensação de bem-estar (como um todo) e na dor.

Exercícios de fortalecimento muscular e alongamento não foram tão estudados quanto os exercícios aeróbicos, mas alguns trabalhos menores também mostraram benefícios de tais práticas em diversos aspectos da fibromialgia, incluindo redução da dor, possivelmente em graus semelhantes aos observados nos praticantes de exercícios aeróbicos.[213-215] Relatos sugerem que exercícios aquáticos também podem ser formas efetivas de exercício na fibromialgia.[216,217]

Outro estudo examinou os efeitos de um programa de seis meses de exercícios físicos em mulheres fibromiálgicas e encontrou que os benefícios em diversos aspectos fundamentais permaneciam até trinta meses após o término do treinamento.[218]

Em resumo, independentemente de qual atividade física vai ser realizada, ela deve ser praticada. De todas as modalidades de tratamento, é provável que essa seja a mais importante. É impensável tratar fibromialgia sem atividades físicas. Na prática, no entanto, é difícil convencer os pacientes fibromiálgicos a iniciarem e persistirem nos exercícios. Isso acontece em função do comportamento de evitação, como discutido acima, e também porque os pacientes geralmente sentem mais dor e fadiga quando começam a praticá-los. É importante, portanto, que haja uma progressão gradual e lenta da carga de exercícios, e que o paciente escolha a modalidade que melhor se ajuste às suas possibilidades e ao seu estilo de vida. O que quer que seja praticado deverá ser feito em longo prazo, oxalá para a vida toda.

Treinamentos cardiovasculares idealmente envolvem um mínimo de trinta minutos de exercícios, ao menos três vezes por semana, em ritmo forte o suficiente para manter a frequência cardíaca no alvo prescrito para aquele indivíduo. Mesmo com supervisão e boa vontade, muitos pacientes não atingirão essa meta. É importante que isso não os desencoraje. Qualquer quantidade é melhor que nada, desde que haja exposição ao desconforto e ao estresse (treinamento de extinção) e uma evolução positiva ao longo do tempo.

Fisioterapia e treinamentos personalizados

Pacientes que experimentam dificuldades em manter e evoluir nas atividades físicas em longo prazo, ou aqueles que se sentem inseguros quanto à segurança na prática que estão realizando, podem se beneficiar da assistência de um profissional especializado para orientá-los e motivá-los. Professores de educação física, *persona traines* e fisioterapeutas são opções nesse sentido. O fisioterapeuta tem um treinamento que permite reconhecer as principais lesões e adaptar as atividades para evitá-las ou tratá-las.

Terapias de movimentos meditativos

Ioga, *tai chi* e *qigong* envolvem, simultaneamente, atividades físicas e técnicas meditativas. Isso é interessante por promover, simultaneamente, a exposição necessária para o treinamento de extinção, a integração mente-corpo e o desenvolvimento físico e neuromotor. Além disso, tais técnicas ajudam no desenvolvimento de maior controle sobre as reações aos sentimentos negativos e, ao mesmo tempo, fornecem opções mais adaptavas de reações a elas.

Uma revisão sistemática de 2013, agrupando sete estudos controlados, envolvendo fibromialgia e a prática dessas atividades, concluiu que tais atividades melhoraram significantemente os distúrbios de sono, a fadiga, a depressão e a qualidade de vida, mas não a dor.[219]

Outra revisão sistemática, uma metanálise realizada em 2015 pelo instituto Cochrane, encontrou evidências de "muito má qualidade" de que as terapias de movimento meditativo melhoram dor (em cerca de 23%) e humor (em cerca de 16,4%) em relação ao tratamento usual. Efeitos adversos dessas técnicas incluíam piora inicial da dor.[220]

Ioga

As longas permanências em posturas que exigem grande esforço muscular, alongamento, equilíbrio e atenção aos *inputs* (negativos e positivos) do corpo físico são, ao mesmo tempo, perfeitas para o que o paciente fibromiálgico precisa, mas é tudo o que ele tenta evitar. Uma parte significativa desses pacientes abandona a prática por sentirem-se incapazes de acompanhar as aulas voltadas para pessoas não fibromiálgicas. Práticas individualizadas ou voltadas para tais pacientes podem ajudar nessa questão, e os pacientes devem ser orientados a respeitar seus limites independentemente do que está sendo proposto nas aulas. Ao final das aulas segue-se, tradicionalmente, um período de repouso relaxado (ioga nidra), que é quando as atenções são voltadas para o alívio proporcionado pelo fim da exposição e para as sensações prazerosas provenientes do corpo exercitado e relaxado, das endorfinas liberadas e da sensação de estar progredindo física e neurologicamente. Isso ajuda o cérebro a reajustar as definições de perigo (a sensibilidade dos "alarmes").

Os dados provenientes de estudos controlados envolvendo ioga e fibromialgia são escassos. Em um deles, 53 pacientes praticaram uma forma específica de ioga (*yoga awareness*) e apresentaram melhoras em dor, fadiga, humor, catastrofização, aceitação e outras estratégias adaptativas quando comparados a pacientes que aguardavam tratamento convencional.[221] As práticas foram bem toleradas, e boa parte dos benefícios se mantiveram após três meses do término do programa.[222] Os benefícios foram proporcionais ao volume de aulas.

Tai chi

Tai chi combina meditações corpo-mente com movimentos fluidos e delicados. Muito pouco se estudou sobre *tai chi* e fibromialgia. Um estudo randomizado envolvendo 66 pacientes comparou sessões de uma hora, duas vezes por semana, com uma intervenção controle que envolvia educação e alongamento. Os pacientes que realizaram doze semanas de *tai chi* apresentaram uma melhora significativa em uma escala desenhada para avaliar, sob diversos aspectos, melhora da fibromialgia (FIQ score), e os benefícios se mantiveram após 24 semanas do término do programa.[223] Tais achados foram semelhantes aos encontrados por outro estudo, envolvendo 101 pacientes, no qual *tai chi* foi comparado à educação sobre fibromialgia e bem-estar.[224]

No momento em que este livro estava sendo escrito, o mesmo grupo de pesquisadores levava a cabo um estudo comparando a eficácia de doze ou 24 semanas de *tai chi* praticado uma ou duas vezes por semana, com exercícios aeróbicos supervisionados praticados duas vezes por semana por 24 semanas. Esse será o primeiro estudo diretamente comparando, em fibromialgia, uma atividade de movimentos meditativos e exercícios aeróbicos (atualmente preferidos pela maior parte dos centros especializados em tratamento de fibromialgia).[225] Os resultados são ansiosamente aguardados.

Qigong

Uma revisão sistemática de pequenos estudos controlados comparando *qigong* com intervenções controle levou a evidências "baixa qualidade" apontando melhora na dor e qualidade de vida dos pacientes fibromiálgicos, e evidências "de muito baixa qualidade" apontando melhora da fadiga. Os autores concluem que os estudos atuais permitem apenas uma fraca recomendação de *qigong* para fibromialgia.[226]

Técnicas meditativas

Meditação silencia *inputs* externos e promove contato com *inputs* internos, portanto auxilia no treinamento de extinção e na integração mente-corpo. Além disso, as técnicas meditativas oferecem recursos mais adaptativos de resposta às sensações negativas e à ativação inapropriada do sistema de estresse. Apesar do potencial terapêutico dessas técnicas na fibromialgia, elas foram relativamente pouco estudadas, e os estudos existentes são, em grande parte, metodologicamente fracos.

Mindfulness

Mindfulness é uma técnica meditativa que busca um estado de atenção ativa e constante no presente. Nela, o praticante é convidado a permanecer consciente e observar os pensamentos e sentimentos à distância, sem julgá-los. Diversos trabalhos estudaram *mindfullness* na fibromialgia, grande parte deles com resultados positivos para uma série de sintomas da síndrome. No entanto, poucos desses estudos foram realizados de maneira aceitável, do ponto de vista metodológico. A metanálise do instituto Cochrane, supracitada, foi obrigada a excluir a maior parte deles e acabou por não encontrar evidências de benefícios dessa técnica, em comparação ao tratamento convencional, nos quesitos dor, desempenho físico ou humor. Em nenhum dos estudos foi atribuído efeito adverso à técnica.[220]

Outros

Acupuntura

Alguns estudos, mas não outros, encontraram benefícios da acupuntura nos sintomas de pacientes com fibromialgia. Uma metanálise realizada em 2014 revisou 523 estudos envolvendo acupuntura e fibromialgia. Os autores concluíram que, quando a acupuntura é comparada a uma acupuntura placebo (falsa),

> [...] não existem evidências que possam provar a eficácia dessa técnica em fibromialgia. Alguma evidência sugere que acupuntura seja superior a medicações, mas os estudos envolvidos careciam de qualidade e não eram livres de vícios. Acupuntura combinada com drogas e exercícios poderia elevar o limiar de dor desses pacientes, em curto prazo, mas estudos de melhor qualidade são necessários para confirmar tal impressão.[227]

Essa mesma metanálise encontrou uma diferença significativa nos índices de funcionalidade e dor nos pacientes que receberam acupuntura em relação àqueles que receberam procedimento placebo, no entanto, essa melhora não se sustentou após sete semanas do término da terapia. Esse dado reforça a impressão do autor deste livro de que acupuntura é eficaz em aliviar a dor e a tensão desses pacientes em curto prazo, mas não modifica a doença em longo prazo. Se isso é verdade, a acupuntura pode não ser útil em modificar a história natural da doença, mas poderia ser usada para aliviar sintomas, especialmente em momentos de exacerbação (crises).

Manipulação

As diferentes técnicas de manipulação visam soltar as tensões localizadas e, com isso, aliviar a dor. Podem-se aventar outros mecanismos por meio dos quais essa modalidade de tratamento poderia modificar os sintomas da fibromialgia. Em primeiro lugar, elas combinam diversos *inputs* sensoriais não dolorosos, o que estimula as vias inibitórias da dor, como discutido nos capítulos III, XI e XXV. Em segundo lugar, elas promovem contato e atenção aos *inputs* do corpo físico promovendo uma integração corpo-mente. Em terceiro lugar, como tais *inputs* tendem a ser prazerosos, essa integração é facilitada, e o corpo passa a ser (ineditamente) uma fonte de nutrição do *self*. O fato de as manipulações envolverem atenção cuidadosa de outras pessoas, é também um poderoso fator de nutrição de *self*. Em quarto lugar, o realinhamento postural conseguido "artificialmente" por tais técnicas tem, por si só, um efeito no humor e na autopercepção do indivíduo, como o trabalho com toxina botulínica bem ilustra. Um possível ponto negativo dessas técnicas consiste no fato de elas irem contra o princípio do automanejo para os pacientes fibromiálgicos. Se não houver uma internalização dos benefícios acima sugeridos, os pacientes tendem a cair nos padrões prévios assim que as sessões forem suspensas.

Uma metanálise de todos os trabalhos envolvendo fibromialgia e manipulação foi publicada em 2015. Os trabalhos combinados sugerem que manipulações têm, como um todo, um efeito positivo importante na dor e um efeito médio na ansiedade e na depressão, em comparação ao placebo. Os efeitos positivos na dor se restringiram em curto prazo, mas os efeitos sobre depressão se mantiveram em médio prazo. Um provável efeito positivo também foi encontrado sobre fadiga, rigidez e qualidade de vida. Não existem poucos trabalhos comparando as técnicas entre si. Massagem do tecido conectivo pareceu melhorar depressão e qualidade de vida. A drenagem linfática manual foi superior à massagem do tecido conectivo em relação a rigidez, depressão e qualidade de vida. *Shiatsu* melhorou dor, limiar doloroso de pressão, fadiga, sono e qualidade de vida. A massagem sueca não produziu melhora significativa. Os autores concluem que existem evidências moderadas de que manipulações, como um todo, sejam benéficas no controle dos sintomas da fibromialgia.[228]

Biofeedback

Biofeedback é uma técnica na qual o paciente é conectado a uma série de sensores elétricos que o ajudam a ganhar uma maior consciência sobre diversas de suas respostas autonômicas, como frequência cardíaca, tônus musculares, condutividade elétrica da pele, percepção da dor e ondas cerebrais. Espera-se que o paciente ganhe capacidade de manipular tais respostas e, portanto, escolha a resposta mais adequada para cada situação, além de uma menor ativação do sistema de estresse.

A metanálise do instituto Cochrane, supracitada, também avaliou os trabalhos publicados até o início de 2015 envolvendo fibromialgia e *biofeedback*. Os autores encontraram evidências "de muito má qualidade" sugerindo que a técnica induza a uma leve melhora na capacidade física, dor e humor. Em função da metodologia deficiente desses trabalhos, eles não puderam se posicionar sobre a eficácia de *biofeedback* para a síndrome.[220]

Biodança

Biodança é uma técnica que envolve música, movimentos lúdicos e fluidos, autoconsciência, sentimentos e emoções. Por envolver movimentos, atenção ao corpo e emoções, ela promove a conexão mente-corpo e, possivelmente, treinamento de extinção. Apenas três pequenos estudos controlados, conduzidos por um único grupo de investigadores, testaram a técnica em fibromialgia. No primeiro, 27 pacientes fibromiálgicas submetidas a três meses de uma sessão por semana de biodança foram comparadas a 32 pacientes que receberam tratamento padrão. Os resultados favoreceram a atividade em relação à dor, limiares dolorosos, composição corpórea e qualidade de vida.[229] No segundo, a biodança aquática foi comparada a sessões de alongamentos em 82 pacientes fibromiálgicas, e o primeiro grupo encontrou benefícios em relação à dor, funcionalidade e depressão.[230]

Mais recentemente, os mesmos autores compararam uma sessão semanal de biodança a três sessões semanais de um programa multidisciplinar voltado para fibromialgia, e esse último programa superou a técnica em termos de funcionalidade social e desenvolvimento de estratégias passivas de enfrentamento.[231] Tais evidências são bastante preliminares e estão longe de permitir conclusões definitivas.

Resumo do Capítulo 32

Descreve os princípios que transformam as atividades físicas em condição necessária para a melhora do fibromiálgico. Sugere mecanismos pelos quais outras atividades também podem ser de grande valia.

- O que nos faz sentir bem, o que modifica positivamente o *self*, não é a ausência de estresse, é o estresse agudo seguido de superação.
- O fibromiálgico deve compreender que, se ele, regularmente, submeter seu corpo físico (sistemas musculoesquelético, cardiovascular, neuromotor) a desafios e superações, nunca vai se sentir bem, independentemente de quanto conquiste nos planos psicossocial, econômico etc.
- "Desafio" implica sair da zona de conforto e enfrentar, em algum grau, o estresse.
- Ao iniciar qualquer atividade física, o fibromiálgico é inundado de sensações negativas. Em função da hipersensibilidade e da hiper-reatividade do sistema de estresse, essas sensações negativas levam à ativação do sistema de estresse, assim que as atividades são iniciadas. Como uma forma de comportamento de evitação, o fibromiálgico tende a interromper imediatamente as atividades físicas e não mais retomá-las, perpetuando a negligência ao corpo físico e o *feedback* negativo dele proveniente.
- É vital que o fibromiálgico encare as atividades físicas como forma de treinamento de extinção e busque EXATAMENTE imersões sucessivamente mais profundas nas sensações negativas e no estresse que as atividades provocam. Para isso, eles devem sempre se perguntar, em tempo real, se aquelas sensações representam realmente risco de lesão (muscular, articular, cardíaca). Se representarem, a atividade deve ser modificada de forma a impedir que as lesões aconteçam. Se não há risco de lesões, ele deve persistir, até o seu limite, na atividade física, a despeito do desconforto que isso cause.

- Dois são os "limites" aos quais o fibromiálgico deve estar atento: o físico (risco de lesões) e o psicológico. Todos sentimos desconforto durante atividades físicas, mas ele é frequentemente sentido como "angústia" ou "perigo" pelo fibromiálgico. Usar as atividades físicas como treinamento de extinção significa perceber, em tempo real, o momento no qual "são disparados os alarmes de perigo" em resposta ao desconforto e então diminuir drasticamente a intensidade do esforço, mostrando "ao cérebro" que não há perigo real e que se tem o controle da situação.
- Como quem entra aos pouquinhos em uma banheira com água muito quente, ele pode (e deve) diminuir ou parar sua exposição, esperar o alívio e, então, submeter-se novamente ao estresse, até cumprir sua meta de atividades para aquele dia.
- É muito interessante que as atividades físicas sejam sucedidas por um período de relaxamento, quando as atenções devem ser voltadas para o alívio proporcionado pelo fim da exposição e para as sensações prazerosas provenientes do corpo exercitado e da sensação de estar progredindo física e neurologicamente. Colher (e valorizar) os benefícios da prática esportiva ajuda o cérebro a reajustar as definições de perigo (a sensibilidade dos "alarmes").
- Satisfeitas as condições acima, não importa muito qual atividade física será realizada, desde que seja de maneira regular.
- Além de atividades físicas, técnicas meditativas e diversas medidas de controle da dor podem ser eficazes.

Fragmentos

33

Relata histórias reais vivenciadas por pacientes, que são possivelmente elucidativas para outros fibromiálgicos. Os nomes e situações foram alteradas para preservar a privacidade dos pacientes. Capítulo vital para pacientes fibromiálgicos. Dificuldade baixa.

Isadora

Isadora tem hoje 47 anos. Quando tinha 37 anos e morava na Alemanha, um pequeno aracnídeo mudou completamente sua vida e a desviou de todas as suas buscas. Fez tudo isso, inclusive, sem sequer ser notado. A picada estava lá, com aquela cara inespecífica de picada, e não teria merecido atenção maior do que umas unhadas nervosas, se um halo vermelho não tivesse se desenvolvido em volta dela. Nesse ponto, foi sugerido o diagnóstico de "erisipela", uma infecção na pele causada por uma bactéria que teria entrado pelas portas abertas pela picada e pelas unhadas. Um antibiótico foi prescrito, mas, apesar dele, cerca de dez dias após a picada, Isadora passou a apresentar febre, dor de cabeça, dor "nos ossos", dor nas juntas e manchas vermelhas na pele, que cresciam como círculos, deixando o centro novamente branco com sua progressão. Isadora não estava bem e resolveu voltar ao Brasil. Aqui, foi internada para investigações e mais antibiótico e corticoides. Um dos exames apontou anticorpos contra uma bactéria transmitida por carrapatos que, efetivamente, poderia explicar todo o quadro. O diagnóstico de doença de Lyme foi firmado e ela passou a receber um antibiótico considerado adequado para o tratamento. Apesar disso, três meses se passaram, e Isadora continuou a apresentar febre, dor de cabeça, manchas na pele, dor nos "ossos" e nas juntas.

Isadora havia sempre sido dessas mulheres de energia inesgotável, capaz de manter dezenas de pratos no ar ao mesmo tempo, portanto, estava extremamente ansiosa para retomar à própria vida. Dentre todos os golpes que recebeu, talvez se possa dizer que o mais duro tenha sido a constatação de que não se livraria tão fácil da doença. Após alguns períodos passando bem, que variavam de semanas a meses, Isadora sempre voltava a apresentar o mesmo quadro de febre, dor de cabeça, manchas na pele, dor nos "ossos" e nas juntas. Mais uma vez mudou de médico, e esse, considerado o maior especialista em Lyme no Brasil, confirmou o diagnóstico, a natureza recidivante que essa doença às vezes assume e propôs outro antibiótico e um antidepressivo, que Isadora usou continuamente por dois anos. Ficou "ótima" com esse esquema e todos os exames que fazia apontavam a ausência de qualquer sinal da bactéria ou de inflamação, mas cerca de um ano após a suspenção do antibiótico, Isadora voltou a ter sintomas. Dessa vez, a febre e as manchas estavam ausentes e, além de cefaleia e de dores (nas articulações e fora delas), Isadora queixava-se de intensa fadiga, dificuldade de concentração, perda de memória, "vista embaçada", inchaço nas mãos e dor na cintura escapular. Isadora mantém esse quadro até hoje, passando, entre crises, por raros períodos sem sintomas. O anticorpo contra a bactéria do Lyme ocasionalmente retornou positivo, mas isso não quer dizer, obrigatoriamente, presença da bactéria em si. Os demais exames estão normais, incluindo as provas inflamatórias e os exames que buscam detectar diretamente a bactéria. Ainda relevante, na história de Isadora, era o seu padrão de sono. Sempre havia dormido pouco, mas até o dia da picada do carrapato, isso se dava em função de muito trabalho, muitos interesses e pouca "paciência" com o sono. Hoje seu sono é péssimo "em função das dores". O exame físico não mostra nada de errado, exceto por hiperalgesia, alodínea e tensão muscular generalizada.

Isadora preenche qualquer critério para fibromialgia, e este foi o diagnóstico de muitos dos médicos pelos quais passou recentemente. O que chama atenção é o fato de seus sintomas terem começado apenas recentemente, e após a infecção recidivante de Lyme. Isso já foi descrito e é chamado "síndrome pós-Lyme". A síndrome pós-Lyme não parece ser causada pela bactéria, que normalmente está ausente,[232] e também não é causada por uma inflamação persistente ou autoimunidade desencadeada pela bactéria (como bem mostram as impecáveis provas inflamatórias da Isadora). O que, então, causa a síndrome pós-Lyme? Não há um consenso sobre a melhor resposta a essa pergunta. Grande parte (a maioria?) dos especialistas acredita que a síndrome pós-Lyme seja, na verdade, fibromialgia desencadeada pela doença infecciosa (crônica ou recidivante) em pessoas previamente propensas a ter fibromialgia. Esse parece ser o caso de Isadora. Frente aos exames normais, nossa segunda consulta foi mais direcionada para a fibromialgia. O quadro completo de fibromialgia efetivamente se iniciou após o Lyme, mas Isadora conta que dormia pouco e tinha frequentes dores de cabeça pelo menos desde a adolescência. Ao mesmo tempo, ela reconheceu claramente o padrão de inversão de papéis com os pais desde sua mais tenra infância. Sua personalidade, perfeccionista e centralizadora, batia completamente com a descrição da personalidade da fibromiálgica tipo 1.

Isadora não queria mais tomar antidepressivos ou outros medicamentos "tarja preta". Propus um teste terapêutico com ciclobenzaprina (tricíclico vendido no Brasil como relaxante muscular) e a leitura das partes já prontas do presente livro, para que pudéssemos discutir os melhores caminhos na terceira consulta. Isadora brigou um pouco com a medicação. As doses que melhoravam as dores levavam à sonolência, e ela acabou optando por tomar uma dose intermediária, que melhorava um pouco o sono, mas não as dores. De qualquer forma, o teste havia sido "positivo", ou seja, ciclobenzaprina, que não é um anti-inflamatório, um analgésico, um antibiótico ou um imunossupressor seria capaz de, ao menos temporariamente, melhorar suas dores. Isso a ajudou a se convencer de que não havia infecção, inflamação ou autoimunidade ativas. O resto do convencimento veio pelo texto do livro. Isadora se viu nas descrições e, por conta própria, começou "microfisioterapia", alongamentos e meditação. Disse que com isso estava controlando melhor os sintomas e procurava não tomar a ciclobenzaprina todos os dias. Quando suas novas técnicas não eram capazes de controlar os sintomas, ela podia contar com uma noite de sono reparador e a melhora dos sintomas com a ciclobenzaprina. Estava agradecida e muito esperançosa. Tinha, no entanto, duas perguntas.

A primeira delas dizia respeito à dor desencadeada sempre que dirigia por longos períodos. Ela, frequentemente, prestava consultoria a empresas sediadas em outras cidades e ia dirigindo, por horas, até elas. Era sempre muito estressante, porque sabia que chegaria destruída, e suas dores atrapalhavam muito a execução do seu trabalho. Não há esforço significativo no ato de dirigir e nem uma imobilidade absoluta. Ela está livre para se mexer, alongar, parar frequentemente. Por que então, perguntava ela, dirigir levava a tamanhas dores? Perguntei o que ela fazia enquanto dirigia, e ela respondeu que "resolvia problemas" na cabeça. Dirigir ativava sua mente, e ela passava e repassava situações problemáticas e possíveis soluções. Perguntei se essa mesma "intensa ativação" acontecia também à noite, quando se deitava, e ela respondeu que sim, que as situações eram mesmo muito parecidas. Para mim, estava aí a causa das dores e uma ótima chance de mostrar para ela toda a fisiopatologia da fibromialgia. Quando Isadora sentava-se ao volante, assim como quando se deitava para dormir, cessavam-se os outros afazeres e Isadora caía no vazio. Como as meditações haviam bem lhe mostrado, ficar no vazio trazia-lhe grande angústia. Encher sua mente de problemas e desafios imediatamente afastava essa angústia, mas também ativava seu cérebro e tencionava seu corpo. A relação entre os problemas em sua cabeça e a tensão em seu corpo também estava muito clara para ela. Perguntei se ela achava que essas ideias que pipocavam em sua mente antes de dormir eram particularmente eficientes. Ela respondeu que algumas delas sim, que essa "tempestade cerebral" noturna lhe trazia, ocasionalmente, à consciência coisas que ela não havia conseguido perceber na correria do dia a dia, mas que, ao mesmo tempo, a maior parte das soluções que pipocavam à noite eram "fantásticas" demais para sobreviver à luz do dia. Perguntei se o mesmo acontecia com a "tempestade cerebral" que acontecia ao dirigir, e ela respondeu afirmativamente. Com uma vida completamente entulhada de afazeres, o cérebro de Isadora aproveitava as únicas brechas para processar e digerir tudo o que vinha acontecendo, mas, isoladas da realidade (tempo e espacialmente), as soluções que propunha eram, às vezes, irreais. Perguntei o que aconteceria se, em vez de pensar nos problemas, Isadora se focasse em seu próprio corpo, nos sentimentos que sentia e nas reações a eles. Ela disse que tentava fazer isso na meditação e percebia uma forte "cinta" de contração e pressão em volta do diafragma. Percebê-la, disse ela, até aquele momento não havia ajudado a impedi-la. Perguntei qual era o sentimento que causava aquela contração, e ela respondeu que "não sabia bem", mas ficou visivelmente triste e seguiu para a próxima pergunta.

"Às vezes, doutor, disse ela, eu estou muito bem! Feliz, ativa, muito otimista e expansiva. A esses períodos sempre se seguem períodos terríveis, nos quais estou muito mal, desiludida, desesperançosa e com muita dor. Por que isso acontece?" "Isadora", perguntei eu, "o que acontece se você ficar triste?" "Eu tenho muito medo de ficar deprimida", respondeu ela, e calou-se. "Isadora, você percebe que a maioria das pessoas pode ficar triste e deixar de ficar triste, e isso não faz mal para elas?" Ela concordou. "Você acha que aquela menina que você foi, lá pelos seus 5 anos, podia ficar triste?" Ela não respondeu nada e olhava para o chão. "Ela não podia, Isadora, e talvez você ainda não possa. Em breve, com essas novas habilidades que você está criando, vai perceber que pode, aos pouquinhos, tirar a cinta de opressão do seu abdome e colocar-se também, aos poucos, lá, voltando atrás sempre que precisar. Cada dia isso vai ser mais fácil, então você vai poder se sentir triste e sentir todos os outros sentimentos, sem ter de reagir de maneira tão violenta. Vai sentir de verdade, reagir adequadamente, em tempo real, e sair de lá inteira. Nesse dia, Isadora, você vai perceber que os sentimentos bons são tão passageiros quanto os ruins. Você poderá se sentir bem, feliz, ativa, otimista e expansiva, e não vai precisar se agarrar a esses sentimentos como se fossem sua boia de segurança. Você vai poder aproveitá-los mesmo sabendo que vai perdê-los, porque vai saber que o mal-estar de os ter perdido não lhe causa dano real. Aliás, 'perder' não é a palavra adequada, porque seus sentimentos nunca foram você. Você é esse ser que muda, a cada instante. Não é necessário tentar segurar um estado. O estresse (agudo e dentro de certos limites) é bem-vindo, porque sem ele não há superação, e sem superação não há bem-estar. O bem-estar é bem-vindo mesmo quando passageiro."

Soraia

Soraia tem 51 anos, é juíza e me procurou em função de duas queixas que considerava independentes. Em primeiro lugar, referia acreditar que estava "entrando em processo depressivo". Contava que um câncer de mama diagnosticado há cerca de um ano havia abortado seus planos de vida. Estava começando um doutorado na Europa quando o nódulo apareceu e teve de voltar para o Brasil para realizar a retirada de parte da mama, fazer radioterapia e bloqueio hormonal. Passado o susto inicial, havia voltado a trabalhar, mas sentia-se cansada e aérea. Fazer as mesmas coisas de sempre lhe custava grande esforço e traziam-lhe bem menos prazer. Sua segunda queixa dizia respeito a um possível "reumatismo". Contava que sua irmã tinha artrite e sua mãe havia "convivido com dores a vida toda". Ela mesma sentia, há pelo menos dez anos, dor nas mãos, punhos, ombros, costas e pescoço. As dores eram mais importantes pela manhã e no final do dia. Acordava toda rígida (não só nas partes em que as dores se concentravam) e demorava cerca de uma hora para conseguir se soltar. Seu sono sempre havia sido muito ruim e havia piorado ainda mais após o câncer e o bloqueio hormonal. No exame físico, não havia o menor sinal de artrites, artrose ou qualquer outra condição relevante. A musculatura da cintura escapular era especialmente tensa e dolorida. Já trazia exames, cujos resultados corroboravam com as impressões do exame físico. As provas inflamatórias eram exemplarmente boas e não havia nenhum sinal de outras condições que explicassem seus sintomas. Um raio X das mãos confirmou a ausência de artrites ou artroses.

Seu esposo, também juiz, veio junto à consulta. Antes que eu desse meu parecer, ele me perguntou se as dores também poderiam ser de "causa psicológica". Soraia, dizia ele, trabalhava muito até muito tarde e deixava-se afetar demais pelos casos que julgava. Respondi que nada é puramente orgânico ou puramente psicológico, mas que, certamente, havia "influência psicológica" em suas dores. Soraia já fazia caminhadas, pilates e meditação, era magra, dormia mal e realmente estava um pouco deprimida, também em função do câncer que teve de enfrentar. Um antidepressivo tricíclico parecia cair como uma luva para ela, e a Mirtazapina interagia menos com a droga que bloqueava seus hormônios sexuais. Expliquei isto a ela e sugeri que tomasse uma dose mínima dessa medicação e voltasse em três semanas para discutirmos os próximos passos. Se sentisse efeitos colaterais, deveria me ligar a qualquer momento.

Quando voltou estava ótima! Dormia muito bem, praticamente não sentia mais dores e não se sentia mais deprimida. Perguntei o que ela estava fazendo com a "energia extra", e o esposo respondeu que estava trabalhando como nunca... Achei curiosa a melhora da depressão. A dose e o tempo que tomou a medicação não teriam, teoricamente, uma ação tão rápida sobre seu humor. Pontuei isso e perguntei quanto desse sintoma não seria secundário ao sono cronicamente ruim. Ela concordou que, provavelmente, isso estaria influenciando. Havia também o efeito placebo, a atenção que eu havia dispensado e a motivação que a visão da luz no fim do túnel trouxe.

Após novo exame físico, que ainda mostrava tensão muscular, mas menos dor, eu pedi para que sentasse e comecei a destilar minhas impressões. Eu estava muito feliz que ela havia respondido tão bem a doses tão baixas do remédio, mas não poderia mentir, era importante que ela não visse a medicação como solução final para seus problemas. Ela abriu bem os olhos e levantou as sobrancelhas em uma expressão de dúvida. Eu não veria nenhuma importância em ela tomar uma medicação pelo resto da vida caso tal medicação realmente resolvesse o problema. Mas a regra é que, com o passar do tempo, a droga faça menos e menos efeito, as doses tenham de ser elevadas e os efeitos colaterais se tornem um empecilho. No caso daquela medicação, principalmente o ganho de peso. Ela confirmou que estava comendo como nunca e que os sabores nunca haviam sido tão "coloridos". Soraia pensou um pouco e perguntou o que aconteceria se a droga perdesse o efeito ou tivesse de ser retirada. Teríamos de trocá-la por outra ou por uma combinação de outras, repetindo o processo. Esse cenário não lhe pareceu desejável, e ela me perguntou o que eu sugeriria.

"Bem, Soraia", respondi, "em primeiro lugar temos tempo! A dose que você está tomando é uma subdose! E você é magrinha! Temos bastante tempo até o dia em que teríamos de mudar a sua droga. Quero que, até lá, você aprenda a dormir sem ela e sem o indutor de sono que você vem usando há anos." A ideia de ficar sem essas medicações pareceu assustá-la um pouco. Continuei: "Soraia, como sua depressão é bastante leve e seus sintomas toleráveis, proponho uma coisa bastante não ortodoxa. Sugiro que você não tome a Mirtazapina todos os dias. Dormir é, sim, vital! Mas nós não precisamos dormir bem TODOS os dias. Uma pequena minoria de pessoas tem tal habilidade! Se passarmos uma única noite em claro, o funcionamento no dia seguinte fica comprometido, eu sei, mas conseguimos trabalhar aos trancos e barrancos. Nada grave! Desde que consigamos dormir bem na noite seguinte. O corpo tem mecanismos que permitem contornar uma noite isolada mal dormida. Dormir mal é realmente deletério se acontecer sistematicamente. Você tem o remédio em mãos. Quero que tente dormir sozinha, aplicando técnicas que iremos discutir. Se não conseguir, garanta com o remédio que dormirá bem na noite seguinte. Isso vai permitir que você aprenda a dormir sem medicamento, além de dobrar o tempo no qual o remédio agirá como deve".

A ideia gerou um pouco de ansiedade em Soraia. "Se eu quiser tomar alguns dias seguidos, tudo bem?" "Tudo, Soraia! Tudo bem!" Trato fechado, passamos a discutir porque Soraia não dormia bem. Expliquei a história da cenoura e do chicote e perguntei qual tinha mais importância para ela. "Quando medito, não me sinto particularmente angustiada no vazio ou com o contato com meu corpo, respondeu ela. E quando faço atividades físicas, os *feedbacks* do meu corpo também não são especialmente ruins. Fico mais com a cenoura..." É curioso, porque, como funcionária pública e juíza, Soraia não é especialmente pressionada para a produtividade. Juízes têm metas a cumprir, é verdade, mas não ganham um tostão a mais para julgar além dessas metas. Aqueles que não cumprem as metas são apenas advertidos, e se tudo der extremamente errado são aposentados com salário integral para o resto da vida! Promoção por mérito, ascensão na carreira ou o "respeito dos colegas", se chegam a ser cenouras apetitosas, certamente não é isso o que faz Soraia se debruçar sobre os processos até tarde da noite e ainda os carregar para o sono.

"Soraia, em que esses processos mexem tanto em você?" "São vidas, doutor", respondeu ela, "eu sinto enorme responsabilidade sobre o que vai acontecer com elas." Lembrei-me dos meus anos como estudante e residente de medicina, nos quais o peso dos casos sob minha responsabilidade tinha enorme influência negativa sobre a qualidade do meu sono. Com o tempo, até por questão de sobrevivência, vamos, passo a passo, nos distanciando emocionalmente dos casos. Às vezes, um parente ou um amigo fica doente, e nós nos metemos a atendê-los só para constatar o quão melhor médico nós somos quando estamos emocionalmente distanciados. Empatia envolve sentir parte da dor do outro, é verdade, mas não é necessário, ou producente, ficarmos presos nessa dor junto com o outro. De fora, inclusive, é muito mais fácil ajudar. Soraia concordou com isso, e seu esposo acrescentou que "as coisas têm um peso emocional muito grande para ela".

O que movia Soraia não era apenas perfeccionismo ou compaixão. Na verdade, a dor dos outros, presente naqueles autos, acionava seus alarmes de perigo, como se ela estivesse em risco, e mobilizava seu cérebro a despeito de sua vontade ou controle. Ela era refém de quem quer que sofresse na frente dos seus olhos. Contei a ela a história de outro paciente meu, muito semelhante à dela. Martin caminhava frequentemente, e numa noite fria passou em frente a uma casa onde um velho *rusk* siberiano, cego e deformado por artrose, jazia no chão gelado, em meio ao caminho para sua casinha, incapaz de se levantar pela dor. Ele estava rouco e uivava lenta e sentidamente. Aquela visão tirou-lhe o chão. Pensou em tocar campainha, mas o que dizer? "Veja, seu cachorro está sofrendo demais, talvez seja hora de sacrificá-lo?" Aliás, ele mesmo não estava convencido de que uma vida não merecesse ser vivida se cheia de dores. Ele mesmo era cheio de dores e não tinha a menor vontade de morrer.

Impotente, esforçou-se (inutilmente) para tirar a cena da cabeça e procurou, em suas caminhadas, desviar-se daquela rua. Em uma de nossas conversas, Martin lembrou-se desse episódio e percebeu o quanto era vulnerável (e escravo) ao sofrimento alheio, quanto seus alarmes tocam inapropriadamente e como desviar daquela rua configurava um exemplo claro de comportamento de evitação. A partir daquele momento, Martin caminhava, de propósito, naquela direção e ficava parado na frente do sofrimento daquele cachorro buscando não se desviar do sentimento e também não acionar seus alarmes. Referia que havia aprendido a entrar e sair ileso do sentimento negativo que a cena produzia nele e emendou: "Se eu não posso livrar aquele cachorro do seu sofrimento, pelo menos estou fazendo com que ele me livre do meu".

Discutimos também o exemplo bíblico de Ló, que não poderia olhar para trás para ajudar sua esposa sob o risco de se tornar ele mesmo uma estátua de sal. A mesma história foi contada em outros clássicos. Orfeu perdeu a chance de resgatar do Ades seu amor, Eurídice, por não conseguir resistir a seus apelos e olhar para trás antes de ter saído completamente de lá. Dante também ficaria preso no inferno se não pudesse se defender dos efeitos que as súplicas e o sofrimento alheio tinham em sua alma. Soraia era muito inteligente e entendeu. Achei que havia algo mais a explorar e propus a seguinte situação: "Soraia, se você soubesse que suas decisões não iriam afetar o nível de felicidade ou de tristeza daquelas pessoas, você faria tudo nas coxas?". "Não, doutor, eu faria do mesmo jeito. Por quê? Porque ficaria desmotivada e não conseguiria seguir exercendo minha profissão." "Então você consegue ver que essa dedicação serve a você antes de servir a eles?" "Sim..." "Mantenha isso em mente e continue fazendo bem feito, não porque é refém do sofrimento deles ou porque a vida deles depende de você, mas porque seu bem-estar depende de um serviço bem feito. Se você procurar nutrir-se, e só, o serviço continuará bem feito, mas você passará a ser capaz de respeitar os limites do que é saudável para você. Não vai precisar ficar no inferno junto com aquelas pessoas, a pior posição possível para ajudá-las."

Marina

O sonho abaixo foi narrado por Marina, uma paciente fibromiálgica, à sua psicoterapeuta e já foi publicado em um livro.[233] Ciente do potencial comunicador desse sonho, essa psicoterapeuta ofereceu-o, gentilmente, para que fosse apresentado aqui.

"Eu estava com Vera, minha grande amiga da adolescência, uma figura que foi mais que mãe para mim. Tínhamos uma relação de grude, como eu tivera com minha mãe na infância. E como minha mãe, Vera me prometia amor incondicional e eterno. Eu ficava muito feliz, desesperadamente feliz com aquilo, pois era tudo o que parecia me faltar na vida. Mas havia um desconforto em mim, algo que me fazia não acreditar naquele amor todo. E esse algo me deixava louca. Alguém em mim queria provar que aquele amor era mentira pura.

Então, Vera faz algo que me machuca muito. Resulta numa ferida em meu pulso direito, algo que me aleijava deixando expostos os ossos do pulso e antebraço. Algo muito grande. Eu fico desesperada com aquilo. Ela olha e começa a minimizar o acontecido. Até brinca dizendo que agora que eu só tinha os ossos do pulso e antebraço, aquilo ia ser bom para eu guardar meu celular. E coloca o celular ali, em cima daqueles ossos horríveis. E ri daquilo tratando como

se não houvesse nada sério. Não sente compaixão, pois para isto teria de reconhecer sua responsabilidade, seu erro, o que aquilo acarretará. Eu fico 'passada', misto de desespero e ódio, de ela estar me negando e, além disso, ou principalmente, por estar mantendo aquele jogo de 'amor imenso e incondicional'! Então, entro numa coisa de ir aumentando meu sofrimento para ver se conseguia reverter aquilo e fazê-la me enxergar. Se ela ao menos me enxergasse, eu não precisaria desmascarar a mentira do seu amor. Se eu perdesse essa ilusão, eu morreria de dor (depressão). Ao mesmo tempo, se eu continuasse a me iludir com a existência desse amor, continuaria submissa, me sentindo pequena e abusada.

Mantive o jogo de aumentar meu sofrimento. Até um ponto em que fiquei completamente inválida. Não conseguia mais andar e depois quase nem me mexia mais. Dependia dos outros, principalmente dela, de Vera, para tudo. Eu estava paralisada no corpo, nas emoções e na mente. Era um zumbi.

No entanto, nesse sonho, ao contrário de outros em que esse tema já havia me sido apresentado, eu tenho consciência de tudo, como se uma parte de mim estivesse vendo tudo aquilo de uma certa distância, do alto, vendo tudo acontecer, uma testemunha, um olhar.

Acordei e fiquei imobilizada na cama, processando o sonho, deixando vir todas as lembranças. Lembrei-me de cenas na infância em que minha mãe fazia exatamente a mesma coisa que Vera fizera: machucava-me, humilhava-me e ria daquilo, não reconhecia, não pedia desculpa, como se eu fosse uma louca. Não me levava a sério para não ter de reconhecer que ela não era, como tentava parecer, a mulher 'boa', 'ótima', perfeita, que amava os filhos incondicionalmente...

Não bastasse isso, eu me casei com um homem igualzinho à minha mãe nesse aspecto. O tal 'bonzinho' que me ferrava e depois me chamava de louca negando que fizera qualquer coisa. Era o João-sem-braço que nunca fazia nada errado, incapaz de fazer qualquer coisa errada. E eu a louca. E o social todo entrava na dele, o bonzinho que enganava a todos. E a mim também! O que mudou hoje foi que entendi o jogo todo e o meu papel nele."

Segundo a psicoterapeuta, a vitimização para Marina servia a propósitos importantes. Marina sabia que o amor incondicional era fictício e ampliava a mentira com seu sofrimento. Um pisão no pé é certamente acidental, mas se a pessoa ao seu lado, que jura viver só para você, sistematicamente pisa no seu pé, na melhor das hipóteses está lhe negligenciando. E o pior é que se você reclamar vai ouvir um "ei, é só um pisão no pé! Não exagere! Isso acontece com todo mundo!". E todos darão razão, afinal, é só um pisão no pé. Acrescentar um "mas isso se repete a toda hora!" é inócuo. O comentário perde-se no ar, e a negligência (e a mentira) não aparece. A solução é cair no chão e agonizar mostrando a unha encravada e o dedo vermelho, como os jogadores de futebol fazem na área adversária. Portanto, as ações de Marina visavam, primariamente, desmascarar. Ao mesmo tempo, se você se sabe, sistematicamente, negligenciado por alguém que lhe jura amores eternos, um dos sentimentos predominantes é a raiva. Ao aumentar seu sofrimento, Marina vinga-se do mentiroso, ao esfregar na sua cara (e das pessoas ao redor) o mal que ele está lhe causando, ao desmascará-lo publicamente e fazê-lo prestar socorro.

A dinâmica, no entanto, é muito pouco funcional. Marina permanece atrelada a alguém que a negligencia sistematicamente e, para não enlouquecer sozinha, enlouquece a outra pessoa junto. O pior: casa-se com alguém que repete a mãe, "voluntariamente" permanecendo nessa dinâmica. É provável que Marina a repita, em algum nível, com todas as pessoas que prometem comprometimento. Em algum ponto, ela vai testar tal "fidelidade" jogando-se da janela para ver se a outra pessoa a segura. Segundo a psicoterapeuta, e como o sonho indica, após muitas repetições dessa dinâmica, Marina tomou consciência de que talvez seus "testes de fidelidade" não fossem, afinal, tão justos assim. Agarrar alguém que se joga da janela não é possível, e menos ainda para pessoas como sua mãe e seu marido. O ideal seria se Marina enxergasse que sua mãe era o que era e havia dado o que tinha para dar, mas isso significaria enxergar-se órfã, pelo menos da mãe que desejava ter, algo insuportável e destruidor para uma criança. Marina cresceu como pôde, sobrevivendo das migalhas que sua mãe tinha para dar e do seu próprio trabalho. Começou aos 12 anos de idade, estudava de dia e trabalhava à noite, destacou-se intelectualmente, tornou-se uma mulher e uma profissional incrível. Mesmo assim, teve de repetir, no casamento, aquela dinâmica inicial.

"O único antídoto para o sofrimento mental é a dor física", segundo Karl Marx, e seu casamento foi uma época de muita dor física. Marido pode ser importante, mas não é mãe. Em outro momento da vida, fortificada por outras relações, pela terapia, por sua espiritualidade e por inúmeras conquistas no plano profissional e intelectual, Marina pôde dar outro final para sua história. Isso aconteceu, cronologicamente, depois do sonho acima narrado. Os papéis não serviram mais, nem o de vítima nem o de algoz. O esposo de Marina era o que era e havia dado o que tinha para dar. Talvez não seja justo exigir "amor incondicional" de um cônjuge, mesmo que ele tenha prometido, mas Marina sabia que aquilo que seu esposo tinha para lhe dar não bastaria. Ele continuaria pisando no seu pé, mesmo que sem querer. Outras pessoas talvez relevassem isso, em prol das diversas qualidades que ele tinha. Mas em função de sua história pessoal, o "pé" de Marina era sensível demais para suportar tal fato. Negligência era seu calcanhar de Aquiles.

Martin

Trata-se daquele mesmo Martin que redimiu o sofrimento do velho cachorro. Durante toda a infância, Martin apresentava episódios frequentes de dores intensas nas pernas, diagnosticadas pelos pediatras como "dor do crescimento". O fato de ele sempre acordar quando, no meio da noite, alguém precisava de ajuda, sugere um sono leve desde a infância, e na vida adulta passou a ser extremamente leve, chegando a comprometer a qualidade de seus dias. Mesmo sendo bastante descoordenado, segundo seu próprio julgamento, fazia esportes regularmente, mas lutava contra um encurtamento muscular importante, principalmente na cintura pélvica e pernas,

que conferiam frequentes dores nos joelhos e nas lombares. Na vida adulta, apresentou também refluxo importante, gastrite, síndrome das pernas inquietas, insônia e intolerância a múltiplas drogas. Martin tem feito progressos impressionantes, que me enchem de orgulho. Hoje ele não usa nenhuma droga, exceto omeprazol e analgésicos esporádicos, dorme bem, faz ioga e é capaz de viver todos os sentimentos, bons e ruins, em tempo real, reagir adequadamente, e sair deles tocado, mas ileso.

Martin era o segundo de três irmãos, eles passavam os dias em extrema liberdade, a inventar jogos e jeitos de viver. Tamanha liberdade derivava do fato de seus pais trabalharem muito e, durante a semana, o único adulto por perto era uma empregada desinteressada. Os três cuidavam-se e sacaneavam-se mutuamente, como irmãos normalmente fazem, e esperavam ansiosos pela chegada dos pais, exatamente na hora em que deveriam dormir. Martin conta que lembra a alegria de ver, já de pijamas, a mãe chegando, e a disputa dos três irmãos por sua atenção. Mas acrescenta que a lembrança inevitavelmente traz junto um gosto amargo. Fosse por tendências próprias ou pela dinâmica do casamento que a jogava para uma posição de vítima e sofrimento, em grande parte do tempo sua mãe se arrastava, sem energias, sem alegria e sem muito para dar. Martin conhecia também a outra mãe, amorosa, carinhosa e cheia de energia, portanto ficava com raiva e se recusava a disputar aquelas migalhas com seus irmãos.

Desde cedo assumiu uma postura independente, autossuficiente e enfrentadora, desdenhando aquela disputa e a sensação de abandono. Com tal postura, paradoxalmente, permitia que seus pais dessem menos, em vez de mais. Secretamente, desejava ser resgatado de sua "força" e poder ser filho de novo. Em diversas ocasiões, Martin acordou com o barulho de sua mãe chorando, ia até ela consolá-la, sem saber bem do quê. Essa inversão de papéis – a criança forte e autossuficiente cuidando da mãe frágil e perdida – repetia-se frequentemente. A força e o enfrentamento de Martin serviam de incentivo e exemplo para sua mãe e a ajudavam na barganha com seu marido. Obviamente, Martin conseguiu, assim, um grande destaque entre os irmãos e desenvolveu uma grande autoconfiança que o impulsionou em sua vida profissional e acadêmica. Seus irmãos, de uma forma ou de outra, cresceram à sua sombra, o que, certamente, impactou a personalidade de cada um deles, mas Martin nunca havia se dado conta disso, até que teve o sonho abaixo, que, gentilmente, cedeu para este livro.

"Os irmãos não se viam há algum tempo, e a festa do encontro, naquele ponto, já se transformara em uma meditação silenciosa. Seguiam um caminho montanha abaixo, ao longo do curso de um lindo rio de águas esmeralda. Vida brotava ao longo do rio, que se destacava do resto da paisagem pedregosa como uma enorme serpente verde que, majestosamente, deslizava entre as montanhas. O movimento contínuo dos passos e o mantra profundo do vento facilitavam a transição entre os diversos "eus". O rio fluía calmo e natural para um dos irmãos, que chamarei de Cosme, só para facilitar a narrativa, e agitado e turbulento para Damião. Cosme via a linda paisagem da qual o rio participava, e Damião via como o rio erodia suas margens e como tudo, com o tempo, se transformaria em monótonas planícies. Cosme celebrava a alegria e a majestade. Damião sentia a tristeza do ocaso, mas também a alegria da transformação. Os dois irmãos, assim como os santos de quem emprestam os nomes, também eram médicos. E o mesmo rio, fácil e majestoso para um, turbulento e transitório para o outro, vinha seguindo ambos, mesmo à distância, sem que eles se dessem conta disso.

A aparição de uma garrafa de gênio, magicamente equilibrada sobre um mourão da cerca que seguia o caminho, foi um evento estranhamente natural. Damião a viu e sabia o que tinha em mãos. Não ficou surpreso quando um gênio saiu da garrafa e ofereceu-lhe realizar três desejos. Cosme também não se surpreendeu com o gênio, mas sim com a necessidade de formular um desejo. Sabedoria foi o seu. Damião pediu transcendência, e ambos concordaram, em silêncio, que o terceiro desejo seria lançado ao universo. O rio seguiu seu caminho, sem se dar conta de garrafas, gênios ou pedidos. Os cenários se transformavam com tamanha rapidez e beleza que Damião não tinha nem tempo nem ímpeto de lamentar o ocaso da paisagem que havia ficado para trás. Era o tempo da carneiragem, e filhotes brincavam com desengonçada graça entre ovelhas gordas e outras exauridas devido ao parto. Damião brincava com eles, sofria com elas, emocionava-se com o espetáculo da vida equilibrada sobre o fio de aço, sem rede de segurança.

Cosme pulsava em êxtase com o ritmo da vida e estranhou quando o irmão interrompeu a dança e saiu do caminho em direção aos animais. Próximo à cerca, um cordeiro recém-nascido, precariamente equilibrado nas quatro patas, gritava por calor, comida e, quem sabe, migalhas de afeto. Outras ovelhas, absolutamente indiferentes, pastavam, gestavam ou amamentavam seus filhotes. Em Damião, a dor do abandono era insuportável, e ficou ainda mais forte quando o carneiro, em ingênua esperança, precária, mas animadamente, correu em sua direção, o primeiro ser vivo que lhe ofereceu atenção desde que chegou a esse mundo. Damião pôs-se de joelhos e tentou acolhê-lo, mas, ao ver o terror que seu cheiro inspirou nos olhos da pequena criatura, deu-se conta que seu movimento era tão ingênuo quanto o do carneiro. A impotência doía em Damião tanto quanto o abandono. Nem Cosme e nem nenhuma das mães ovelhas dividiam aqueles sentimentos. Nada podia fazer, então orou e, sem olhar para trás, seguiu viagem.

Desconfio que os nomes de santos emprestados não sejam apropriados, porque esse Damião não sabia para quem orar. Não sabia, então pediu à mãe que tomasse conta daquela pequena alma. O rio, agora, era turbulenta corredeira. E o vento sussurrava, Damião podia jurar, dúvidas sobre o bem e o mal. Indiferente à inércia de seus devaneios, o caminho ainda apresentaria novas surpresas, tão rapidamente quanto novas paisagens. Mais adiante, outro evento interrompeu-lhes a progressão. Nessa grotesca cena, uma ovelha contorcia-se em dor, pescoço lançado aos céus, e emitia gritos quase humanos que, no entanto, não eram audíveis. De sua vulva jazia pendurada a cabeça de um carneiro morto, cujo corpo o ventre materno era incapaz de expulsar.

Mecônio tingia de um verde amarelado sua lã, lembrança macabra de que seu sofrimento não havia sido menor do que aquele que seu corpo infringia à sua mãe. Quando o desconforto a metia em quatro patas, outro carneiro, o primogênito, aproximava-se das tetas, esperançoso em furtar um pouco do precioso leite, mas era quase esmagado quando a estrutura toda desmoronava sob as novas contrações. Se Cosme foi arrebatado pela dramaticidade e solenidade da situação, Damião foi igualmente arrebatado pela dor e pelo terror. Cosme observava um evento potente da natureza: uma tempestade, um furacão. Damião sentia o sofrimento e a morte. A destruição da esperança. Em um sofrimento sem tréguas, o primogênito morreria junto com a mãe e o caçula.

Damião propõe ação a Cosme, mas sabia que ela seria improvisada, caótica e de consequências randômicas. Eram médicos, sabiam que o inferno está cheio de bem intencionados, não tinham qualquer conhecimento da fisiologia do parto em ovelhas, suas mãos nuas e contaminadas poderiam romper aquele útero limítrofe, a ovelha poderia correr para a morte ao fugir dos charlatões. Mas observar em paz não cabia em Damião, e ele pôs-se a caminhar em direção ao trio. Os dados rolaram e, quis o destino, os números foram precisos. Ao submergir momentaneamente da própria dor, a ovelha vê Damião assustadoramente próximo e, num impulso instantâneo, esquece-se da própria vontade de desistir, e do flerte com a morte, e põe-se a fugir. Um pulo para frente joga o natimorto para trás e para fora, em um acorde de susto, dor e alívio. Tão surpreso quanto a ovelha, Damião, pela segunda vez, ora em agradecimento, enquanto o primogênito se deleita com o acesso às tetas. Como o primeiro carneiro, Damião estava sozinho em sua tristeza, mas, ao mesmo tempo, fazia companhia a Cosme em sua alegria. Como o primogênito, Cosme deliciava-se com o leite abundante do universo. Pingos de chuva obrigaram os dois pares de olhos a se voltar para fora, e um arco-íris absurdo, paralelo ao horizonte, quase como uma aurora austral multicolorida, lembrou-lhes da natureza suprarreal dos acontecimentos que haviam acabado de vivenciar. Damião sentiu que poderia tocar seus dois extremos, então se lembrou do irmão que não estava lá. Pela terceira vez orou em profundo agradecimento a ele.

Epílogo

Apresenta as principais ideias do livro de uma maneira mais intuitiva e concisa, portanto dispensa resumo final. Fundamental para todos os leitores.

O conhecimento é dinâmico. Enquanto durar a humanidade, não existirá a última palavra sobre assunto algum. Nesse momento, porém, parece claro que a característica central no fibromiálgico, aquilo que melhor o define, é uma ativação precoce do sistema de estresse e uma resposta exacerbada à sua ativação. Na prática, isso significa que certos estímulos, bons e ruins, que normalmente são incapazes de desencadear estresse na maioria das pessoas, podem, eventualmente, fazê-lo nos fibromiálgicos. Além disso, tais pacientes reagem mais, mobilizam mais recursos, quando se sentem ameaçados. A partir dessa característica, outras são derivadas, e múltiplos outros aspectos também se somam e ajudam a produzir a diversidade que, certamente, existe dentro do que chamamos fibromialgia.

A reação exagerada ao estresse e aos sentimentos nos remete a já discutida diferença entre sentimento e emoção. Emoção, "mover-se para fora", é a resposta ao sentimento desencadeado por um objeto qualquer. É a emoção que está exagerada. Pessoas que sofrem de transtorno do estresse pós-traumático (TEPT) também reagem exageradamente a objetos carregados de sentimentos, mas, diferentemente do fibromiálgico, eles, a princípio, só reagem exageradamente a objetos que remetem à experiência traumática em si. Para pacientes com TEPT, o treinamento de extinção realizado por meio da exposição controlada e repetida a esses objetos que remetem ao trauma, é, ao menos, considerado tão importante quanto os medicamentos.

É interessante o fato de que os fibromiálgicos reagem exageradamente a uma ampla gama de sentimentos, mesmo os bons. Isso sugere que não há um objeto específico por trás dessa característica, como acontece no TEPT. Aparentemente, a hiperreação do fibromiálgico é exatamente contra os sentimentos em si e não contra os objetos por trás deles. Isso tudo nos remete à inabilidade de muitos fibromiálgicos em identificar e descrever sentimentos próprios, como discutido no Capítulo 16. Naquele capítulo, postulou-se que o distúrbio de empatia em questão (alexitimia) teria um papel protetor diminuindo o contado do fibromiálgico com o fator desencadeante de suas emoções – os sentimentos. Esse raciocínio tem implicações terapêuticas: o treinamento de extinção no fibromiálgico deve passar pela exposição controlada e repetida aos sentimentos, e não a situações específicas.

Treinamento de extinção significa exposição aos piores "demônios internos", e isso é o oposto do que os pacientes espontaneamente fazem (comportamento de evitação). Se tal abordagem vai ser bem-sucedida, e a ineficiência do tratamento medicamentoso sugere que nela deve ser depositada a maior parte de nossas esperanças, isso depende completamente de que médicos, psicoterapeutas e, principalmente, pacientes compreendam essa dinâmica e a importância do treinamento. Na prática, o fibromiálgico deve ser guiado na percepção de que seus sintomas são reações a sentimentos, e que evitar os sentimentos traz alívio momentâneo, mas dificulta a melhora em longo prazo.

Se é a cura ou a melhora em longo prazo o que ele busca, deve ser estimulado a encontrar os sentimentos por trás de cada emoção, a ficar em contato com esses sentimentos e, ao mesmo tempo, buscar diminuir as reações a eles. Isso exige uma atenção contínua ao próprio corpo, em um sentido quase meditativo. Essa atenção deve, ao menos, acontecer sempre que as emoções estiverem exacerbadas. Ao perceber-se contraindo, respirando superficialmente ou aceleradamente, buscando compulsivamente afazeres etc., o fibromiálgico deve identificar o sentimento que o está levando a essa ação, deve buscar maior contato com tal sentimento e, ao mesmo tempo, relaxar em relação a ele. Claro que é mais fácil falar do que fazê-lo. Nesse sentido, o sucesso da terapia cognitivo-comportamental nos distúrbios dolorosos e na TEPT sugere que "relaxar" frente a um sentimento passa por entender a cognição, a crença, por trás dele e então mudá-lo. O terapeuta deve, a todo momento, promover esse exercício de ligar o corpo e as reações físicas do paciente ao sentimento, o sentimento à cognição e, então, ajudá-lo a identificar e modificar as percepções distorcidas sobre si mesmo e sobre si dentro do mundo. Uma reintegração do corpo ao "eu", e do "eu" ao mundo. Sem que isso aconteça, não há, em longo prazo, melhora para a fibromialgia ou para nenhuma das síndromes "funcionais".

Ameaças não são necessariamente ruins. Frequentemente, buscamos situações ameaçadoras e saímos fortalecidos todas as vezes que a superamos. Quando falhamos em superá-las, no entanto, adaptações custosas se fazem necessárias, para que a vida continue sendo possível. No extremo, há a morte, mas antes disso existem lesões algumas vezes irreparáveis. O transtorno do estresse pós-traumático é visto como sequelas de situações nas quais a ameaça superou a capacidade do indivíduo de se defender dela. Uma sensação de fragilidade e o medo constante de reviver essas situações são resultantes e desencadeiam todos os sintomas e comportamentos característicos do transtorno. Neste livro, é frequentemente traçado um paralelo entre o TEPT e a fibromialgia. Poderíamos dizer que o medo e uma sensação de fragilidade também estão por trás dos sintomas e dos comportamentos característicos da fibromialgia? Evidências a favor dessa hipótese estão por todo o livro e ela, instintivamente, ressoa em grande parte dos pacientes e dos profissionais que lidam com eles. Pelo menos inicialmente, o medo, na fibromialgia, seria de ser abandonado, de não sobreviver ou não servir (de não ter valor). É possível que esses medos persistam na vida adulta, mas também é possível que o que persista seja, simplesmente, o padrão de comportamento que ele gerou na infância ou adolescência.

Ter vivido situações que geraram sequelas torna mais real e palpável o risco de que isso volte a acontecer, é o que estamos chamando de "sensação de vulnerabilidade". Duas respostas são óbvias e naturais a tal sensação: buscar o controle, ao máximo, de todos os processos que possam descambar para situações perigosas (centralização), e mais poder (nos sentimos frágeis, portanto buscamos ser mais fortes). É fácil enxergar essa centralização como característica central do fibromiálgico tipo 1, e igualmente fácil ver como essa centralização também leva a uma sensação de maior poder. Se a ameaça é de abandono, de não se ter valor, acumular funções, realizar e superar as expectativas dos outros certamente trazem maior capacidade de lidar com ela. Acumular conhecimentos e habilidades idem. Partes dos tratamentos clássicos para a fibromialgia promovem o bem-estar (também) pelo aumento da sensação de poder, como atividades físicas, antidepressivos e diversas formas de suporte motivacional. O limite dessa fórmula é a sobrecarga.

Acumular, fazer, centralizar, controlar levam, inevitavelmente, à sobrecarga física e psíquica que, sem dúvidas, descamba para a falência do sistema, em sintomas incoercíveis e crises fibromiálgicas. Aqueles que nunca chegaram a ser capazes de criar tal sistema, os fibromiálgicos tipo 2, não conseguem escapar da ameaça (sensação de abandono, ou de não ter valor) e ficam deprimidos. Logo que o fibromiálgico tipo 1 se recupera de uma dessas crises, ele retoma todo o sistema e, com isso, evita a sensação de menos-valia e a depressão. Karl Marx (filósofo, sociólogo e economista) uma vez disse que "o antídoto para o sofrimento mental é a dor física". Antídoto talvez não seja o termo ideal. "Analgésico" talvez seja mais preciso. Pode-se, efetivamente, tomar desse remédio por toda a vida, sem que a condição primária seja tratada. A "condição primária" seria a sensação de vulnerabilidade e medo. Ela é real e está lá. Se a centralização e o empoderamento não são respostas sustentáveis, há que se fornecer melhores opções.

Voltamos para o medo. O medo mais básico é o da não sobrevivência. Enquanto houver uma real situação de perigo, esse medo é adequado e as reações são necessárias. Aqui não há nada a ser feito, exceto ajudar o paciente a desenvolver novos meios de lidar com a ameaça (auxiliá-lo no empoderamento). Para grande parte dos fibromiálgicos, no entanto, esse medo é infundado. Não existem riscos reais à vida, e esse medo é muito distante, talvez tão distante quanto para qualquer pessoa. O segundo medo é o do abandono, que deriva do terceiro – o medo de não ter valor. Esse último é o medo mais real para o fibromiálgico, o demônio do qual ele foge constantemente. Na verdade, todos (TODOS) os seres sociais fogem desse demônio, a diferença é que, para o fibromiálgico, por diversas razões já discutidas, as garras desse demônio são mais reais e, portanto, os recursos utilizados na fuga são maiores e mais precocemente mobilizados.

A "teoria do *self*", exaustivamente tratada neste livro, sustenta que grande parte do valor que atribuímos a nós mesmos depende das primeiras relações com os "outros significantes", principalmente mãe e pai. Considerando que tal aspecto da autoimagem seja pouco modificável no adulto, devemos nos voltar para os aspectos modificáveis na tentativa de aumentar o valor que atribuímos a nós mesmos e, assim, diminuir a sensação de fragilidade. O empoderamento é a resposta espontânea do fibromiálgico tipo 1. Ele atinge seus objetivos principalmente por meio dos instintos sociais: galgar posições sociais, acumular funções e conquistar a admiração de todos são poderosos modificadores da autoimagem. Infelizmente, como vimos, esse mecanismo não é sustentável em longo prazo, por levar à sobrecarga e a uma autonegligência constante.

A outra forma de aumentar o valor que atribuímos a nós mesmos é via instintos individuais: do desenvolvimento de *inputs* favoráveis a partir do corpo físico. Isso requer atenção às necessidades desse corpo, o que inclui desafios e superação, como aqueles vivenciados nas atividades físicas e no desenvolvimento de novas habilidades. "Atenção às necessidades do corpo", por sua vez, exige a capacidade de conectar-se com ele e, portanto, a capacidade de conectar-se com os sentimentos e perceber as reações excessivas. Isso nos leva de volta ao treinamento de extinção. O corpo é também uma poderosa fonte de "nutrição de *self*" (ou um poderoso meio de alteração da autoimagem, se preferirem). Não há, na verdade, separação real entre *self*, mente e corpo. Desenvolver a habilidade de alimentar sua autoimagem por meio do próprio corpo é fundamental para que o fibromiálgico possa se livrar do padrão que o torna fibromiálgico.

Isso tudo é possível? Muitos de nós, médicos, conhecemos e contamos histórias de pacientes fibromiálgicos que encontraram seu caminho para fora dessa condição. Os achados dos ensaios clínicos não nos permitem depositar nas medicações os louros de tais conquistas. Mais provavelmente, esses pacientes intuíram (com a ajuda do terapeuta ou não) diversos aspectos relativos ao seu modo de ser, entenderam suas limitações e buscaram novas maneiras de lidar com a vida. Entendo que a saída desse labirinto pela sorte ou tentativa e erro seja rara e fortuita. Espero que este livro seja um mapa do labirinto e ajude pacientes e seus cuidadores a se localizarem e definirem o modo mais rápido e factível de encontrar a saída. Para aqueles dotados da capacidade de ler mapas, fazer e executar planos, creio que será de grande ajuda.

Apêndices

Appendices

Critérios para a classificação de fibromialgia de 1990 (Colégio Americano de Reumatologia)

Ilustrativo, não requer preenchimento.

1. História de dor generalizada

Definição – Dor é considerada generalizada quando todas as seguintes circunstâncias estão presentes: dor do lado esquerdo do corpo, dor do lado direito do corpo, dor acima da cintura, dor abaixo da cintura. Adicionalmente, dor esquelética axial (espinha cervical, torácica anterior ou espinha torácica) deve estar presente. Nessa definição, dor em ombros e nádegas são consideradas como dor para cada lado envolvido. Dor lombar é considerada dor no segmento inferior do corpo.

2. Dor em onze dos dezoito "pontos gatilhos" à palpação digital

Definição – Dor à palpação digital deve estar presente em ao menos onze dos dezoito lugares:

Occipto: bilateral, na inserção dos músculos suboccipitais.
Cervical baixa: bilateral, no aspecto anterior dos espaços intertransversos de C5 – C7.
Trapésio: bilateral, no ponto médio da borda superior.
Supraespinhal: bilateral, nas origens, sobre a espinha escapular, próxima à borda medial.
Segunda costela: bilateral, na segunda junção costocondral, justalateral às junções nas superfícies superiores.
Epicôndilo lateral: bilateral, 2 cm distalmente ao epicôndilo.
Glúteos: bilateral, nos quadrantes superolaterais das nádegas, nas dobras anteriores do músculo.
Trocanter maior: bilateral, posterior à proeminência do trocanter.
Joelhos: bilateral, nos coxins mediais, proximal às linhas articulares.

A palpação digital deve ser executada com uma força aproximada de quatro quilos. Para que um ponto gatilho seja considerado "positivo", o indivíduo deve relatar que a palpação foi considerada dolorosa. "Sensível" não deve ser considerado "doloroso".

Para propósito de classificação, os pacientes deverão ser considerados portadores de fibromialgia se todos os critérios são satisfeitos. Dor generalizada deve ter estado presente por três meses ou mais. A presença de uma segunda condição clínica não exclui o diagnóstico de fibromialgia.

(Wolfe, F.; Smythe, H. A.; Yunus, M. B. et al. The American College of Rheumatology 1990 Criteria for the Classification of Fibromyalgia: Report of the Multicenter Criteria Committee. *Arthritis Rheum.*, vol. 33, 1990, p.160-72.)

Critérios e escala de gravidade de fibromialgia para estudos clínicos e epidemiológicos (Critérios ACR 2010 modificados)[233]

Pacientes fibromiálgicos são convidados a preencher e enviar para o autor (contato@reumatologiaavancada.com.br) antes de começar a ler o livro, logo após terminar e depois de seis meses de tê-lo lido.

1. Índice de dor generalizada (IDG):

Observe o número de áreas do corpo nas quais você teve dor *durante a semana passada*. Em quantas das áreas você teve dor? Resultados entre 0 e 19:

- ☐ Cintura escapular (região que compreende do ombro à "asa", nas costas) esquerda
- ☐ Cintura escapular (região que compreende do ombro à "asa", nas costas) direita
- ☐ Antebraço esquerdo
- ☐ Antebraço direito
- ☐ Braço esquerdo
- ☐ Braço direito
- ☐ Quadril (incluindo nádegas) esquerdo
- ☐ Quadril (incluindo nádegas) direito
- ☐ Coxa esquerda
- ☐ Coxa direita
- ☐ Perna esquerda
- ☐ Perna direita
- ☐ Mandíbula à esquerda
- ☐ Mandíbula à direita
- ☐ Peito
- ☐ Abdome
- ☐ Dorso
- ☐ Lombar
- ☐ Pescoço

2. Escala de Gravidade de Sintomas (EGS)

2.1 Para cada um dos três sintomas abaixo, indique o nível de gravidade *na semana passada* usando a seguinte escala:

0 = Ausência de problemas	1 = Problemas leves ou suaves, geralmente leves ou intermitentes	2 = Problemas moderados, consideráveis, frequentemente presentes e/ou em nível moderado	3 = graves: invasivos, problemas contínuos que perturbam significantemente a vida
Fadiga			
Acordar cansado			
Sintomas cognitivos*			

* Exemplos de sintomas cognitivos: memória ruim, dificuldade para se concentrar, perda da linha de raciocínio quando conversa, capacidade de raciocínio diminuída, troca de palavras, confusão.

2.2 indique se você apresentou os sintomas abaixo nos últimos 6 (seis) meses:

Dor de cabeça	☐ Sim	☐ Não
Dor ou cólicas na barriga (parte inferior)	☐ Sim	☐ Não
Depressão	☐ Sim	☐ Não

Questionário de dor de McGill – Versão curta (português brasileiro)[234]

Pacientes fibromiálgicos são convidados a preencher e enviar para o autor (contato@reumatologiaavancada.com.br) antes de começar a ler o livro, logo após terminar e depois de seis meses de tê-lo lido

Por favor, leia cada palavra abaixo e decida se ela descreve a dor que você sente. Se a palavra *não* descreve a sua dor, assinale NENHUMA e vá para o próximo item. Se a palavra descreve a sua dor, quantifique essa sensação escolhendo as opções leve, moderada ou severa.

	Nenhuma	Leve	Moderada	Severa
Latejante	1	2	3	4
Em fisgadas	1	2	3	4
Em fincadas	1	2	3	4
Aguda	1	2	3	4
Cólica	1	2	3	4
Em pressão	1	2	3	4
Em queimação	1	2	3	4
Dolorida	1	2	3	4
Pesada	1	2	3	4
Dolorida à palpação	1	2	3	4
Cortante	1	2	3	4
Cansativa/Exaustiva	1	2	3	4
Nauseante	1	2	3	4
Amedrontadora	1	2	3	4
Cruel/Punitiva	1	2	3	4

Marque na escala abaixo como, em geral, sua dor se apresentou nos **últimos dias**:
Nenhuma dor_____Pior dor possível

Qual a intensidade da sua dor *agora*?

0	Sem dor
1	Leve
2	Desconfortável
3	Angustiante
4	Horrível
5	Excruciante

Questionário revisado sobre o impacto da fibromialgia (FIQR), português Brasileiro[235]

Pacientes fibromiálgicos são convidados a preencher e enviar para o autor (contato@reumatologiaavancada.com.br) antes de começar a ler o livro, logo após terminar e depois de seis meses de tê-lo lido.

1. Domínio funcional

Classifique entre 0 e 10 o quanto a fibromialgia *tornou difícil* a execução de cada atividade abaixo nos últimos *sete dias*, sendo que 0 significa não atrapalhou e 10 significa tornou-a impossível de ser realizada. Se você não executou aquela atividade nos últimos sete dias, marque o nível de dificuldade encontrada na última vez que você a realizou. Se você não consegue realizar aquela atividade, marque o último quadrado.

1A) Escovar ou pentear os cabelos
☐ 0 ☐ 1 ☐ 2 ☐ 3 ☐ 4 ☐ 5 ☐ 6 ☐ 7 ☐ 8 ☐ 9 ☐ 10

1B) Caminhar por vinte minutos sem parar
☐ 0 ☐ 1 ☐ 2 ☐ 3 ☐ 4 ☐ 5 ☐ 6 ☐ 7 ☐ 8 ☐ 9 ☐ 10

1C) Preparar uma refeição caseira
☐ 0 ☐ 1 ☐ 2 ☐ 3 ☐ 4 ☐ 5 ☐ 6 ☐ 7 ☐ 8 ☐ 9 ☐ 10

1D) Passar o aspirador de pó ou esfregar ou varrer o chão
☐ 0 ☐ 1 ☐ 2 ☐ 3 ☐ 4 ☐ 5 ☐ 6 ☐ 7 ☐ 8 ☐ 9 ☐ 10

1E) Levantar e carregar uma sacola de mercado cheia
☐ 0 ☐ 1 ☐ 2 ☐ 3 ☐ 4 ☐ 5 ☐ 6 ☐ 7 ☐ 8 ☐ 9 ☐ 10

1F) Subir um lance de escadas
☐ 0 ☐ 1 ☐ 2 ☐ 3 ☐ 4 ☐ 5 ☐ 6 ☐ 7 ☐ 8 ☐ 9 ☐ 10

1G) Trocar a roupa de cama

☐ 0   ☐ 1   ☐ 2   ☐ 3   ☐ 4   ☐ 5   ☐ 6   ☐ 7   ☐ 8   ☐ 9   ☐ 10

1H) Ficar sentado(a) continuamente por 45 minutos

☐ 0   ☐ 1   ☐ 2   ☐ 3   ☐ 4   ☐ 5   ☐ 6   ☐ 7   ☐ 8   ☐ 9   ☐ 10

1I) Sair para compras de comida ou de roupas

☐ 0   ☐ 1   ☐ 2   ☐ 3   ☐ 4   ☐ 5   ☐ 6   ☐ 7   ☐ 8   ☐ 9   ☐ 10

2. Domínio geral

Para cada uma das duas questões abaixo, marque o quadrado que melhor descreve o impacto que a fibromialgia teve, de forma geral, nos últimos sete dias. Zero significa nenhum impacto e 10 o maior impacto possível.

2A) Fui impedido(a) de finalizar a maioria de minhas tarefas/objetivos da semana

☐ 0   ☐ 1   ☐ 2   ☐ 3   ☐ 4   ☐ 5   ☐ 6   ☐ 7   ☐ 8   ☐ 9   ☐ 10

2B) Senti-me totalmente dominado(a) por meus sintomas de fibromialgia

☐ 0   ☐ 1   ☐ 2   ☐ 3   ☐ 4   ☐ 5   ☐ 6   ☐ 7   ☐ 8   ☐ 9   ☐ 10

Para cada uma das dez questões abaixo, marque o quadrado que melhor descreve a intensidade desses sintomas comuns à fibromialgia, nos últimos sete dias:

2C) Por favor, avalie de zero a dez o seu nível de dor (0 = nenhuma, 10= pior possível)

☐ 0   ☐ 1   ☐ 2   ☐ 3   ☐ 4   ☐ 5   ☐ 6   ☐ 7   ☐ 8   ☐ 9   ☐ 10

2D) Por favor, avalie de zero a dez o seu grau de indisposição (0 = nenhuma, 10= pior possível)

☐ 0   ☐ 1   ☐ 2   ☐ 3   ☐ 4   ☐ 5   ☐ 6   ☐ 7   ☐ 8   ☐ 9   ☐ 10

2E) Por favor, avalie de zero a dez a rigidez do seu corpo (0 = nenhuma, 10= pior possível)

☐ 0   ☐ 1   ☐ 2   ☐ 3   ☐ 4   ☐ 5   ☐ 6   ☐ 7   ☐ 8   ☐ 9   ☐ 10

2F) Por favor, avalie de zero a dez o seu sono (0 = ótimo, 10= pior possível)

☐ 0   ☐ 1   ☐ 2   ☐ 3   ☐ 4   ☐ 5   ☐ 6   ☐ 7   ☐ 8   ☐ 9   ☐ 10

2G) Por favor, avalie de zero a dez o seu nível de depressão (0 = nenhuma, 10= pior possível)

☐ 0   ☐ 1   ☐ 2   ☐ 3   ☐ 4   ☐ 5   ☐ 6   ☐ 7   ☐ 8   ☐ 9   ☐ 10

2H) Por favor, avalie de zero a dez o seu nível de memória (0 = boa, 10= pior possível)

☐ 0   ☐ 1   ☐ 2   ☐ 3   ☐ 4   ☐ 5   ☐ 6   ☐ 7   ☐ 8   ☐ 9   ☐ 10

2I) Por favor, avalie de zero a dez seu nível de ansiedade (0 = nenhuma, 10= pior possível)
☐ 0   ☐ 1   ☐ 2   ☐ 3   ☐ 4   ☐ 5   ☐ 6   ☐ 7   ☐ 8   ☐ 9   ☐ 10

2J) Por favor, avalie de zero a dez o seu nível de sensibilidade à dor (0 = normal, 10= pior possível)
☐ 0   ☐ 1   ☐ 2   ☐ 3   ☐ 4   ☐ 5   ☐ 6   ☐ 7   ☐ 8   ☐ 9   ☐ 10

2K) Por favor, avalie de zero a dez o seu nível de equilíbrio (0 = normal, 10= pior possível)
☐ 0   ☐ 1   ☐ 2   ☐ 3   ☐ 4   ☐ 5   ☐ 6   ☐ 7   ☐ 8   ☐ 9   ☐ 10

2L) Por favor, avalie de zero a dez o seu nível de sensibilidade, levando em consideração: ruídos altos, luzes fortes, cheiros ou o frio (0 = normal, 10= pior possível)
☐ 0   ☐ 1   ☐ 2   ☐ 3   ☐ 4   ☐ 5   ☐ 6   ☐ 7   ☐ 8   ☐ 9   ☐ 10

Questionário genérico de avaliação de qualidade de vida SF-36 (Brasil SF-36)[236]

V

Pacientes fibromiálgicos são convidados a preencher e enviar para o autor (contato@reumatologiaavancada.com.br) antes de começar a ler o livro, logo após terminar e depois de seis meses de tê-lo lido.

1. Em geral você diria que sua saúde é:
1 = Excelente
2 = Muito boa
3 = Boa
4 = Suficiente
5 = Ruim

2. Em comparação a um ano atrás, como você avaliaria sua saúde de forma geral agora?
1 = Muito melhor agora do que há um ano
2 = Um pouco melhor agora do que há um ano
3 = Mais ou menos a mesma coisa
4 = Um pouco pior agora do que há um ano
5 = Muito pior agora do que há um ano

Os próximos itens são sobre atividades que você pode eventualmente fazer durante um dia típico. Sua saúde o(a) limita nessas atividades? Se sim, o quanto? Circule um número em cada linha:
1 = Sim, limita muito   2 = Sim, limita um pouco   3 = Não, não limita nada

3. Atividades vigorosas, como correr, levantar objetos pesados, participar de esportes extenuantes: [1]   [2]   [3]

4. Atividades moderadas, como mover uma mesa, passar o aspirador, jogar boliche ou jogar golfe: [1] [2]   [3]

5. Levantar e carregar compras: [1]   [2]   [3]

6. Subir alguns lances de escada: [1]   [2]   [3]

7. Subir um lance de escada: [1]   [2]   [3]

8. Inclinar o tronco para frente, ajoelhar-se ou abaixar-se: [1]   [2]   [3]

9. Andar mais do que 1,5 km: [1]   [2]   [3]

10. Andar alguns quarteirões: [1]   [2]   [3]

11. Andar um quarteirão: [1]   [2]   [3]

12. Banhar-se ou vestir-se: [1]   [2]   [3]

Durante as últimas quatro semanas, você teve algum dos seguintes problemas no seu trabalho ou nas atividades regulares do dia a dia, *em função da sua saúde física*? Circular um número em cada linha: *1 = sim 2= não*

13. Diminuí o tempo total gasto no trabalho ou em outras atividades: 1   2

14. Realizei menos do que gostaria: 1   2

15. Muito limitado no campo do trabalho e em outras atividades: 1   2

16. Tive muita dificuldade em realizar o trabalho ou outras atividades (por exemplo, demandou um esforço extra):   1   2

Durante as últimas quatro semanas, você teve algum dos seguintes problemas no seu trabalho ou nas atividades regulares do dia a dia, *em função de problemas emocionais* (como se sentir deprimido ou ansioso)? Circular um número em cada linha: 1 = Sim   2= Não

17. Diminuí o tempo total gasto no trabalho ou em outras atividades: 1   2

18. Realizei menos do que gostaria: 1   2

19. Não trabalhei ou fiz outras atividades com o mesmo cuidado que costumo ter: 1   2

20. Nas últimas quatro semanas, o quanto sua saúde física ou problemas emocionais interferiram em suas atividades sociais normais com família, amigos, vizinhos ou grupos? Circular um número:
1 = Nada
2 = Um pouco
3 = Moderadamente
4 = Bastante
5= Extremamente

21. Quanta dor no corpo você tem sentido durante as últimas quatro semanas? Circular um número:
1 = Nada
2 = Muito pouca
3 = Pouca
4 = Moderada
5 = Importante
6 = Muito importante

22. Durante as últimas quatro semanas, o quanto sua dor interferiu no seu trabalho normal (incluindo tanto o trabalho doméstico quanto o fora de casa)? Circule um número:
1 = Nada
2 = Um pouco
3 = Moderadamente
4 = Bastante
5 = Extremamente

As próximas questões são sobre como você tem se sentido, e como as coisas têm sido para você nas últimas quatro semanas. Para cada uma das questões, por favor, dê uma resposta que chegue mais perto do modo como você vem se sentindo.

O quanto, durante as últimas semanas (circular um número em cada linha)

		O tempo todo	A maior parte do tempo	Bastante tempo	Algumas vezes	Raramente	Nunca
23	você se sentiu animado?	1	2	3	4	5	6
24	você tem sido uma pessoa muito nervosa?	1	2	3	4	5	6
25	você se sentiu tão deprimido que nada consegue animá-lo?	1	2	3	4	5	6
26	você se sentiu calmo e em paz?	1	2	3	4	5	6
27	você esteve cheio de energia?	1	2	3	4	5	6
28	você se sentiu desanimado e triste?	1	2	3	4	5	6
29	você se sentiu desgastado?	1	2	3	4	5	6
30	você tem sido uma pessoa feliz?	1	2	3	4	5	6
31	você se sentiu cansado?	1	2	3	4	5	6

32. Nas últimas quatro semanas, em qual proporção do seu tempo os seus problemas físicos ou emocionais atrapalharam suas atividades sociais (como visitar amigos, parentes etc.)? Circular um número:

1 = Todo o tempo
2 = A maior parte do tempo
3 = Uma parte do tempo
4 = Um pouco do tempo
5 = Nenhuma parte do tempo

O quão verdadeiro ou falso cada uma das seguintes afirmações é para você? Circular um número em cada linha:

		Definitivamente verdadeiro	Provavelmente verdadeiro	Não sei	Provavelmente falso	Definitivamente falso
33	Pareço ficar doente mais facilmente do que outras pessoas	1	2	3	4	5
34	Eu sou tão saudável quanto as pessoas que conheço	1	2	3	4	5
35	Eu acho que minha saúde vai piorar	1	2	3	4	5
36	Minha saúde é excelente	1	2	3	4	5

Características clínicas do leitor fibromiálgico

Parte 1 – Pacientes fibromiálgicos são convidados a preencher e enviar para o autor (contato@reumatologiaavancada.com.br) uma única vez, antes de começar a ler o livro.

1. Data de hoje:
2. Idade:
3. Sexo:
4. Escolaridade:
   - ☐ Ensino fundamental
   - ☐ Ensino Médio
   - ☐ Curso técnico
   - ☐ Superior completo
   - ☐ Pós-graduação

5. Renda familiar mensal:
   - ☐ Até R$ 1000
   - ☐ R$ 1000 a R$ 5000
   - ☐ R$ 5000 a R$ 10.000
   - ☐ R$ 10.000 a R0.000
   - ☐ R20.000 a R$ 30.000
   - ☐ R$ 30.000 a R$ 40.000
   - ☐ Maior que R$ 40.000

6. Profissão:
   - ☐ Dona(o) de casa
   - ☐ Estudante
   - ☐ Profissional atuante
   - ☐ Aposentado por tempo de serviço
   - ☐ Aposentado por idade
   - ☐ Aposentado por invalidez
   - ☐ Afastado do serviço
   - ☐ Em litígio trabalhista

7. Número de dependentes:
   ☐ 0   ☐ 1   ☐ 2   ☐ 3   ☐ 4   ☐ mais de 4

8. Número de irmãos (incluir irmãos adotivos e meios-irmãos):
☐ 0   ☐ 1   ☐ 2   ☐ 3   ☐ 4   ☐ mais de 4

9. Religião:
☐ Ateu
☐ Agnóstico
☐ Mistura de crenças
☐ Creio em Deus, mas não me enquadro em nenhuma religião
☐ Católico
☐ Protestante

☐ Budista
☐ Espírita
☐ Judeu
☐ Muçulmano

☐ Candomblé
☐ Outro

7. Sou:
☐ Nada religioso
☐ Muito pouco religioso
☐ Um pouco religioso

☐ Religioso
☐ Bastante religioso

9. Marque os sintomas que você apresentou (acredita ter apresentado) no último mês:
☐ Dor nas juntas
☐ Dor nos ossos
☐ Dor na "carne" (músculos e tendões)
☐ Dor de cabeça
☐ Dor no pescoço
☐ Dor nas costas
☐ Dor lombar
☐ Tendinites
☐ Bursites
☐ Tensão muscular
☐ Fraqueza muscular
☐ Cãimbras
☐ Dor de barriga
☐ Refluxo gastresofágico
☐ Gastrite
☐ Prisão de ventre
☐ Episódios de diarreia
☐ Formigamentos
☐ Dormências
☐ Dificuldade para iniciar o sono
☐ Acordar muitas vezes a noite
☐ Se acorda não consegue mais dormir
☐ Sono leve
☐ Bruxismo (range os dentes enquanto dorme)
☐ Dor na mandíbula

☐ Dentes trincados
☐ Síndrome das pernas inquietas
☐ Cansaço intenso
☐ Sonolência durante o dia
☐ Tonturas
☐ Memória fraca
☐ Dificuldade de concentração
☐ Ansiedade
☐ Crises de pânico
☐ Depressão
☐ Preocupação exagerada
☐ Falta de ar
☐ Opressão no peito
☐ Palpitação
☐ Dor à relação sexual
☐ Apetite sexual diminuído
☐ Dificuldade em ter orgasmo
☐ Insatisfação com a própria vida sexual
☐ Ardência para urinar
☐ Urgência miccional (urgência para fazer xixi)
☐ Rinite alérgica
☐ Asma
☐ Urticária
☐ Ronco importante
☐ Cólicas menstruais (mulheres)

10. Idade de início dos meus sintomas:

11. Se menopausada, idade da menopausa:

12. Lembra de alguma dor recorrente na infância? ☐ Sim ☐ Não

13. Lembra de alguma dor recorrente na adolescência? ☐ Sim ☐ Não

14. Lembra de alguma dor recorrente na idade adulta jovem (18-30 anos): ☐ Sim ☐ Não

12. Lembra de alguma dificuldade para dormir na infância? ☐ Sim ☐ Não

13. Lembra de alguma dificuldade para dormir na adolescência? ☐ Sim ☐ Não

14. Lembra de alguma dificuldade para dormir adulta jovem (18-30 anos): ☐ Sim ☐ Não

15. Você foi diagnosticado com fibromialgia por um médico? ☐ Sim ☐ Não

16. Que idade você tinha quando foi diagnosticada(o) com fibromialgia?

17. Está segura(o) do seu diagnóstico? ☐ Sim ☐ Não
☐ Mais ou menos

18. Você acha que pode haver outro problema causando ou piorando seus sintomas?
☐ Sim ☐ Não

19. Se você respondeu sim na última questão, marque aquela(s) que você teme poder ter:
☐ Uma infecção crônica escondida   ☐ Uma inflamação crônica não diagnosticada
☐ Um câncer não diagnosticado   ☐ Uma doença autoimune não diagnosticada
☐ Deficiência de vitaminas   ☐ Outros

20. Você considera o relacionamento com seu médico atual:
☐ Péssimo   ☐ Ruim   ☐ Regular   ☐ Bom   ☐ Ótimo

20. Você considera seu relacionamento atual com sua família:
☐ Péssimo   ☐ Ruim   ☐ Regular   ☐ Bom   ☐ Ótimo

21. Você considera seu relacionamento atual com seus colegas de trabalho:
☐ Péssimo   ☐ Ruim   ☐ Regular   ☐ Bom   ☐ Ótimo   ☐ Não trabalho

22. Você atribui alguma culpa sobre seu problema de saúde a alguma dessas pessoas? (marque mais de uma se desejar)
☐ Médicos prévios   ☐ Médico atual
☐ Cônjuge   ☐ Filhos
☐ Patrão/colegas de trabalho

23. Você acha que seu problema de saúde iria melhorar se você pudesse parar de trabalhar?
☐ Sim   ☐ Não   ☐ Talvez

24. Quem você acredita que pode ajudá-la(o) em relação ao seu problema de saúde? (marque quantos quiser)
☐ Um médico
☐ Um psicoterapeuta
☐ Um professor de meditação
☐ Um professor de ioga
☐ Um massagista
☐ Um acupunturista
☐ Um nutricionista
☐ Um médico homeopata
☐ Um médico ortomolecular
☐ Um fisioterapeuta
☐ Um preparador físico
☐ Meu líder religioso
☐ Meus pais
☐ Meu cônjuge
☐ Meus filhos
☐ Eu mesma(o)
☐ Outro

25. Quem você acredita que MAIS pode ajudá-lo(a) em relação ao seu problema de saúde? (marque no *máximo 2*)
☐ Um médico
☐ Um psicoterapeuta
☐ Um fisioterapeuta
☐ Um preparador físico
☐ Um professor de meditação
☐ Um professor de ioga
☐ Um massagista
☐ Um acupunturista
☐ Um nutricionista
☐ Um médico homeopata
☐ Um médico ortomolecular
☐ Meu líder religioso
☐ Meus pais
☐ Meu cônjuge
☐ Meus filhos
☐ Eu mesma(o)
☐ Outro

26. O que você acredita que pode ajudá-lo(a) a RESOLVER seu problema de saúde? (marque quantos quiser)
☐ Medicamentos
☐ Orientações médicas
☐ Atividades físicas regulares
☐ Alongamentos regulares
☐ Meditação
☐ Acupuntura
☐ Parar de trabalhar
☐ Separar-me (do meu cônjuge)
☐ O fim dos problemas que eu estou enfrentando atualmente
☐ Um milagre (ato divino independente de ações minhas ou de medicamentos)
☐ Mudanças de MINHAS posturas em relação à vida e às pessoas
☐ Outro

27. Medicações atuais (marque todas as que estiver tomando)
Uso *contínuo*:
☐ Antidepressivos
☐ Relaxantes musculares
☐ Anticonvulsivantes
☐ Calmantes (ansiolíticos)
☐ Indutores do sono
☐ Antipsicóticos
☐ Antibióticos
☐ Vitaminas
☐ Remédios homeopáticos

☐ Estimulantes
☐ Analgésicos comuns
☐ Analgésicos opioides
☐ Anti-inflamatórios
☐ Corticoides
☐ Fitoterápicos
☐ Suplementos alimentares
☐ Outros (para os sintomas que você atribui à fibromialgia)

Uso *esporádico*:
☐ Antidepressivos
☐ Relaxantes musculares
☐ Anticonvulsivantes
☐ Calmantes (ansiolíticos)
☐ Indutores do sono
☐ Antipsicóticos
☐ Estimulantes
☐ Analgésicos comuns
☐ Analgésicos opioides

☐ Anti-inflamatórios
☐ Corticoides
☐ Fitoterápicos
☐ Antibióticos
☐ Remédios homeopáticos
☐ Vitaminas
☐ Suplementos alimentares
☐ Outros (para os sintomas que você atribui à fibromialgia)

28. Medicações prévia
Uso *contínuo*:
☐ Antidepressivos
☐ Relaxantes musculares
☐ Anticonvulsivantes
☐ Calmantes (ansiolíticos)
☐ Indutores do sono
☐ Antipsicóticos
☐ Estimulantes
☐ Analgésicos comuns
☐ Analgésicos opioides

☐ Anti-inflamatórios
☐ Corticoides
☐ Fitoterápicos
☐ Antibióticos
☐ Remédios homeopáticos
☐ Vitaminas
☐ Suplementos alimentares
☐ Outros (para os sintomas que você atribui à fibromialgia)

Uso *esporádico*:
☐ Antidepressivos
☐ Relaxantes musculares
☐ Anticonvulsivantes
☐ Calmantes (ansiolíticos)
☐ Indutores do sono
☐ Antipsicóticos
☐ Estimulantes
☐ Analgésicos comuns
☐ Analgésicos opioides

☐ Anti-inflamatórios
☐ Corticoides
☐ Fitoterápicos
☐ Antibióticos
☐ Remédios homeopáticos
☐ Vitaminas
☐ Suplementos alimentares
☐ Outros (para os sintomas que você atribui à fibromialgia)

29. Em relação a atividades físicas regulares (mais que duas vezes por semana, por ao menos três meses)
Faço atualmente: ☐ Sim ☐ Não
Já fiz no passado (regularmente, por três meses contínuos ou mais): ☐ Sim ☐ Não

Parte 2 – Pacientes fibromiálgicos são convidados a preencher e enviar para o autor contato@reumatologiaavancada.com.br) antes de começar a ler o livro, logo após terminar e depois de seis meses de tê-lo lido.

1. Data de hoje:
2. Marque os sintomas que você apresentou (acredita ter apresentado) no último mês:

☐ Dor nas juntas
☐ Dor nos ossos
☐ Dor na "carne" (músculos e tendões)
☐ Dor de cabeça
☐ Dor no pescoço
☐ Dor nas costas
☐ Dor lombar
☐ Tendinites
☐ Bursites
☐ Tensão muscular
☐ Fraqueza muscular
☐ Cãimbras
☐ Dor de barriga
☐ Refluxo gastresofágico
☐ Gastrite
☐ Prisão de ventre
☐ Episódios de diarreia
☐ Formigamentos
☐ Dormências
☐ Dificuldade para iniciar o sono
☐ Acorda muitas vezes a noite
☐ Se acorda não consegue mais dormir
☐ Sono leve
☐ Urgência miccional (urgência para fazer xixi)
☐ Rinite alérgica
☐ Asma

☐ Bruxismo (range os dentes enquanto dorme)
☐ Dor na mandíbula
☐ Dentes trincados
☐ Síndrome das pernas inquietas
☐ Cansaço intenso
☐ Sonolência durante o dia
☐ Tonturas
☐ Memória fraca
☐ Dificuldade de concentração
☐ Ansiedade
☐ Crises de pânico
☐ Depressão
☐ Preocupação exagerada
☐ Falta de ar
☐ Opressão no peito
☐ Palpitação
☐ Dor à relação sexual
☐ Apetite sexual diminuído
☐ Dificuldade em ter orgasmo
☐ Insatisfação com a própria vida sexual
☐ Ardência para urinar
☐ Urticária
☐ Ronco importante
☐ Cólicas menstruais (mulheres)

3. Está segura(o) do seu diagnóstico? ☐ Sim ☐ Mais ou menos ☐ Não

4. Você acha que pode haver outro problema causando ou piorando seus sintomas?
☐ Sim ☐ Não

5. Se você respondeu sim na última questão, marque aquela(s) que você teme poder ter:
☐ Uma infecção crônica escondida
☐ Uma doença autoimune não diagnosticada
☐ Uma inflamação crônica não diagnosticada
☐ Deficiência de vitaminas
☐ Um câncer não diagnosticado
☐ Outros

6. Você considera o relacionamento com seu médico atual:
☐ Péssimo ☐ Ruim ☐ Regular ☐ Bom ☐ Ótimo

7. Você considera seu relacionamento atual com sua família:
☐ Péssimo ☐ Ruim ☐ Regular ☐ Bom ☐ Ótimo

8. Você considera seu relacionamento atual com seus colegas de trabalho:
☐ Péssimo ☐ Ruim ☐ Regular ☐ Bom ☐ Ótimo ☐ Não trabalho

9. Você atribui alguma culpa sobre seu problema de saúde a alguma dessas pessoas? (marque mais de uma se desejar)
☐ Médicos prévios
☐ Filhos
☐ Médico atual
☐ Patrão/colegas de trabalho
☐ Cônjuge

10. Você acha que seu problema de saúde iria melhorar se você pudesse parar de trabalhar?
☐ Sim   ☐ Não   ☐ Talvez

11. Quem você acredita que pode ajudá-lo(a) em relação ao seu problema de saúde? (marque quantos quiser)
☐ Um médico
☐ Um nutricionista
☐ Um psicoterapeuta
☐ Um médico homeopata
☐ Um fisioterapeuta
☐ Um médico ortomolecular
☐ Um preparador físico
☐ Meu líder religioso
☐ Um professor de meditação
☐ Meus pais
☐ Um professor de ioga
☐ Meu cônjuge
☐ Um massagista
☐ Meus filhos
☐ Um acupunturista
☐ Eu mesma(o)
☐ Outro

12. Quem você acredita que MAIS pode ajudá-lo(a) em relação ao seu problema de saúde? (marque no *máximo 2*)
☐ Um médico
☐ Um médico homeopata
☐ Um psicoterapeuta
☐ Um médico ortomolecular
☐ Um fisioterapeuta
☐ Meu líder religioso
☐ Um preparador físico
☐ Meus pais
☐ Um professor de meditação
☐ Meu cônjuge
☐ Um professor de ioga
☐ Meus filhos
☐ Um massagista
☐ Eu mesma(o)
☐ Um acupunturista
☐ Outro
☐ Um nutricionista

13. O que você acredita que pode ajudá-lo(a) a RESOLVER seu problema de saúde? (marque quantos quiser)
☐ Medicamentos
☐ Orientações médicas
☐ Atividades físicas regulares
☐ Alongamentos regulares
☐ Meditação
☐ Acupuntura
☐ Parar de trabalhar
☐ Me separar (do meu cônjuge)

☐ O fim dos problemas que eu estou enfrentando atualmente
☐ Um milagre (ato divino independente de ações minhas ou de medicamentos)
☐ Mudanças de MINHAS posturas em relação à vida e às pessoas
☐ Outro

14. Medicações atuais (marque todas as que estiver tomando)
Uso *contínuo*:
☐ Antidepressivos
☐ Relaxantes musculares
☐ Anticonvulsivantes
☐ Calmantes (ansiolíticos)
☐ Indutores do sono
☐ Antipsicóticos
☐ Estimulantes
☐ Analgésicos comuns
☐ Analgésicos opioides

☐ Anti-inflamatórios
☐ Corticoides
☐ Fitoterápicos
☐ Antibióticos
☐ Remédios homeopáticos
☐ Vitaminas
☐ Suplementos alimentares
☐ Outros (para os sintomas que você atribui à fibromialgia)

Uso *esporádico*:
☐ Antidepressivos
☐ Relaxantes musculares
☐ Anticonvulsivantes
☐ Calmantes (ansiolíticos)
☐ Indutores do sono
☐ Antipsicóticos
☐ Estimulantes
☐ Analgésicos comuns
☐ Analgésicos opioides

☐ Anti-inflamatórios
☐ Corticoides
☐ Fitoterápicos
☐ Antibióticos
☐ Remédios homeopáticos
☐ Vitaminas
☐ Suplementos alimentares
☐ Outros (para os sintomas que você atribui à fibromialgia)

15. Você faz atualmente atividades físicas regulares (mais que três vezes ou mais por semana, há ao menos três meses)?   ☐ Sim   ☐ Não

16. Você acha que a leitura do presente livro lhe ajudou a lidar com a fibromialgia? Para cada um dos itens responda:
16.1 O livro me ajudou a sentir menos dor.
☐ Verdadeiro   ☐ Falso

16.2 Após ler o livro, as mesmas dores (quando vêm) incomodam menos.
☐ Verdadeiro   ☐ Falso

16.3 O livro me ajudou a dormir melhor.
☐ Verdadeiro   ☐ Falso

16.4 Após ler o livro, eu consigo lidar melhor com uma noite de insônia.
☐ Verdadeiro   ☐ Falso

16.5 Eu me sinto, de forma geral, melhor comigo mesmo após ler o livro.
☐ Verdadeiro   ☐ Falso

16.6 Eu me sinto mais esperançoso após ler o livro.
☐ Verdadeiro   ☐ Falso

16.7 Eu me sinto adequadamente representado neste livro.
☐ Verdadeiro   ☐ Falso

16.8 Hoje (após ler o livro) eu sei melhor que caminhos devo percorrer para melhorar.
☐ Verdadeiro   ☐ Falso

Referências

1. Wolfe F. New American College of Rheumatology criteria for fibromyalgia: a twenty-year journey. Arthritis Care Res (Hoboken). 2010;62(5):;583-4.
2. Fitzcharles M-A, Ste-Marie PA, Goldenberg DL, Pereira JX, Abbey S, Choinière M et al. 2012 Canadian Guidelines for the diagnosis and management of fibromyalgia syndrome. Montreal: Canadian Pain Society; 2012.
3. Heymann RE, Paiva Edos S, Helfenstein M, Jr., Pollak DF, Martinez JE, Provenza JR et al. Brazilian consensus on the treatment of fibromyalgia. Rev Bras Reumatol. 2010;50(1):56-66.
4. Gowers, W. A lecture on lumbago: its lessons and analogues. British Medical Journal. 1904;1(2246):117-21.
5. Bellato E, Marini E, Castoldi F, Barbasetti N, Mattei L, Bonasia DE et al. Fibromyalgia syndrome: etiology, pathogenesis, diagnosis, and treatment. Pain Res Treat. 2012:426130.
6. Graham W. The fibrositis syndrome. Bull Rheum Dis. 1953;3(8):33-4.
7. Hench PK. Nonarticular rheumatism, 22nd rheumatism review: review of the American and English literature for the years 1973 and 1974. Arthritis & Rheumatism. 1976;19(suppl):1081-9.
8. Smythe HA, Moldofsky H. Two contributions to understanding of the "fibrositis" syndrome. Bull Rheum Dis. 1977:28(1):928-31.
9. Wolfe F, Smythe HA, Yunus MB, Bennett RM, Bombardier C, Goldenberg DL et al. The American College of Rheumatology 1990 Criteria for the Classification of Fibromyalgia. Report of the Multicenter Criteria Committee. Arthritis Rheum. 1990;33(2):160-72.
10. Wolfe F, Clauw DJ, Fitzcharles MA, Goldenberg DL, Katz RS, Mease P et al. The American College of Rheumatology preliminary diagnostic criteria for fibromyalgia and measurement of symptom severity. Arthritis Care Res (Hoboken). 2010;62(5):600-10.

11. Wolfe F, Ross K, Anderson J, Russell IJ, Hebert L. The prevalence and characteristics of fibromyalgia in the general population. Arthritis Rheum. 1995;38(1):19-28.
12. Cavalcante AB, Sauer JF, Chalot SD, Assumpcao A, Lage LV, Matsutani LA et al. A prevalencia de fibromialgia: uma revisao de literatura. Revista Brasileira de Reumatologia. 2006;46:40-8.
13. Vincent A, Lahr BD, Wolfe F, Clauw DJ, Whipple MO, Oh TH et al. Prevalence of fibromyalgia: A population-based study in Olmsted County, Minnesota, utilizing the Rochester Epidemiology project. Arthritis Care Res (Hoboken). 2013;65(2):768-92.
14. Bannwarth B, Blotman F, Roue-Le Lay K, Caubere JP, Andre E, Taieb C. Fibromyalgia syndrome in the general population of France: a prevalence study. Joint Bone Spine. 2009;76(2):184-7.
15. Sauer K, Kemper C, Glaeske G. Fibromyalgia syndrome: prevalence, pharmacological and non-pharmacological interventions in outpatient health care. An analysis of statutory health insurance data. Joint Bone Spine. 2011;78(1):80-4.
16. Leadley RM, Armstrong N, Lee YC, Allen A, Kleijnen J. Chronic diseases in the European Union: the prevalence and health cost implications of chronic pain. J Pain Palliat Care Pharmacother. 2012;26(4):310-25.
17. Assumpcao A, Cavalcante AB, Capela CE, Sauer JF, Chalot SD, Pereira CA et al. Prevalence of fibromyalgia in a low socioeconomic status population. BMC Musculoskelet Disord. 2009;10:64.
18. Brill S, Ablin JN, Goor-Aryeh I, Hyat K, Slefer A, Buskila D et al. Prevalence of fibromyalgia syndrome in patients referred to a tertiary pain clinic. Journal of investigative medicine: the official publication of the American Federation for Clinical Research. 2012;60(4):685-8.
19. Queiroz LP. Worldwide epidemiology of fibromyalgia. Curr Pain Headache Rep. 2013;17(8):356.
20. Bartels EM, Dreyer L, Jacobsen S, Jespersen A, Bliddal H, Danneskiold-Samsoe B. [Fibromyalgia, diagnosis and prevalence. Are gender differences explainable?]. Ugeskr Laeger. 2009;171(49):3588-92.
21. Wolfe J, Rasker J. Fibromyalgia. In: GS Firestein, RC Budd, EDH Jr., IB McInnes, S Ruddy, JS Sergent (eds.). Kelley's Textbook of Rheumatology. Philadelphia, PA: Saunders Elsevir, 2008.
22. Clark P, Burgos-Vargas R, Medina-Palma C, Lavielle P, Marina FF. Prevalence of fibromyalgia in children: a clinical study of Mexican children. J Rheumatol. 1998;25(10):2009-14.
23. Mikkelsson M. One year outcome of preadolescents with fibromyalgia. J Rheumatol. 1999;26(3):674-82.
24. Buskila D, Press J, Gedalia A, Klein M, Neumann L, Boehm R et al. Assessment of nonarticular tenderness and prevalence of fibromyalgia in children. J Rheumatol. 1993;20(2): 368-70.
25. Buskila D, Neumann L, Hershman E, Gedalia A, Press J, Sukenik S. Fibromyalgia syndrome in children – an outcome study. J Rheumatol. 1995;22(3):525-8.
26. Rivera J, Rejas J, Esteve-Vives J, Vallejo MA. Resource utilisation and health

care costs in patients diagnosed with fibromyalgia in Spain. Clin Exp Rheumatol. 2009;27(5 Suppl 56):S39-45.
27. Sicras-Mainar A, Rejas J, Navarro R, Blanca M, Morcillo A, Larios R et al. Treating patients with fibromyalgia in primary care settings under routine medical practice: a claim database cost and burden of illness study. Arthritis Res Ther. 2009;11(2):R54.
28. Rivera J, Rejas-Gutierrez J, Vallejo MA, Esteve-Vives J, De Salas-Cansado M. Prospective study of the use of healthcare resources and economic costs in patients with fibromyalgia after treatment in routine medical practice. Clin Exp Rheumatol. 2010;30(6 Suppl 74):31-8.
29. White KP, Speechley M, Harth M, Ostbye T. Comparing *self*-reported function and work disability in 100 community cases of fibromyalgia syndrome versus controls in London, Ontario: the London Fibromyalgia Epidemiology Study. Arthritis Rheum. 1999;42(1);76-83.
30. Garcia-Campayo J, Serrano-Blanco A, Rodero B, Magallon R, Alda M, Andres E et al. Effectiveness of the psychological and pharmacological treatment of catastrophization in patients with fibromyalgia: a randomized controlled trial. Trials. 2009;10:24.
31. Glass JM. Cognitive dysfunction in fibromyalgia and chronic fatigue syndrome: new trends and future directions. Curr Rheumatol Rep. 2006;8(6):425-9.
32. Kuchinad A, Schweinhardt P, Seminowicz DA, Wood PB, Chizh BA, Bushnell MC. Accelerated brain gray matter loss in fibromyalgia patients: premature aging of the brain? The Journal of neuroscience : the official journal of the Society for Neuroscience. 2007;27(15):4004-7.
33. Burgmer M, Gaubitz M, Konrad C, Wrenger M, Hilgart S, Heuft G et al. Decreased gray matter volumes in the cingulo-frontal cortex and the amygdala in patients with fibromyalgia. Psychosomatic Medicine. 2009;71(5):566-73.
34. Weir PT, Harlan GA, Nkoy FL, Jones SS, Hegmann KT, Gren LH et al. The incidence of fibromyalgia and its associated comorbidities: a population-based retrospective cohort study based on International Classification of Diseases, 9th Revision codes. Journal of clinical rheumatology: practical reports on rheumatic & musculoskeletal diseases. 2006;12(3):124-8.
35. Marcus DA, Bernstein C, Rudy TE. Fibromyalgia and headache: an epidemiological study supporting migraine as part of the fibromyalgia syndrome. Clin Rheumatol. 2005;24(6):595-601.
36. Yunus M, Masi AT, Calabro JJ, Miller KA, Feigenbaum SL. Primary fibromyalgia (fibrositis): clinical study of 50 patients with matched normal controls. Semin Arthritis Rheum. 181;11(1):151-71.
37. Yunus MB. The prevalence of fibromyalgia in other chronic pain conditions. Pain Res Treat. 2012;584573.
38. Nagakura Y, Hiroyuki I, Shimizu Y. Animal Models of Fibromyalgia. In: WS Wilke (ed.) New Insights into Fibromyalgia. London: Intech; 2012.
39. Phillips K, Clauw DJ. Central pain mechanisms in chronic pain states – maybe it is all in their head. Best Practice & Research Clinical Rheumatology. 2011;25(2):141-54.

40. Burgmer M, Pogatzki-Zahn E, Gaubitz M, Stuber C, Wessoleck E, Heuft G et al. Fibromyalgia unique temporal brain activation during experimental pain: a controlled fMRI Study. Journal of neural transmission. 2010;117(1):123-31.
41. Kwiatek R, Barnden L, Tedman R, Jarrett R, Chew J, Rowe C et al. Regional cerebral blood flow in fibromyalgia: single-photon-emission computed tomography evidence of reduction in the pontine tegmentum and thalami. Arthritis Rheum. 2000;43(12):823-33.
42. Giesecke T, Gracely RH, Williams DA, Geisser ME, Petzke FW, Clauw DJ. The relationship between depression, clinical pain, and experimental pain in a chronic pain cohort. Arthritis Rheum. 2005;52(5):1577-84.
43. Emad Y, Ragab Y, Zeinhom F, El-Khouly G, Abou-Zeid A, Rasker JJ. Hippocampus dysfunction may explain symptoms of fibromyalgia syndrome. A study with single-voxel magnetic resonance spectroscopy. J Rheumatol. 2008;35(7):1371-7.
44. Loggia ML, Berna C, Kim J, Cahalan CM, Gollub RL, Wasan AD et al. Disrupted brain circuitry for pain-related reward/punishment in fibromyalgia. Arthritis & Rheumatology. 2014;66(1):203-12.
45. Sepici V, Tosun A, Kokturk O. Obstructive sleep apnea syndrome as an uncommon cause of fibromyalgia: a case report. Rheumatol Int. 2007;28(1):69-71.
46. Smith AK, Togeiro SM, Tufik S, Roizenblatt S. Disturbed sleep and musculoskeletal pain in the bed partner of patients with obstructive sleep apnea. Sleep Med. 2009;10(8):904-12.
47. Yunus MB. Primary fibromyalgia syndrome: current concepts. Compr Ther. 1984;10(8):21-8.
48. Burns JW, Crofford LJ, Chervin RD. Sleep stage dynamics in fibromyalgia patients and controls. Sleep Med. 2008;9(6):689-96.
49. Bigatti SM, Hernandez AM, Cronan TA, Rand KL. Sleep disturbances in fibromyalgia syndrome: relationship to pain and depression. Arthritis Rheum. 2008;59(7):961-7.
50. Affleck G, Urrows S, Tennen H, Higgins P, Abeles M. Sequential daily relations of sleep, pain intensity, and attention to pain among women with fibromyalgia. Pain. 1986;68(2-3):363-8.
51. Wagner JS, DiBonaventura MD, Chandran AB, Cappelleri JC. The association of sleep difficulties with health-related quality of life among patients with fibromyalgia. BMC Musculoskelet Disord. 2012;13:199.
52. Zhang B, Wing YK. Sex differences in insomnia: a meta-analysis. Sleep. 2006;29(1):85-93.
53. Goel N, Kim H, Lao RP. Gender differences in polysomnographic sleep in young healthy sleepers. Chronobiol Int. 2005;22(5):905-15.
54. Blümel JE1, Chedraui P, Baron G, Belzares E, Bencosme A, Calle A et al. Menopause could be involved in the pathogenesis of muscle and joint aches in mid-aged women. Maturitas. 2013 May;75(1):94-100. doi: 10.1016/j.maturitas.2013.02.012.
55. Araujo P, Mazaro-Costa R, Tufik S, Andersen ML. Impact of sex on hyperalgesia induced by sleep loss. Horm Behav. 2011;59(1):174-9.
56. Matos G, Tenorio NM, Bergamaschi CT, Campos RR, Cintra F, Tufik S et al.

More than hormones: Sex differences in cardiovascular parameters after sleep loss in rats. Prog Neuropsychopharmacol Biol Psychiatry. 2013;44C:34-8.
57. Clemens JQ, Meenan RT, Rosetti MC, Gao SY, Calhoun EA. Prevalence and incidence of interstitial cystitis in a managed care population. J Urol. 2005;173(1):98-102; discussion.
58. Zeyl A, Stocks JM, Taylor NA, Jenkins AB. Interactions between temperature and human leptin physiology in vivo and in vitro. Eur J Appl Physiol. 2004;92(4-5):571-8.
59. Muller-Lissner SA, Bollani S, Brummer RJ, Coremans G, Dapoigny M, Marshall JK et al. Epidemiological aspects of irritable bowel syndrome in Europe and North America. Digestion. 2001;64(3):200-4.
60. Prevalence of TMJD and Its Signs and Symptoms. National Institute of Dental and Craniofacial Research. [on-line] Disponível em: <https://www.nidcr.nih.gov/research/data-statistics/facial-pain/prevalenceTable1>. Acesso em: 27 mar. 2018.
61. Russell MB, Rasmussen BK, Thorvaldsen P, Olesen J. Prevalence and sex-ratio of the subtypes of migraine. Int J Epidemiol. 1995;24(3):612-8.
62. Caress SM, Steinemann AC. A national population study of the prevalence of multiple chemical sensitivity. Arch Environ Health. 2004;59(6):300-5.
63. Andersson GB. Epidemiological features of chronic low-back pain. Lancet. 1999;354(9178):581-5.
64. Mahadeva S, Goh KL. Epidemiology of functional dyspepsia: a global perspective. World J Gastroenterol. 2006;12(17):2661-6.
65. Budhiraja P, Budhiraja R, Goodwin JL, Allen RP, Newman AB, Koo BB et al. Incidence of restless legs syndrome and its correlates. J Clin Sleep Med. 2012;8(2):119-24.
66. Temml C, Wehrberger C, Riedl C, Ponholzer A, Marszalek M, Madersbacher S. Prevalence and correlates for interstitial cystitis symptoms in women participating in a health screening project. Eur Urol. 2007;51(3):803-8; discussion 9.
67. Maxton DG, Morris J, Whorwell PJ. More accurate diagnosis of irritable bowel syndrome by the use of 'non-colonic' symptomatology. Gut. 1991;32(7):784-6.
68. Goldsmith G, Levin JS. Effect of sleep quality on symptoms of irritable bowel syndrome. Dig Dis Sci. 1993;38(10):1809-14.
69. Buchwald D, Pascualy R, Bombardier C, Kith P. Sleep disorders in patients with chronic fatigue. Clin Infect Dis. 1194;18 Suppl 1:S68-72.
70. Fass R, Fullerton S, Tung S, Mayer EA. Sleep disturbances in clinic patients with functional bowel disorders. Am J Gastroenterol. 2000;95(5):1195-2000.
71. Hausteiner C, Bornschein S, Hansen J, Zilker T, Forstl H. Self-reported chemical sensitivity in Germany: a population-based survey. Int J Hyg Environ Health. 2005;208(4):271-8.
72. Smith MT, Wickwire EM, Grace EG, Edwards RR, Buenaver LF, Peterson S et al. Sleep disorders and their association with laboratory pain sensitivity in temporomandibular joint disorder. Sleep. 2009;32(6):779-90.
73. Turk DC, Rudy TE. Toward an empirically derived taxonomy of chronic pain patients: integration of

psychological assessment data. J Consult Clin Psychol. 1998;56(2):233-8.
74. Turk DC, Okifuji A, Sinclair JD, Starz TW. Differential responses by psychosocial subgroups of fibromyalgia syndrome patients to an interdisciplinary treatment. Arthritis Care Res. 1998;11(5):397-404.
75. Giesecke T, Williams DA, Harris RE, Cupps TR, Tian X, Tian TX et al. Subgrouping of fibromyalgia patients on the basis of pressure-pain thresholds and psychological factors. Arthritis Rheum. 2013;48(10):2916-22.
76. de Souza JB, Goffaux P, Julien N, Potvin S, Charest J, Marchand S. Fibromyalgia subgroups: profiling distinct subgroups using the Fibromyalgia Impact Questionnaire. A preliminary study. Rheumatol Int. 2009;29(5):509-15.
77. Salgueiro M, Aira Z, Buesa I, Bilbao J, Azkue JJ. Is psychological distress intrinsic to fibromyalgia syndrome? Cross-sectional analysis in two clinical presentations. Rheumatol Int. 2012;32(11):3463-9.
78. Ehrlich GE. No justification for publication of study on subgrouping of fibromyalgia patients: comment on the article by Giesecke et al. Arthritis Rheum. 2004;50(8):2716; author reply -7.
79. Moss-Morris R, Petrie KJ. Cognitive distortions of somatic experiences: revision and validation of a measure. J Psychosom Res. 1997;43(3):293-306.
80. Quartana PJ, Campbell CM, Edwards RR. Pain catastrophizing: a critical review. Expert Rev Neurother. 2009;9(5):745-58.
81. Biswas DK, Xu H, Li YG, Liu MZ, Chen YH, Sun JZ et al. Assessing the genetic relatedness of higher ozone sensitivity of modern wheat to its wild and cultivated progenitors/relatives. J Exp Bot. 2008;59(4):951-63.
82. Murphy JP. Frontal lobe surgery in treatment of intractable pain; a critique. Yale J Biol Med. 1951;23(6):493-500.
83. Fraga MF, Ballestar E, Paz MF, Ropero S, Setien F, Ballestar ML et al. Epigenetic differences arise during the lifetime of monozygotic twins. Proceedings of the National Academy of Sciences of the United States of America. 2005;102(30):10604-9.
84. McEwen BS. Physiology and neurobiology of stress and adaptation: central role of the brain. Physiological reviews. 2007;87(3):873-904.
85. Francis D, Diorio J, Liu D, Meaney MJ. Nongenomic transmission across generations of maternal behavior and stress responses in the rat. Science. 1999;286(5442):1155-8.
86. Arnold LM, Hudson JI, Hess EV, Ware AE, Fritz DA, Auchenbach MB et al. Family study of fibromyalgia. Arthritis Rheum. 2004;50(3):944-52.
87. Kato K, Sullivan PF, Evengard B, Pedersen NL. Importance of genetic influences on chronic widespread pain. Arthritis Rheum. 2006;54(5):1682-6.
88. Markkula R, Jarvinen P, Leino-Arjas P, Koskenvuo M, Kalso E, Kaprio J. Clustering of symptoms associated with fibromyalgia in a Finnish Twin Cohort. Eur J Pain. 2009;13(7):744-50.
89. Skrabek RQ, Galimova L, Ethans K, Perry D. Nabilone for the treatment of pain in fibromyalgia. J Pain. 2008;9(2):164-73.
90. Smith SB, Maixner DW, Fillingim RB, Slade G, Gracely RH, Ambrose K et al. Large candidate gene association study

reveals genetic risk factors and therapeutic targets for fibromyalgia. Arthritis Rheum. 2012;64(2):584-93.
91. Ossipov MH, Dussor GO, Porreca F. Central modulation of pain. The Journal of clinical investigation. 2010;120(11):3779-87.
92. Arnold LM, Fan J, Russell IJ, Yunus MB, Khan MA, Kushner I et al. The fibromyalgia family study: A genome-scan linkage study. Arthritis Rheum. 2012;65(4):1112-8.
93. Kato K, Sullivan PF, Evengard B, Pedersen NL. A population-based twin study of functional somatic syndromes. Psychol Med. 2009;39(3):497-505.
94. Panksepp J. Affective Neuroscience: The Foundations of Human and Animal Emotions. Ontario: Oxford University Press; 1998.
95. Damásio A. O livro da consciência, a construção do cérebro consciente. 1a ed. Maia, Portugal: Bloco Gráfico Ltda; 2010.
96. Purves D, Augustine GJ, Fitzpatrick D, Katz LC, LaMantia A-S, McNamara JO et al. The Limbic System. In: *Neuroscience*. Sunderland, Massachusetts: Sinauer Associates; 2001.
97. Striedter GF. Principles of Brain Evolution. Massachusetts, USA: Sunderland; 2005.
98. Dugas-Ford J, Rowell JJ, Ragsdale CW. Cell-type homologies and the origins of the neocortex. Proceedings of the National Academy of Sciences of the United States of America. 2012;109(42):16974-9.
99. Tomer R, Denes AS, Tessmar-Raible K, Arendt D. Profiling by image registration reveals common origin of annelid mushroom bodies and vertebrate pallium. Cell. 2010;142(5):800-9.

100. Aschbacher K, Adam EK, Crofford LJ, Kemeny ME, Demitrack MA, Ben-Zvi A. Linking disease symptoms and subtypes with personalized systems-based phenotypes: a proof of concept study. Brain, Behavior, and Immunity. 2012;26(7):1047-56.
101. Baluska F, Mancuso S. Deep evolutionary origins of neurobiology: Turning the essence of 'neural' upside-down. Communicative & Integrative Biology. 2009;2(1):60-5.
102. Craig AD. (2003) Interoception: the sense of the physiological condition of the body. Current Opinion in Neurobiology. 2003;13(4):500-5.
103. Wood PB, Patterson JC, 2nd, Sunderland JJ, Tainter KH, Glabus MF, Lilien DL. Reduced presynaptic dopamine activity in fibromyalgia syndrome demonstrated with positron emission tomography: a pilot study. J Pain. 2007;8(1):51-8.
104. Wood PB, Glabus MF, Simpson R, Patterson JC, 2nd. Changes in gray matter density in fibromyalgia: correlation with dopamine metabolism. J Pain. 2009;10(6):609-18.
105. Wood PB, Schweinhardt P, Jaeger E, Dagher A, Hakyemez H, Rabiner EA et al. Fibromyalgia patients show an abnormal dopamine response to pain. The European Journal of Neuroscience. 2007;25(12):3576-82.
106. Malt EA, Olafsson S, Aakvaag A, Lund A, Ursin H. Altered dopamine D2 receptor function in fibromyalgia patients: a neuroendocrine study with buspirone in women with fibromyalgia compared to female population based controls. Journal of Affective Disorders. 2003;75(1):77-82.

107. Holman AJ, Myers RR. A randomized, double-blind, placebo-controlled trial of pramipexole, a dopamine agonist, in patients with fibromyalgia receiving concomitant medications. Arthritis Rheum. 2005;52(8):2495-505.
108. Tremblay LK, Naranjo CA, Graham SJ, Herrmann N, Mayberg HS, Hevenor S et al. Functional neuroanatomical substrates of altered reward processing in major depressive disorder revealed by a dopaminergic probe. Archives of General Psychiatry. 2005;62(11):1228-36.
109. Beecher HK. Pain in men wounded in battle. Annals of Surgery. 1946;123(1):96-105.
110. Le Merrer J, Becker JA, Befort K, Kieffer BL. Reward processing by the opioid system in the brain. Physiological Reviews. 2009;89(4):1379-412.
111. Brown MT, Bellone C, Mameli M, Labouebe G, Bocklisch C, Balland B et al. Drug-driven AMPA receptor redistribution mimicked by selective dopamine neuron stimulation. PloS one. 2010;5(12):e15870.
112. Harris RE, Clauw DJ, Scott DJ, McLean SA, Gracely RH, Zubieta JK. Decreased central mu-opioid receptor availability in fibromyalgia. The Journal of Neuroscience: the official journal of the Society for Neuroscience. 2007;27(37):10000-6.
113. Halford JC, Wanninayake SC, Blundell JE. Behavioral satiety sequence (BSS) for the diagnosis of drug action on food intake. Pharmacology, Biochemistry, and Behavior. 1998;61(2):159-68.
114. Antin J, Gibbs J, Holt J, Young RC, Smith GP. Cholecystokinin elicits the complete behavioral sequence of satiety in rats. Journal of Comparative and Physiological Psychology. 1975;89(7):784-90.
115. Garduno-Gutierrez R, Guadarrama-Bazante L, Leon-Olea M, Rodriguez-Manzo G. Endogenous opioids mediate the sexual inhibition but not the drug hypersensitivity induced by sexual satiation in male rats. Behavioral Neuroscience. 2013;127(3):458-64.
116. Jackson CL, Szklo M, Yeh HC, Wang NY, Dray-Spira R, Thorpe R et al. Black-white disparities in overweight and obesity trends by educational attainment in the United States, 1997-2008. Journal of Obesity. 2013;140743.
117. Kommegne T, Denoux P, Bernoussi A, Njiengwe EF. [Addictive behavior of street children: Interculturation and resilience.]. Encephale. 2014;40(4):315-22.
118. Bazzichi L, Rossi A, Giacomelli C, Scarpellini P, Conversano C, Sernissi F et al. The influence of psychiatric comorbidity on sexual satisfaction in fibromyalgia patients. Clin Exp Rheumatol. 2013;31(6 Suppl 79):81-5.
119. Radulovic M, Spiess J. Immunomodulatory role of the corticotropin-releasing factor. Archivum Immunologiae et Therapiae Experimentalis. 2001;49(1):33-8.
120. Sutton RE, Koob GF, Le Moal M, Rivier J, Vale W. Corticotropin releasing factor produces behavioural activation in rats. Nature. 1982;297(5864):331-3.
121. Chapotot F, Buguet A, Gronfier C, Brandenberger G. Hypothalamo-pituitary-adrenal axis activity is related to the level of central arousal: effect of sleep deprivation on the association of high-frequency waking electroencephalogram with cortisol release. Neuroendocrinology. 2001;73(5):312-21.

122. Aguilera G. The HypothalamicePituitaryeAdrenal Axis and Neuroendocrine Responses to Stress. In: G Fink, DW Pfaff, JE Levine (eds.) Handbook of Neuroendocrinology. Amsterdã: Elsevier; 2012. p.175-96.
123. Caldwell HK, Lee HJ, Macbeth AH, Young WS, 3rd. Vasopressin: behavioral roles of an "original" neuropeptide. Progress in Neurobiology. 2008;84(1):1-24.
124. Melmed S, Kleinberg D, Ho K. Pituitary Physiology and Diagnostic Evaluation. In: S Melmed, KS Polonsky, PR Larsen, HM Kronenberg (eds.) Williams Textbook of Endocrinology12[th] ed. Amsterdão: Elsevir, 2011. p.175-96..
125. Nyberg F. Growth hormone in the brain: characteristics of specific brain targets for the hormone and their functional significance. Frontiers in Neuroendocrinology. 2000;21(4):330-48.
126. Munoz-Hoyos A, Molina-Carballo A, Augustin-Morales M, Contreras-Chova F, Naranjo-Gomez A, Justicia-Martinez F et al. Psychosocial dwarfism: psychopathological aspects and putative neuroendocrine markers. Psychiatry Research. 2011;188(1):96-101.
127. Oster MH, Fielder PJ, Levin N, Cronin MJ. Adaptation of the growth hormone and insulin-like growth factor-I axis to chronic and severe calorie or protein malnutrition. The Journal of Clinical Investigation. 1995;95(5):2258-65.
128. van Liempt S, Vermetten E, Lentjes E, Arends J, Westenberg H. Decreased nocturnal growth hormone secretion and sleep fragmentation in combat-related posttraumatic stress disorder; potential predictors of impaired memory consolidation. Psychoneuroendocrinology. 2011;36(9):1361-9.
129. Cuatrecasas G, Alegre C, Fernandez-Sola J, Gonzalez MJ, Garcia-Fructuoso F, Poca-Dias V et al. Growth hormone treatment for sustained pain reduction and improvement in quality of life in severe fibromyalgia. Pain. 2012;153(7):1382-9.
130. Spalding KL, Bergmann O, Alkass K, Bernard S, Salehpour M, Huttner HB et al. Dynamics of hippocampal neurogenesis in adult humans. Cell. 2013;153(6):1219-27.
131. Cahill L. Why sex matters for neuroscience. Nature Reviews Neuroscience. 2006;7(6):477-84.
132. Tak LM, Cleare AJ, Ormel J, Manoharan A, Kok IC, Wessely S et al. Meta-analysis and meta-regression of hypothalamic-pituitary-adrenal axis activity in functional somatic disorders. Biological Psychology. 2011;87(2):183-94.
133. Veldhuis JD, Johnson ML. Cluster analysis: a simple, versatile, and robust algorithm for endocrine pulse detection. The American Journal of Physiology. 1986;250(4 Pt 1):E486-93.
134. Fries E, Dettenborn L, Kirschbaum C. The cortisol awakening response (CAR): facts and future directions. International journal of psychophysiology : official journal of the International Organization of Psychophysiology. 2009;72(1):67-73.
135. Weissbecker I, Floyd A, Dedert E, Salmon P, Sephton S. Childhood trauma and diurnal cortisol disruption in fibromyalgia syndrome. Psychoneuroendocrinology. 2006; 31(3):312-24.

136. Steiger A. Sleep and the hypothalamo-pituitary-adrenocortical system. Sleep Medicine Eeviews. 2002;6(2):125-38.
137. Azevedo FA, Carvalho LR, Grinberg LT, Farfel JM, Ferretti RE, Leite RE et al. Equal numbers of neuronal and nonneuronal cells make the human brain an isometrically scaled-up primate brain. The Journal of Comparative Neurology. 2009;513(5):532-41.
138. Anders S, Tanaka M, Kinney DK. Depression as an evolutionary strategy for defense against infection. Brain, Behavior, and Immunity. 2013;31:9-22.
139. Segerstrom SC, Miller GE. Psychological stress and the human immune system: a meta-analytic study of 30 years of inquiry. Psychological Bulletin. 2004;130(4):601-30.
140. Hapke U, Schumann A, Rumpf HJ, John U, Meyer C. Post-traumatic stress disorder: the role of trauma, pre-existing psychiatric disorders, and gender. European archives of psychiatry and Clinical Neuroscience. 2006;256(5):299-306.
141. Kemeny ME, Schedlowski M. Understanding the interaction between psychosocial stress and immune-related diseases: a stepwise progression. Brain, Behavior, and Immunity. 2007;21(8):1009-18.
142. Blume J, Douglas SD, Evans DL. Immune suppression and immune activation in depression. Brain, Behavior, and Immunity. 2011;25(2):221-9.
143. Behm FG, Gavin IM, Karpenko O, Lindgren V, Gaitonde S, Gashkoff PA et al. Unique immunologic patterns in fibromyalgia. BMC Clinical Pathology. 2012;12:25.
144. Baron-Cohen S. The science of evil: on empathy and the origins of cruelty. Kindle edition ed: Basic Books; 2011.
145. Feder A, Nestler EJ, Charney DS. Psychobiology and molecular genetics of resilience. Nature reviews Neuroscience. 2009;10(6):446-57.
146. Fergusson DM, Boden JM, Horwood LJ. Exposure to childhood sexual and physical abuse and adjustment in early adulthood. Child Abuse & Neglect. 2008;32(6):607-19.
147. van Middendorp H, Lumley MA, Jacobs JW, van Doornen LJ, Bijlsma JW, Geenen R. Emotions and emotional approach and avoidance strategies in fibromyalgia. J Psychosom Res. 2008;64(2):159-67.
148. Geenen R, van Ooijen-van der Linden L, Lumley MA, Bijlsma JWJ, van Middendorp H. The match-mismatch model of emotion processing styles and emotion regulation strategies in fibromyalgia. Journal of Psychosomatic Research. 2012;72(1):45-50.
149. Lee SJ, Song HJ, Decety J, Seo J, Kim SH, Kim SH et al. Do patients with fibromyalgia show abnormal neural responses to the observation of pain in others? Neuroscience Research. 2013;75(4):305-15.
150. Singer T, Seymour B, O'Doherty J, Kaube H, Dolan RJ, Frith CD. Empathy for pain involves the affective but not sensory components of pain. Science. 2004;303(5661):1157-62.
151. Rubin JJ. Psychosomatic pain: new insights and management strategies. South Med J. 2005;98(11);1099-110; quiz 111-2, 138.
152. Mathers CD, Loncar D. Projections of global mortality and burden of disease

from 2002 to 2030. PLoS Medicine. 2006;3(11):e442.
153. Dunna JC, Wheltona WJ, Sharpeb D. Retreating to safety: testing the social risk hypothesis model of depression. Evolution and Human Behavior. 2012;33:746-58.
154. Lovelace L, Gannon L. Psychopathy and depression: mutually exclusive constructs? Journal of Behavior Therapy and Experimental Psychiatry. 1999;30(3):169-76.
155. Stewart ME, Barnard L, Pearson J, Hasan R, O'Brien G. Presentation of depression in autism and Asperger syndrome: a review. Autism: the international journal of research and practice. 2006;10(1):103-16.
156. Seeman TE, Singer BH, Ryff CD, Dienberg Love G, Levy-Storms L. Social relationships, gender, and allostatic load across two age cohorts. Psychosomatic Medicine. 2002;64(3):395-406.
157. Westenbroek C, Den Boer JA, Veenhuis M, Ter Horst GJ. Chronic stress and social housing differentially affect neurogenesis in male and female rats. Brain Research Bulletin. 2004;64(4):303-8.
158. Seeman TE, Singer BH, Rowe JW, Horwitz RI, McEwen BS. Price of adaptation – allostatic load and its health consequences. MacArthur studies of successful aging. Archives of Internal Medicine. 1997;157(19):2259-68.
159. Taylor SE, Repetti RL, Seeman T. Health psychology: what is an unhealthy environment and how does it get under the skin? Annual Review of Psychology. 1997;48:411-47.
160. Meaney MJ, Tannenbaum B, Francis D, Bhatnagar S, Shanks N, Viau V et al. Early environmental programming hypothalamic-pituitary-adrenal responses to stress. Seminars in Neuroscience. 1994;6(4):247-59.
161. Cavigelli SA, McClintock MK. Fear of novelty in infant rats predicts adult corticosterone dynamics and an early death. Proceedings of the National Academy of Sciences of the United States of America. 2003;100(26):16131-6.
160. Cavigelli SA, Yee JR, McClintock MK. Infant temperament predicts life span in female rats that develop spontaneous tumors. Horm Behav. 2006;50(3):454-62.
161. Francis DD, Diorio J, Plotsky PM, Meaney MJ. Environmental enrichment reverses the effects of maternal separation on stress reactivity. The Journal of neuroscience : the official journal of the Society for Neuroscience. 2002;22(18):7840-3.
164. Tang AC, Akers KG, Reeb BC, Romeo RD, McEwen BS. Programming social, cognitive, and neuroendocrine development by early exposure to novelty. Proceedings of the National Academy of Sciences of the United States of America. 2006;103(42):15716-21.
165. Cohen H, Neumann L, Haiman Y, Matar MA, Press J, Buskila D. Prevalence of post-traumatic stress disorder in fibromyalgia patients: overlapping syndromes or post-traumatic fibromyalgia syndrome? Semin Arthritis Rheum. 2002;32(1):38-50.
166. Langer EJ, Rodin J. The effects of choice and enhanced personal responsibility for the aged: a field experiment in an institutional setting. J Pers Soc Psychol. 1976;34(2):191-8.
167. Richter CP. On the phenomenon of sudden death in animals and

man. Psychosomatic Medicine. 1957;19(3):191-8.
168. Durgin FH. The Tinkerbell Effect: Motion Perception and Illusion. Journal of Consciousness Studies. 2002;9(5-6):81-101.
169. Alloy LB, Abramson LY. Judgment of contingency in depressed and nondepressed students: sadder but wiser? J Exp Psychol Gen. 1979;108(4):441-85.
170. Langer EJ. (1975) The illusion of control. Journal of Personality and Social Psychology. 1975;32(2):311-28.
171. Snowden R. Teach Yourself Freud. McGraw-Hill; 2006.
172. Ferri G, Cimini G. Conceitos fundamentais. 1a ed. Sao Paulo: Editora Escuta para a Língua Portuguesa; 2011.
173. Reich W. Character Analysis. In: M Higgins, CM Raphael (eds.) Third, enlarged edition. New York: Farrar, Straus and Giroux; 2013.
174. Arnold C. Sex-economy: A theory of living functioning. International Journal of Sex-Economy and Orgone-Research. 1944;3(1):17-34.
175. Burri A, Lachance G, Williams FMK. Prevalence and Risk Factors of Sexual Problems and Sexual Distress in a Sample of Women Suffering from Chronic Widespread Pain. The Journal of Sexual Medicine. 2014;11(11):2772-84.
176. Wollmer MA, de Boer C, Kalak N, Beck J, Götz T, Schmidt T et al. Facing depression with botulinum toxin: A randomized controlled trial. Journal of psychiatric research. Maio 2012;46(5):574-81.
177. Schwarze CE, Mobascher A, Pallasch B, Hoppe G, Kurz M, Hellhammer DH et al. Prenatal adversity: a risk factor in borderline personality disorder? Psychological Medicine. 2013;43(6):1279-91.
178. Hinz B, Cheremina O, Brune K. Acetaminophen (paracetamol) is a selective cyclooxygenase-2 inhibitor in man. FASEB journal : official publication of the Federation of American Societies for Experimental Biology. 2008;22(2):383-90.
179. Rogosch T, Sinning C, Podlewski A, Watzer B, Schlosburg J, Lichtman AH et al. Novel bioactive metabolites of dipyrone (metamizol). Bioorganic & Medicinal Chemistry. 2012;20(1):101-7.
180. Grond S, Sablotzki A. Clinical Pharmacology of Tramadol. Clin Pharmacokinet. 2004;43(13):879-923.
181. Chou R, Peterson K, Helfand M. Comparative efficacy and safety of skeletal muscle relaxants for spasticity and musculoskeletal conditions: a systematic review. Journal of Pain and Symptom Management. Ago 2004;28(2):140-75.
182. Calandre EP, Rico-Villademoros F. The role of antipsychotics in the management of fibromyalgia. CNS Drugs. 2012;26(2):135-53.
183. Gaskell H, Moore RA, Derry S, Stannard C. Oxycodone for neuropathic pain and fibromyalgia in adults. The Cochrane Database of Systematic Reviews. 2014;6:CD010692.
184. Bennett RM, Kamin M, Karim R, Rosenthal N. Tramadol and acetaminophen combination tablets in the treatment of fibromyalgia pain: a double-blind, randomized, placebo-controlled study. The American Journal of Medicine. 2003;114(7):537-45.
185. Achermann P, Borbely AA. Dynamics of EEG slow wave activity during

physiological sleep and after administration of benzodiazepine hypnotics. Hum Neurobiol. 1987;6(3):203-10.
186. Perlis ML, McCall WV, Krystal AD, Walsh JK. Long-term, non-nightly administration of zolpidem in the treatment of patients with primary insomnia. J Clin Psychiatry. 2004;65(8):1128-37.
187. Goldenberg D, Mayskiy M, Mossey C, Ruthazer R, Schmid C. A randomized, double-blind crossover trial of fluoxetine and amitriptyline in the treatment of fibromyalgia. Arthritis Rheum. 1996;39(11):1852-9.
188. Mease PJ, Farmer MV, Palmer RH, Gendreau RM, Trugman JM, Wang Y. Milnacipran combined with pregabalin in fibromyalgia: a randomized, open-label study evaluating the safety and efficacy of adding milnacipran in patients with incomplete response to pregabalin. Therapeutic Advances in Musculoskeletal Disease. 2013;5(3):113-26.
189. Hauser W, Wolfe F, Tolle T, Uceyler N, Sommer C. The role of antidepressants in the management of fibromyalgia syndrome: a systematic review and meta-analysis. CNS Drugs. 2012;26(4):297-307.
190. Kim SC, Landon JE, Solomon DH. Clinical characteristics and medication uses among fibromyalgia patients newly prescribed amitriptyline, duloxetine, gabapentin or pregabalin. Arthritis Care Res (Hoboken). 2013;65(11):1813-9.
191. Trivedi MH, Rush AJ, Wisniewski SR, Nierenberg AA, Warden D, Ritz L et al. Evaluation of outcomes with citalopram for depression using measurement-based care in STAR*D: implications for clinical practice. Am J Psychiatry. 2006;163(1):28-40.
192. Hansen RA, Gartlehner G, Lohr KN, Gaynes BN, Carey TS. Efficacy and safety of second-generation antidepressants in the treatment of major depressive disorder. Ann Intern Med. 2005;143(6):415-26.
191. Hauser W, Thieme K, Turk DC. Guidelines on the management of fibromyalgia syndrome - a systematic review. Eur J Pain. 2010;14(1):5-10.
192. Goldenberg DL, Burckhardt C, Crofford L. Management of fibromyalgia syndrome. Jama. 2004;292(19):2388-95.
193. Carville SF, Arendt-Nielsen S, Bliddal H, Blotman F, Branco JC, Buskila D et al. EULAR evidence-based recommendations for the management of fibromyalgia syndrome. Annals of the Rheumatic Diseases. 2008;67(4):536-41.
196. Brosseau L, Wells GA, Tugwell P, Egan M, Wilson KG, Dubouloz CJ et al. Ottawa Panel evidence-based clinical practice guidelines for strengthening exercises in the management of fibromyalgia: part 2. Physical Therapy. 2008;88(7):873-86.
197. Fitzcharles MA, Ste-Marie PA, Goldenberg DL, Pereira JX, Abbey S, Choiniere M et al. Canadian Pain Society and Canadian Rheumatology Association recommendations for rational care of persons with fibromyalgia: a summary report. J Rheumatol. 2013;40(8):1388-93.
198. Hassett AL, Gevirtz RN. Nonpharmacologic Treatment for Fibromyalgia: Patient Education, Cognitive-Behavioral Therapy, Relaxation Techniques, and Complementary and Alternative

Medicine. Rheumatic diseases clinics of North America. 2009;35(2):393-407.
199. Wolfe F, Anderson J, Harkness D, Bennett RM, Caro XJ, Goldenberg DL et al. Health status and disease severity in fibromyalgia: results of a six-center longitudinal study. Arthritis Rheum. 1997;40(9):1571-9.
200. Walitt B, Fitzcharles MA, Hassett AL, Katz RS, Hauser W, Wolfe F. The longitudinal outcome of fibromyalgia: a study of 1555 patients. J Rheumatol. 2011;38(10):2238-46.
201. Fitzcharles MA, Costa DD, Poyhia R. A study of standard care in fibromyalgia syndrome: a favorable outcome. J Rheumatol. 2003;30(1):154-9.
202. SJ S, D H. Is more always better? A survey of positional concerns. Journal of Economic Behavior and Organization. 1998;37:373-83.
203. Kessler RC, Chiu W, Demler O, Walters EE. Prevalence, severity, and comorbidity of 12-month dsm-iv disorders in the national comorbidity survey replication. Archives of General Psychiatry. 2005;62(6):617-27.
204. Ipser JC, Stein DJ. Evidence-based pharmacotherapy of post-traumatic stress disorder (PTSD). The international journal of neuropsychopharmacology / official scientific journal of the Collegium Internationale Neuropsychopharmacologicum. 2012;15(6):825-40.
205. Kashikar-Zuck S, Sil S, Lynch-Jordan AM, Ting TV, Peugh J, Schikler KN et al. Changes in pain coping, catastrophizing, and coping efficacy after cognitive-behavioral therapy in children and adolescents with juvenile fibromyalgia. J Pain. 2013;14(5):492-501.
206. Irish LA, Kline CE, Gunn HE, Buysse DJ, Hall MH. The role of sleep hygiene in promoting public health: A review of empirical evidence. Sleep Medicine Reviews. 2014;22:23-36.
207. Martínez MP, Miró E, Sánchez A, Díaz-Piedra C, Cáliz R, Vlaeyen JS et al. Cognitive-behavioral therapy for insomnia and sleep hygiene in fibromyalgia: a randomized controlled trial. J Behav Med. 2014;37(4):683-97.
208. Baetz M, Bowen R. Chronic pain and fatigue: Associations with religion and spirituality. Pain Research & Management. 2008;13(5):383-8.
209. Goldenberg DL, Burckhardt C, Crofford L. Management of fibromyalgia syndrome. Jama. 2004;292(19):2388-95.
210. Hughes G, Martinez C, Myon E, Taïeb C, Wessely S. The impact of a diagnosis of fibromyalgia on health care resource use by primary care patients in the UK: An observational study based on clinical practice. Arthritis & Rheumatism. 2006;54(1):177-83.
211. Annemans L, Wessely S, Spaepen E, Caekelbergh K, Caubère JP, Lay KL et al. Health economic consequences related to the diagnosis of fibromyalgia syndrome. Arthritis & Rheumatism. 2008;58(3):895-902.
212. Busch AJ, Schachter CL, Overend TJ, Peloso PM, Barber KA. Exercise for fibromyalgia: a systematic review. J Rheumatol. 2008;35(6):1130-44.
213. Bircan C, Karasel SA, Akgun B, El O, Alper S. Effects of muscle strengthening versus aerobic exercise program in fibromyalgia. Rheumatol Int. 2008;28(6):527-32.
214. Busch AJ, Webber SC, Richards RS, Bidonde J, Schachter CL, Schafer LA et al. Resistance exercise

training for fibromyalgia. The Cochrane Database of Systematic Reviews. 2013;12:CD010884.
215. Hooten WM, Qu W, Townsend CO, Judd JW. Effects of strength vs aerobic exercise on pain severity in adults with fibromyalgia: a randomized equivalence trial. Pain. 2012;153(4):915-23.
216. Gusi N, Tomas-Carus P. Cost-utility of an 8-month aquatic training for women with fibromyalgia: a randomized controlled trial. Arthritis Res Ther. 2008;10(1):R24.
217. Tomas-Carus P, Gusi N, Hakkinen A, Hakkinen K, Leal A, Ortega-Alonso A. Eight months of physical training in warm water improves physical and mental health in women with fibromyalgia: a randomized controlled trial. J Rehabil Med. 2008;40(4):248-52.
218. Sanudo B, Carrasco L, de Hoyo M, McVeigh JG. Effects of exercise training and detraining in patients with fibromyalgia syndrome: a 3-yr longitudinal study. Am J Phys Med Rehabil. 2012;91(7):561-9; quiz 70-3.
219. Langhorst J, Klose P, Dobos GJ, Bernardy K, Hauser W. Efficacy and safety of meditative movement therapies in fibromyalgia syndrome: a systematic review and meta-analysis of randomized controlled trials. Rheumatol Int. 2013;33(1):193-207.
220. Theadom A, Cropley M, Smith HE, Feigin VL, McPherson K. Mind and body therapy for fibromyalgia. The Cochrane Database of Systematic Reviews. 2015;4:CD001980.
221. Carson JW, Carson KM, Jones KD, Bennett RM, Wright CL, Mist SD. A pilot randomized controlled trial of the Yoga of Awareness program in the management of fibromyalgia. Pain. 2010;151(2):530-9.
222. Carson JW, Carson KM, Jones KD, Mist SD, Bennett RM. Follow-up of yoga of awareness for fibromyalgia: results at 3 months and replication in the wait-list group. Clin J Pain. 2012;28(9):804-13.
223. Zhou M, Zhou D, He L. A randomized trial of tai chi for fibromyalgia. N Engl J Med. 2010;363(23):2265; author reply 6-7.
224. Jones KD, Sherman CA, Mist SD, Carson JW, Bennett RM, Li F. A randomized controlled trial of 8-form Tai chi improves symptoms and functional mobility in fibromyalgia patients. Clin Rheumatol. 2012;31(8):1205-14.
225. Wang C, McAlindon T, Fielding RA, Harvey WF, Driban JB, Price LL et al. A novel comparative effectiveness study of Tai Chi versus aerobic exercise for fibromyalgia: study protocol for a randomized controlled trial. Trials. 2015;16(1):34.
226. Lauche R, Cramer H, Hauser W, Dobos G, Langhorst J. A systematic review and meta-analysis of qigong for the fibromyalgia syndrome. Evid Based Complement Alternat Med. 2013;635182.
227. Yang B, Yi G, Hong W, Bo C, Wang Z, Liu Y et al. Efficacy of acupuncture on fibromyalgia syndrome: a meta-analysis. J Tradit Chin Med. 2014;34(4):381-91.
228. Yuan SL, Matsutani LA, Marques AP. Effectiveness of different styles of massage therapy in fibromyalgia: a systematic review and meta-analysis. Man Ther. 2015;20(2):257-64.
229. Carbonell-Baeza A, Aparicio VA, Martins-Pereira CM, Gatto-Cardia

CM, Ortega FB, Huertas FJ et al. Efficacy of Biodanza for treating women with fibromyalgia. J Altern Complement Med. 2010;16(11):1191-200.
230. Lopez-Rodriguez MM, Castro-Sanchez AM, Fernandez-Martinez M, Mataran-Penarrocha GA, Rodriguez-Ferrer ME. [Comparison between aquatic-biodanza and stretching for improving quality of life and pain in patients with fibromyalgia]. Aten Primaria. 2012;44(11):641-9.
231. Carbonell-Baeza A, Ruiz JR, Aparicio VA, Martins-Pereira CM, Gatto-Cardia MC, Martinez JM et al. Multidisciplinary and biodanza intervention for the management of fibromyalgia. Acta Reumatol Port. 2012;37(3):240-50.
232. Klempner MS, Hu LT, Evans J, Schmid CH, Johnson GM, Trevino RP et al. Two controlled trials of antibiotic treatment in patients with persistent symptoms and a history of Lyme disease. N Engl J Med. 2001;345(2):85-92.
233. Azevedo MdM. A Coragem de Crescer. 2a ed. São Paulo: Editora Ágora; 2013.
234. Wolfe F, Clauw DJ, Fitzcharles MA, Goldenberg DL, Hauser W, Katz RS et al. Fibromyalgia criteria and severity scales for clinical and epidemiological studies: a modification of the ACR Preliminary Diagnostic Criteria for Fibromyalgia. J Rheumatol. 2011;38(6):1113-22.
235. Menezes Costa Lda C, Maher CG, McAuley JH, Hancock MJ, de Melo Oliveira W, Azevedo DC et al. The Brazilian-Portuguese versions of the McGill Pain Questionnaire were reproducible, valid, and responsive in patients with musculoskeletal pain. J Clin Epidemiol. 2011;64(8):903-12.
236. Paiva ES, Heymann RE, Rezende MC, Helfenstein M, Jr., Martinez JE, Provenza JR et al. A Brazilian Portuguese version of the Revised Fibromyalgia Impact Questionnaire (FIQR): a validation study. Clin Rheumatol. 2013;32(8):1199-206.
237. Ferreira PL. [Development of the Portuguese version of MOS SF-36. Part II – Validation tests]. Acta Med Port. 2000;13(3):119-27.

SOBRE O LIVRO

Formato: 16 x 23 cm
Mancha: 28 x 44 paicas
Tipologia: Horley Old Style 10/12,5
Papel: Offset 75 g/m² (miolo)
Cartão Supremo 250 g/m² (capa)
1ª edição: 2018

EQUIPE DE REALIZAÇÃO

Coordenação Editorial
Marcos Keith Takahashi

Edição de Texto
Tarcila Lucena

Projeto Gráfico e Capa
Grão Editorial

Editoração Eletrônica
Sergio Gzeschnik

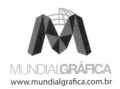